M. Wenigmann

Arzneimittelwissen für Heilpraktiker

Margret Wenigmann

Arzneimittelwissen für Heilpraktiker

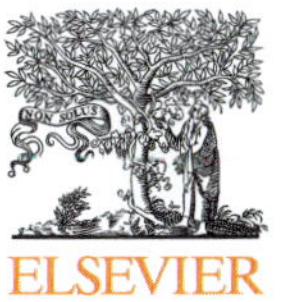

Elsevier GmbH, Bernhard-Wicki-Str. 5, 80636 München, Deutschland
Wir freuen uns über Ihr Feedback und Ihre Anregungen an kundendienst@elsevier.com

ISBN 978-3-437-58940-9
eISBN 978-3-437-05842-4

1. Auflage 2022

Wichtiger Hinweis für den Benutzer
Die medizinischen Wissenschaften unterliegen einem sehr schnellen Wissenszuwachs. Der stetige Wandel von Methoden, Wirkstoffen und Erkenntnissen ist allen an diesem Werk Beteiligten bewusst. Sowohl der Verlag als auch die Autorinnen und Autoren und alle, die an der Entstehung dieses Werkes beteiligt waren, haben große Sorgfalt darauf verwandt, dass die Angaben zu Methoden, Anweisungen, Produkten, Anwendungen oder Konzepten dem aktuellen Wissensstand zum Zeitpunkt der Fertigstellung des Werkes entsprechen.
Der Verlag kann jedoch keine Gewähr für Angaben zu Dosierung und Applikationsformen übernehmen. Es sollte stets eine unabhängige und sorgfältige Überprüfung von Diagnosen und Arzneimitteldosierungen sowie möglicher Kontraindikationen erfolgen. Jede Dosierung oder Applikation liegt in der Verantwortung der Anwenderin oder des Anwenders. Die Elsevier GmbH, die Autorinnen und Autoren und alle, die an der Entstehung des Werkes mitgewirkt haben, können keinerlei Haftung in Bezug auf jegliche Verletzung und/oder Schäden an Personen oder Eigentum, im Rahmen von Produkthaftung, Fahrlässigkeit oder anderweitig übernehmen.

Für die Vollständigkeit und Auswahl der aufgeführten Medikamente übernimmt der Verlag keine Gewähr.
Geschützte Warennamen (Warenzeichen) werden in der Regel besonders kenntlich gemacht (®). Aus dem Fehlen eines solchen Hinweises kann jedoch nicht automatisch geschlossen werden, dass es sich um einen freien Warennamen handelt.

Bibliografische Information der Deutschen Nationalbibliothek
Die Deutsche Nationalbibliothek verzeichnet diese Publikation in der Deutschen Nationalbibliografie; detaillierte bibliografische Daten sind im Internet über https://www.dnb.de abrufbar.

21 22 23 24 25 5 4 3 2 1

In ihren Veröffentlichungen verfolgt die Elsevier GmbH das Ziel, genderneutrale Formulierungen für Personengruppen zu verwenden. Um jedoch den Textfluss nicht zu stören sowie die gestalterische Freiheit nicht einzuschränken, wurden bisweilen Kompromisse eingegangen. Selbstverständlich sind **immer alle Geschlechter** gemeint.

Planung: Ingrid Puchner, München
Projektmanagement: Stefanie Schröder, München
Redaktion: Christel Hämmerle, München
Bildredaktion und Rechteklärung: Andreas Rumpf, Adelsdorf
Herstellung: Der Buchmacher, Arthur Lenner, Windach
Satz: Thomson Digital, Noida/Indien;
Druck und Bindung: Printer Trento S.r.l., Trento/Italien;
Umschlaggestaltung: SpieszDesign, Neu-Ulm
Titelfotografie: ©colorbox.de

Aktuelle Informationen finden Sie im Internet unter **www.elsevier.de**

Für Amelie und Teresa – welches Glück in meinem Leben!

Für meine Schwester Gertrud, beste Freundin und Ratgeberin.

Vorwort

Das Meinungsforschungsinstitut Forsa führte im März 2021 zum wiederholten Male im Auftrag der ABDA (Bundesvereinigung Deutscher Apothekerverbände) eine telefonische Umfrage zur Arzneimitteleinnahme unter rund 12.000 Bürgerinnen und Bürger ab 18 Jahren durch. In dieser Untersuchung gab mehr als die Hälfte der Befragten an, mindestens seit mehreren Wochen verschreibungspflichtige oder rezeptfreie Arzneimittel einzunehmen. 25% wenden dauerhaft drei oder mehr Medikamente an, bei etwa 75% der Patienten aller Altersgruppen handelt es sich ausschließlich um rezeptpflichtige Arzneimittel. Wie erwartet, erhöht sich der Anteil der Patienten, die mehrere Arzneimittel gleichzeitig benötigen mit dem Alter: Während in der Altersgruppe bis 30 Jahre lediglich 4% eine Polymedikation brauchen, sind es in der Altersgruppe ab 70 Jahren bereits 55%, von denen wiederum jeder Vierte sogar fünf oder mehr Arzneimittel einnimmt. Doch mit dem Alter steigt nicht nur die Anzahl der Arzneimittel, sondern auch das Risiko für unerwünschte Wirkungen. Neben alterstypischen Veränderungen können Wechselwirkungen zwischen verschiedenen Arzneimitteln oder zusätzlich eingenommenen Nahrungsergänzungsmitteln die Wirksamkeit abschwächen oder verändern und sich somit negativ auf die Arzneimitteltherapie auswirken.

Vor diesem Hintergrund erscheint es naheliegend, dass in die Neufassung der *Leitlinien zur Überprüfung von Heilpraktikeranwärterinnen und -anwärtern*, die seit 2018 in Kraft getretenen sind, Kenntnisse der Pharmakologie mit aufgenommen wurden. Das Verständnis der Wirkungsweise häufig eingesetzter Arzneimittel soll den Heilpraktiker in die Lage versetzen, die gesamte Medikation seiner Patienten – ärztlich verordnet und Arzneimittel der Selbstmedikation – ergänzend in sein Behandlungskonzept mit einzubeziehen, mögliche Nebenwirkungen zu erkennen und zu beurteilen.

Es war mir ein großes Anliegen, dieses für Heilpraktiker noch nicht allzu vertraute Wissen um Arzneimittel und ihre Wirkungen einprägsam und verständlich darzustellen. So soll im ersten, mehr theoretischen Teil die persönliche Ansprache die Motivation und das Interesse der Leser anregen. Jedem Indikationskapitel sind farbig gestaltete Mindmaps vorangestellt, die auf einen Blick die wichtigsten (verschreibungspflichtigen) Wirkstoffe zur Behandlung der einzelnen Krankheitsbilder erfassen lassen. Verschiedene Formate und farbliche Hervorhebungen helfen dabei, das sehr umfassend anmutende Wissensgebiet zu sortieren und zu gewichten. So gibt es neben prägnanten Definitionen, „Kurz und Knapp"- Merksätze, die das Gelernte auf den Punkt bringen. „Über den Tellerrand" erweitert das Prüfungswissen und macht neugierig auf Hintergründe und Entwicklungen, praktische „Tipps" ergänzen die Theorie. Abgerundet wird jedes Anwendungsgebiet mit der Beschreibung bewährter und häufig verwendeter rezeptfreier Arzneimittel und Phytopharmaka, die vom Heilpraktiker empfohlen werden können.

Mein Dank geht an alle Mitarbeiterinnen und Mitarbeiter im Elsevier-Verlag, die an der Umsetzung und Gestaltung des Manuskripts und der Abbildungen beteiligt waren. Hervorheben möchte ich Frau Ingrid Puchner, die sich sehr für die Realisierung dieses Buchs eingesetzt und es von Beginn an mit wertvollen Anregungen begleitet hat. Frau Stefanie Schröder war für mich stets eine geduldige und überaus kompetente Ansprechpartnerin bei allen Fragen im Prozess der Buchwerdung rund um Details des Projektmanagements. Die von Frau Susanne Adler gezeichneten Mindmaps bringen Schwung und Leichtigkeit ins Bild. Sie sind einprägsam und machen Lust, sich mit dem neuen Thema zu beschäftigen. Ihr gilt mein herzlicher Dank! In besonderer Weise bedanke ich mich bei Frau Christel Hämmerle für die harmonische und überaus fruchtbare Zusammenarbeit. Sie ist mir bereits seit langen Jahren eine treue Begleiterin im Entstehungsprozess meiner Werke und hat auch dieses Mal als verantwortliche Redakteurin mit konstruktiven Beiträgen wesentlich zum Gelingen dieses Buchs beigetragen. Ihre Anmerkungen während der redaktionellen Bearbeitung waren für mich fortwährend Bestätigung und Ansporn.

Denzlingen, im Oktober 2021
Margret Wenigmann

Benutzerhinweise

DEFINITION
Wichtige Begriffe werden in einer Kurzdefinition erklärt.

KURZ UND KNAPP
Typische Merkmale eines Krankheitsbilds sowie Informationen zu den eingesetzten Arzneimitteln sind in diesem Kasten aufgelistet.

GUT ZU WISSEN
In diesem Umfeld erleichtern einprägsame Merksätze das Verständnis.

ÜBER DEN TELLERRAND
Hintergrundwissen und vertiefende Informationen laden dazu ein, das Wissen zu erweitern.

CAVE
Hier sind Kontraindikationen und Vorsichtsmaßnahmen aufgeführt, die vom Heilpraktiker bei der Verordnung und Anwendung bestimmter Wirkstoffe und Arzneimittel zu beachten sind. Kontraindikationen für die Anwendung verschreibungspflichtiger Arzneimittel sind nicht aufgelistet.

TIPP
Hilfreiche Tipps für die praktische Anwendung sind hier zu finden.

WIRKSTOFFE
Eine Übersicht über die für die jeweilige Erkrankung relevanten Wirkstoffe gibt eine schnelle Orientierung.

Fehler gefunden?

https://else4.de/978-3-437-58940-9

An unsere Inhalte haben wir sehr hohe Ansprüche. Trotz aller Sorgfalt kann es jedoch passieren, dass sich ein Fehler einschleicht oder fachlich-inhaltliche Aktualisierungen notwendig geworden sind.
Sobald ein relevanter Fehler entdeckt wird, stellen wir eine Korrektur zur Verfügung. Mit diesem QR-Code gelingt der schnelle Zugriff.
Wir sind dankbar für jeden Hinweis, der uns hilft, dieses Werk zu verbessern. Bitte richten Sie Ihre Anregungen, Lob und Kritik an folgende E-Mail-Adresse: kundendienst@elsevier.com

Abkürzungen

ACE Angiotensin Converting Enzyme
ADH antidiuretisches Hormon (Vasopressin)
AMG Arzneimittelgesetz
ANP atriales natriuretisches Peptid
ASS Acetylsalicylsaure
AT Angiotensin
BNP Brain natriuretic peptide
BPS benignes Prostatasyndrom
BtM Betäubungsmittel
BtMG Betäubungsmittelgesetz
BWS Brustwirbelsäule
BZ Blutzucker
ca. circa, ungefähr
CL Kreatinin-Clearance
COPD chronisch obstruktive Lungenerkrankung (Chronic Obstructive Pulmonal Disease), chronisch-obstruktive Bronchitis
COX Zyklooxygenase
CVI chronisch venöse Insuffizienz
DIC disseminierte intravasale Gerinnung
DNS Desoxyribonukleinsäure
Drag. Dragées
EEG Elektroenzephalografie
Erw. Erwachsene
FSH follikelstimulierendes Hormon
GABA Gamma-Aminobuttersäure
GFR glomeruläre Filtrationsrate
HAB Homöopathisches Arzneibuch
Hb Hämoglobinkonzentration
HVL Hypophysenvorderlappen
HWS Halswirbelsäule
HWZ Halbwertszeit
i. a. intraarteriell
i. c. intrakutan
i. m. intramuskular
i. v intravenös
IE Internationale Einheit
Inj. lsg. Injektionslösung
INR International Normalized Ratio
Kdr. Kinder
kg Kilogramm
KG Körpergewicht
KHK koronare Herzkrankheit
KK Kleinkinder
LH luteinisierendes Hormon
Lsg. Lösung
LWS Lendenwirbelsäule
MAO Monoaminooxidase
MCT mittelkettige Triglyzeride
mg Milligramm
Min. Minute
ml Milliliter
MRE multiresistenter Erreger
MRSA methicillinresistenter Staphylococcus aureus
MS Multiple Sklerose
N. Nervus
n .d. E. nach dem Essen
NaCl Natriumchlorid
NEM Nahrungsergänzungsmittel
NMH niedermolekulare Heparine
NSAR nichtsteroidale Antirheumatika
OP Operation
PPI Protonenpumpenihemmer
pTT partielle Thromboplastinzeit
Pulv. Pulver
RA rheumatoide Arthritis
RAAS Renin-Angiotensin-Aldosteron-System
RNS Ribonukleinsäure
s. c. subkutan
Sek. Sekunde
Sgl. Säugling
SM Streptomycin
sog. sogenannt
Std. Stunde
SSRI selektiver Serotonin-Wiederaufnahme-Inhibitor
STIKO Ständige Impfkommission des Robert Koch-Instituts
T3 Trijodthyronin
T4 L-Thyroxin
Tab. Tabelle
Tbl. Tablette
TIA transitorische ischämische Attacke
TNF Tumornekrosefaktoren
TTS transdermale therapeutische Systeme
TZ Thrombinzeit
u. a. unter anderem
u. U unter Umständen
UAW unerwünschte Arzneimittelwirkung
UV ultraviolette Strahlung
V. Vena
v. a. vor allem
v. d. E. vor dem Essen
WHO World Health Organization
z. B. zum Beispiel
z. T. zum Teil
Z. n. Zustand nach
ZNS zentrales Nervensystem
ZVK zentraler Venenkatheter

Abbildungsnachweis

Der Verweis auf die jeweilige Abbildungsquelle befindet sich bei allen Abbildungen im Werk am Ende des Legendentextes in eckigen Klammern. Alle nicht besonders gekennzeichneten Grafiken und Abbildungen © Elsevier GmbH, München.

J787	colourbox.de
K115	Andreas Walle, Hamburg
K 183	Eckhard Weimer, Würselen
L157	Susanne Adler, Lübeck
L190	Gerda Raichle, Ulm
L231	Stefan Dangl, München
L253	Dr. Wolfgang Zettlmeier, Barbing
L253/J787	Dr. Wolfgang Zettlmeier, Barbing/Colourbox.com
M275	Dr. Antje Jelinek, Arnstadt
0408	Martina Gärtner, Gauting
R374	Aktories K. Allgemeine und spezielle Pharmakologie. 12. A. München: Elsevier 2017
R437	Dellas C. Crashkurs Pharmakologie. 3. A. München: Elsevier 2011
R438	Ellegast J. Basics Klinische Pharmakologie. 3. A. München: Elsevier 2015

Inhaltsverzeichnis

1 Grundlagen der Pharmakologie . . . 1
1.1 Pharmakologie als Wissenschaft . . . 2
1.1.1 Pharmakologie und ihre Teilbereiche . . . 2
1.1.2 Pharmakodynamik und Pharmakokinetik . . . 3
1.1.3 Pharmakogenetik und -genomik . . . 3
1.1.4 Pharmazie . . . 4
1.2 Pharmakodynamik . . . 4
1.2.1 Rezeptoren . . . 5
1.2.2 Agonisten und Antagonisten . . . 5
1.2.3 Dosis-Wirkungs-Beziehung . . . 7
1.2.4 Toxizität . . . 7
1.2.5 Therapeutische Breite . . . 7
1.2.6 Biologische Beeinflussung der Arzneistoffwirkung . . . 8
1.3 Pharmakokinetik: Abläufe und Parameter . . . 8
1.3.1 Quantitative Aspekte . . . 9
1.3.2 Bioverfügbarkeit . . . 10
1.4 Pharmakokinetik: LADME-Modell . . . 10
1.4.1 Liberation (Freisetzung) . . . 10
1.4.2 Absorption/Resorption . . . 11
1.4.3 Distribution (Verteilung) . . . 15
1.4.4 Metabolismus . . . 16
1.4.5 Elimination . . . 17
1.4.6 Bedeutung des LADME-Modells für die Praxis . . . 18
1.5 Pharmakotherapie in besonderen Lebensumständen und Lebensalter . . . 19
1.5.1 Schwangerschaft . . . 19
1.5.2 Kinder . . . 20
1.5.3 Senioren . . . 20

2 Arzneimittel und ihre Anwendung . . . 25
2.1 Arzneimittelrechtliche Grundlagen . . . 26
2.1.1 Verkehrsfähigkeit von Arzneimitteln . . . 26
2.1.2 Zulassung und Registrierung von Arzneimitteln . . . 26
2.2 Arzneimittelzulassung in der europäischen Gemeinschaft . . . 27
2.2.1 Standardzulassung und Standardregistrierung . . . 27
2.2.2 Fertigarzneimittel: Original und Generika . . . 27
2.3 Prüfung und Überwachung von Arzneimitteln . . . 28
2.3.1 Wirksamkeit . . . 28
2.3.2 Arzneimittelsicherheit – Pharmakovigilanz . . . 28
2.3.3 Unerwünschte Arzneimittelwirkungen . . . 29
2.3.4 Häufigkeit und Schweregrad von UAW . . . 29
2.3.5 UAW bei älteren Patienten . . . 30
2.4 Besondere Therapierichtungen und traditionelle Arzneimittel . . . 31
2.4.1 Arzneimittel der besonderen Therapierichtungen . . . 31
2.4.2 Phytotherapie . . . 31
2.4.3 Phytopharmaka (pflanzliche Arzneimittel) . . . 32
2.4.4 Traditionelle Arzneimittel . . . 33
2.5 Nahrungsergänzungsmittel (NEM) . . . 33
2.5.1 Zweckbestimmung und regulatorischer Hintergrund . . . 33
2.5.2 Wirkungsweise von NEM . . . 34
2.5.3 Unerwünschte Wirkungen . . . 34
2.5.4 Deklaration und Aufmachung . . . 34
2.5.5 Qualitätskategorien von NEM . . . 35
2.6 Applikation von Arzneimitteln . . . 36
2.6.1 Parenterale Applikation . . . 36
2.6.2 Orale Applikation . . . 36
2.7 Arzneiformen . . . 37
2.7.1 Orale Arzneiformen mit Einfluss auf die Liberation . . . 37
2.7.2 Spezielle Arzneiformen mit verlängerter Wirkstofffreisetzung . . . 40
2.7.3 Einfluss auf die Absorption durch nicht orale Applikationswege . . . 40

3 Erkrankungen der Atemwege . . . 43
3.1 Erkältungskrankheiten und grippaler Infekt . . . 44
3.1.1 Klinische und physiologische Grundlagen . . . 44
3.1.2 Pharmakotherapie . . . 44
3.1.3 Übersicht: Nicht verschreibungspflichtige Arzneimittel bei Erkältungen . . . 46
3.1.4 Allgemeine und naturheilkundliche Maßnahmen . . . 48
3.1.5 Fieber bei Kindern . . . 48
3.2 Rhinosinusitis . . . 49
3.2.1 Klinische und physiologische Grundlagen . . . 49
3.2.2 Pharmakotherapie . . . 49
3.2.3 Übersicht: Nicht verschreibungspflichtige α-Sympathomimetika . . . 49
3.2.4 Übersicht: Pflegende Nasensprays und Nasensalben . . . 50
3.2.5 Übersicht: Phytopharmaka bei Rhinosinusitis . . . 50
3.3 Akute Bronchitis/produktiver Husten . . . 51
3.3.1 Klinische und physiologische Grundlagen . . . 51
3.3.2 Pharmakotherapie . . . 51
3.3.3 Übersicht: Phytopharmaka bei akutem Husten . . . 55
3.3.4 Übersicht: Chemisch-synthetische Sekretolytika/Mukolytika . . . 55
3.3.5 Übersicht: Nicht verschreibungspflichtige Antitussiva . . . 55
3.4 Halsschmerzen/Entzündungen im Hals-Rachenbereich . . . 55

3.4.1 Klinische und physiologische Grundlagen 55
3.4.2 Pharmakotherapie 55
3.4.3 Übersicht: Nicht verschreibungspflichtige Arzneimittel bei Halsschmerzen 57
3.5 Mittelohrentzündung/Ohrenschmerzen 58
3.5.1 Klinische und physiologische Grundlagen 58
3.5.2 Pharmakotherapie 59
3.5.3 Übersicht: Nicht verschreibungspflichtige Otologika 60
3.6 Erkältungserkrankungen in der Schwangerschaft 60
3.7 Allergische Rhinitis/Heuschnupfen 61
3.7.1 Klinische und physiologische Grundlagen 61
3.7.2 Pharmakotherapie 62
3.7.3 Übersicht: Antiallergika zur systemischen und topischen Therapie. 63
3.8 Asthma bronchiale 64
3.8.1 Klinische und physiologische Grundlagen 64
3.8.2 Pharmakotherapie 65
3.8.3 Übersicht: Vor- und Nachteile pulmonaler Applikationsformen 70
3.9 COPD (chronic obstructive pulmonary disease) . . . 71
3.9.1 Klinische und physiologische Grundlagen 71
3.9.2 Pharmakotherapie 72
3.9.3 Übersicht: Verschreibungspflichtige Antiasthmatika und Arzneimittel. 72
3.10 Antibiotika bei Atemwegserkrankungen. 72

4 Herz- und Kreislauf-Erkrankungen. 75
4.1 Grundsätze der Pharmakotherapie 76
4.2 Funktionelle Herzbeschwerden 76
4.3 Herzinsuffizienz. 77
4.3.1 Klinische und physiologische Grundlagen 77
4.3.2 Pharmakotherapie 77
4.3.3 Begleitende Maßnahmen und Phytopharmaka 81
4.4 Koronare Herzerkrankung 82
4.4.1 Klinische und physiologische Grundlagen 82
4.4.2 Therapieziele und -prinzipien 83
4.4.3 Pharmakotherapie 83
4.4.4 Übersicht: Koronarmittel. 84
4.5 Arterielle Hypertonie. 85
4.5.1 Klinische und physiologische Grundlagen 85
4.5.2 Therapieziel und -prinzipen. 85
4.5.3 Pharmakotherapie 86
4.5.4 Übersichten: Antihypertonika 88
4.6 Herzrhythmusstörungen 90
4.6.1 Klinische und physiologische Grundlagen 90
4.6.2 Pharmakotherapie 91
4.6.3 Übersicht: Antiarrhythmika 92

5 Gefäßerkrankungen. 93
5.1 Grundzüge der Pharmakotherapie 94
5.2 Störungen der Blutgerinnung 94
5.2.1 Klinische und physiologische Aspekte 95
5.2.2 Pharmakotherapie: Orale Antikoagulanzien. 95
5.2.3 Parenterale Therapie. 97
5.2.4 Hemmung der Thrombozytenaggregation 98
5.2.5 Übersicht: Arzneistoffe bei Störungen der Blutgerinnung im arteriellen und venösen System 99
5.3 Periphere arterielle Verschlusskrankheit (pAVK). 99
5.3.1 Ätiologische und klinische Aspekte 100
5.3.2 Pharmakotherapie 101
5.3.3 Übersicht: Arzneistoffe bei pAVK 101
5.4 Hyperlipidämie/Atherosklerose 102
5.4.1 Ätiologische und klinische Aspekte 102
5.4.2 Pharmakotherapie 103
5.4.3 Begleitende Maßnahmen 105
5.4.4 Übersicht: Lipidsenker. 106
5.5 Venenerkrankungen, chronisch-venöse Insuffizienz (CVI) 106
5.5.1 Ätiologische und klinische Aspekte 106
5.5.2 Pharmakotherapie 107
5.5.3 Übersicht: Pflanzliche Ödemprotektiva 109

6 Erkrankungen des Verdauungstrakts 111
6.1 Funktionelle Magen-Darm-Beschwerden 112
6.1.1 Klinische und physiologische Grundlagen 112
6.1.2 Pharmakotherapie 112
6.2 Reizdarmsyndrom 113
6.2.1 Klinische und physiologische Aspekte 113
6.2.2 Pharmakotherapie 114
6.2.3 Phytopharmaka 115
6.2.4 Beeinflussung des Darmmikrobioms 116
6.3 Übelkeit und Erbrechen. 118
6.3.1 Klinische und physiologische Grundlagen 118
6.3.2 Pharmakotherapie 118
6.3.3 Phytopharmaka 119
6.3.4 Übersicht: Nicht verschreibungspflichtige Antiemetika/ Antivertiginosa. 119
6.3.5 Übersicht: Verschreibungspflichtige Antiemetika/ Antivertiginosa. 119
6.4 Diarrhö 120
6.4.1 Klinische und physiologische Grundlagen 120
6.4.2 Pharmakotherapie 121
6.4.3 Pflanzliche Antidiarrhoika. 123
6.4.4 Probiotika 124
6.4.5 Übersicht: Antidiarrhoika 124
6.5 Obstipation 124
6.5.1 Klinische und physiologische Grundlagen 124
6.5.2 Pharmakotherapie 126
6.5.3 Pharmakotherapie bei opioidinduzierter Obstipation 129
6.5.4 Übersicht: Laxanzien. 129

6.6 Aspekte säureassoziierter Erkrankungen . . . 129
6.7 Gastroösophageale Refluxkrankheit, Gastritis und Ulkuserkrankungen . . . 132
6.7.1 Klinische und physiologische Grundlagen . . . 132
6.7.2 Pharmakotherapie . . . 132
6.7.3 Phytopharmaka . . . 135
6.7.4 Übersicht: Arzneimittel bei Refluxkrankheit, Gastritis und Ulkuserkrankungen . . . 135
6.8 Magen-Darm-Beschwerden bei bestimmten Personengruppen . . . 135
6.8.1 Sodbrennen bei Schwangeren . . . 135
6.8.2 Magen-Darm-Beschwerden bei Senioren . . . 137
6.9 Chronisch-entzündliche Darmerkrankungen (CED) . . . 138
6.9.1 Klinische und physiologische Grundlagen . . . 138
6.9.2 Pharmakotherapie . . . 139
6.9.3 Begleitende Maßnahmen . . . 140
6.9.4 Übersicht: Verschreibungspflichtige Arzneimittel bei CED . . . 140
6.10 Funktionelle Störungen von Gallenblase und Gallenwegen . . . 140
6.10.1 Klinische und physiologische Grundlagen . . . 140
6.10.2 Pharmakotherapie . . . 140
6.10.3 Phytopharmaka . . . 141
6.10.4 Übersicht: Gallenwirksame Phytopharmaka . . . 141
6.11 Infektiös-entzündliche Erkrankungen der Leber . . . 141
6.12 Toxisch-metabolische Lebererkrankungen: Nichtalkoholische Fettleber . . . 142
6.12.1 Klinisch und physiologische Grundlagen . . . 142
6.12.2 Pharmakotherapie . . . 143
6.12.3 Phytopharmaka . . . 143
6.12.4 Übersicht: Drogen-Extrakte/Phytopharmaka bei toxisch-metabolischen Lebererkrankungen . . . 144

7 Stoffwechselerkrankungen . . . 145
7.1 Diabetes mellitus . . . 146
7.1.1 Klinische und physiologische Grundlagen . . . 146
7.1.2 Pharmakotherapie bei Typ-2-Diabetes . . . 146
7.1.3 Übersicht: orale Antidiabetika und parenterale Therapie (ohne Insulin) . . . 149
7.1.4 Insulin und Insulin-Analoga . . . 149
7.1.5 Pharmakotherapie des Typ-1-Diabetes . . . 151
7.1.6 Übersicht: Insuline und Insulinanaloga . . . 151
7.1.7 Arten der Insulintherapie . . . 151
7.2 Schilddrüsenerkrankungen . . . 152
7.2.1 Klinische und physiologische Grundlagen . . . 152
7.2.2 Pharmakotherapie . . . 153
7.2.3 Übersicht: Schilddrüsentherapeutika . . . 153
7.3 Gicht . . . 154
7.3.1 Klinische und physiologische Grundlagen . . . 154
7.3.2 Pharmakotherapie . . . 154
7.3.3 Übersicht: verschreibungspflichtige Gichtmittel und Phytopharmaka . . . 155

8 Erkrankungen im Urogenitaltrakt . . . 157
8.1 Regulation von Blutdruck, Wasser- und Elektrolythaushalt . . . 158
8.1.1 Übersicht: Verschreibungspflichtige Diuretika . . . 160
8.2 Harnwegsinfektionen . . . 161
8.2.1 Klinische und physiologische Grundlagen . . . 161
8.2.2 Pharmakotherapie . . . 161
8.2.3 Phytopharmaka . . . 161
8.2.4 Nahrungsergänzungsmittel und Medizinprodukte . . . 162
8.2.5 Übersicht: Phytopharmaka bei Harnwegsinfekten . . . 163
8.3 Harnsteine . . . 164
8.3.1 Klinische und physiologische Grundlagen . . . 164
8.3.2 Pharmakotherapie . . . 164
8.4 Harninkontinenz – Blasenschwäche . . . 165
8.4.1 Klinische und physiologische Grundlagen . . . 165
8.4.2 Pharmakotherapie . . . 165
8.4.3 Übersicht: Arzneimittel bei Belastungs- und Dranginkontinenz . . . 165
8.5 Benignes Prostatasyndrom (BPS) . . . 165
8.5.1 Klinische und physiologische Grundlagen . . . 166
8.5.2 Pharmakotherapie . . . 166
8.5.3 Phytopharmaka . . . 167
8.5.4 Übersicht: verschreibungspflichtige Arzneimittel und Phytopharmaka bei BPS (Ap) . . . 168
8.6 Erektionsstörungen . . . 168

9 Gynäkologische Erkrankungen . . . 169
9.1 Menstruationsbeschwerden . . . 170
9.1.1 Klinische und physiologische Grundlagen . . . 170
9.1.2 Pharmakotherapie . . . 170
9.1.3 Phytopharmaka . . . 170
9.2 Zyklusstörungen und unerfüllter Kinderwunsch . . . 171
9.2.1 Klinische und physiologische Grundlagen . . . 171
9.2.2 Pharmakotherapie . . . 172
9.2.3 Phytopharmaka . . . 172
9.3 Endometriose . . . 172
9.3.1 Klinische und physiologische Grundlagen . . . 172
9.3.2 Pharmakotherapie . . . 172
9.4 Klimakterische Beschwerden . . . 174
9.4.1 Klinische und physiologische Grundlagen . . . 174
9.4.2 Pharmakotherapie . . . 174
9.4.3 Phytopharmaka . . . 175
9.5 Übersicht: Phytopharmaka bei PMS, Zyklusstörungen und klimakterischen Beschwerden . . . 176
9.6 Kontrazeptiva . . . 176
9.6.1 Orale Kontrazeptiva . . . 176
9.6.2 Weitere Applikationsformen . . . 178
9.6.3 Notfallkontrazeptiva . . . 178

9.6.4 Übersicht: Kontrazeptiva und Arzneimittel zur HRT . 180
9.7 Brustkrebs . . . 181
9.7.1 Klinische und physiologische Grundlagen . . . 181
9.7.2 Pharmakotherapie . . . 181
9.7.3 Übersicht: Verschreibungspflichtige Arzneimittel zur Hormon- und Chemotherapie . . . 182
9.8 Übersicht: endokrine Therapie . . . 183

10 Schlafstörungen und psychische Erkrankungen . . . 185
10.1 Schlafstörungen (Insomnie) . . . 186
10.1.1 Klinische und physiologische Grundlagen . . . 186
10.1.2 Grundzüge der Pharmakotherapie . . . 186
10.1.3 Übersicht: Verschreibungspflichtige Arzneimittel bei Schlafstörungen – Benzodiazepine und Z-Substanzen . . . 188
10.1.4 Nicht verschreibungspflichtige Schlafmittel . . . 190
10.1.5 Phytopharmaka . . . 190
10.1.6 Übersicht: Nicht verschreibungspflichtige Schlafmittel . . . 191
10.2 Depression . . . 192
10.2.1 Klinische und physiologische Grundlagen . . . 192
10.2.2 Pharmakotherapie . . . 192
10.2.3 Phytopharmaka . . . 194
10.2.4 Übersicht: verschreibungspflichtige Antidepressiva und Phytopharmaka . . . 195
10.2.5 Augmentation mit Lithium . . . 196
10.3 Psychosen/Schizophrenie . . . 197
10.3.1 Klinische und physiologische Grundlagen . . . 197
10.3.2 Pharmakotherapie . . . 197
10.3.3 Übersicht: Antipsychotika . . . 199

11 Neurologische Erkrankungen . . . 201
11.1 Demenzerkrankungen . . . 202
11.1.1 Klinische und physiologische Grundlagen . . . 202
11.1.2 Pharmakotherapie . . . 203
11.1.3 Phytopharmaka . . . 204
11.1.4 Übersicht: Antidementiva/Neuroprotektiva . . . 205
11.2 Parkinson-Syndrom . . . 205
11.2.1 Klinische und physiologische Grundlagen . . . 205
11.2.2 Pharmakotherapie . . . 207
11.2.3 Übersicht: Verschreibungspflichtige Parkinson-Arzneimittel . . . 209
11.3 Epilepsie . . . 209
11.3.1 Klinische und physiologische Grundlagen . . . 209
11.3.2 Pharmakotherapie . . . 209
11.3.3 Übersicht: verschreibungspflichtige Antiepileptika . . 212
11.4 Multiple Sklerose . . . 213
11.4.1 Klinische und physiologische Grundlagen . . . 213
11.4.2 Pharmakotherapie . . . 213
11.4.3 Übersicht: Immunmodulatoren und Immunsuppressiva . . . 215

12 Schmerzen und Entzündungen . . . 217
12.1 Grundzüge der Schmerztherapie . . . 218
12.1.1 Schmerzarten . . . 218
12.1.2 Pharmakotherapie von Schmerzen und Entzündungen . . . 219
12.2 Einteilung der Analgetika . . . 219
12.2.1 Nicht-Opioid-Analgetika[1] mit antipyretisch-antiphlogistischen Eigenschaften . . . 219
12.2.2 Nicht-Opioid-Analgetika ohne Entzündungshemmung . . . 222
12.2.3 Übersicht: Nicht verschreibungspflichtige Analgetika/NSAR . . . 222
12.2.4 Übersicht: verschreibungspflichtige Analgetika . . . 222
12.2.5 Koanalgetika . . . 223
12.2.6 Opioid-Analgetika . . . 224
12.3 Spannungskopfschmerzen und Migräne . . . 225
12.3.1 Pharmakotherapie bei Spannungskopfschmerzen . . 225
12.3.2 Pharmakotherapie der Migräne . . . 226
12.3.3 Übersicht: Arzneimittel bei Migräne (Triptane) . . . 227
12.4 Neuropathische Schmerzen . . . 227
12.5 Rheumatoide Arthritis . . . 228
12.5.1 Pharmakotherapie . . . 228
12.5.2 Biologika und Biosimilars . . . 229
12.5.3 Übersicht: Basistherapeutika und Biologika bei RA . 230
12.5.4 Nomenklatur gentechnisch hergestellter Arzneimittel/Antikörper . . . 230

13 Anhang . . . 233
13.1 Antibiotika-Therapie . . . 233
13.1.1 Angriffspunkte und Wirkungsweise der Antibiotika . . . 233
13.1.2 Orale Therapie mit Antibiotika . . . 234
13.1.3 Einteilung der Antibiotika nach ihrer Struktur . . . 234
13.1.4 Antibiotika-Resistenzen . . . 236
13.1.5 Übersicht: orale Antibiotika . . . 236
13.2 Zytostatika . . . 236
13.3 Antimykotika . . . 239
13.3.1 Übersicht: Topische Antimykotika . . . 239
13.3.2 Übersicht: Systemische Antimykotika . . . 240
13.4 Anthelmintika . . . 240
13.4.1 Bandwurmmittel . . . 241
13.4.2 Mittel gegen Faden- und Saugwürmer . . . 241
13.4.3 Übersicht: Anthelminthika . . . 241

Register . . . 243

KAPITEL

1 Grundlagen der Pharmakologie

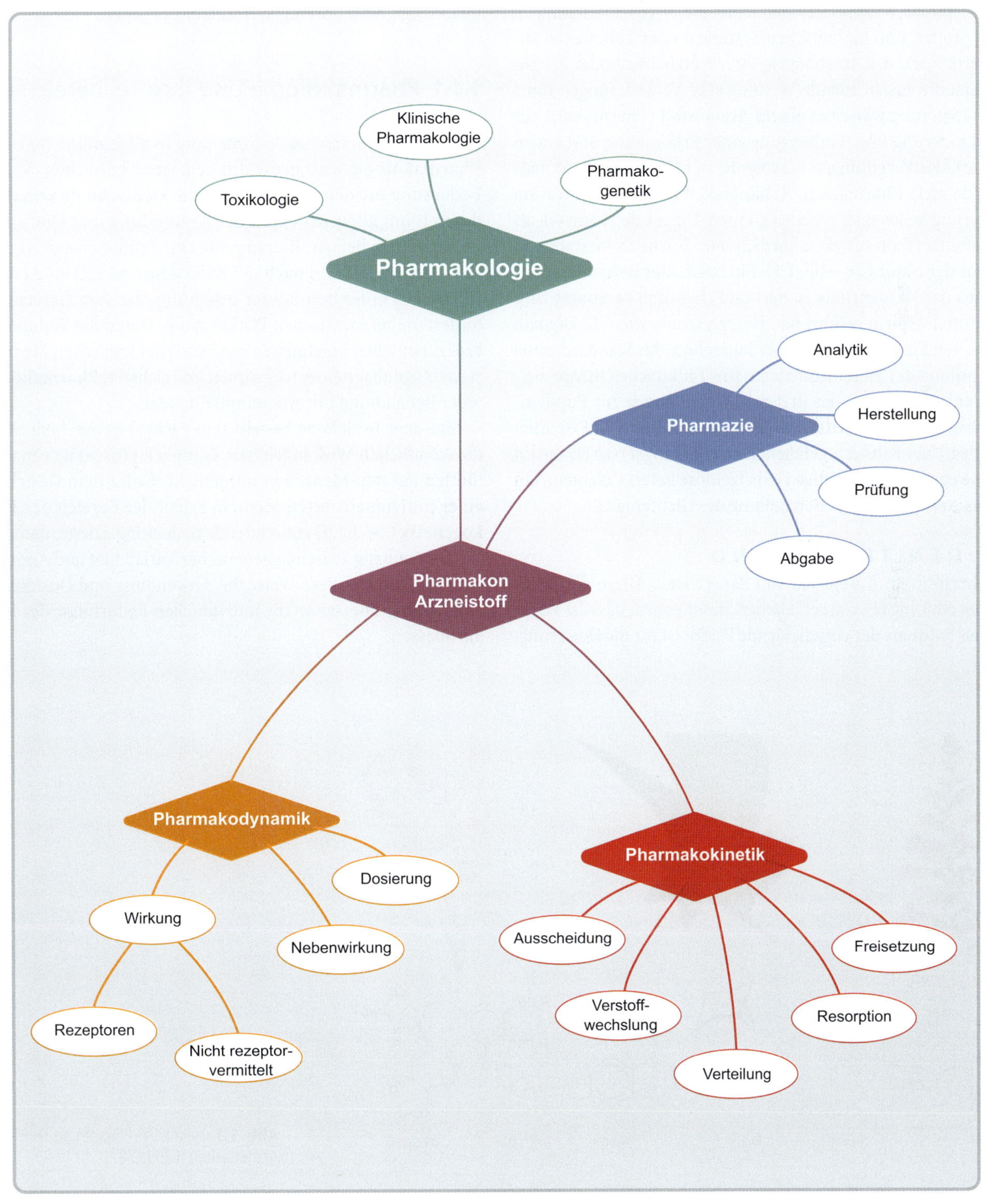

1

1.1 Pharmakologie als Wissenschaft

Pharmakologie: Lehre von den Wechselbeziehungen zwischen (chemischen) Stoffen und Lebewesen.
Pharmaka (Singular Pharmakon): chemische, chemisch-synthetische, aus der Natur gewonnene (Pflanzen, Pflanzenextrakte) oder körpereigene (z. B. Hormone) Stoffe, die erst durch Kontakt mit dem menschlichen oder tierischen Organismus und einer pharmakologischen Prüfung zum Arzneistoff werden.

Pharmakologie als Wissenschaft betrachtet die Wechselbeziehungen zwischen Stoffen und biologischen Systemen oder Lebewesen zunächst wertneutral d. h. unabhängig ihrer Nützlichkeit oder Schädlichkeit. Erst die anschließende Wertung aller Veränderungen führt zur Differenzierung zwischen einem Arzneistoff (Pharmakon) zur Heilung, Linderung oder Vorbeugung einer Erkrankung und einem Gift (Toxin), das Vergiftungen hervorruft. Der Übergang ist oftmals fließend, da viele Pharmaka in Abhängigkeit ihrer Konzentration und Dosierung heilen oder schaden können. Umgekehrt kann ein als Gift bezeichneter Stoff zuweilen nützlich sein. Solche Stoffe stammen oftmals aus der Natur (➤ Abb. 1.1). Ein bekanntes Beispiel ist Salicin, das aus der Weidenrinde isoliert und chemisch verändert zum Schmerzmittel Aspirin geführt hat. Herzglykoside wie z. B. Digoxin aus dem Roten Fingerhut waren über Jahrzehnte das Standardmittel zur Behandlung der Herzinsuffizienz. Die Tollkirsche (Atropa belladonna) enthält Atropin, das in der Augenheilkunde zur Pupillenerweiterung verwendet wird. Der Verzehr von nur 1–2 Früchten hingegen ruft bei Kindern gefährliche Vergiftungserscheinungen hervor. Die ebenfalls sehr giftige Herbstzeitlose liefert Colchicin, ein wirksames Arzneimittel zur Behandlung des Gichtanfalls.

ÜBER DEN TELLERRAND

An dem berühmten Ausspruch von Paracelsus „Allein die Dosis macht, dass ein Ding ein Gift sei" können Sie erkennen, dass die Wirkstärke einer Substanz der entscheidende Faktor ist für die Dosierung, die verabreicht wird, um eine beabsichtigte Wirkung auszulösen. So lindern z. B. 0,5 g Acetylsalicylsäure ASS (z. B. Aspirin®) zuverlässig Kopfschmerzen, 10 g ASS können bereits zu einer lebensgefährlichen Azidose (Übersäuerung) mit Atemlähmung und Bewusstlosigkeit führen, 20 g auf einmal eingenommen sind für den Menschen tödlich.

Aus der wertenden Interpretation des Begriffs Pharmakon leitet sich die Definition der **Pharmakologie** als Lehre von den Wirkungen der Arzneistoffe an gesunden oder kranken Organismen ab. Sie beschreibt die Gesetzmäßigkeiten, die theoretisch für alle Arzneistoffe unabhängig vom jeweiligen Arzneimittel gelten.

1.1.1 Pharmakologie und ihre Teilbereiche

Die bisher vorherrschende Einteilung in **allgemeine** und **spezielle Pharmakologie** wird heute differenzierter betrachtet. Von großer Bedeutung für den Menschen ist die **klinische Pharmakologie,** die sich mit allen Aspekten der Anwendung und Dosierung von Arzneimitteln befasst. Hierzu gehört die Prüfung neuer Arzneistoffe **vor** (Phase I–III) und **nach** der Zulassung (➤ 2.2) als Arzneimittel (Phase IV) unter besonderer Beachtung der vom Gesetzgeber geforderten therapeutischen Wirksamkeit. Durch die Verbindung von experimentellen Ergebnissen mit Daten der klinischen Medizin stellt sie die Grundlage einer wirksamen und sicheren **Pharmakotherapie** – der Behandlung mit Arzneimitteln – dar.

Eine enge Beziehung besteht zum Fachgebiet der Toxikologie, das die schädlichen Wirkungen bzw. Giftigkeit (Toxizität) von (Arznei-) Stoffen auf den Menschen untersucht. Unter dem Gesichtspunkt einer individualisierten Medizin erhält der Bereich der **Pharmakogenetik** (➤ 1.1.3) zunehmende Bedeutung. Diese untersucht den Zusammenhang zwischen genetischer Variabilität und Arzneimittelwirkung, um auf diese Weise die Anwendung und Dosierung eines Arzneimittels besser an die individuellen Bedürfnisse des Patienten anzupassen.

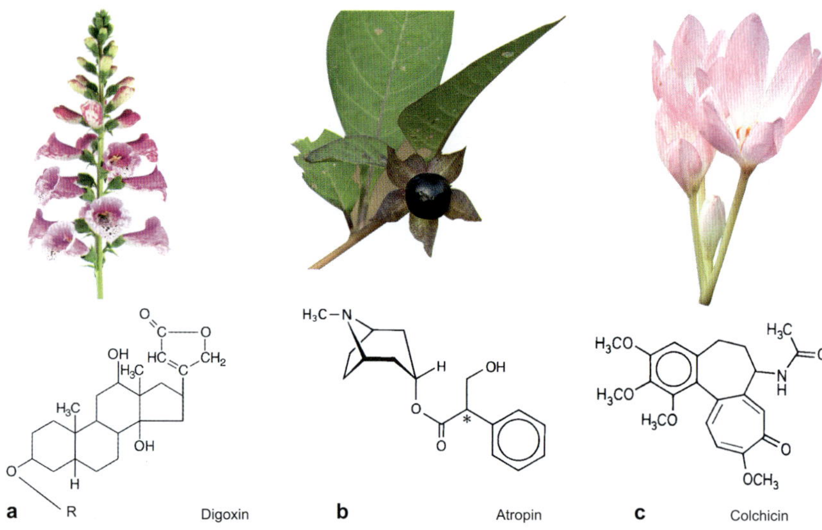

Abb. 1.1 Heimische Pflanzen als Quelle von Arzneistoffen [L253/J787]

1.1.2 Pharmakodynamik und Pharmakokinetik

Pharmakodynamik: Teilgebiet der Pharmakologie, das die Wirkungen ein Arzneistoffs auf den Organismus beschreibt.
Pharmakokinetik: Teilgebiet der Pharmakologie, das untersucht, welchen Veränderungen der Arzneistoff im Organismus unterliegt.

Die Wechselbeziehungen zwischen Wirkstoff und Organismus können grundsätzlich in zwei Richtungen ablaufen, die zu den beiden Hauptgebieten der Pharmakologie führen:

- Die Pharmakodynamik ist dem Wirkmechanismus auf der Spur. Sie erklärt die biochemischen Prozesse, mit denen ein Arzneistoff im menschlichen Körper eine Wirkung entfaltet. Sei es durch Bindung an seine Zielstrukturen oder aufgrund seiner physikalisch-chemischen Eigenschaften.
- Die Pharmakokinetik beschreibt den Einfluss des Organismus auf den Arzneistoff und die dadurch ausgelösten Veränderungen. Nach der Aufnahme in den Körper wird der Arzneistoff über die Blutbahn in verschiedene Gewebe verteilt, gespeichert, biochemisch umgewandelt und wieder ausgeschieden. Hier geht es also um die Prozesse der Freisetzung, Verteilung, Metabolisierung und Ausscheidung des Arzneistoffs.

GUT ZU WISSEN

Um diese Hauptbereiche der Pharmakologie gut unterscheiden zu können (➢ Abb. 1.2), sind folgende Fragen hilfreich:

- Was macht der Arzneistoff mit dem Körper? (Pharmakodynamik)
- Pharmakokinetik: was macht der Körper mit dem Arzneistoff? (Pharmakokinetik)

Wie Sie erfahren haben, wird ein Stoff erst durch Kontakt mit einem Lebewesen zum Pharmakon. Dieser Kontakt kann sowohl an Körperoberflächen (z. B. beim Schlucken an der Schleimhaut des Magen-Darm-Trakts), oder durch direktes Einbringen in Körperflüssigkeiten und Gewebe (z. B. durch Injektion) erfolgen. In der Regel erreichen Wirkstoffe ihre Zielstruktur (Target) auf dem Blutweg. Sie werden intravenös, intramuskulär, subkutan, oral, transdermal, rektal oder durch Inhalation verabreicht. Mit diesem In-Kontakt-Bringen, der Applikation beginnen die Vorgänge der Pharmakokinetik und Pharmakodynamik. Somit wirkt zuerst der Organismus auf den Arzneistoff, bevor es umgekehrt zur Wirkung des Arzneistoffs auf den Organismus kommen kann.

ÜBER DEN TELLERRAND

Die Arzneimittelforschung konzentriert sich in besonderem Maße auf die Zielstrukturen von Arzneistoffen, die mit dem Begriff Target (englisch = Ziel) charakterisiert werden. Man versteht darunter Biomoleküle, an die sich Arzneistoffe anlagern und durch diese Bindung ihre Wirkung entfalten. Als Targets fungieren Proteine, z. B. Rezeptoren, Enzyme oder Ionenkanäle. Die Aufklärung der Struktur, räumlichen Anordnung und Eigenschaften spezifischer Targets ermöglicht ein rationales Design von Wirkstoffen. Dies macht man sich insbesondere in der Entwicklung neuartiger Arzneistoffe im Rahmen biotechnologischer Prozesse und gentherapeutischer Maßnahmen zunutze.

1.1.3 Pharmakogenetik und -genomik

DEFINITION

Pharmakogenetik: befasst sich mit der individuellen genetischen Variabilität der Patienten und deren Einfluss auf die Arzneimitteltherapie. Sie untersucht v. a. Veränderungen der Pharmakokinetik (Metabolismus von Arzneimitteln) in Hinblick auf eine angepasste Dosierung.
Pharmakogenomik: befasst sich primär mit dem Einfluss des Genoms auf die Pharmakodynamik (Wirkung und Nebenwirkungen von Arzneimitteln) und bildet die Grundlage einer „personalisierten" Medizin.

Die Arzneimitteltherapie wird von der großen biologischen Variationsbreite der Patienten stark beeinflusst. In der Auswertung klinischer Studien zeigen sich zum Teil beachtliche individuelle Unterschiede, indem einige der Patienten auf die Behandlung nicht ansprechen, während andere bereits unter unerwünschten Arzneimittelwirkungen leiden. Das Bestreben ist, für jeden Patienten das **richtige Arzneimittel** in der **richtigen Dosis zur richtigen Zeit** auszuwählen. Mit der Entschlüsselung des humanen Genoms im Jahr 2001 ist dieses Zeil näher gerückt. In den Fachgebieten der Pharmakogenetik und Pharmakogenomik wurden vielversprechende Methoden entwickelt, um den Einfluss genetischer Faktoren auf die Wirksamkeit von Arz-

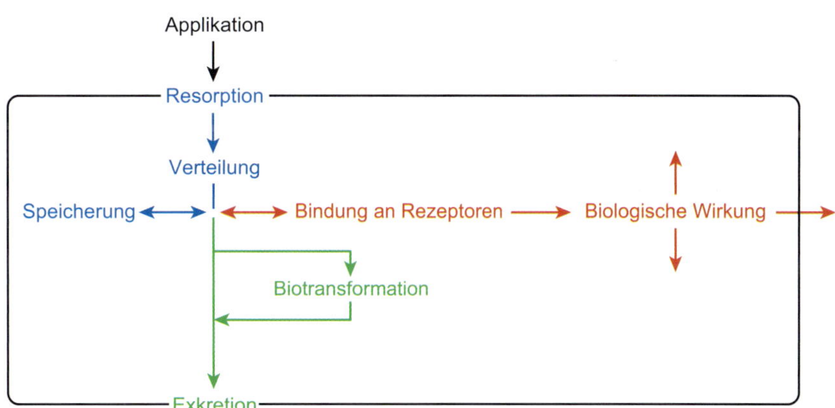

Abb. 1.2 Wechselwirkung zwischen Pharmakon und Organismus: Pharmakodynamik (rot) und Pharmakokinetik (blau und grün) [O522]

1

neimitteln zu erkennen. Es gelang, interindividuelle Unterschiede im Genom von Patienten, sog. Polymorphismen, zu identifizieren, die den Abbau von Arzneimitteln beschleunigen, verlangsamen oder ganz verhindern können. Mithilfe pharmakogenetischer Tests ist es möglich, den Einfluss dieser Polymorphismen auf die Plasmaspiegel und die Effektivität von Arzneistoffen vorherzusagen. Diese Erkenntnisse eröffnen für viele Patienten die Chance, ihre Medikation in Hinblick auf Wirksamkeit und Dosierung zu optimieren und gleichzeitig die Arzneimittel-Sicherheit zu verbessern.

1.1.4 Pharmazie

DEFINITION

Pharmazie: Wissenschaft von den Arzneimitteln, ihrer Herstellung, Beschaffenheit und Prüfung sowie ihrer Wirkung und Abgabe.

Die Pharmazie umfasst als interdisziplinäre Wissenschaft die Bereiche der Chemie, Physik, Biologie und Medizin. Im Mittelpunkt der Pharmazie stehen die Eigenschaften der Arzneistoffe und ihre Weiterverarbeitung zu geeigneten Darreichungs- bzw. Transportformen (Tabletten, Tropfen, Salben usw.). Die Wissenschaftsgebiete der Pharmakologie und Pharmazie ergänzen sich und sind untrennbar verbunden, wenn es um die Anwendung von Arzneistoffen und daraus entwickelten Arzneimitteln am Menschen geht. Zur Pharmazie gehören als **Teilgebiete** die pharmazeutische Technologie (Galenik) und die Pharmazeutische Biologie.

- Aufgabe der **pharmazeutischen Technologie** ist die Optimierung bekannter und die Entwicklung neuer Arzneiformen, um eine bestmögliche Patientenversorgung unter Beachtung der Adhärenz (= Therapietreue des Patienten, ältere Bezeichnung Compliance) zu gewährleisten. Mit entsprechenden Darreichungsformen sollen die Einnahmehäufigkeit reduziert oder bestimmte Einnahmemodalitäten erleichtert werden.
- Ziel der **pharmazeutischen Biologie** ist die Erforschung von Wirkstoffen biogener Herkunft und ihre Verarbeitung in geeigneten Zubereitungen. Bei pflanzlichen Inhaltsstoffen gehören sowohl die Aufklärung der Struktur und Biosynthesewege in der Pflanze, als auch ihre Verbreitung in Pflanzenfamilien und Lokalisation in Pflanzenteilen dazu.

1.2 Pharmakodynamik

DEFINITION

Pharmakodynamik: Teilgebiet der Pharmakologie, das den Einfluss von Arzneistoffen auf den Organismus einschließlich von Dosis-Wirkungs-Beziehungen, Wirkungsmechanismen (Ligand-Rezeptor-Interaktion), Nebenwirkungen und Toxikologie untersucht.

Zerlegen Sie den Begriff Pharmakodynamik in seine beiden Wortstämme „Pharmakon“ und „dynamis“ (griechisch Kraft), so können Sie seine Bedeutung sofort ableiten. Die Pharmakodynamik beschreibt ganz allgemein den pharmakologischen Effekt einer Substanz an ihrem Wirkort.

Arzneimittelwirkungen beruhen auf den physikalischen und chemischen Gesetzmäßigkeiten. Die Pharmakodynamik untersucht einerseits die Art der Arzneimittelwirkung am Wirkort (Wirkqualität), die Wirkstärke (Potenz) und Wirksamkeit (Effektivität), andererseits die biochemischen und physiologischen Veränderungen auf Strukturen und Funktionen im Organismus, die der Arzneistoff auslöst. Hierzu gehören auch unerwünschte Arzneimittelwirkungen UAW und toxische Effekte.

TIPP

Prägen Sie sich die Grundzüge der Pharmakodynamik anhand dieser Fragen ein:

- Was macht der Arzneistoff mit dem Körper?
- Wo, wie und warum kommt eine Wirkung zustande, auf welche Art und Weise reagiert ein Wirkstoff mit seinen Zielstrukturen im Organismus?

KURZ UND KNAPP

- Die Pharmakodynamik erklärt, auf welche Weise die Wirkung eines Arzneistoffs an seinem Wirkort zustande kommt.
- Wichtige Zielstrukturen sind Rezeptoren, an denen Arzneistoffe als Agonisten oder Antagonisten wirken.
- Ein Grundelement der Pharmakodynamik ist die Erstellung von Dosis-Wirkungs-Beziehungen.
- Die Arzneistoffwirkung wird von biologischen Faktoren wie z. B. dem Tag-Nacht-Rhythmus beeinflusst.

Auf welche Weise erfolgt die pharmakodynamische Wirkung eines Arzneimittels? Unterschieden werden zwei wesentliche Reaktionswege:

1. **Rezeptorvermittelte Wirkung** durch die Bindung an spezifische Makromoleküle, sog. **Rezeptoren.** Diesem Wirkprinzip folgen die meisten Arzneistoffe. Der Effekt ist abhängig von der chemischen Struktur des Wirkstoffs, die Arzneisubstanz muss geringer dosiert werden und ist sättigbar, d. h. alle Rezeptoren können besetzt werden. So werden z. B. bei Herzinsuffizienz und Hypertonie sog. Betablocker eingesetzt. Diese besetzen die durch Noradrenalin und Adrenalin erregten Beta-Adrenorezeptoren. Sie verhindern deren übermäßige Funktion und senken den Sympathikotonus.
2. **Nichtrezeptorvermittelte Wirkung** durch Veränderung **physikalisch-chemischer Eigenschaften** von Körperflüssigkeiten. Die Arzneimittelwirkung ist unabhängig von der Struktur, erfordert höhere Dosierungen und verhält sich proportional zur Dosis. So wird z. B. die vermehrte Produktion von Magensäure durch Antazida neutralisiert, oder osmotisch wirksame Laxantien erhöhen die Sekretion von Wasser in den Darm.

Die klassische Einteilung der Arzneistoffwirkungen in rezeptorvermittelt und nicht rezeptorvermittelt ist bei neueren Substanzen und aufgrund zunehmender Aufklärung molekularer Grundlagen der Wirkungsweise nicht mehr ohne Weiteres anwendbar. So sind die therapeutisch zugeführten Substanzen nicht selten Vorstufen, sog. **Prodrugs,** die erst im Körper zu den eigentlichen Wirkstoffen aktiviert werden. Der Arzneistoff Aciclovir ist Ihnen vermutlich in Form einer lokal anzuwendenden Salbe gegen Herpesbläschen an den Lippen bekannt. In höherer Dosierung wird Aciclovir als orales Virustatikum eingesetzt. Nach Aufnahme in den Körper bindet es an einen Rezeptor, löst aber keine unmittelbare Wirkung aus. Erst nach Umwandlung mittels mehrerer Enzyme entsteht das für die virustatische Wirkung verantwortliche Endprodukt, das zum Kettenabbruch der viralen DNA führt.

1.2.1 Rezeptoren

Der Begriff Rezeptor ist Ihnen sicher geläufig, doch welcher Art sind diese Makromoleküle? Als Rezeptoren werden Proteine oder Proteinkomplexe bezeichnet, die in Zellmembranen verankert sind oder sich im Zytosol befinden. Es können Hormone, Neurotransmitter, Wachstumsfaktoren oder Zytokinrezeptoren sein, im weiteren Sinn werden Enzyme, Strukturproteine und Lipide, Ionenkanäle und Transporter mit einbezogen.

Um eine Wirkung zu vermitteln, binden körpereigene Substanzen oder Arzneistoffe als Signalmoleküle (sog. Liganden) an ihre jeweils passenden Rezeptoren und lösen über eine Informationskette bestimmte Prozesse im Zellinneren aus. Einige neuartige Wirkstoffe (z. B. Zytostatika) greifen direkt an der DNA oder mRNA an.

Große Bedeutung hat die Gruppe der **membranständigen Rezeptoren** als Zielstrukturen für zahlreiche Arzneistoffe, z. B. für Antihistaminika, Blutdruckmittel, Psychopharmaka oder Schmerzmittel. Membranrezeptoren befinden sich an der Oberfläche von Biomembranen und besitzen eine bestimmte Passform für ihre Liganden. Diese werden nach ihrer Struktur und ihren Eigenschaften, wie im Folgenden weiter ausgeführt, unterteilt.

G-Protein-gekoppelte Rezeptoren

G-Protein-gekoppelte Rezeptoren (sog. heptahelikale Rezeptoren) interagieren mit einem bestimmten Kopplungsprotein (Guanin-Nucleotid-bindendes G-Protein) und sind zur Bindung an andere signalleitende Proteine befähigt. G-Proteine beeinflussen Enzymreaktionen, regen die Bildung sekundärer Botenstoffe an (z. B. cyclisches Adenosinmonophosphat cAMP) oder lösen Folgereaktionen aus. Beispielsweise hat die Freisetzung von Ca2+-Ionen zentrale Bedeutung für zahlreiche weitere zelluläre Funktionen.

Zu dieser Rezeptorfamilie zählen Neurotransmitter-Rezeptoren (z. B. Dopamin- und Serotoninrezeptoren), Hormon- und Mediator-Rezeptoren (z. B. Glukagon- oder Prostaglandin-Rezeptoren), sowie die Muskarinrezeptoren im parasympathischen Nervensystem.

ÜBER DEN TELLERRAND

- Heptahelikale Rezeptoren (G-Protein-gekoppelte Rezeptoren) sind mit 7 (= hepta) α-Helices (α-Helix = schraubenförmige Sekundärstruktur von Proteinen) auf der Innenseite der Zellmembran verankert, wovon sich der Name ableitet.
- Muskarinrezeptoren (muskarinische Acetylcholinrezeptoren, muskarinerge, muskarinartige Rezeptoren) werden sowohl durch den Neurotransmitter Acetylcholin, als auch von Muskarin aktiviert. Muskarin ist ein Pilzgift, welches an diesen Rezeptoren ähnlich wie Acetylcholin wirkt, jedoch von dem Enzym Acetylcholinesterase nicht abgebaut wird. Die Folge ist eine Dauererregung des Rezeptors mit vermehrtem Speichel- und Tränenfluss, Pupillenverengung, Schweißausbruch, Erbrechen, Durchfall und Kreislaufkollaps.

Ionenkanäle

Ionenkanäle sind Durchtrittspforten oder Poren in der Zellmembran, die durch Konfirmationsänderungen der Kanalproteine geöffnet oder geschlossen werden können. Da sie meist nur für bestimmte Ionen durchgängig sind, unterscheidet man Natrium-, Kalium-, Kalzium- oder Chloridkanäle. Treibende Kraft für den Ein- oder Ausstrom der Ionen ist das Konzentrationsgefälle zwischen Extra- und Intrazellularraum bzw. Änderungen in der Leitfähigkeit der Zellmembran.

- **Spannungsgesteuerte** Ionenkanäle kommen in **erregbaren Zellen** wie z. B. im Herzmuskel und in Nervenzellen vor. Im Erregungszustand führt die Depolarisation (Verminderung des Membranpotentials) zur Öffnung des Kanals mit nachfolgendem Ionen-Einstrom. Beispiele für Arzneistoffe, die diese Ionenkanäle beeinflussen, sind die zu den Antihypertonika zählenden Kalziumkanalblocker Amlodipin und Nifedipin (➤ 4.5.3).
- Bei **ligandengesteuerten** Ionenkanälen (z. B. Nikotin- oder Serotoninrezeptoren) bewirkt die Ligand-Rezeptor-Interaktion eine Erhöhung oder Erniedrigung der Öffnungswahrscheinlichkeit des Kanals. So wird beispielsweise durch Bindung von Acetylcholin oder Nikotin an den Nikotinrezeptor der Kanal geöffnet, der nachfolgende Einstrom von Natriumionen löst ein Aktionspotential aus. Zu diesem Rezeptortyp gehört u. a. die Benzodiazepin-Bindungsstelle am $GABA_A$-Rezeptor, einem wichtigen Rezeptor im **ZNS.**

Rezeptorproteinkinasen

Rezeptorproteinkinasen regulieren die Wirkung von Insulin, Wachstumsfaktoren und Zytokinen/Interleukinen. Rezeptoren aus der Zytokin-Familie der Tumornekrosefaktoren sind in die Membran der meisten Zellen integriert und über eine Inaktivierung von Enzymen am programmierten Zelltod, der Apoptose, beteiligt.

Transporter (Carrier)

Ionen und kleine organische Moleküle, die aufgrund ihrer Polarität die Membran nicht alleine passieren können, werden mit Hilfe von Transportmolekülen (Carrier) durch die Zellmembran geschleust. Neurotransmitter-Transporter für Noradrenalin, Serotonin, Dopamin oder GABA haben u. a. große Bedeutung bei der Pharmakotherapie der Depression, Transporter für Elektrolyte (Na^+, K^+, Anionen) stellen wichtige Rezeptoren für Diuretika dar.

1.2.2 Agonisten und Antagonisten

Wie Sie erfahren haben, erfolgt eine spezifische Arzneistoffwirkung in den meisten Fällen rezeptorvermittelt. Voraussetzung hierfür ist die Bildung eines Ligand-Rezeptor-Komplexes, der z. B. die dreidimensionale Struktur oder die Funktion des entsprechenden Rezeptors beeinflussen kann. Ob und in welchem Ausmaß dieser Komplex gebildet wird, kann in zwei verschiedenen Reaktionswegen ablaufen:

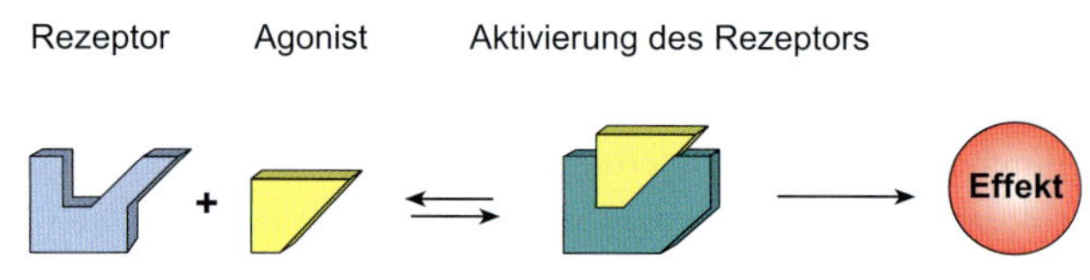

Abb. 1.3 Agonisten binden an den Rezeptor und lösen einen Effekt aus. [L157]

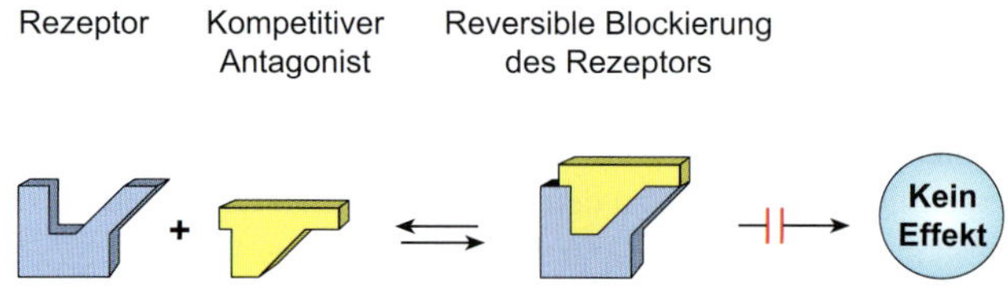

Abb. 1.4 Antagonisten binden an den Rezeptor, lösen jedoch keinen Effekt aus. [L157]

1. Eine Substanz bindet an ihren Rezeptor und **aktiviert** die ihm zugeordnete physiologische Funktion. Liganden dieser Art werden als **Agonisten** (➤ Abb. 1.3) bezeichnet. Agonisten können sowohl körpereigen, wie z. B. Hormone oder Neurotransmitter sein, als auch nicht-körpereigene Wirkstoffe, die einen bestimmten Botenstoff in seiner Wirkung imitieren oder ersetzen.
2. Eine Substanz, die an ihren Rezeptor bindet, seine entsprechende Funktion aber **nicht aktiviert,** bezeichnet man dagegen als **Antagonist** (➤ Abb. 1.4). Wird gleichzeitig die Bindung eines Agonisten an den Rezeptor blockiert und damit die Agonist-induzierte Wirkung verhindert, spricht man von **kompetitiven Antagonisten.**

TIPP

Ein anschauliches Beispiel für das Zusammenspiel von Agonist und Antagonist erfahren Sie tagtäglich am eigenen Körper bei der Muskelarbeit. Bewegung und Gegenbewegung, d. h. Beugung und Streckung werden durch Kontraktion zweier gegensätzlich arbeitender Muskeln hervorgerufen. Kontrahiert bzw. verkürzt sich der Beugemuskel, wird der erschlaffte Streckmuskel gedehnt und umgekehrt.

Agonisten

DEFINITION

Agonist: Substanz (körpereigen oder körperfremd), die mit einem Rezeptor in Wechselwirkung tritt und dadurch eine bestimmte pharmakologische Wirkung hervorruft. Ein Agonist besitzt sowohl Affinität als auch intrinsische Aktivität am Rezeptor.

Unter dem Begriff intrinsische Aktivität versteht man die Fähigkeit eines Arzneistoffs, nach Ausbildung des Pharmakon-Rezeptor-Komplexes eine maximale Wirkungsstärke auszulösen. Beobachtungen zeigen, dass bestimmte Arzneistoffe selbst in hohen Konzertrationen nur eine geringe und im Vergleich zu **reinen Agonisten** mit höchster intrinsischer Aktivität verminderte Wirkung am Rezeptor auslösen. Sie fungieren als **partielle Agonisten** und nehmen eine Art Mittelstellung ein, indem sie sowohl agonistische, als auch antagonistische Eigenschaften aufweisen.

GUT ZU WISSEN

Partielle Agonisten unterscheiden sich von reinen Agonisten anhand des Ausmaßes der von ihnen ausgelösten Rezeptoraktivierung.

Antagonisten

DEFINITION

Antagonist: Substanz, die aufgrund ihrer Struktur an den Rezeptor bindet, diesen aber nicht oder nur in geringem Maß aktiviert. Die Rezeptoraktivierung ist abhängig vom Bindungsplatz und der Bindungsstärke. Sie hat zur Folge, dass die Wirkung des Agonisten teilweise oder vollständig gehemmt wird (Antagonismus).

Merken Sie sich auch unter den Antagonisten verschiedene Typen, die nach ihrer Affinität zum Rezeptor und der Bindungsart unterschieden werden:

Kompetitive Antagonisten zeigen eine Affinität zum Rezeptor und konkurrieren mit dem Agonisten um den gleichen Bindungsplatz. Sie blockieren teilweise die Bindung des Agonisten an den Rezeptor und verringern auf diese Weise die Agonist-induzierte Wirkung. Erhöht man die Konzentration der einen Substanz, wird die andere vom Rezeptor verdrängt und umgekehrt. Typisches Beispiel für einen kompetitivem Antagonismus ist die Eigenschaft von α- und β-Adrenorezeptorenblockern, endogenes Adrenalin und Noradrenalin als Agonist am Rezeptor zu verdrängen und ihre Wirkung – Steigerung der Herzfrequenz und Erhöhung des Blutdrucks – zu verhindern. Beide Substanzklassen werden in der Therapie der arteriellen Hypertonie eingesetzt.

Nichtkompetitive Antagonisten (➤ Abb. 1.5) binden zwar am gleichen Rezeptor wie der entsprechende Agonist, sie besetzen jedoch nicht dieselbe Bindungsposition. Dabei wird konzentrationsabhängig immer der Maximaleffekt des Agonisten gehemmt, bei hohen Konzentrationen wird eine Rezeptorfunktion nahezu aufgehoben.

Ein **funktioneller Antagonismus** liegt vor, wenn zwei Agonisten innerhalb desselben Zellsystems verschiedene Rezeptoren mit entgegengesetzten Effekten aktivieren und auf diese Weise die Rezeptorfunktion abschwächen. Beispiel für einen funktionellen Antagonismus ist die Wirkung von cholinergen und β-adrenergen Substanzen in der Bronchialmuskulatur. Der Neurotransmitter Acetylcholin löst an der glatten Muskulatur der Bronchien eine **Kontraktion** aus

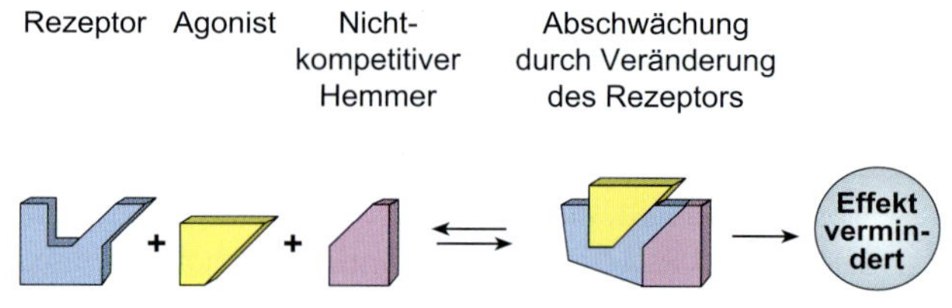

Abb. 1.5 Nichtkompetitive Hemmstoffe verändern die Rezeptorstruktur und unterdrücken dadurch die rezeptorvermittelten Effekte. [L157]

(cholinerge Wirkung). Im Gegensatz dazu sind β-Adrenorezeptor-Agonisten die stärksten **Bronchodilatatoren,** die aufgrund ihrer Hauptwirkung Bronchospasmolyse wichtige Arzneistoffe in der Asthma-Therapie darstellen.

Die Bindung von Arzneistoffen an den Rezeptor verläuft in den meisten Fällen **reversibel,** indem sich der Arzneistoff bei abnehmender Konzentration wieder vom Rezeptor löst und die Wirkung aufgehoben wird. Einige Arzneistoffe sind jedoch in der Lage, den Rezeptor durch die Art der Bindung dauerhaft zu verändern und irreversible Effekten hervorzurufen.

ÜBER DEN TELLERRAND

Ein bedeutsames Beispiel für eine irreversible Rezeptorwirkung liefert die Interaktion von Nichtsteroidalen Antirheumatika NSAR wie Acetylsalicylsäure (z. B. Aspirin®) mit dem Enzym Cyclooxygenase-1 (COX1), das im Verlauf der Prostaglandinsynthese eine Schlüsselrolle im Entzündungsgeschehen übernimmt. Acetylsalicylsäure verändert eine spezifische Aminosäure im katalytischen Zentrum des Enzyms und verursacht seine Inaktivierung. Als Folge wird die Thrombozytenaggregation irreversibel gehemmt und gleichzeitig die Bildung von schützendem Magenschleim vermindert. Beide Mechanismen erklären die typischen Nebenwirkungen (Blutungen und Reizung der Magenschleimhaut) der NSAR.

1.2.3 Dosis-Wirkungs-Beziehung

Ein Grundelement der Pharmakodynamik ist die Ermittlung von Dosis-Wirkungs-Beziehungen. Bevor ein Arzneimittel therapeutisch am Menschen eingesetzt wird, muss nicht nur seine Wirksamkeit nachgewiesen werden, sondern auch die **Dosierung, bei der die gewünschte Wirkung eintritt.** Daher wird für jeden Arzneistoff die Beziehung zwischen der beabsichtigten Wirkung und der oral zugeführten Dosis an ausgewählten Patienten überprüft. Die Angabe der Dosierung erfolgt in der Regel in g/kg Körpergewicht (KG), in der Onkologie oder Pädiatrie meist in g/m² Körperoberfläche. In der Erwachsenentherapie wird die Dosierung auf ein durchschnittliches Gewicht von 70 kg bezogen und die **E**inzel**d**osis (ED) mit Zahlenangaben wie ED_{30}, ED_{50} usw. näher charakterisiert, wobei der Index die prozentuale Wirkung benennt.

GUT ZU WISSEN

ED_{50} bezeichnet die effektive Einzeldosis, mit der 50 % der maximalen Wirkung erreicht werden.

1.2.4 Toxizität

Für eine erfolgreiche Pharmakotherapie ist neben der wirksamen Dosis auch die Kenntnis der Dosierung, bei der **u**nerwünschte **A**rzneimittel**w**irkungen (UAW) auftreten von großer Bedeutung. Wesentliche Parameter, mit denen sich das Risikoprofil eines neu entwickelten Arzneistoffs abschätzen lässt, sind Angaben zur **akuten** und **chronischen Toxizität** (➤ Abb. 1.6) Vor der klinischen Prüfung am Menschen sind weitere Untersuchungen zur Kanzerogenität und

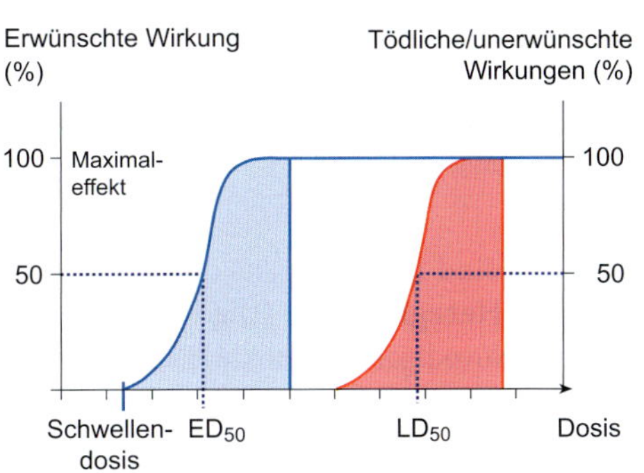

Abb. 1.6 Beispieldiagramm der erwünschten sowie toxischen Wirkungen eines Arzneistoffs in Abhängigkeit von seiner Dosierung [L157]

Reproduktionstoxizität, sowie Teratogenitäts- und Mutagenitätsstudien erforderlich.

GUT ZU WISSEN

Akute Toxizität = Giftwirkung einer Substanz bei **einmaliger** Applikation in relativ hoher Dosierung. Die Angabe erfolgt häufig als LD_{50} (**L**etale **D**osis, bei der 50 % der untersuchten Tiere sterben).
Chronische Toxizität = unerwünschte Wirkungen einer Substanz bei **wiederholter** Applikation relativ geringer Dosen auf hämatologische und klinisch-chemische Parameter, Körper- und Organmasse oder Gewebehistologie.

1.2.5 Therapeutische Breite

Die Zusammenfassung all dieser Daten führt zum Risikoprofil einer Substanz und erlaubt eine Aussage zur **therapeutischen Breite** (➤ Abb. 1.7) eines Arzneimittels. Dieser Begriff bezeichnet den Abstand zwischen der Dosierung für die erwünschte therapeutischen Wirkung und der Dosierung, die bereits eine schädliche Wirkung hervorruft. Je größer dieser Abstand, umso größer ist die therapeutische Breite und damit die **Sicherheit** des entsprechenden Arzneimittels.

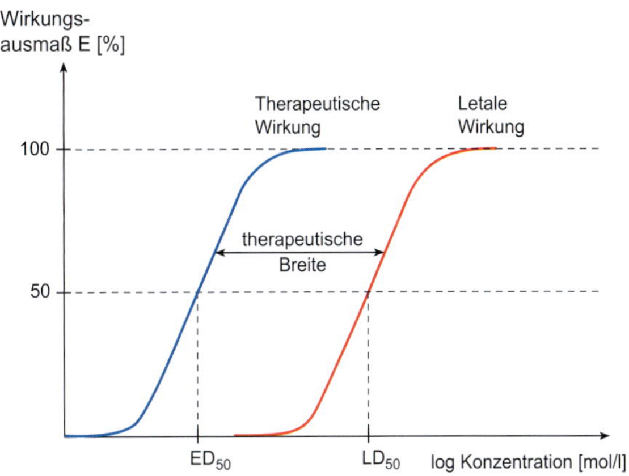

Abb. 1.7 Therapeutische Breite [R437]

1

GUT ZU WISSEN

Die therapeutische Breite ist ein Maß für die Anwendungssicherheit eines Arzneistoffs. Sie gibt das Verhältnis von wirksamer zu letaler Dosis an und wird berechnet als Quotient aus LD_{50}/ED_{50}. Je höher dieser Quotient ist, desto sicherer ist ein Arzneimittel in seiner Anwendung.

Aus dem Lehrbuch sind Ihnen die aus dem roten oder wolligen Fingerhut isolierten **Herzglykoside** (Digoxin, z. B. Lanicor®, beta-Acetyldigoxin, z. B. Novodigal®, Digitoxin, Digimerck®) als Beispiel für Arzneimittel mit geringer therapeutischer Breite bekannt. Da sich die Pharmakotherapie der Herzinsuffizienz in den letzten Jahren wesentlich verändert hat, ist deren Relevanz für die Praxis mittlerweile nur noch von untergeordneter Bedeutung,

Entscheidend für eine therapeutische Anwendung am Menschen ist jedoch weniger die Beziehung zwischen Dosis und Letalität, sondern der Zusammenhang zwischen Dosierung und dem Auftreten **erheblicher unerwünschter Wirkungen.** In der Regel bewirkt eine Dosiserhöhung des Arzneistoffs neben einer Verstärkung des therapeutisch gewünschten Effektes auch eine Zunahme der Nebenwirkungen. Da die Kurven der Dosis-Wirkungs-Beziehungen für erwünschte und unerwünschte Wirkungen oft nicht parallel verlaufen, ermöglicht der **therapeutische Index,** die Berechnung des Quotienten aus LD_5/ED_{95} ein besseres Abschätzen der Anwendungssicherheit des betreffenden Arzneimittels. Bei modernen Arzneistoffen liegt der therapeutische Index bezogen auf therapiebedingte Todesfälle bei mindestens 1000. Sein Vorhersagewert ist in den vergangenen Jahren deutlich zurückgegangen, da Arzneimittel mit schweren unerwünschten Wirkungen kaum mehr Zugang zum Markt haben. Größere Aussagekraft für den Patienten hat die in klinischen Studien der Phase III-IV – vorzugsweise im Vergleich zu Placebo – ermittelte Zahl der UAW bei therapeutischer Dosierung. Sie liegt in leichten Fällen bei 1 % und fällt bei schweren Vorkommnissen erheblich niedriger aus.

GUT ZU WISSEN

Der therapeutische Index wird berechnet als Quotient aus LD_5/ED_{95} (tödliche Wirkung bei 5 % der Probanden/erwünschte Wirkung bei 95 % der Probanden).

Die Beurteilung, inwieweit unerwünschte Wirkungen toleriert werden können, schlägt sich in einer Nutzen-Risiko-Abwägung als Voraussetzung für die Zulassung und Verkehrsfähigkeit eines Arzneimittels nieder. Sie ist von der Schwere der zu behandelnden Krankheit und dem Ausmaß der Nebenwirkungen abhängig. Die Anwendung von Wirkstoffen mit geringer therapeutischer Breite – und damit einem erhöhten Arzneimittelrisiko – ist vertretbar, wenn die Nichtbehandlung bei erheblich mehr Patienten zur deutlichen Verschlimmerung ihres Leidens oder sogar zum Tod führen würde. Die Toleranzgrenze ist bei Arzneimitteln der Selbstmedikation und der Naturheilkunde, die vorwiegend zur Behandlung leichter bis mittelschwerer Erkrankungen eingesetzt werden, daher wesentlich höher anzusetzen.

1.2.6 Biologische Beeinflussung der Arzneistoffwirkung

Die meisten Abläufe in unserem Körper unterliegen einem Tag-Nacht-Rhythmus. Im Hypothalamus (im Nucleus suprachiasmaticus) ist ein übergeordneter Zeitgeber lokalisiert, der die innere Uhr mit dem äußeren Tag-Nacht-Wechsel abgleicht. Der Zusammenhang zwischen dem biologischen Rhythmus und periodisch wiederkehrenden, zeitlich vorhersagbaren Schwankungen in der Wirkung von Arzneimitteln beim Menschen werden mit dem Begriff **Chronopharmakologie** erklärt. Für eine optimale Therapie und aus Gründen der Adhärenz ist es häufig sinnvoll, chronopharmakologische Gegebenheiten mit zu berücksichtigen.

Die endogene Kortisolsekretion unterliegt einem ausgeprägten circadianen Rhythmus. Zwischen 3 und 10 Uhr morgens steigt der Kortisolspiegel steil an, fällt im Laufe des Nachmittags allmählich ab und erreicht um Mitternacht bis 3 Uhr einen Tiefstand. Früher wurde die Einnahme der Glukokortikoide dem biologischen Rhythmus angepasst, indem ⅔ der Tagesdosis um 7–8 Uhr morgens und ⅓ am Abend verabreicht wurden. Heute wird einem möglichst über 24 Stunden gleichmäßigen Arzneistoffspiegel größere Bedeutung zugeschrieben als der Anpassung an den Tagesrhythmus.

ÜBER DEN TELLERRAND

Bei rheumatoider Arthritis tritt die Gelenksteifigkeit gehäuft in den frühen Morgenstunden auf. Vor ca. 10 Jahren wurde eine Arzneiform entwickelt, die durch eine spezielle pharmazeutisch-technologische Verarbeitung den um 22 Uhr eingenommenen Wirkstoff erst nach 4–6 Std. freisetzt. Diese Wirkstoffformulierung fördert die Therapietreue des Patienten, da die erforderliche Arzneistoffdosierung frühmorgens ohne Störung der Nachtruhe verfügbar ist.

Weitere biologische Determinanten der Arzneistoffwirkung wie Vorerkrankungen, Alter und Immunstatus des Patienten oder Genvarianten sind Ihnen sicher aus der Praxis oder eigenen Erfahrung bekannt. Erschwerend kann die **Entwicklung einer Toleranz** hinzukommen. Man versteht darunter die Tatsache, dass bei wiederholter Verabreichung die Wirkung eines Arzneimittels allmählich abnehmen kann. Um die erwünschte Wirkung aufrecht zu erhalten, muss in diesem Fall fortlaufend die Dosis erhöht werden. Der Vorgang ist reversibel, d. h. nach einem einnahmefreien Intervall kehrt die ursprüngliche Empfindlichkeit wieder zurück. Man unterscheidet zwischen **pharmakokinetischer** und **pharmakodynamischer Toleranz.** Im ersten Fall wird beispielsweise die Neusynthese des inaktivierenden Enzyms verstärkt, wodurch der Arzneistoff schneller abgebaut und ausgeschieden wird. Von pharmakodynamischer Toleranz spricht man, wenn durch die regelmäßige Wirkstoff-Einnahme der entsprechende Rezeptor unempfindlicher wird oder seine nachgeschaltete Funktion abnimmt.

1.3 Pharmakokinetik: Abläufe und Parameter

KURZ UND KNAPP

- Die Pharmakokinetik beschreibt die Veränderungen, die ein Arzneistoff im Körper von seiner Aufnahme bis zu seiner Ausscheidung erfährt.
- Eine Erklärung für diese Veränderungen liefert das sog. LADME-Modell.
- Basis der Pharmakokinetik ist die Annahme, dass zwischen pharmakologischer Wirkung und Arzneistoffkonzentration im Blut ein enger Zusammenhang besteht
- Ziel der Pharmakokinetik ist, für jeden Arzneistoff ein optimales Behandlungs- und Dosierungsschema zu entwickeln.

In den vorhergehenden Abschnitten haben Sie gelernt, auf welche Art und Weise ein Arzneistoff im menschlichen Organismus wirkt. Die Pharmakodynamik (➤ 1.2) beschreibt die qualitativen Wirkungen des Arzneistoffes auf den Körper und stellt die klinischen Effekte eines Arzneimittels dar. Die entscheidende Frage war: was macht der Arzneistoff mit dem Körper? In diesem Kapitel werden Sie nun die Wechselbeziehungen von der anderen Seite aus betrachten.

Die Bezeichnung Pharmakokinetik wurde in den 1960er-Jahren von dem Kinderarzt Prof. Friedrich Hartmut Dost geprägt. Teilen Sie den Begriff in seine beiden Wortstämme „Pharmakon" und „Kinetik" auf, so wird Ihnen seine Bedeutung rasch verständlich. Pharmakokinetik hat etwas mit Bewegung, dem zeitlichen Verlauf von Arzneistoffkonzentrationen und deren Veränderungen im Organismus zu tun. Sie erklärt die Gesamtheit der Prozesse, denen ein Wirkstoff auf seinem Weg durch den Körper unterliegt.

1.3.1 Quantitative Aspekte

In den folgenden Abschnitten werden Sie verschiedene pharmakokinetische Abläufe (➤ Abb. 1.8) und Parameter kennenlernen, welche die **quantitativen** Eigenschaften der Pharmaka beschreiben. Auf dieser Basis lassen sich Rückschlüsse zur Wirksamkeit, zu Nebenwirkungen bzw. der Toxizität eines Arzneistoffs und seiner Stoffwechselprodukte in den verschiedenen Organen ableiten sowie geeignete Darreichungsformen und v. a. optimale Dosierungsvorschläge ermitteln.

GUT ZU WISSEN

Grundlage der Pharmakokinetik ist die Annahme, dass zwischen pharmakologischer Wirkung und Blut-Konzentration eines Arzneistoffs eine Beziehung besteht.

Die orale Einnahme ist Ihnen als häufigste Arzneimittel-Verabreichung bekannt. Somit stimmen Applikationsort (z. B. Gastrointestinaltrakt) und Wirkort (z. B. Herz, Atemwege) in den meisten Fällen nicht überein. Der Wirkstoff muss erst die Distanz zum Wirkort überbrücken und ist vom Zeitpunkt der Aufnahme in den Körper bis zu seiner endgültigen Ausscheidung den Einwirkungen durch den Organismus unterworfen. Wie Messungen zeigen, verändert sich seine Konzentration in den verschiedenen Körperflüssigkeiten und Geweben in Abhängigkeit der Zeit. Folglich gelangt nicht die gesamte Einnahmemenge zum eigentlichen Wirkort.

Ob eine Verbindung als Arzneimittel geeignet ist, hängt demnach nicht nur von seiner biologischen Aktivität und der Interaktion mit seinen Zielstrukturen ab. Vielmehr spielen pharmakokinetische Eigenschaften wie Resorption (➤ 1.4.2), Verteilung (➤ 1.4.3), Metabolisierung (➤ 1.4.4) und Ausscheidung (➤ 1.4.5) eine sehr große Rolle.

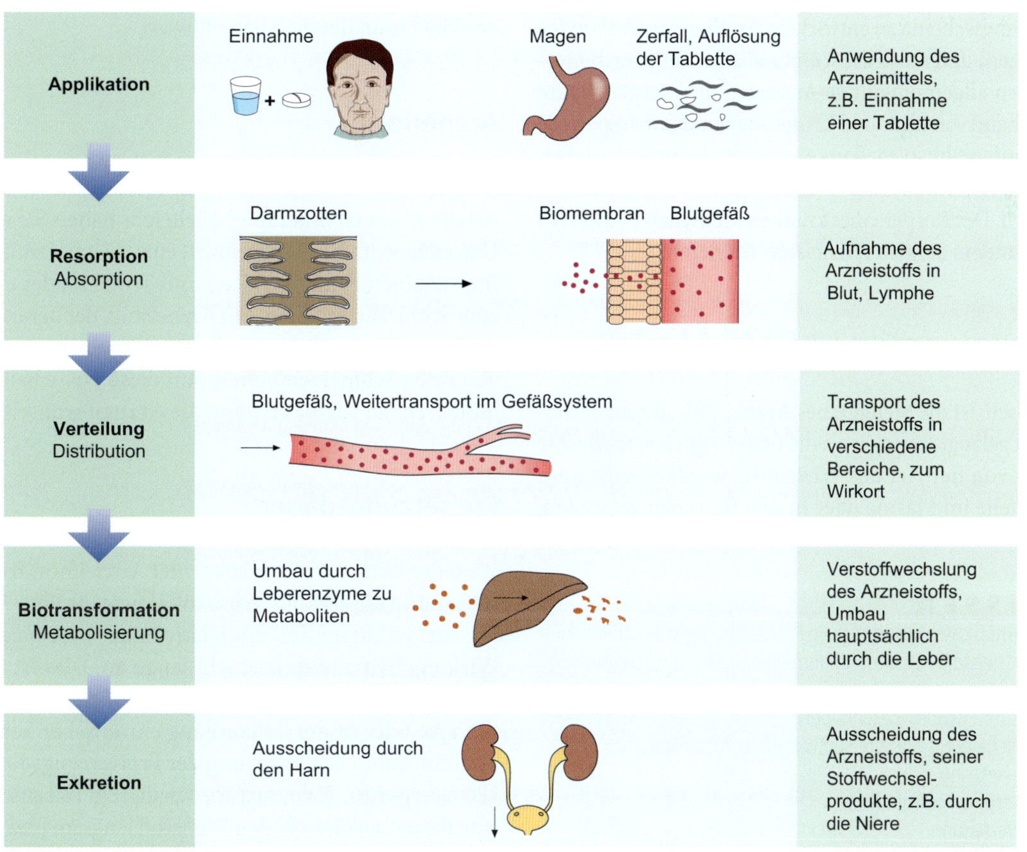

Abb. 1.8 Pharmakokinetische Abläufe [L157]

1

TIPP

Merken Sie sich die zentralen Fragen der Pharmakokinetik:
- Was macht der Körper mit dem Arzneistoff?
- Was passiert bei der Einnahme eines Arzneimittels, wie wird der darin enthaltenen Arzneistoff auf seiner Reise durch den Körper verändert und wie wird er wieder ausgeschieden?

1.3.2 Bioverfügbarkeit

Die Bioverfügbarkeit beschreibt das Ausmaß und die Geschwindigkeit, mit denen der therapeutisch wirksame Anteil eines Arzneimittels nach oraler Einnahme im systemischen Kreislauf zur Verfügung steht und unverändert an seinen Wirkort gelangt. In den folgenden Abschnitten werden Sie ausführlicher erfahren, welchen Einfluss die Pharmakokinetik auf die Bioverfügbarkeit eines Wirkstoffs hat und weshalb sie als wichtiges Merkmal im Rahmen der Arzneimittelzulassung gilt.

GUT ZU WISSEN

Die absolute Bioverfügbarkeit wird im Vergleich zur entsprechenden Menge intravenös verabreichter Dosierung angegeben, die zu 100 % bioverfügbar ist. Sie kann vermindert werden
- arzneiformspezifisch, z. B. durch unvollständige Freisetzung,
- physikalisch-chemisch, z. B. durch geringere Löslichkeit des Wirkstoffs,
- wirkstoffspezifisch, z. B. durch Einfluss auf den First-Pass-Effekt,
- abhängig vom Resorptionsort und Resorptionsweg.

Wesentliches Ziel der Pharmakokinetik ist, für jeden Arzneistoff ein optimales Behandlungsschema zu entwickeln. Studien mit *Probanden* (= gesunde Menschen) unter möglichst einheitlichen Untersuchungsbedingungen liefern allgemeingültige Aussagen und vergleichbare Testergebnisse. Anhand von Blut- und Urinproben und durch spezielle Rechenmodelle werden Blutspiegelkurven erstellt, die Informationen über die Wirkungsweise und v. a. die Wirkungsgeschwindigkeit eines Arzneimittels liefern. Der Körper eines kranken Menschen (= *Patient*) kann jedoch ganz anders auf den Arzneistoff reagieren.

1.4 Pharmakokinetik: LADME-Modell

Wie Sie bereits wissen, ist die Menge eines Arzneistoffs, die an den eigentlichen Wirkort gelangt, geringer als die ursprünglich verabreichte Menge. Abhängig von der Art des Wirkstoffs werden mehr oder weniger große Anteile im Plasma oder in den Geweben gebunden, gespeichert oder verändert.

GUT ZU WISSEN

Das Prinzip der Pharmakokinetik, d. h. die genaue Beobachtung aller Vorgänge, denen ein Arzneistoff von der Einnahme bis zu seiner Ausscheidung unterliegt, wird mit dem LADME-Modell sehr einprägsam erklärt. Alle Prozesse, die mit diesem Modell beschrieben werden, gehören zusammen und bestimmen entscheidend die Wirksamkeit eines Arzneimittels.
- **L** Liberation = Freisetzung
- **A** Absorption/Resorption = Aufnahme
- **D** Distribution = Verteilung
- **M** Metabolismus = Verstoffwechslung
- **E** Exkretion/Elimination = Ausscheidung

1.4.1 Liberation (Freisetzung)

KURZ UND KNAPP

- Die Freisetzung eines Arzneistoffs aus seiner Arzneiform, z. B. einer Tablette, Kapsel oder einer Salbenzubereitung ist der erste und für die Bioverfügbarkeit entscheidende Schritt.
- Die Liberation bestimmt das Ausmaß und häufig auch die Geschwindigkeit der Resorption.
- Über die Liberation können Wirkungseintritt und Wirkdauer eines Arzneimittels reguliert werden.

Sie werden verschiedene Applikationswege (➤ 2.6) kennenlernen und einen Eindruck erhalten, von welch großer Bedeutung die Auswahl geeigneter Arzneiformen sowohl für den Erfolg einer Therapie, als auch für die Mitarbeit und Einnahmetreue des Patienten ist. Stellen Sie sich vor, der Arzneistoff wird nur unvollständig oder deutlich verlangsamt aus einer Tablette oder Kapsel freigesetzt. Sie werden sofort verstehen, dass in diesem Fall nicht die erwartete Wirksamkeit eintritt oder sie zumindest stark beeinträchtigt wird. Die Beobachtung mancher Patienten, dass „ihr" Arzneimittel besser oder schlechter wirkt, seitdem ihnen derselbe Wirkstoff als Produkt eines anderen Herstellers verordnet wurde, ist daher nicht von der Hand zu weisen und mit dem unterschiedlichen Freisetzungsverhalten aus der jeweiligen Darreichungsform zu erklären. Der Zusatz pharmazeutischer Hilfsstoffe und Bindemittel, die selbst keine pharmakologische Wirkung aufweisen, oder das Herstellungsverfahren (z. B. festes Verpressen von Tabletten) können die Geschwindigkeit der Liberation deutlich beeinflussen.

Arzneiform

Welchen Vorteil bringen nun Kenntnisse zum Freisetzungsverhalten für die Pharmakotherapie? Vielleicht haben Sie selbst bereits den Unterschied im Wirkungseintritt eines Schmerzmittels in Form einer Brausetablette zum Auflösen und Trinken oder einer Filmtablette zum Schlucken erfahren. Ein Arzneistoff, der bereits in gelöster Form vorliegt, geht deutlich schneller ins Blut über und Sie werden früher von Ihren Schmerzen befreit. Auf diese Weise haben Sie den ersten limitierenden Faktor erkannt, die **Arzneiform** selbst.

Freisetzungsdauer

Wird der Wirkstoff **rasch** aus seiner Arzneiform **freigesetzt,** kommt schlagartig die gesamte Wirkstoffmenge ins Blut. Als Folge wird am Wirkort in kurzer Zeit ein relativ hoher Blutspiegel aufgebaut, die Wirkung hält allerdings nicht lange an. Dies ist nicht immer von Vorteil. Bei bestimmten Erkrankungen, z. B. in der Bluthochdrucktherapie oder in der Behandlung chronischer Schmerzen, ist man bestrebt, durch **Verlängerung der Freisetzungsdauer** die Wirksamkeit zu erhöhen. Bevorzugt wird in diesem Fall eine Arzneiform, z. B. eine Retardtablette, die den Wirkstoff langsam und gleichmäßig über den Tag verteilt freisetzt und somit eine **kontinuierliche Wirkung** erzielt.

GUT ZU WISSEN

- Die Geschwindigkeit der Liberation und die Wirkdauer eines Arzneistoffes können durch Auswahl einer geeigneten Applikationsform erhöht bzw. verlängert werden.
- Je langsamer die Freisetzung aus der Arzneiform erfolgt, umso länger hält die Wirkung an. Je schneller der Arzneistoff am Wirkort anflutet, umso kürzer ist seine Wirkung.

Freisetzungsprofile

Abhängig vom therapeutischen Ziel werden für eine Substanz unterschiedliche Freisetzungsprofile (➤ Tab. 1.1) entwickelt.

- Eine **verzögerte Freisetzung** aus einer oralen Darreichungsform ist erwünscht, wenn der Wirkstoff durch Magensäure zersetzt wird. Dies wird mit einem **säurefesten Überzug** erreicht, durch den sich die Tablette erst nach der Magenpassage auflöst und den Arzneistoff im neutralen bzw. leicht alkalischen Milieu des Dünndarms frei gibt.
- Ebenso hat der **Wirkort** Einfluss auf die Wirkdauer und bestimmt die Wahl der Applikationsform**. Insulin** wird durch Enzyme des Magen-Darm-Traktes abgebaut und ist bei **oraler Einnahme wirkungslos.** Die subkutane oder intramuskuläre Gabe hingegen ermöglicht eine über längere Zeit anhaltende Freisetzung, da das Insulin erst vom Gewebe ins Blut- und Lymphsystem gelangen muss.
- Bei der **inhalativen Asthma-Therapie** macht man sich zunutze, dass bei dieser Anwendungsform eine wesentlich **geringere Wirkstoffmenge** als bei oraler Gabe benötigt wird.

1.4.2 Absorption/Resorption

KURZ UND KNAPP

- Absorption oder Resorption bedeutet Aufnahme des Arzneistoffs in den Körper.
- Im deutschen Sprachgebrauch ist bislang der Begriff Resorption üblich, die international verwendete Bezeichnung Absorption (engl. absorption) setzt sich zunehmend auch in Deutschland durch.
- Je nach Arzneiform erfolgt die Resorption über die Schleimhäute des Magen-Darm-Traktes (Tabletten, Säfte, Kapseln, Zäpfchen) oder der Nase, über die Lunge (Inhalate) oder die Haut (Salben, Cremes, Wirkstoffpflaster).

Machen Sie sich den Unterschied zwischen parenteraler und oraler Applikation deutlich. Während eine Substanz durch Injektion direkt in die Blutbahn und den systemischen Kreislauf gelangt, muss jeder Wirkstoff, der oral, sublingual, intramuskulär, subkutan, transdermal, rektal, oder per Inhalation verabreicht wird, **Zellmembranen überwinden,** um seinen Wirkort zu erreichen. In welchem Maß dies geschieht, ist abhängig

- von der Molekülgröße,
- dem Lösungsverhalten und
- der Bindung an Gewebeproteine.

Die meisten Zellmembranen bestehen aus einem Lipidfilm mit eingelagerten Proteinen, den lipophile Arzneistoffe leicht durchdringen können. Hydrophile Substanzen dagegen können wässrige Poren in der Zellmembran nur bis zu einem bestimmten Molekulargewicht passieren.

ÜBER DEN TELLERRAND

Eine Besonderheit stellt die Blut-Hirn-Schranke (➤ 1.4.3) dar, die durch etwa eine Milliarde Blutkapillaren gebildet wird und unser Gehirn zuverlässig vor Fremdstoffen schützt. Die Gefäße sind sehr klein und werden durch sog. Tight Junctions (engl. für „dichte Verbindung", das sind Bänder aus Membranproteinen, die Epithelzellen fest umschließen) extrem dicht miteinander verbunden, sodass eine sehr effektive Barriere entsteht. Zusätzlich sind in den Endothelzellen der Kapillaren bestimmte Exportproteine, sog. Efluxtransporter lokalisiert. Sie erkennen Fremdstoffe – dazu zählen alle Arzneistoffe – und transportieren sie sofort aus der Zelle in den Blutkreislauf zurück.

Die wichtigsten Mechanismen der Absorption sind die **passive Diffusion** und der **aktive Transport.** Bei der Diffusion ist die treibende Kraft das Konzentrationsgefälle zwischen Extra- und Intrazellularraum. Der Arzneistoff wandert ohne Energiezufuhr vom Ort höherer Konzentration (z. B. Magen-Darm-Trakt) zum Ort niedrigerer Konzentration (z. B. ins Blut). Beim aktiven Transport passiert der Arzneistoff die Membran mithilfe bestimmter Transportmoleküle (Carrier, Transporter). Dieser Vorgang verbraucht Energie und kann auch entgegen dem Konzentrationsgefälle ablaufen. Ein weiterer wesentlicher Faktor für die Resorption ist die Fett- oder Wasserlöslichkeit des betreffenden Arzneistoffs.

In welcher Geschwindigkeit und in welchem Ausmaß der Wirkstoff den Blutkreislauf und die Körperzellen erreicht, hängt nicht nur von den physikochemischen Eigenschaften der Substanz, sondern auch den physiologischen Bedingungen am Resorptionsort ab und kann durch verschiedene Faktoren beeinflusst werden.

Eine gute Resorption ist die Voraussetzung für die Wirksamkeit eines Arzneimittels. Je schlechter eine Substanz aufgenommen wird, umso langsamer tritt eine Wirkung ein oder fällt umso schwächer aus.

Resorption aus dem Verdauungstrakt

Arzneimittel werden vorwiegend oral verabreicht, somit ist der **Verdauungstrak**t der **wichtigste Ort** der Resorption. Wie Sie gelernt

Tab. 1.1 Freisetzungsprofile und therapeutische Anwendung (nach DAZ 50/2012)

Merkmale	Freisetzung			
	Rasch	**Verzögert**	**Verlangsamt**	**Kontinuierlich**
Therapeutisches Ziel	Schneller Wirkungseintritt, z. B. bei akuten Schmerzen	Freisetzung erst im Dünndarm, Wirkstoff nicht magensäurestabil	Dosierungsintervall verlängert, dadurch verbesserte Mitarbeit des Patienten	Gesteuerte langsame Freisetzung
Arzneiform	• Nicht überzogene Tabletten • Trink- und Brausetabletten	Magensaftresistente Tabletten/ Kapseln	Retardtabletten	• Transdermale Pflaster • Implantate

haben, wird das Ausmaß der Resorption entscheidend von der Fett- oder Wasserlöslichkeit des Wirkstoffs beeinflusst:

- Lipophile Substanzen werden leicht in die Zelle aufgenommen, lösen sich jedoch schlecht im wässrigen Medium.
- Umgekehrt gehen wasserlösliche Stoffe zwar rasch in Lösung, können Zellmembranen aber kaum überwinden. Sie können sich diese Aussage mit einem eindrucksvollen Beispiel gut merken: Das Pfeilgift Curare ist für die von der Pfeilspitze getroffenen Beutetiere durch Lähmung der Atemmuskulatur unmittelbar tödlich („parenterale" Applikation!). Das Fleisch der erlegten Tiere kann jedoch unbeschadet verzehrt werden, da es bei „oraler" Aufnahme als hydrophiles Molekül im Verdauungstrakt sehr langsam und in nicht nennenswerter Menge resorbiert und rasch wieder ausgeschieden wird.

Die **Resorptionsgeschwindigkeit** wird insbesondere von der Schleimhautoberfläche, die für eine Resorption zur Verfügung steht, bestimmt. Darin unterscheiden sich die einzelnen Bereiche des Gastrointestinaltrakts deutlich. Die **Mundhöhle** verfügt nur über eine relativ kleine Schleimhautfläche von etwa 200 cm^2, ist jedoch besonders gut durchblutet. Lipophile Wirkstoffe werden rasch resorbiert und gelangen nahezu unverändert unmittelbar in den systemischen Kreislauf. Somit garantiert die Aufnahme über die Mundschleimhaut einen schnellen Wirkungseintritt.

GUT ZU WISSEN

Nitroglycerin-Zerbeißkapseln enthalten den Wirkstoff bereits in gelöster Form. Zur Prophylaxe von Angina-Pectoris-Anfällen bzw. im Notfall zur Anfallskupierung wird über die Mundschleimhaut eine sofortige Wirkung erzielt.

Magen

Der Magen ist als **Resorptionsort** aufgrund seiner kleinen Oberfläche, einem Nüchternvolumen von 25–50 ml und dem stark sauren Milieu **wenig geeignet.** Entscheidend ist lediglich die Entleerungsgeschwindigkeit, mit der der Mageninhalt in den Dünndarm weiter transportiert wird. Ausmaß und Geschwindigkeit der Magenpassage beeinflussen deutlich die Bioverfügbarkeit von Arzneistoffen und hängen selbst von zahlreichen Faktoren ab. Dazu gehören Menge und Kaloriengehalt der aufgenommenen Nahrung, der vorliegende pH-Wert, nüchterne oder postprandiale Zustände, das Flüssigkeitsvolumen oder die Einnahme weiterer Medikamente.

GUT ZU WISSEN

- Die Magenentleerung wird erhöht durch große Flüssigkeitsmengen.
- Fettreiche, feste und heiße Kost verlangsamen die Magenentleerung.
- Einige Arzneistoffe – z. B. die in der Schmerztherapie häufig eingesetzten Opiate – verzögern die Magenentleerung, den Weitertransport und die Resorption gleichzeitig eingenommener Arzneimittel.

Bei bettlägerigen Patienten spielt die jeweilige Seitenlage eine Rolle: liegt der Patient auf der linken Seite, verzögert sich die Magenentleerung, da entsprechend der Anatomie des Magens der Speisebrei „bergauf" transportiert werden muss. Liegen auf der rechten Seite beschleunigt dagegen den Transport.

Dünndarm

Hauptort der Resorption ist der Dünndarm durch seine überaus große und sehr **effektive Oberfläche** von ca. 200 m^2. Prägen Sie sich zur Erinnerung noch einmal den Aufbau der Dünndarmschleimhaut ein. Sie ist durch zahlreiche Falten, Zotten und Mikrovilli stark geklüftet und außerdem überaus gut durchblutet. Die meisten Arzneistoffe werden gut aus dem Dünndarm resorbiert, weshalb die Zeitdauer der Dünndarmpassage maßgeblich für ihre Bioverfügbarkeit ist. Der Transport im Darm erfolgt nicht kontinuierlich und wird stärker von der Frequenz der Nahrungsaufnahme als von ihrer Zusammensetzung bestimmt.

Die resorbierten Moleküle werden laufend mit dem Blut abtransportiert, sodass das Konzentrationsgefälle an den Zellmembranen über den gesamten Resorptionsprozess hinweg aufrechterhalten wird. Zudem sind in den Epithelzellen der Darmschleimhaut eine große Anzahl an Enzymen und Transporter lokalisiert. Diese Transportersysteme sind in der Lage, Arzneistoffe auch entgegen dem Konzentrationsgefälle wieder ins Darmlumen hinauszuschleusen. Beispiele für solche Effluxtransporter sind Kationen-/H+-Austauscher oder p-Glykoprotein, das eine große Bedeutung für evtl. auftretende Wechselwirkungen hat.

Dickdarm

Der Dickdarm ist für die Resorption von untergeordneter Bedeutung. Er übernimmt nur teilweise eine Funktion als Resorptionsort, falls die Dünndarmpassage durch Diarrhö oder Laxanzieneinnahme forciert ist.

Resorptionsbeeinflussende Faktoren

Folgende Faktoren beeinflussen die Resorption:

- pH-Wert, Nahrungsbestandteile
- Einnahmezeitpunkt (vor oder nach dem Essen)
- Motilität und Durchblutung im Verdauungstrakt
- Alter des Patienten, Krankheiten oder Komedikation
- Psychische Faktoren

pH-Wert

Bei leerem Magen liegt der pH-Wert im stark sauren Bereich (1,0–3,5) und steigt im gefüllten Zustand auf einen Wert von 3,0–5,5 an. Im Dünndarm beträgt der pH-Wert je nach Abschnitt 5,0–8,0 und im Dickdarm 7,0–8,0.

Der pH-Wert unterliegt großen Schwankungen je nach Art, Menge und Zeitpunkt der Nahrungsaufnahme, Tageszeit, Alter bzw. Gesundheitszustand des Patienten. Schwach saure Wirkstoffe werden vorwiegend im leicht sauren bis neutralen Milieu der oberen Dünndarmabschnitte resorbiert, schwach alkalische Substanzen hingegen bevorzugt in tieferen Bereichen des Dünndarms mit alkalischem pH-Wert. Daraus wird Ihnen leicht verständlich, dass Veränderungen des lokalen pH-Werts durch Krankheit oder die Einnahme bestimmter Arzneimittel (z. B. Protonenpumpenhemmer wie Pantoprazol) die

Aufnahme gleichzeitig verabreichter Arzneimittel deutlich beeinflussen können.

TIPP

Schwankungen im Magen-pH-Wert verändern die Resorption. Acetylsalicylsäure (z. B. Aspirin®) wird von Patienten mit erhöhtem Magen-pH schneller resorbiert als von Patienten mit stark saurem Magen-pH.

Einnahmezeitpunkt

GUT ZU WISSEN

Für den Einnahmezeitpunkt für Arzneimittel gelten folgende Anhaltspunkte:

- Nüchtern: mindestens eine Stunde vor oder mindestens zwei Stunden nach der Mahlzeit
- Vor dem Essen: etwa 15–30 Min. vor der Mahlzeit
- Zum Essen: Einnahme während oder unmittelbar im Anschluss an eine Hauptmahlzeit
- Nach dem Essen: etwa 30–60 Min. nach der Mahlzeit

In den meisten Fällen erfolgt die Resorption und folglich der Wirkungseintritt eines Arzneimittels **nüchtern** am **schnellsten,** da gleichzeitige Nahrungsaufnahme die Magenentleerung verzögert. Stellen Sie sich vor, was passiert, wenn auf der Autobahn vor einer Engstelle alle Autos plötzlich auf eine Spur wechseln. Sicher haben Sie dabei durch einen Stau schon mal wertvolle Zeit verloren! Eine ähnliche Situation läuft ab, wenn der Arzneistoff mit dem Mageninhalt zusammen über den Pylorus in den Dünndarm entleert wird. Während der Wirkstoff bei leerem Magen ungehindert passieren kann, ist die Passagegeschwindigkeit bei vollem Magen verzögert. Einschränkend ist jedoch anzumerken, dass eine Nüchterneinnahme nicht in jedem Fall sinnvoll ist und von der Löslichkeit des Wirkstoffs beeinflusst wird. Gleichzeitige Nahrungsaufnahme, v. a. von fetthaltiger Nahrung, bedingt eine längere Kontaktzeit mit der resorbierenden Oberfläche im oberen Dünndarm oder regt die Gallensäuresekretion an. Beides kann die Resorption und damit die Arzneimittelwirkung steigern.

Wird ein Arzneimittel mit oder nach der Mahlzeit eingenommen, spielt die jeweilige **Arzneiform** für den Weitertransport eine wichtige Rolle. Große Tabletten, Tabletten oder Kapseln mit Umhüllungen, die sich nicht im Magen auflösen, werden schlecht transportiert. Kleine Partikel hingegen gelangen mit dem Speisebrei relativ rasch in den Dünndarm. Beachten Sie jedoch, dass jede noch so geringe Nahrungsaufnahme zwischendurch die vollständige Entleerung des Magens verhindert.

TIPP

Eine Nüchterneinnahme ist aufgrund der sehr schlechten Bioverfügbarkeit in Verbindung mit Nahrungsstoffen unbedingt erforderlich bei Bisphosphonaten (Alendronsäure, Risedronsäure) zur Behandlung der Osteoporose. Ebenso sollten Schilddrüsenhormone (L-Thyroxin) oder Eisensalze nüchtern eingenommen werden.

GUT ZU WISSEN

Um das Wirkoptimum zu erreichen, ist bei bestimmten Arzneiformen der Einnahmezeitpunkt zu beachten.

- **Große** Arzneiformen (wie z. B. bei manchen Antibiotika verwendet) und **magensaftresistent** überzogene Darreichungsformen sollten **nüchtern** etwa eine Stunde vor dem Essen mit viel Wasser eingenommen werden! Wichtig v. a. bei Schmerzmitteln (z. B. Acetylsalicylsäure ASS, Ibuprofen, Diclofenac) oder Ätherisch-Öl-Präparaten.
- **Kleine** Tabletten können den Magen unabhängig vom Füllungszustand schnell passieren. Eine Nüchterneinnahme ist in der Regel **nicht erforderlich.**
- Die Einnahme **mit** dem Essen kann den Wirkungseintritt um drei bis sechs Stunden verzögern. Eine magensaftresistente Tablette verbleibt im Magen, bis die gesamte Nahrung den Magen verlassen hat.

TIPP

Einnahmehinweise für **magensaftresistente,** nicht zerfallende Arzneimittel

- Die Anweisung „morgens nüchtern" ist für eine optimale Resorption genau einzuhalten und sollte mindestens 30–60 Min. vor dem Frühstück erfolgen, unmittelbar vor dem Frühstück reicht nicht aus.
- Zur Einnahme sollte der Patient mindestens 200–250 ml Wasser trinken, ein kleines Glas Wasser genügt nicht, um die Magenentleerung zu aktivieren.
- Bei einer Einnahme tagsüber dürfen zwei bis drei Stunden vorher und mindestens eine – sicherheitshalber zwei Stunden danach – keine Nahrung, kalorienhaltige Flüssigkeiten, Lutschpastillen oder Bonbons aufgenommen werden.

ÜBER DEN TELLERRAND

Die Magenmotilität weist je nach Füllungszustand zwei charakteristische Muster auf. Auch ein völlig leerer Magen ist in Bewegung: Im **nüchternen Zustand** kommt es alle 90–120 Min. zu einer kontinuierlich wiederkehrenden Abfolge von vier Phasen elektrischer Kontraktionswellen, die sich Richtung Kolon ausbreiten. Aufgabe dieser Kontraktionen ist, den Magen-Darm-Trakt von unverdaulichen Partikeln zu reinigen und das Einwandern von unerwünschten Dickdarmbakterien in den Dünndarm zu verhindern. Phase 1 (40–60 Min.) stellt den Ruhezustand dar, während in Phase 2 (40–60 Min.) Kontraktionen in unregelmäßigen Abständen auftreten. In der anschließenden kurzen Phase 3 (5–15 Min.) mit ein bis zwei gleichmäßigen Kontraktionen pro Minute werden unverdauliche größere Partikel mithilfe sog. Putzwellen (housekeeper waves) aus dem Magen entleert. Nach Phase 4, einer Übergangsphase mit abklingender Aktivität, beginnt entweder das Motilitätsmuster von vorne oder es folgt die **postprandiale Phase** mit vorwiegend segmentellen Kontraktionen, die dem Mischen und der Verkleinerung der Nahrung dienen.

Wasser oder kalorienfreie Flüssigkeiten, die während einer dieser Phasen aufgenommen werden, laufen ohne Verweilzeit durch den Magen. Auch kleinere Partikel, wie Retardtabletten oder magensaftresistente Kapseln verlassen in der Regel den **nüchternen Magen** nach etwa zwei Stunden. Nahrungsaufnahme – und das bedeutet bereits ein Glas Milch, ein Stück Obst oder sogar ein Hustenbonbon – verändert den Ablauf entscheidend.

Erinnern Sie sich an das Beispiel vom Stau, der eintritt, wenn Arzneimittel zusammen mit Nahrung eingenommen werden? Für **Flüssigkeiten** und **kleine Partikel** bis etwa 3 mm stellt der Nahrungsbrei kaum ein Hindernis dar, sie werden prä- und postprandial portionsweise und in unregelmäßigen Abständen in den Dünndarm entleert.

Das gilt jedoch nicht für **große, nicht zerfallende Arzneiformen** und **magensaftresistent** überzogene Tabletten oder Kapseln. Sie gehören zu den **unverdaulichen** großen Partikeln, die nur mit den „Putzwellen" der späten Phase 2 und 3 des **nüchternen** Magen in den Dünndarm weitertransportiert werden.

Für eine optimale Resorption reicht ein **fast** nüchterner Magen in dem Zeitraum von ein bis zwei Stunden nach dem Essen nicht aus. Das bedeutet: Nimmt der Patient kurz nach der Einnahme und zwischen den Hauptmahlzeiten über den Tag verteilt immer wieder kleine Snacks zu sich, wird der Nüchternzustand möglicherweise erst nach Stunden erreicht. Es kann bis in die Nachtstunden dauern, bis eine große Tablette den Magen verlässt. Die lange Verweildauer hat nicht nur Konsequenzen für die Effektivität eines Arzneimittels, sondern birgt zudem das Risiko, dass der Patient selbstständig wegen vermeintlich fehlender Wirksamkeit nachdosiert und somit verstärkt Nebenwirkungen auftreten.

Nahrungsbestandteile

Die Aufnahme lipophiler, schlecht wasserlöslicher Arzneistoffe kann bei gleichzeitiger Zufuhr **fettreicher Nahrung** erheblich beschleunigt werden. Ein Beispiel aus dem täglichen Leben befolgen Sie möglicherweise bereits unbewusst: Karotten enthalten viel (fettlösliches) Vitamin A, das durch Zufügen von Olivenöl zum Salat oder beim Anbraten in Fett/Öl besser vom Körper aufgenommen wird.

Einen **negativen Einfluss** auf die Resorption haben v. a. **Mineralstoffe** (genauer chemisch 2-wertige Kationen wie Kalzium, Magnesium, Eisen) oder bestimmte Nahrungsbestandteile.

- So sollte man Arzneimittel, insbesondere **Antibiotika** wie Doxycyclin oder Ciprofloxacin, nicht zusammen mit Milch, Milchprodukten oder kalziumreichem Mineralwasser einnehmen. In der Milch können sowohl der Fettanteil, als auch der hohe Gehalt an Kalzium Arzneistoffe binden und die Resorption beeinträchtigen.
- **Schwarztee** eignet sich ebenfalls nicht zur Medikamenteneinnahme. Er enthält Gerbstoffe, die mit einer Vielzahl anderer Substanzen schwerlösliche Komplexe bilden und die Aufnahme verhindern.

Nahrungsbestandteile sind ebenso wie Arzneistoffe in der Lage, intestinale oder hepatische Enzyme zu hemmen oder zu aktivieren. Enzym-Inhibitionen oder Enzym-Induktionen solcher Art haben großen Anteil am Auftreten von Wechselwirkungen zwischen Arzneimitteln und Nahrungsmitteln bzw. Bestandteilen der Ernährung (Wechselwirkungen ➤ 1.4.4, ➤ 1.4.6).

TIPP

Typisches Beispiel für die Hemmung der Resorption durch Nahrungsbestandteile ist die Einnahme von Fexofenadin (Antiallergikum/H_1-Antihistaminikum, z. B. Telfast®) zusammen mit **Grapefruitsaft.** Der Saft blockiert sowohl ein bestimmtes Transportpolypeptid, das für die Aufnahme von Fexofenadin im Darm verantwortlich ist, als auch wichtige, abbauende Enzymsysteme.

- Arzneimittel immer mit einem großen Glas Leitungswasser einnehmen.
- Kaffee, Tee, Milch oder **Grapefruitsaft** sind nicht geeignet zum Einnehmen oder Nachtrinken von festen bzw. zum Mischen mit flüssigen Arzneimitteln!
- Auch kalziumreiches Mineralwasser stört die Resorption!

Magen-Darm-Motilität

Bestimmte Krankheitszustände sowie die Einnahme von Arzneimittel können die Motilität von Magen und Darm verändern, sie verzögern oder beschleunigen. Vielleicht leiden Sie selbst oder einer ihrer Patienten unter Migräne. Ein Migräneanfall ist mit einer reduzierten Motilität des Gastrointestinaltrakts verbunden, wodurch die Resorption und Bioverfügbarkeit gleichzeitig eingenommener Analgetika vermindert wird. Daraus resultiert die Empfehlung, zur Steigerung der Peristaltik im Darm zusätzlich zum Schmerzmittel ein Prokinetikum wie Metoclopramid (z. B. MCP-ratiopharm® **Rp**!) zu verordnen.

Psychische Faktoren

Welchen Einfluss die psychische Befindlichkeit (Angst, Stress, Nervosität) auf die Magen-Darm-Passagezeit hat, haben Sie vermutlich vor Prüfungen, Reden oder großen persönlichen Ereignissen selbst schon erlebt.

Resorption über die Lunge

Die Lunge ist Ihnen als Ort der Resorption bestens bekannt, denn hier findet die Aufnahme von Sauerstoff statt. Doch nicht nur gasförmige, sondern auch **feste oder flüssige** Arzneistoffe können in fein verteilter Form in der Lunge resorbiert werden. Voraussetzung ist, dass die Wirkstoffpartikel mit der Atemluft bis zu den Lungenbläschen transportiert werden, wo der Stoffaustausch stattfindet. Als Träger sind sog. **Aerosole** erforderlich, zudem spielt die **Teilchengröße des Wirkstoffs** für den Transport und das Ausmaß der Resorption eine wesentliche Rolle. Sind die Substanzpartikel zu klein, werden sie abgeatmet bevor sie die Lunge erreichen, größere werden bereits auf der Mund- und Rachenschleimhaut abgeschieden.

Je nach Durchmesser bleiben die Teilchen in den oberen Luftwegen hängen, erreichen die kleinen Bronchiolen oder dringen bis zu den Lungenalveolen vor. Die Alveolarmembran hat mit etwa 100 m^2 eine sehr **große Absorptionsfläche** und ist gut durchblutet, sodass Arzneistoffe an der Grenzfläche zwischen Luft und Gewebe rasch ins Blut übergehen. Die Wirkung setzt schnell ein, ähnlich dem Wirkungseintritt nach i. v.-Injektion. Diese Eigenschaft macht man sich bei der Entwicklung neuer Arzneiformen zur pulmonalen Applikation von höhermolekularen Substanzen mit systemischer Wirkung (z. B. Peptide wie Insulin) zunutze. Vorteil ist die wesentlich höhere Bioverfügbarkeit durch **Umgehung** des **First-Pass-Effekts** (➤ 1.4.4).

Resorption über andere Schleimhäute

Wie Sie bereits gelernt haben, können lipophile Substanzen gut Membranen passieren. Dies gilt nicht nur für die Schleimhäute des Verdauungstrakts, sondern für alle Schleimhautmembranen des Körpers, wie z. B. in der Nase, den Augen oder der Harnblase. Die **Nasenschleimhaut** hat zwar eine geringe Oberfläche, ist aber gut durchblutet. Sie stellt einen geeigneten Resorptionsort für kleine

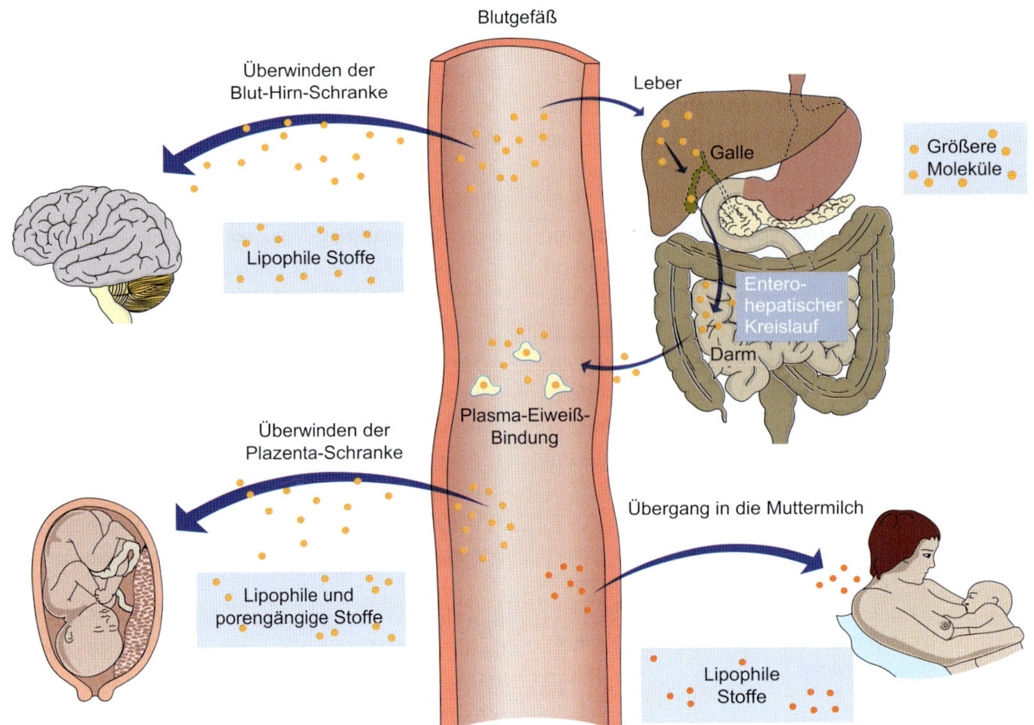

Abb. 1.9 Spezielle Verteilungsvorgänge von Arzneistoffen nach ihren physikalisch-chemischen Eigenschaften [L157]

GUT ZU WISSEN

- Antibiotika aus der Gruppe der Tetracycline zeigen eine hohe Affinität zu Kalzium und reichern sich zusammen mit der Einlagerung von Kalzium v. a. im Knochen an.
- Auch Schadstoffe wie Blei oder Strontium werden im Knochen gespeichert.

Gewebeschichten als Schranken

Einen weiteren Einfluss auf die Art und Effektivität der Distribution haben spezielle Gewebeschichten, sog. Schranken. Sie schützen empfindliche Organe vor dem Eindringen toxischer Stoffe, können dadurch aber auch die Pharmakotherapie erschweren. Bedeutsame Beispiele hierfür haben Sie im Laufe Ihrer Ausbildung kennengelernt: Die **Blut-Hirn-Schranke** (➤ 1.4.2) schirmt das ZNS gegenüber polaren Substanzen ab, die starke zentrale Nebenwirkungen auslösen könnten. Ein Beispiel ist das nicht verschreibungspflichtige Spasmolytikum N-Butylscopolamin Buscopan®, das auf diese Weise nicht ins Gehirn gelangt und somit unerwünschte anticholinerge Wirkungen vermieden werden. Die **Plazenta**- oder die **Blut-Milch-Schranke** schützt den Fötus bzw. minimiert die Anreicherung von Arzneistoffen oder Umweltgiften in der Muttermilch. Unter pathologischen Bedingungen kann sich die Durchlässigkeit dieser Schranken jedoch verändern.

Verteilungsvolumen und Dosierung

Von der Art der Verteilung, genauer dem Verteilungsvolumen, lässt sich die Dosierung für einen Arzneistoff ableiten. Das Verteilungsvolumen ist eine theoretische Rechengröße, die Aufschluss darüber gibt, ob sich eine Substanz vorwiegend im Plasma befindet oder im Gewebe anreichert. Es hängt von der Lipidlöslichkeit und den unterschiedlichen Bindungen des Wirkstoffes an Gewebe und Plasmaeiweiß ab. Je größer das Verteilungsvolumen ist, umso kleiner ist die Plasmakonzentration im Vergleich zur Gesamtarzneistoffmenge. Wählt man im Verhältnis zum Verteilungsvolumen eine zu kleine initiale Dosis, wird der gewünschte Blutspiegel nicht erreicht. Verringert sich das Verteilungsvolumen, z. B. durch Abnahme der Muskelmasse und des Gewebewassers bei älteren Menschen, kann daraus eine Überdosierung resultieren.

1.4.4 Metabolismus

Der Begriff Metabolismus **(Biotransformation, Verstoffwechslung)** beschreibt die Veränderung der chemischen Struktur von Fremd- und Arzneistoffen durch biochemische Um- und Abbauprozesse im Körper. Jeden Tag nimmt der Mensch mit der Nahrung neben lebensnotwendigen Nährstoffen eine Vielzahl nicht verwertbarer Substanzen auf (z. B. pflanzliche Pestizide, Insektizide, natürliche Karzinogene), die eine erhebliche Belastung, häufig sogar eine Gesundheitsgefährdung darstellen. Die meisten dieser Substanzen sind lipophil und werden gut resorbiert. Ohne chemische Veränderung werden sie nur sehr langsam ausgeschieden, kumulieren und schädigen den Organismus.

Metabolisierung findet **mithilfe von Enzymsystemen** innerhalb aller Zellen statt sowie extrazellulär durch membranständige oder von Zellen sezernierten Enzymen. Als wichtigstes **metabolisierendes**

Organ ist Ihnen die Leber bekannt, doch auch Darmwand, Niere, Lunge, Haut, Blut und ZNS sind beteiligt. Bei oraler Gabe wird der Arzneistoff nach der Resorption mit dem venösen Blut aus dem Verdauungstrakt komplett durch die Pfortader in die Leber geleitet. Von dort gelangt er in den **systemischen Kreislauf,** wird im Körper verteilt und erreicht seinen Wirkort. Bereits bei der ersten **Leberpassage** (**„First pass“** ➤ Kasten) wird ein Teil des aufgenommenen Wirkstoffs durch die Vielzahl von Leberenzymen umgewandelt oder abgebaut.

Können Sie sich vorstellen, welche Folgen ein ausgeprägten First-Pass-Metabolismus einer Substanz für die Therapie hat? Trotz ausreichender Resorption wird ein großer Anteil der oral zugeführten Wirkstoffmenge noch vor Erreichen des Wirkortes aus dem Blut entfernt und seine Bioverfügbarkeit nimmt deutlich ab. Es muss eine wesentlich höhere Dosis verabreicht werden, um die beabsichtigte Wirkung zu erzielen. Jede Erhöhung der Dosierung wird allerdings durch die Zunahme von UAW limitiert. Eine Möglichkeit, den First-Pass-Effekt zu umgehen, ist die parenterale Applikation.

GUT ZU WISSEN

- Der First-Pass-Effekt drückt aus, in welchem Ausmaß die Bioverfügbarkeit eines Wirkstoffs durch biochemische Umwandlung während der ersten Leberpassage verändert wird.
- Durch den First-Pass-Effekt können wirksame oder unwirksame Stoffwechselprodukte (Metaboliten) entstehen. In den meisten Fällen kommt am Wirkort eine geringere Arzneistoffmenge an, als resorbiert worden ist.
- Metabolisierung kann bereits in den Zellen der Darmschleimhaut erfolgen (intestinaler First-Pass-Effekt), findet jedoch hauptsächlich in der Leber statt (hepatischer First-Pass-Effekt).

Phasenweiser Verlauf

Die Biotransformation läuft in zwei typischen Phasen ab:

- **Phase-I-Reaktionen** sind sog. (chemische) Funktionalisierungsreaktionen (z. B. Oxidation und Reduktion, Einfügen funktioneller Gruppen). Phase-I-Metaboliten können selbst pharmakologisch wirksam sein oder durch Umwandlung der vorher inaktiven Form (dem „Pro-Drug“) sogar das eigentliche Wirkprinzip darstellen.
- In **Phase-II-Reaktionen** (sog. Konjugationsreaktionen) werden **lipophile Arzneistoffe** durch Verbindung mit körpereigenen, hydrophilen oder polaren Molekülen (z. B. Glucuron- oder Schwefelsäure, Aminosäuren) in eine gut wasserlösliche Form überführt und damit ihre **renale oder biliäre Ausscheidung** erleichtert.

Der Metabolismus ist somit **Grundbedingung** für eine rasche **Eliminierung** von lipophilen Arznei- und Fremdstoffen. Für den Organismus hat der Metabolismus eine Bedeutung als Entgiftungs- und Inaktivierungssystem, denn viele der gebildeten Metaboliten sind deutlich schwächer wirksam als die ursprüngliche Substanz oder sogar gänzlich unwirksam. Folglich ist die Geschwindigkeit, mit der ein Wirkstoff in seine mehr oder weniger wirksamen Stoffwechselprodukte umgewandelt wird, ein Maß dafür, wie schnell die Wirkung eines Arzneimittels nachlässt. In seltenen Fällen können allerdings auch toxische Produkte mit anderen Eigenschaften als die ursprüngliche Substanz entstehen (Giftung).

GUT ZU WISSEN

- Der Metabolismus eines Arzneistoffs führt in den meisten Fällen zum Wirkverlust (= Entgiftung), kann aber auch eine Wirkverstärkung (= Giftung) hervorrufen.
- Aktive Metabolite zeichnen sich gegenüber dem ursprünglichen Wirkstoff durch bestimmte Eigenschaften aus (z. B. verbesserte Resorption durch Zunahme der Lipophilie, erhöhte Stabilität)
- Pro-Drugs sind Substanzen, die erst im Organismus durch Biotransformation (First-Pass-Effekt) in den eigentlichen Wirkstoff überführt werden.

Eine besonders wichtige Gruppe von **Phase-I-Enzymen** stellt das Cytochrom-P450-System (CYP-Enzyme) dar. Neben seiner Aufgabe zur Entgiftung spielt dieses Enzymsystem eine wesentliche Rolle für das Auftreten von **Wechselwirkungen (Interaktionen).** Zahlreiche Arzneistoffe, aber auch Pflanzeninhaltsstoffe und Nahrungsbestandteile werden mit Hilfe von CYP-Enzymen verstoffwechselt. Vielleicht sind Ihnen bereits Interaktionen im Zusammenhang mit der Anwendung von **Johanniskrautextrakten** bekannt. Die Inhaltsstoffe im Johanniskraut üben eine induzierende Wirkung auf bestimmte Cytochrom-P450 Enzyme aus, die nach ihrer Aktivierung andere Arzneistoffe verstärkt abbauen. Diese Wechselwirkung führt zu einer Wirkungsabschwächung u. a. von Arzneistoffen, die in der Anti-HIV-Therapie, nach Organtransplantationen, zur Behandlung von Krebs oder Gerinnungsstörungen eingesetzt werden.

1.4.5 Elimination

KURZ UND KNAPP

- Die Ausscheidung beschreibt den irreversiblen Verlust eines Arznei- oder Fremdstoffs aus dem Plasma.
- Ein Arzneistoff kann unverändert (= Exkretion) oder nach chemischer Veränderung (= Biotransformation) ausgeschieden werden. Beide Vorgänge werden zusammengefasst als Elimination bezeichnet.
- Wichtigste Ausscheidungsorgane sind die Nieren (renale Ausscheidung), die Galle (biliäre Ausscheidung) und der Darm (intestinale Ausscheidung).
- Teilweise verläuft die Ausscheidung auch mit der Atemluft (pulmonale Ausscheidung).

Die Elimination als letzter Schritt im LADME-Modell setzt sich zusammen aus der **Exkretion** und der **Biotransformation.** Die Exkretion ist abhängig von den physiochemischen Eigenschaften (Molekulargewicht, Löslichkeit) des Arzneistoffs oder seiner Metaboliten. Die Bedeutung der Biotransformation bzw. Metabolisierung als Vorbereitung für eine schnellere Ausscheidung haben Sie im vorhergehenden Abschnitt kennengelernt. Darüber hinaus verfügen die Ausscheidungsorgane über spezielle Transportsysteme, wie z. B. organische Anionen- und Kationen-Carrier oder das in der Zellmembran lokalisierte p-Glykoprotein.

Renale Exkretion

Für **polare, wasserlösliche Substanzen** mit geringerem Molekulargewicht stellen die **Nieren** den wichtigsten Ausscheidungsweg des Körpers dar. Die einzelnen Phasen der Harnbildung – glomeruläre

Filtration, tubuläre Rückresorption, tubuläre Sekretion – sind Ihnen bekannt. Arznei- und Fremdstoffe, ihre Abbauprodukte, aber auch körpereigene Substanzen durchlaufen in den Nephronen alle drei Phasen, bevor sie mit dem Urin ausgeschieden werden.

- Während der **glomerulären Filtration** können große Moleküle wie Proteine und somit auch proteingebundene Arzneistoffe nicht passieren und verbleiben zunächst im Blut.
- Für die **tubuläre Rückresorption** körpereigener Stoffe, wie z. B. Natriumionen oder Glukose, verfügt die Niere über aktive Transportsysteme, wohingegen Fremd- und Arzneistoffe meist durch einfache Diffusion wieder ins Blut gelangen. Für lipophile, unpolare Stoffe verläuft die renale Exkretion jedoch nicht effizient, da diese Verbindungen mit der tubulären Rückresorption nahezu vollständig wieder in den Körper aufgenommen werden.
- Plasmaproteingebundene Arzneistoffe werden im letzten Schritt, der **tubulären Sekretion** ausgeschieden.

Ein Maß für die Ausscheidungsgeschwindigkeit eines Arzneistoffes ist die **Clearance.** Sie ist abhängig von der Durchblutungsrate in den jeweiligen Ausscheidungsorganen und sagt aus, wie viel Blutplasma (Volumen in ml) pro Zeiteinheit (meist in min) vollständig vom Arzneistoff befreit wird. Je größer die Clearance für einen Arzneistoff ist, umso schneller wird dieser aus dem systemischen Kreislauf eliminiert. Mit der sog. Gesamtkörperclearance werden Lebermetabolismus, renale, biliäre und pulmonale Clearance, sowie andere Ausscheidungswege (z. B. Speichel, Schweiß) zusammen erfasst.

GUT ZU WISSEN

- Die **renale Clearance** ist ein Maß für die Elimination durch die Nieren. Eine renale Clearance von 1 ml/min bedeutet, dass 1 ml Körperflüssigkeit in 1 min vollständig vom Arzneistoff befreit wird.
- Die wichtigste Größe zur Beurteilung der Nierenfunktion ist die **glomeruläre Filtrationsrate (GFR).** Sie gibt das Gesamtvolumen des Primärharns an, das von den Glomeruli beider Nieren in einer definierten Zeiteinheit gefiltert wird. Die GFR beträgt bei einem gesunden Menschen mit normalem Blutdruck etwa 120–130 ml pro Minute und nimmt bei verschiedenen Nierenerkrankungen ab. Im klinischen Alltag wird sie durch Bestimmung der Kreatinin-Clearance ermittelt.

Die renale Exkretion wird vom **pH-Wert** des **Urins** beeinflusst. Physiologisch liegt der pH-Wert bei 5–8, kann aber durch Nahrungsbestandteile mehr in den sauren oder alkalischen Bereich verschoben werden. Basische Stoffe werden aus sehr saurem Harn schlecht rückresorbiert und umgekehrt. Das bedeutet, dass je nach pH-Wert des Urins der Anteil der im Primärharn verbleibenden Substanzen vergrößert wird und diese vermehrt ausgeschieden werden. Auf dieser Grundlage beruhen Gegenmaßnahmen bei Arzneimittel-Vergiftungen.

TIPP

- Bei Vergiftungen mit sauren Arzneistoffen (z. B. Barbiturate, Penicillin) kann die Ausscheidungsrate und damit die Entgiftung durch Alkalisierung (z. B. Infusion mit basischem Hydrogencarbonat) erhöht werden.
- Bei Vergiftungen mit basischen Stoffen (z. B. Amphetamin, Nicotin) kann eine Ansäuerung des Urins (z. B. mit Ammoniumchlorid) die Ausscheidung beschleunigen

Biliäre Exkretion

Verbindungen mit höherem Molekulargewicht werden verstärkt über den **Leber-Galle-Metabolismus** eliminiert. Von der Leber gelangen Arzneistoffe entweder unverändert oder in Form seiner polaren Stoffwechselprodukte in die Gallenflüssigkeit, werden dort aufkonzentriert und wieder ins Blut oder in die Gallengänge abgegeben. Über die Galle erreichen sie den Dünndarm und werden letztendlich mit den Fäzes ausgeschieden. Große Konjugate werden zum Teil im Darm von Enzymen gespalten und im enterohepatischen Kreislauf als wesentlich kleinere (Arzneistoff)-Moleküle wieder resorbiert. Die Leber hat wie die Nieren in ihren Zellmembranen eine Reihe von Transportsystemen, die für die Aufnahme der Gallensäuren in die Hepatozyten und deren Exkretion in die Gallengänge erforderlich sind. Einige der Transporter sind für die Elimination bestimmter Arzneistoffe spezialisiert.

Werden Ausscheidungsorgane in ihrer Funktion beeinträchtigt, kommt es zu Überdosierungen des Arzneistoffs mit unerwünschten Nebenwirkungen. So ist bei Patienten mit eingeschränkter Nierenfunktion jede Arzneimittelgabe mit besonderer Vorsicht zu überwachen. Eine weitere Größe zur Bestimmung der Eliminationsgeschwindigkeit ist die **Halbwertszeit (HWZ).**

GUT ZU WISSEN

- Die Halbwertszeit bezeichnet die Zeitspanne, in der die Plasmakonzentration eines Arzneistoffe auf die Hälfte des ursprünglichen Wertes zum Ausgangszeitpunkt gesunken ist.
- Sie korreliert mit der Clearance und dem Verteilungsvolumen. Je größer die Clearance, desto kürzer die Halbwertszeit. Je höher das Verteilungsvolumen, desto länger die Halbwertszeit.

1.4.6 Bedeutung des LADME-Modells für die Praxis

Alle Vorgänge, die Sie mit dem LADME-Modell gelernt haben, sind eng miteinander verbunden. Jedes Arzneimittel, aber auch jede andere Substanz, die eingenommen wird – denken Sie hierbei auch an die Ernährung oder bestimmte Nahrungsbestandteile – muss jede einzelne dieser Phasen von der Einnahme bis zur Ausscheidung durchlaufen. Stellen Sie sich mehrere Personen vor, die auf dem Weg von einem Versammlungsort nach draußen fünf Drehtüren passieren müssen. Dies geht sicherlich nicht ganz reibungslos, denn jeder hat eine andere Gangart und Geschwindigkeit. An diesem Beispiel lässt sich leicht ableiten, dass gegenseitige Behinderungen der einzelnen Wirkstoffe in Form von **Wechselwirkungen** nicht immer zu vermeiden sind.

- Beachten Sie daher jede Art der Begleitmedikation, insbesondere die vom Patienten selbst veranlasste Einnahme von Nahrungsergänzungsmitteln.
- Des Weiteren sind Ihre erworbenen Kenntnisse der Pharmakokinetik hilfreich für eine erfolgreiche Behandlungsstrategie. Sie haben erfahren, dass die am Wirkort verfügbare Konzentration des Arzneistoffs stark von seiner Proteinbindung, der Metabolisierung mithilfe von Leberenzymen und seiner Elimination durch die Niere abhängt. Leber- und Nierenerkrankungen bleiben daher nicht ohne Folgen. Sie beeinflussen die Plasmaproteinbindung, einerseits durch Konzentrationsveränderungen

während der Proteinsynthese bzw. Steigerung oder Verminderung des Proteinabbaus, andererseits kann krankheitsbedingt die Ausscheidung erhöht oder erniedrigt werden.
- Relevant ist v. a. eine Abnahme der Albuminkonzentration, wodurch die Plasmaproteinbindung vieler saurer (z. B. Sulfonamide, Antiepileptika, das Diuretikum Furosemid) und einiger basischer Arzneistoffe (z. B. Diazepam) herabgesetzt ist.

1.5 Pharmakotherapie in besonderen Lebensumständen und Lebensalter

1.5.1 Schwangerschaft

Sie wissen sehr gut, welch sensible Lebensphase die Schwangerschaft darstellt. Chemisch-synthetische Arzneimittel werden von vielen Schwangeren grundsätzlich abgelehnt und möglichst durch Naturheilmittel als vermeintlich unbedenkliche Alternative ersetzt. Unter der Vielzahl von Heilmitteln anderer Therapierichtungen oder Nahrungsergänzungsmitteln (NEM) sind pflanzliche Arzneimittel hinsichtlich überprüfter Wirksamkeit und Sicherheit am ehesten chemisch-synthetischen Arzneimitteln ebenbürtig.

Zugelassene Phytopharmaka gelten bei vielen Patienten als „sanfte", gut verträgliche und nebenwirkungsarme Medizin. Doch was bei vielen Alltagsbeschwerden und Erkrankungen richtig ist, kann nicht so pauschal für Schwangerschaft und Stillzeit übertragen werden. Pflanzliche Extrakte können toxikologisch bedenkliche Substanzen enthalten, denken Sie nur an Thujon im Wermutkraut oder kanzerogene und hepatotoxische Pyrrolizidin-Alkaloide in Huflattichblättern und Beinwellwurzel. Für das in Bärentraubenblättern enthaltene Arbutin (z. B. Cystinol akut® Dragees) gilt eine Schwangerschaft sogar als Kontraindikation. Das bedeutet aber nicht, dass pflanzliche Arzneimittel in der Schwangerschaft generell gefährlich sind, sie sind nur diesbezüglich meist schlechter untersucht.

Auch wenn kein Verdacht auf Teratogenität beim Menschen vorliegt, findet sich in den jeweiligen Packungsbeilagen oft ein Hinweis, dass aufgrund fehlender Daten durch systematische Studien keine Bewertung oder Empfehlung ausgesprochen werden kann. So rät auch Embryotox (➤ Kasten) unter Umständen, auf die besser untersuchten chemisch-synthetischen Substanzen zurückzugreifen. Wenn diese Aussage sogar für gut geprüfte und zugelassene Phytopharmaka gilt, sollten Sie jede Verordnung von Naturheilmitteln und v. a. von NEM in der Schwangerschaft besonders vorsichtig auswählen. Für homöopathische Produkte liegen keine zwar Risikobewertungen vor, vorsichtshalber sollten hochwirksame Mittel wie z. B. Atropin, Aconitin oder Argentum nitricum nicht in niedrigen Potenzen eingesetzt werden.

GUT ZU WISSEN

Zur Arzneimittelgabe in der Schwangerschaft gelten folgende Richtlinien:
- Anwendung nach strenger Indikationsstellung.
- Nur geprüfte und als sicher eingestufte Arzneimittel verwenden, keine NEM ohne exakte Deklaration zu Art und Menge der Bestandteile.
- Besonders auf Wechselwirkungen mit der bestehenden Medikation achten.
- Möglichst nur kurzzeitig anwenden.
- Vorzugsweise Monotherapie mit nur einem Wirkstoff durchführen.

Zu Ihrer eigenen Absicherung können Sie Ihre schwangere Patientin anhalten, neben den ärztlich verordneten auch alle Arzneimittel und NEM der Selbstmedikation zu dokumentieren. Dies weckt nicht nur das Bewusstsein der Patientin für die Medikamenteneinnahme und ihre Verantwortung für sich und das werdende Kind, sondern hilft gleichzeitig, Doppelverordnungen und Wechselwirkungen zu erkennen.

Pharmakokinetische Veränderungen

Veränderungen der Pharmakokinetik in der Schwangerschaft betreffen in erster Linie die Distribution. In der Frühschwangerschaft nimmt das **Plasmavolumen** zu, im weiteren Verlauf treten fast bei allen Schwangeren generalisierte **Ödeme** auf, wodurch der Extrazellularraum um 5–10 l ansteigen kann. Das Fettgewebe der Mutter vermehrt sich um 4–8 kg und wird erst langsam nach der Geburt innerhalb von etwa 6 Monaten wieder reduziert. Mit Plazenta und Fötus kommen bei der Mutter **neue Verteilungsräume** hinzu. Durch das höhere Plasmavolumen sinkt die Albuminkonzentration und damit die Proteinbindung von Arzneistoffen. Während der Schwangerschaft sind die Plazenta und etwa ab der 6.–8. Schwangerschaftswoche auch die fetale Leber an der Metabolisierung beteiligt. Diese Veränderungen können insbesondere bei Wirkstoffen, deren wirksame Konzentration in einem engen Bereich liegt, Dosierungsanpassungen erforderlich machen.

Pharmakodynamische Veränderungen

Veränderungen der Pharmakodynamik in der Schwangerschaft hängen mit der hormonellen Umstellung, insbesondere dem Konzentrationsanstieg der Östrogene und des humanen Choriongonadotropins HCG zusammen.

Östrogene steigern die Durchblutung aller Schleimhäute im Körper. Die Nasenschleimhaut reagiert mit vermehrter Bildung von Nasensekret, sodass bei 20–30 % der Schwangeren eine **Schwangerschaftsrhinitis** (Rhinopathia gravidarum) auftritt. Die betroffenen Frauen leiden nicht nur an verstopfter Nase, häufig kommen Kopfschmerzen, Mundtrockenheit und Schlafstörungen hinzu.

Etwa ab der 20. Woche können Schwangerschaftshormone eine physiologische **Insulinresistenz** hervorrufen. Wenn die körpereigene Insulinsekretion diese nicht mehr kompensiert, droht ein Gestationsdiabetes mellitus (GDM), der mit steigender Prävalenz nur in der Schwangerschaft diagnostiziert wird.

Banale Beschwerden gehen häufig vom Magen-Darm-Trakt aus. So wird die typische **Übelkeit** in der Anfangsphase oder verstärktes Sodbrennen in den späteren Wochen durch eine schwangerschaftsbedingte Schwäche des unteren Ösophagussphinkters mit verursacht. Ebenso kann ein gastroösophagealer Reflux Auslöser für einen unerklärlichen Husten ohne weitere Symptome eines grippalen Infekts sein.

CAVE

- In der Schwangerschaft ist jede Arzneimittelgabe, auch die Verordnung von Naturheilmitteln und NEM sorgfältig abzuwägen.
- Kontraindikationen der jeweiligen Arzneimittel sind absolut einzuhalten.
- Anhaltende Kopfschmerzen im zweiten Trimenon sind ein sehr ernst zu nehmendes Warnsignal! Sie können auf behandlungsbedürftige Erkrankungen (Schwangerschaftshypertonie, Präeklampsie, Gestose, Hypoglykämie, Hypotonie, Thrombose) hinweisen.
- Bei plötzlichem Auftreten, starker Intensität und mehrtägiger Dauer von Kopfschmerzen ist unbedingt eine diagnostische Abklärung erforderlich.

GUT ZU WISSEN

Embryotox ist das Pharmakovigilanz- und Beratungszentrum für Embryonaltoxikologie der Charité-Universitätsmedizin Berlin. Das Institut bietet unabhängige Informationen zur Verträglichkeit von Arzneimitteln in Schwangerschaft und Stillzeit an. www.embryotox.de

1.5.2 Kinder

Kinder machen im ersten Lebensjahr eine enorme Entwicklung durch: das Gewicht verdoppelt sich in fünf Monaten und verdreifacht sich nach einem Jahr, die **Körperoberfläche** steigt im ersten Jahr auf den doppelten Wert. Der Kalorienbedarf erhöht sich bis zum Ende des ersten Lebensjahres auf das Drei- bis Vierfache. Allerdings verläuft die Entwicklung bei jedem Kind individuell sehr unterschiedlich, denn während des Wachstums verändern sich viele Parameter, die die Arzneimittelwirkung beeinflussen, zum Teil sehr schnell und sprunghaft. Allen Kindern gemeinsam ist, dass die Funktion der kindlichen Organe erst ausreifen muss. Daraus ergeben sich **pharmakokinetische Besonderheiten:**

- Der Anteil des Körperwassers am Körpergewicht ist viel höher als bei Erwachsenen und nimmt im Laufe des Wachstums ab. Damit verändert sich das Verteilungsvolumen für hydrophile Arzneistoffe mit Auswirkung auf die Dosierung.
- Die Gesamtprotein-Konzentration nimmt im Laufe des Wachstums zu und beeinflusst die Plasmaproteinbindung von Arzneistoffen.
- Die Salzsäure-Sekretion im Magen ist bei Säuglingen und kleinen Kindern geringer, damit Milch nicht gerinnt. Der Magen-pH-Wert liegt nahezu im neutralen Bereich und beeinträchtigt die Funktion magensaftresistenter Zubereitungen.
- Bei drei Monate alten Kindern ist durch eine hohe Gallensäuren-Sekretion die Bioverfügbarkeit von lipophilen Wirkstoffen erhöht.
- Bei der Geburt sind Enzymsysteme – insbesondere die wesentlich an der Metabolisierung beteiligten Cytochrom-P-450-Enzyme – noch nicht vollständig ausgebildet und entwickeln sich erst nach und nach mit unterschiedlicher Geschwindigkeit.
- Die Gesamtkörperclearance entwickelt sich nicht proportional zum Körpergewicht, sie steigt bei Säuglingen stark an und nimmt im Jugendalter wieder ab.
- Die vollständige Reifung der Niere kann bis zu 20 Monate andauern. Dadurch ist bei Neugeborenen und Säuglingen die renale Ausscheidung (z. B. von Penicillin) reduziert. Auch die Fähigkeit zur Glucuronidierung entwickelt sich erst langsam. Arzneistoffe, die renal eliminiert werden, sind in manchen Entwicklungsphasen im Verhältnis deutlich höher zu dosieren als bei Erwachsenen.
- Die Epidermis der Säuglingshaut ist noch sehr dünn und durchlässig, dadurch werden Arzneimittel und Inhaltsstoffe von Kosmetika verstärkt in tiefere Hautschichten transportiert

Diese pharmakokinetischen Unterschiede sind der Grund, warum Kinderdosierungen nicht einfach rechnerisch aus Erwachsenendosierungen ermittelt werden können. Eine rein gewichtsangepasste Erwachsenendosis kann entweder unwirksam sein oder zur Überdosierung mit schwerwiegenden unerwünschten Wirkungen führen.

GUT ZU WISSEN

- Arzneimitteldosierungen für Kinder lassen sich nicht einfach aus Erwachsenendosierungen ermitteln.
- Bei Kindern, insbesondere bei Säuglingen sind die Dosierungsanweisungen des verordnenden Kinderarztes und die Vorgaben der Fachinformationen des jeweiligen Arzneimittels streng einzuhalten!

Des Weiteren bestehen bei Kindern auch pharmakodynamische Unterschiede zu Erwachsenen, insbesondere solange zentrales Nervensystem, Immunsystem und Gerinnungssystem noch nicht voll entwickelt sind. Die Blut-Hirn-Schranke (➤ 1.4.2, ➤ 1.4.3) ist bei Kleinkindern noch nicht funktionsfähig, sodass Hilfsstoffe, die bei Erwachsenen harmlos sind, in das Gehirn gelangen und schädigende Wirkungen auslösen können. Von Bedeutung sind unerwünschte zentrale Arzneimittelwirkungen durch Antihistaminika der ersten Generation (z. B. Dimenhydrinat) und dem Antidiarrhoikum Loperamid, die keinesfalls Kindern unter 2 Jahren verabreicht werden dürfen.

CAVE

- Acetylsalicylsäure (z. B. Aspirin® Ass Al u. a.) darf Kindern unter 12 Jahren nur unter strengster Indikationsstellung (ärztlich verordnet) gegeben werden. Vorsicht Reye-Syndrom!
- Sedierend wirkende Antihistaminika (z. B. Promethazin) können möglicherweise plötzlichen Kindstod begünstigen.

1.5.3 Senioren

Körperliche Beeinträchtigungen im Seniorenalter sind so verschiedenartig, wie auch das Älterwerden an sich ein sehr individueller Prozess ist. Jeder ältere Mensch ist von typischen alters- und stoffwechselbedingten Veränderungen betroffen, die jedoch in sehr unterschiedlichem Ausmaß und Zeitpunkt auftreten können. Alterstypische Erkrankungen wie Bluthochdruck, Diabetes oder Demenz führen häufig zur **Polymedikation.** So nimmt im Schnitt jeder Mensch über 65 Jahren mindestens sechs Arzneimittel zum Teil als Dauermedikation ein, bei gut einem Drittel sind es sogar neun oder mehr.

Abgesehen von Wechselwirkungen der einzelnen Arzneimittel untereinander, die die Wirksamkeit beeinträchtigen, ist im höheren Lebensalter sowohl die Wirkstoffwahl, als auch deren Dosierung der jeweils aktuellen Situation und individuellen Verfassung des einzelnen Patienten anzupassen.

Tab. 1.2 Altersbedingte physiologische Veränderungen und Auswirkungen auf die Pharmakokinetik und Therapie

Pharmakokinetischer Prozess	Physiologische Veränderungen	Auswirkung auf die Pharmakotherapie
Absorption/Resorption (Aufnahme in der Blutkreislauf)	• Geringere Produktion von Salzsäure, Anstieg des Magen-pH-Wert • Verminderung der Magen-Darm-Motilität • Verzögerte Magenentleerung	• Absorption verlangsamt, aber Ausmaß nahezu unverändert • Aktive Transportprozesse reduziert
Distribution (Verteilung im Körper)	• Veränderung der Körperzusammensetzung: geringerer Körperwasseranteil, erhöhter Körperfettanteil • Albumin-Produktion der Leber lässt nach	• Lipophile Wirkstoffe reichern sich an und werden langsamer abgebaut • Erhöhte Gefahr von UAW • Möglicherweise verzögerter Wirkungseintritt • Hydrophile Substanzen wirken stärker durch Abnahme des Körperwasseranteils
Metabolismus (Stoffwechsel zu aktiven oder nicht-aktiven Verbindungen)	• Vermindertes Herzzeitvolumen • Durchblutung und Enzymaktivität der Leber reduziert • Verminderter First-Pass-Effekt durch Abnahme der Lebermasse	• Reduktion der Metabolisierung in der Leber • Akkumulation hepatisch eliminierter Wirkstoffe • Erhöhte Gefahr für UAW
Elimination (Ausscheidung über Harn und Stuhl)	• Zunehmende Einschränkung der Nierenfunktion • Geringere Durchblutung der Niere als Folge der verminderten Herzleistung • Anzahl und Größe der Nephrone nehmen ab	• Renal eliminierte Substanzen kumulieren • Erhöhte Gefahr für UAW

Pharmakokinetische Veränderungen

Mit Ausnahme der Liberation (Freisetzung des Wirkstoffs ➢ 1.4.1), die, wie Sie gelernt haben, überwiegend von der galenischen Form bzw. dem Arzneistoff selbst abhängt, kommen **altersbedingte Abweichungen** in allen pharmakokinetischen Abläufen vor. Eine Übersicht ist in ➢ Tab. 1.2 dargestellt.

Absorption/Resorption

Mit zunehmendem Alter werden die Organe schlechter durchblutet und reagieren weniger empfindlich. Haut und Schleimhäute werden atrophisch und ihr Feuchtigkeitsgehalt nimmt ab. Die Lungenfunktion verschlechtert sich und Atembeschwerden können auftreten, was sich v. a. bei inhalativ wirkenden Arzneistoffen bemerkbar macht.

GUT ZU WISSEN

Für den Erfolg einer Asthmatherapie ist die sachgerechte Anwendung des Wirkstoffsprays unabdingbar. Bei den meisten handelsüblichen Geräten wird die erforderliche Arzneistoffdosierung durch einen kräftigen Atemzug freigesetzt. Senioren fällt die Koordination zwischen Bedienung des Sprays und gleichzeitigem Atemzug schwerer, zudem verringert sich die Lungenkapazität. Als Folge gelangt nur eine deutlich geringere Menge des Wirkstoffs in die Bronchien.

Wesentlich für eine ausreichende Resorption ist die **Funktion** des **Verdauungstrakts.** Im Alter verringert sich die Säureproduktion im Magen, Magen- und Darmmotilität sowie die Durchblutung von Leber und Verdauungsorganen nehmen ab. Auch die Zielstrukturen für Arzneistoffe werden verändert. Die Inselzellen der Bauchspeicheldrüse und andere hormonproduzierende Gewebe bilden sich zurück, die Aktivität von Enzymen lässt nach.

All diese Vorgänge **beeinträchtigen** die **Resorption** und die Arzneistoffwirkung tritt oft deutlich verzögert ein. Nahrungsbestandteile werden ebenfalls in geringerem Maße aufgenommen, sodass sich bei Senioren insgesamt der Allgemeinzustand verschlechtert. Eine reduzierte Resorption im Dünndarm kann einen Vitamin-B_{12}-Mangel hervorrufen, der mit neurologischen Ausfallserscheinungen und Blutbildveränderungen bis hin zum Krankheitsbild einer perniziösen Anämie verbunden ist.

GUT ZU WISSEN

Vitamin B_{12} liegt in der Nahrung meist proteingebunden vor. Die Spaltung aus dieser Bindung erfolgt im sauren Milieu, daher ist die mit zunehmendem Alter verminderte Magensäureproduktion für die oft mangelhafte Vitamin-B_{12}-Versorgung von Senioren mitverantwortlich. Das Risiko eines Vitamin-B_{12}-Mangels wird durch eingeschränkte Produktion des Intrinsic-Faktors bei atrophischer Gastritis oder Resorptionsstörungen durch chronisch-entzündlichen Darmerkrankungen zusätzlich erhöht.

Distribution

Im Alter vermindert sich der Eiweißgehalt des Körpers und damit die Effektivität der Proteinbindung. Nicht gebundene Arzneistoffe werden **langsamer verteilt** und **transportiert,** sie wirken stärker und Nebenwirkungen können deutlicher hervortreten. Im Laufe der Jahre verändert sich die Körperzusammensetzung. Der Anteil des Gesamtkörperwassers nimmt vom 20. bis zum 80. Lebensjahr um 10–20 % ab, während der relative Fettanteil bei Männern von 18 auf 36 %, bei Frauen von 33 auf 45 % steigt. Das bedeutet, das im Verteilungsraum **mehr Fettgewebe** zur Verfügung steht. Fettlösliche Arzneistoffe reichern sich an und wirken damit länger, dagegen erhöht sich die Konzentration wasserlöslicher Arzneistoffe durch den geringeren Körperwasseranteil und deren Wirkung wird verstärkt.

Die **Verringerung der Muskelmasse** im Alter beeinflusst ebenfalls die Verteilung und damit die Wirkungsdauer von Arzneistoffen.

1

GUT ZU WISSEN

Ein bedeutsames Beispiel ist die gerade im Seniorenalter sehr häufige Anwendung von Benzodiazepinen zur Beruhigung. Diazepam (z. B. Valium®) hat eine Halbwertszeit von 24–48 Stunden. Im jungen Alter wird es in ca. 2 Tagen abgebaut, dagegen kann es bei älteren Menschen bis zu 4 Tagen wirken! Als Folge nehmen unter einer Pharmakotherapie mit Benzodiazepinen Muskelerschlaffung, Gangunsicherheiten, Tagesmüdigkeit oder Konzentrationsstörungen deutlich zu und die Sturzgefahr steigt.

Metabolismus

Das wichtigste Stoffwechselorgan ist die **Leber.** Im Alter verringert sich die Anzahl der Leberzellen, Größe und Durchblutung des Organs nehmen ab und die Kapazität der metabolisierenden Enzyme ist reduziert. Folglich verlangsamt sich die Ausscheidung überwiegend hepatisch metabolisierter Arzneistoffe, was v. a. bei Substanzen mit geringer therapeutischer Breite kritisch werden kann. **Verminderte Stoffwechselaktivität** führt zu einer Verlängerung der Halbwertszeiten (= Zeitspanne, in der die Konzentration eines Pharmakons um die Hälfte abgenommen hat) und damit zu höheren Arzneistoffspiegeln mit der Gefahr verstärkter Nebenwirkungen. Zudem wird die Leber durch fettreiche Ernährung und Alkohol belastet, schätzungsweise 10–30 % der Bevölkerung weisen bereits eine Fettleber auf, die sich zu einer Leberzirrhose weiterentwickeln kann. Im höheren Lebensalter besteht häufig eine Multimorbidität, die eine Verordnung vieler Arzneimittel mit sich bringt. Die erforderliche **Polymedikation** schränkt die Leberfunktion zusätzlich ein und ist gerade bei alten Patienten mit vermehrten Wechsel- und Nebenwirkungen verbunden. Im Gegensatz zur Niere gibt es für die Leber keine Laborparameter, um das Ausmaß ihrer Funktion abzuschätzen. Bestimmungen der Enzymwerte eignen sich zur Diagnose und Verlaufskontrolle von Lebererkrankungen, sind aber keine Kriterien für die Dosisanpassung von Arzneistoffen.

Exkretion/Elimination

Von allen Phasen der Pharmakokinetik ist beim alten Menschen die **Ausscheidung** am **stärksten betroffen.** Die Nieren werden schlechter durchblutet, die glomeruläre Filtrationsrate sinkt physiologisch mit zunehmendem Alter oder pathologisch bei Nierenerkrankungen, chronischen Erkrankungen (z. B. Diabetes mellitus) oder Hypertonie. Als grobe Faustregel kann man ab dem 20. Lebensjahr mit einem Funktionsverlust von etwa 1 % pro Lebensjahr rechnen. Vielleicht haben Ihnen Ihre über 60-jährigen Patienten berichtet, dass sich die Zeit zwischen dem Trinken größerer Mengen Frühstückstee und dem nächsten Toilettengang im Vergleich zum jugendlichen Alter deutlich verlängert hat. Gleichzeitig sinkt mit zunehmendem Alter das Durstgefühl, die Harnproduktion und Durchspülung der Nieren nimmt ab.

Generell ist davon auszugehen, dass beim hochbetagten Patienten die **Nierenfunktion** sowohl auf glomerulärem als auch tubulärem Niveau **eingeschränkt** ist. Nephrotoxische Arzneimittel, Infektionen, Diarrhöen oder ein ausgeprägter Volumenmangel können die renale Eliminationsleistung zusätzlich verschlechtern. Als Folge verbleibt der Arzneistoff länger im Blutkreislauf mit der Gefahr einer **Wirkstoffkumulation.** Insbesondere bei Arzneistoffen mit enger therapeutischer Breite aus der Gruppe der Herzmittel (z. B. Digoxin), Antibiotika (z. B. Gentamicin), Antidepressiva (Lithium) oder Kalium kann die Nichtbeachtung einer eingeschränkten Nierenfunktion UAW bis hin zu Intoxikationen auslösen.

CAVE

Zu den nephrotoxischen Arzneistoffen gehören bestimmte Antibiotika (Gentamicin, Cotrimoxazol), NSAR (➤ 12.2.1), aluminiumhaltige Antazida, Nahrungsergänzungsmittel (z. B. chinesische Kräuter) und viele mehr.

All diese durch den physiologischen Alterungsprozess veränderten Faktoren sollten bei der Dosierung eines Arzneimittels berücksichtigt werden. Nur dann verläuft die Therapie in optimaler Weise mit best-

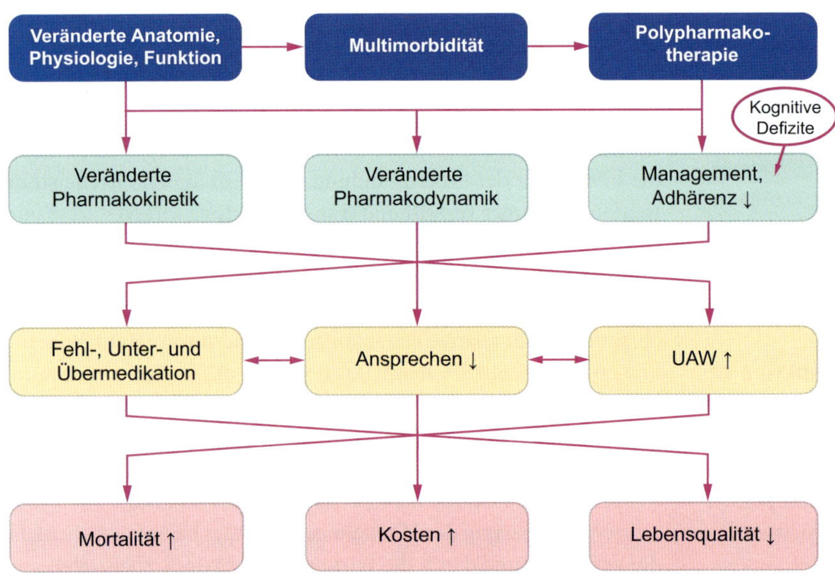

Abb. 1.10 Zusammenspiel altersbedingter Faktoren auf die Pharmakotherapie [L157]

möglicher Wirkung und möglichst geringer Beeinträchtigung durch Neben- oder Wechselwirkungen.

Pharmakodynamische Besonderheiten im Alter

Wie Sie gelernt haben, verläuft ein Großteil aller Arzneistoffwirkungen über **Rezeptoren.** Altersbedingte pharmakodynamische Veränderungen (➤ Abb. 1.10) betreffen sowohl Anzahl und Dichte, als auch die Ansprechbarkeit dieser Bindungsstellen.

GUT ZU WISSEN

Häufig wird mit zunehmendem Alter ein Nachlassen der Wirksamkeit von Betablockern (z. B. Bisoprolol, Metoprolol) beobachtet. Konkrete Auswirkungen auf die Blutdrucktherapie sind bisher jedoch nicht bewiesen.

Zudem reagiert das alternde **Zentralnervensystem** mit erhöhter Sensitivität auf zentralnervös und anticholinerg wirksame Arzneistoffe. Eine Sedierung mit Benzodiazepinen (z. B. Diazepam) tritt bei Senioren bereits bei geringeren Dosierungen und niedrigeren Plasmaspiegeln auf als bei jungen Menschen, was mit Verwirrtheit und erhöhter Sturzgefahr verbunden ist. Es kommt auch eher zu **paradoxen Reaktionen** wie eine Erregung durch Benzodiazepine, während Koffein beruhigend wirken kann. Die Anzahl cholinerger Neurone geht zurück, wodurch anticholinerge Arzneistoffe wie Antidepressiva (z. B. Amitriptylin) oder Psychopharmaka (z. B. Haloperidol) intensiver wirken und anticholinerge Nebenwirkungen (Obstipation, Mundtrockenheit, Kau- und Schluckstörungen, Schwindel) verstärkt auftreten. Weiter ist zu beachten, dass Kompensationsmechanismen nicht mehr im gleichen Maß regulativ greifen wie im jüngeren Lebensalter. Dadurch kann sowohl eine orthostatische Dysregulation durch Antihypertonika begünstigt werden, als auch die **Einnahme von Diuretika** im Zusammenhang mit dem verringerten Durstgefühl eine **gefährliche Dehydratation** hervorrufen.

Wichtige Hilfsmittel zur sicheren Pharmakotherapie im Alter sind Datenbanken, wie z. B. die Beers- oder Forta-Liste. In diesen Listen sind v. a. verschreibungspflichtige Arzneistoffe für bestimmte Indikationsbereiche geführt, die für ältere Patienten über 65 Jahre nicht bzw. nur eingeschränkt geeignet sind (➤ Tab. 1.3).

CAVE

- Sedierende Antihistaminika der Selbstmedikation wie Diphenhydramin (z. B. Moradorm® Nachtruhe Tabletten) und Doxylamin (z. B. Valocordin®-Doxylamin Tropfen) können beim älteren Menschen Bewusstseinsstörungen und Verwirrtheit auslösen!
- Bei verstärktem Auftreten von Obstipation, Mundtrockenheit, Kau- und Schluckstörungen, Schwindel oder Unruhe sollte auf die Einnahme und Dosierung von Arzneimitteln mit anticholinergen Effekten geachtet werden.

Tab. 1.3 Altersbedingte Veränderungen in der Pharmakodynamik (nach DAZ 2018)

Physiologische Veränderung	Folgen für die Pharmakodynamik
Anticholinerge Wirkungen verstärkt	Kau- und Schluckstörungen, Unruhe, Verwirrtheit, kognitiver Abbau
Rezeptorsensibilität zentral wirksamer Arzneistoffe erhöht	Sedierung verstärkt oder verlängert, Verwirrtheit
Gegenregulationsmechanismen z. B. bei Antihypertensiva gestört	Orthostatische Dysregulation
Allgemeine Gebrechlichkeit nimmt zu	Sturzrisiko erhöht

KAPITEL

2 Arzneimittel und ihre Anwendung

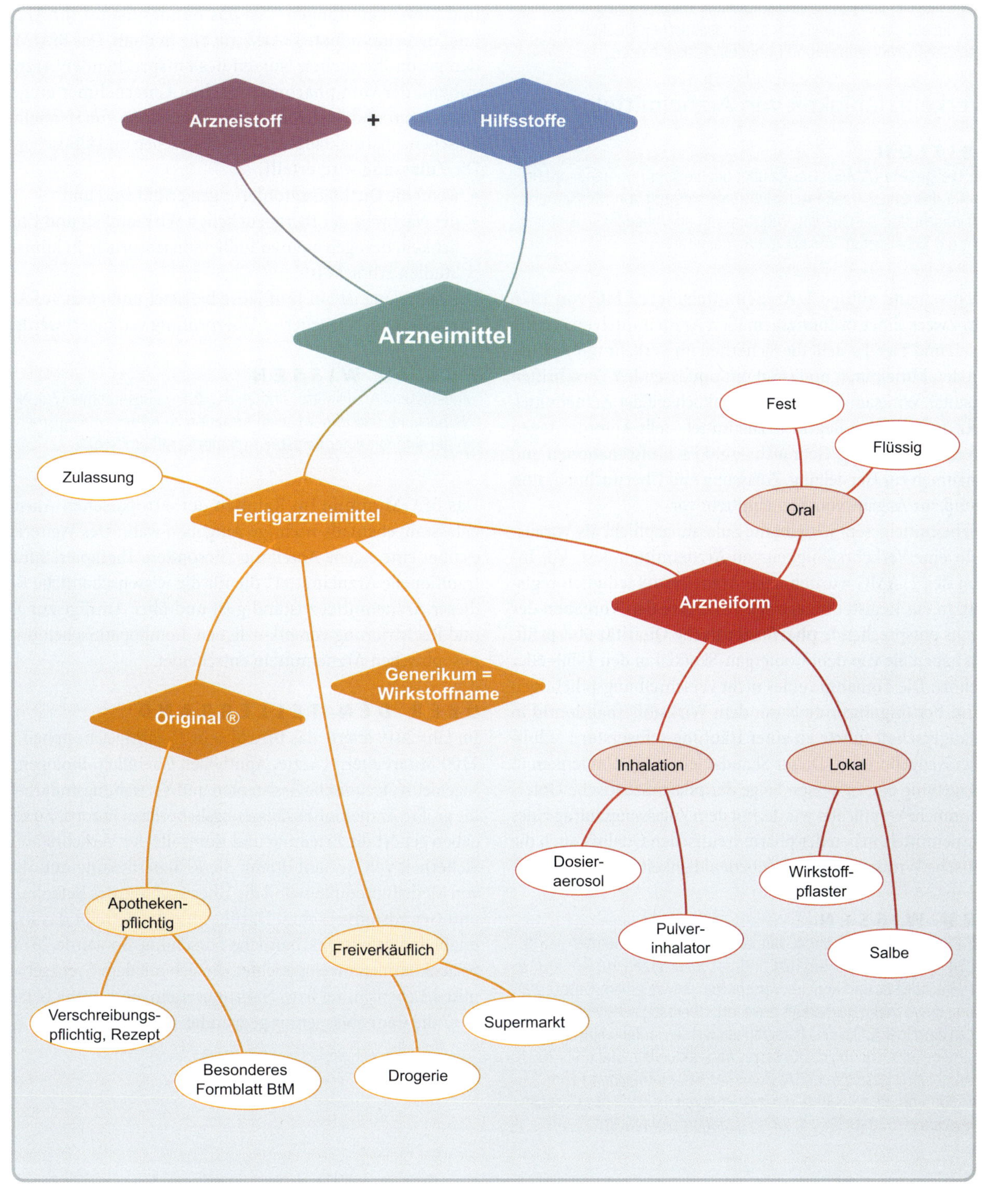

2.1 Arzneimittelrechtliche Grundlagen

KURZ UND KNAPP

- In Deutschland unterliegen alle Arzneimittel den rechtlichen Bestimmungen des Arzneimittelgesetzes AMG.
- Voraussetzung für die Verkehrsfähigkeit von Arzneimitteln ist die Zulassung oder Registrierung durch die zuständige Bundesoberbehörde.
- Arzneimittelzulassungen werden in der Regel vom Bundesinstitut für Arzneimittel und Medizinprodukte BfArM erteilt. Ausgenommen sind Impfstoffe, Sera, Allergene, Blutzubereitungen, Testsera und Testantigene, für deren Zulassung das Paul-Ehrlich-Institut PEI zuständig ist.
- Grundlage jeder Zulassung ist eine sorgfältige Nutzen-Risiko-Abwägung, die auf dem Nachweis der pharmazeutischen Qualität, therapeutischen Wirksamkeit und Unbedenklichkeit basiert.

2.1.1 Verkehrsfähigkeit von Arzneimitteln

DEFINITION

Arzneimittelgesetz (AMG): Gesetz über den Verkehr mit Arzneimitteln. Es regelt die ordnungsgemäße Arzneimittelversorgung von Mensch und Tier durch Vorschriften zur Qualität, Wirksamkeit und Unbedenklichkeit und überwacht die Sicherheit im Verkehr mit Arzneimitteln.

Das in Deutschland gültige 2. Arzneimittelgesetz AMG von 1976 dient dem Zweck einer ordnungsgemäßen Arzneimittelversorgung von Mensch und Tier. Es stellt die Sicherheit im Verkehr mit Arzneimitteln in den Mittelpunkt und sorgt mit umfassenden Vorschriften für die Qualität, Wirksamkeit und Unbedenklichkeit der Arzneimittel. Das Gesetz definiert den Begriff Arzneimittel, stellt Anforderungen bezüglich Kennzeichnung, Gebrauchs- und Fachinformationen und legt Maßnahmen zur Herstellung, Zulassung und Überwachung, zum Vertrieb und zur Abgabe von Arzneimitteln vor.

Das Arzneimittelgesetz schreibt die Zulassungspflicht als Voraussetzung für eine Verkehrsfähigkeit von Arzneimitteln fest. Vor Inkrafttreten des 2. AMG wurden neue Arzneimittel lediglich registriert, d. h. in ein Register eingetragen und ihre den Vorgaben des Arzneibuchs entsprechende **pharmazeutische Qualität** überprüft. Sicherlich haben Sie von dem Contergan-Skandal in den 1950–60er Jahren gehört. Die Einnahme eines nicht verschreibungspflichtigen Schlaf- und Beruhigungsmittels mit dem Wirkstoff Thalidomid in der Schwangerschaft führte zu einer Häufung schwerster Fehlbildungen bei Neugeborenen. Dieser Skandal leitete ein Umdenken in der Gesetzgebung ein, in dessen Folge der pharmazeutische Unternehmer nunmehr verpflichtet wurde, mit dem Zulassungsantrag eines neuen Arzneimittels neben der pharmazeutischen Qualität auch die therapeutische Wirksamkeit und Unbedenklichkeit nachzuweisen.

GUT ZU WISSEN

Das 2. AMG von 1976 trat am 1. Januar 1978 in Kraft. Seither wurde es durch 14 Novellierungen ergänzt und mit 3 Gesetzen zur Änderung arzneimittelrechtlicher und anderer Vorschriften, sowie einem Gesetz zur Neuordnung des Arzneimittelmarktes erweitert. Übergangsvorschriften oder Änderungen einzelner Artikel und Paragraphen werden laufend hinzugefügt. Die vollständige Bezeichnung des Gesetzes nach aktuellem Stand 05/2021 lautet: *„Arzneimittelgesetz in der Fassung der Bekanntmachung vom 12. Dezember 2005 (BGBl. I S. 3394), das zuletzt durch Artikel 5 des Gesetzes vom 9. Dezember 2020 (BGBl. I S. 2870) geändert worden ist."*

2.1.2 Zulassung und Registrierung von Arzneimitteln

Arzneimittel müssen durch die zuständige Bundesoberbehörde entweder gemäß § 21 Abs. 1 und § 25 Abs. 6 und 7 (Arzneimittel der Phytotherapie, Homöopathie oder Anthroposophie) zugelassen oder gemäß § 38 Abs. 1 AMG als homöopathisches bzw. gemäß § 39a-d AMG als traditionelles pflanzliches Arzneimittel registriert werden. Deutsche Zulassungsbehörde für Arzneimittel – mit Ausnahme von Impfstoffen, Sera, Allergenen, Testsera/Testantigenen und Blutzubereitungen – ist das Bundesinstitut für Arzneimittel und Medizinprodukte BfArM mit Sitz in Bonn. Das BfArM bewertet den gesundheitlichen Nutzen des entsprechenden Arzneimittels anhand der vom pharmazeutischen Unternehmer eingereichten Unterlagen und Sachverständigengutachten zur Herstellung, analytischen, pharmakologisch-toxikologischen und klinischen Prüfung. Die **Zulassung** wird **erteilt,**

- wenn die Qualitätsanforderungen erfüllt sind und
- der Nachweis der therapeutischen Wirksamkeit und Unbedenklichkeit, bezogen auf den Indikationsanspruch, in klinischen Studien erbracht ist.

Die Zulassung ist auf fünf Jahre befristet und kann auf Antrag des Herstellers nach erneuerter Überprüfung verlängert werden.

GUT ZU WISSEN

Zugelassene Arzneimittel sind an der Zulassungsnummer (Zul. Nr.) auf der Verpackung und in der Fachinformation zu erkennen. Registrierte Arzneimittel sind mit einer Registriernummer versehen (Reg. Nr.).

Das BfArM nimmt im Rahmen der europäischen Arzneimittelzulassung ebenfalls wichtige Aufgaben wahr. Des Weiteren verfügt es über eine eigene Abteilung „Besondere Therapierichtungen und traditionelle Arzneimittel", die für die wissenschaftliche Bewertung dieser Arzneimittel zuständig ist und über Anträge zur Zulassung und Registrierung von pflanzlichen, homöopathischen und anthroposophischen Arzneimitteln entscheidet.

ÜBER DEN TELLERRAND

Im Jahr 2019 feierte das BfArM sein 25-jähriges Bestehen. Mit rund 1100 Mitarbeitern (Ärzte, Apotheker, Chemiker, Biologen, Juristen, Ingenieure, technische Assistenten und Verwaltungsmitarbeiter) ist es die größte Arzneimittel-Zulassungsbehörde in Europa. Zu seinen Aufgaben gehört die Erteilung und Kontrolle der Verkehrsfähigkeit und Sicherheit von Arzneimitteln, die Risikoerfassung und -bewertung von Medizinprodukten und die Überwachung des Betäubungsmittel- und Grundstoffverkehrs. Darüber hinaus betreibt das BfArM eine unabhängige wissenschaftliche Forschung. So wurde 2013 eine Expertenkommission eingerichtet, die sich mit dem Grenzgebiet Arzneimittel/Lebensmittel bzw. Nahrungsergänzungsmittel befasst, sowie 2017 die Cannabisagentur gegründet.

Peptidhormone dar (z. B. Antidiuretisches Hormon ADH bei zentralem Diabetes insipidus, Oxytocin zur Wehenauslösung). Der Wirkstoff gelangt ohne Verringerung durch den First-Pass-Effekt direkt in den Blutkreislauf. Nachteil der nasalen Anwendung ist jedoch die hohe Empfindlichkeit der Nasenschleimhaut. Sicherlich ist Ihnen das Schnupfen von Tabak bekannt. Das Nicotin wird dabei nicht inhaliert, sondern über die Nasenschleimhaut aufgenommen.

Im Allgemeinen ist bei der Anwendung von **Augentropfen** eine **lokale** Wirkung beabsichtigt. Aufgrund einer mehr oder weniger ausgeprägten Resorption über die Schleimhaut sind jedoch auch **unerwünschte systemische** Wirkungen zu beachten. Trotz der geringen, lokal in den Bindehautsack eingebrachten Menge von 1–2 Tropfen, werden bei bestimmten Augentropfen zur Therapie oder Prophylaxe des Glaukoms Blutdrucksenkungen beobachtet. Pilocarpinhaltige Augentropfen zur Anwendung bei Eng- und Weitwinkelglaukom können je nach Disposition Asthmaanfälle auslösen.

TIPP

Hilfreich für den Patienten ist der Hinweis, nach Anwendung der Augentropfen bei geschlossenem Auge mit dem Finger etwa 1 min auf den inneren Augenwinkel zu drücken, um den Tränenkanal zu verschließen. Auf diese Weise wird die systemische Aufnahme reduziert.

Resorption durch die Haut

Über die Haut werden v. a. **lipophile Arzneistoffe** resorbiert, hydrophile werden kaum aufgenommen. Die Resorption ist wesentlich geringer als über Schleimhäute, da die oberste Hornschicht der Epidermis mit nur einen Wassergehalt von 5–10 % eine starke Barriere darstellt. Allerdings kann die Resorption um ein Vielfaches zunehmen, wenn die Epithelschicht z. B. durch Verbrennungen zerstört ist. Die Aufnahmefähigkeit der Haut für lipophile Arzneistoffe wird bei der Entwicklung sog, **transdermaler therapeutischer Systeme TTS** genutzt (➤ 2.7).

1.4.3 Distribution (Verteilung)

KURZ UND KNAPP

- Arzneistoffe werden nach der Resorption mit dem Blutstrom in Körperflüssigkeiten, Organen und Geweben verteilt.
- Um an ihren Wirkort zu gelangen, werden Arzneistoffe an Proteine gebunden. Diese Proteinbindung ist maßgebend für die Distribution.
- Pharmakologisch wirksam ist nur die freie Arzneistoff-Konzentration
- lipophile Arzneistoffe werden besser im Fettgewebe verteilt, wasserlösliche (hydrophile) besser im Muskelgewebe.

Nach der Resorption wird der Arzneistoff über den systemischen Blutkreislauf in interstitielle und intrazelluläre Flüssigkeitsräume, Organe und Gewebe verteilt. Sie können sich vorstellen, dass die Konzentration in gut durchbluteten Organen (Gehirn, Leber, Niere) anfangs schnell zunimmt, während die Verteilung in anderen Geweben (Muskulatur, Fettgewebe, Haut, Knochen, Bindegewebe) und im Gastrointestinaltrakt langsamer verläuft. Die treibende Kraft ist in den meisten Fällen das Konzentrationsgefälle zwischen den Verteilungsräumen, manchmal sind zusätzlich Transportsysteme in den Membranen beteiligt.

ÜBER DEN TELLERRAND

Die gesamte Menge an Körperflüssigkeiten wird folgenden Verteilungsräumen zugeteilt:

- Als **Gesamtkörperwasser** wird das aus Wasser bestehende Volumen des Körpers bezeichnet, das etwa 60 % des Körpergewichts beträgt. Es gliedert sich in einen intrazellulären und einen extrazellulären Teil, wobei das Extrazellularwasser wiederum in Plasmawasser und Interstitialwasser unterteilt wird.
- Das **Interstitialwasser** setzt sich zusammen aus einem leicht diffusionsfähigen Anteil (Lymphe), einem schwer diffusiblen Anteil (Bindegewebe, Knorpel, Knochen) und der Transzellularflüssigkeit (Pankreassaft, Galle, Zerebrospinalflüssigkeit).
- Die interstitielle und intrazelluläre Flüssigkeitsräume zusammen machen 15–40 % des Körpergewichts aus.

In welche Verteilungsräume der Wirkstoff eintritt und mit welcher Geschwindigkeit, hängt von einer Reihe Faktoren ab, die Sie zum Teil bereits kennengelernt haben. Das sind einerseits Substanzeigenschaften wie chemische Struktur, Molekülgröße, Wasserlöslichkeit bzw. Lipophilie, andererseits die physiologischen Gegebenheiten im Organismus wie Herzzeitvolumen, Organ-/Gewebedurchblutung und Membrandurchlässigkeit.

Proteinbindung

Eine wichtige Größe für die Verteilung (➤ Abb. 1.9) ist die Proteinbindung. Nahezu alle Arzneistoffe werden an Plasmaproteine gebunden, um an ihren eigentlichen Wirkort zu gelangen. Diese Bindung bestimmt die Konzentration am Wirkort, da der Arzneistoff-Protein-Komplex aufgrund seiner Molekülgröße nicht durch Zellmembranen diffundieren kann. In der Regel verläuft sie reversibel, d. h. es stellt sich ein Gleichgewicht zwischen gebundenem und nicht gebundenem Arzneistoff ein.

Grundsätzlich unterscheidet man zwischen **spezifischer** und **unspezifischer Proteinbindung.**

- Die spezifische Bindung findet an Rezeptorproteinen oder Enzymen statt, die für den jeweiligen Arzneistoff **maßgeschneidert** passen.
- Unspezifische Bindungsstellen sind Plasmaproteine wie v. a. Albumin und α1-saures Glykoprotein, Gewebeproteine der Muskulatur oder Lipoproteine der Zellmembranen. Ein solcherart gebundener Arzneistoff kann seinen Wirkort nicht erreichen und ist **pharmakodynamisch inaktiv.** Er verbleibt länger im Organismus, bildet ein Depot und muss sich erst aus seiner Bindung lösen, bevor Umverteilungs-, Metabolisierungs- und Ausscheidungsvorgänge ablaufen können.

Bindet ein Arzneistoff bevorzugt an bestimmte Strukturen, wird eine gleichmäßige Verteilung verhindert und er reichert sich infolgedessen in den entsprechenden Körperregionen an.

2.2 Arzneimittelzulassung in der europäischen Gemeinschaft

Seit 1995 gibt es in der EU verschiedene Verfahren der Arzneimittelzulassung. Die erteilte Zulassung ist in der Regel fünf Jahre gültig und kann nach erneuerter Überprüfung verlängert werden.

- Das **zentrale** Zulassungsverfahren ermöglicht dem pharmazeutischen Unternehmer, mit einem einzigen Antrag bei der europäischen Arzneimittelagentur EMA die Zulassung für ein neues Arzneimittel in allen Mitgliedsstaaten des europäischen Wirtschaftsraums (EU-Mitgliedstaaten, Island und Norwegen) zu erhalten. Dieses Zulassungsverfahren ist verpflichtend für Arzneimittel für neuartige Therapien, Arzneimittel die auf der Basis monoklonaler Antikörper hergestellt wurden, Arzneimittel mit neuartigen Wirkstoffen für bestimmte Indikationen (z. B. HIV, Krebs, Autoimmunerkrankungen), biotechnologisch hergestellte Arzneimittel und Arzneimittel für seltene Erkrankungen (sog. Orphan Drugs). Arzneimittel mit bekannten Substanzen und nicht verschreibungspflichtige Arzneimittel haben keinen Zugang zum zentralen Verfahren.
- **Nationale** Zulassungen in mehreren Mitgliedstaaten können innerhalb der EU auf zweierlei Arten erworben werden,
  - über das dezentralisierte Zulassungsverfahren oder
  - das Verfahren der gegenseitigen Anerkennung von Zulassungsentscheidungen durch die nationalen Gesundheitsbehörden.

Grundsätzlich wird bei beiden Verfahrensarten ein Mitgliedstaat als verfahrensführendes Land bestimmt. Das dezentralisierte Verfahren wurde im Jahr 2005 neu eingeführt und ist mittlerweile als das am meisten genutzte Zulassungsverfahren etabliert. Das rein nationale Zulassungsverfahren verliert durch die genannten europäischen Verfahren zunehmend an Bedeutung. Heutzutage wird es in erster Linie für Phytopharmaka genutzt. Allerdings sind gegenwärtig noch viele Arzneimittel auf dem Markt, die über solche Verfahren zugelassen wurden.

2.2.1 Standardzulassung und Standardregistrierung

Seit 1976 gibt es für das Bundesministerium für Gesundheit (BMG) die Möglichkeit, bestimmte Fertigarzneimittel gemäß § 36 AMG von der Pflicht der Einzelzulassung freizustellen. Voraussetzung für eine sog. Standardzulassung ist, dass eine Gefährdung von Mensch und Tier ausgeschlossen werden kann.

Standardzulassungen basieren auf Monografien, mit denen qualitative Anforderungen erfüllt und die Unbedenklichkeit nachgewiesen sind. Diese Regelung gilt für häufig nachgefragte Arzneimittel, die im Voraus abgefüllt und in einer zur Abgabe an den Verbraucher bestimmten Verpackung durch Apotheken oder pharmazeutische Unternehmer vertrieben werden. Das Spektrum der aktuell gültigen Standardzulassungen reicht von chemisch definierten Substanzen wie z. B. Paracetamol bis hin zu pflanzlichen Einzeldrogen (z. B. Birkenblätter, Kamillenblüten), Teemischungen (z. B. Beruhigungstee, Hustentee) oder Tinkturen (z. B. Arnikatinktur, Baldriantinktur).

GUT ZU WISSEN

Standardzulassungen bieten Apotheken und anderen Anbietern die Möglichkeit, fertig abgepackte Tee(mischungen) mit geringem bürokratischem Aufwand in den Verkehr zu bringen.

Entsprechend können homöopathische Arzneimittel eine Standardregistrierung erhalten, die sich an den Monografien im Homöopathischen Arzneibuch orientiert.

2.2.2 Fertigarzneimittel: Original und Generika

DEFINITION

Fertigarzneimittel: im Voraus hergestellte Arzneimittel, die in einer zur Abgabe an den Verbraucher bestimmten Verpackung in den Verkehr gebracht werden. In erster Linie sind es industriell gefertigte Arzneimittel, auch in der Apotheke selbst hergestellte Zubereitungen (z. B. Teemischungen) in abgabefähiger Verpackung zählen zu dieser Kategorie.
Generika (Singular Generikum): wirkstoffidentische (Fertig)-Arzneimittel, die nach Ablauf des Patentschutzes für ein Originalprodukt von anderen Herstellerfirmen unter ihrem internationalen Wirkstoffnamen meist kostengünstiger in den Markt eingeführt werden.

Arzneistoffe werden mit Hilfe der pharmazeutischen Technologie zu einer für den Menschen geeigneten Anwendungsform, dem **Arzneimittel** verarbeitet (➤ Abb. 2.1). Durch industrielle Herstellung entstehen daraus Fertigarzneimittel, die laut Definition im Voraus abgepackt und in einer abgabegeeigneten Verpackung in die Hand des Patienten gelangen.

Bei der Markteinführung neuer Arzneimittel wird vom jeweiligen pharmazeutischen Unternehmer für das Original-Produkt zunächst ein willkürlich ausgewählter **patentgeschützter Markenname** vergeben, der an dem eingetragenen Warenzeichen ® (= registered) zu erkennen ist. Nach Ablauf des Patentschutzes können diese Arzneimittel von anderen Herstellerfirmen unter ihrem **internationalen Freinamen** (INN = international non-proprietary name = generic

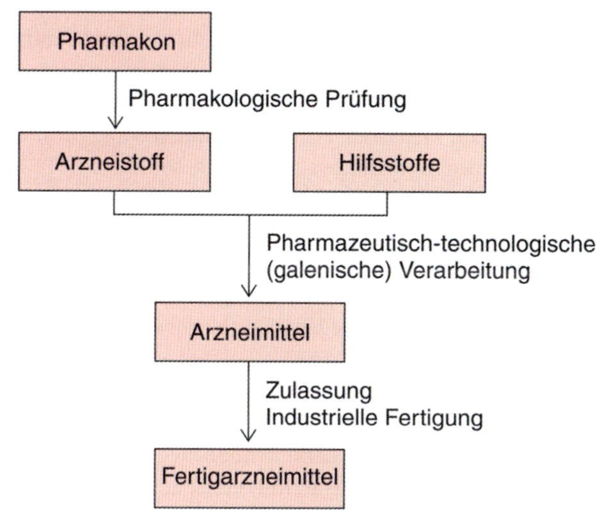

Abb. 2.1 Vom Pharmakon zum Fertigarzneimittel. [R374]

name) als sog. Generika meist deutlich preisgünstiger vermarktet werden. Für den Generika-Hersteller entfällt eine aufwendige und kostenintensive Forschung, die bereits vom Patentinhaber erbracht wurde. Wie alle neuen Arzneimittel unterliegen Generika den Qualitätsstandards der Arzneimittelzulassung und werden vor der Zulassung entsprechend den rechtlichen Bestimmungen des Arzneimittelgesetzes geprüft.

GUT ZU WISSEN

- Für den Wirkstoff **A**cetyl**s**alicyl**s**äure (= ASS) gibt es folgende Namen:
  - Aspirin® = patentgeschützter Markenname der Firma Bayer Vital
  - Generika verschiedener Hersteller-Firmen nach INN, z. B. ASS AL (Aliud-Pharma), ASS Hexal, ASS ratiopharm, ASS protect STADA (Stadapharm)
- Für den Wirkstoff Paracetamol gibt es folgende Namen:
  - ben-u-ron® patentgeschützter Markenname der Firma bene-Arzneimittel
  - Generika verschiedener Hersteller, z. B. Paracetamol Hexal, Paracetamol Ratiopharm, Paracetamol STADA

2.3 Prüfung und Überwachung von Arzneimitteln

Voraussetzung für die Verkehrsfähigkeit und Zulassung eines Arzneimittels ist die Überprüfung der pharmazeutischen Qualität anhand der vom Pharmazeutischen Unternehmer eingereichten Unterlagen zur Herstellung und laufender Qualitätskontrolle, sowie der Nachweis seiner Wirksamkeit und Unbedenklichkeit.

2.3.1 Wirksamkeit

DEFINITION

Wirksamkeit: Zu erkennen als Heilung oder Linderung von Symptomen, Vermeidung einer Krankheit oder Verhinderung von Komplikationen.

Wirkung und Wirksamkeit sind zwei unterschiedliche Begriffe, die jedoch eng verbunden sind. So lässt sich aus den pharmakologischen Ergebnissen zur **Wirkung** einer Substanz nicht zwangsläufig die Wirksamkeit eines Arzneimittels ableiten.

Für einen sicheren Wirksamkeitsnachweis sind kontrollierte klinische Studien am Menschen als Grundvoraussetzung für die Zulassung eines neuen Arzneimittels erforderlich. Die klinische Prüfung verläuft in vier Phasen,

- die Phasen I–III finden **vor** der Zulassung des potenziellen Arzneimittels statt,
- Phase 4 liefert **nach** der Marktzulassung wichtige Erkenntnisse über Langzeiteffekte und die Verträglichkeit bei länger andauernder Behandlung.

Seit 2011 soll die klinische Prüfung zusätzlich belegen, dass Wirksamkeit und Sicherheit des neuen Arzneimittels genauso gut oder besser sind als die bisher im Markt befindlichen Verfahren. Der so ermittelte **therapeutische Zusatznutzen** ist ausschlaggebend für eine Erstattung durch die gesetzliche Krankenversicherung (GKV) und damit für die Markteinführung.

Die klinische Prüfung hat zum Ziel, pharmakologische Wirkungen (Pharmakodynamik) von Arzneimitteln nachzuweisen, Nebenwirkungen (Verträglichkeit) festzustellen oder die Resorption, die Verteilung, den Stoffwechsel oder die Ausscheidung (Pharmakokinetik) zu untersuchen.

GUT ZU WISSEN

Wissenschaftliches Standardverfahren ist die randomisierte, doppelblinde und placebokontrollierte Studie (RTC = Randomized Controlled Trial) nach den Empfehlungen der Europäischen Kommission (GCP-konform, GCP = Good Clinical Practice).

Die klinischen Studien der Phasen I–IV unterscheiden sich wie folgt.

- In **Phase I** wird in der Regel an männlichen, jungen und gesunden Probanden (keine Patienten) die Verträglichkeit, Pharmakokinetik und Pharmakodynamik des Wirkstoffs getestet. Sie dient zugleich der Dosisfindung für Studien der Phase II.
- **Phase-II**-Studien führen den ersten Wirksamkeitsnachweis eines innovativen Arzneimittels in der avisierten Indikation. Sie werden üblicherweise an 200–400 Patienten durchgeführt, die Behandlungsdauer ist in der Regel auf wenige Monate beschränkt. Phase-II-Studien sind auf die Bestätigung des Therapiekonzeptes im Hinblick auf die erwartete Wirksamkeit ausgerichtet.
- **Phase III** ist der wichtigste Teil der klinischen Prüfung und Grundlage für die Erstellung eines Zulassungsdossiers. Ziel ist der endgültige Beweis der Wirksamkeit und Unbedenklichkeit an möglichst großen Patientenkollektiven (mehrere Hundert bis mehrere Tausend). Alternativ können Phase III-Studien zum Nachweis eines therapeutischen Zusatznutzens im Vergleich zu einer bekannten Therapie ausgerichtet sein. Phase III wird in der Regel in einem randomisierten, kontrollierten, verblindeten (doppel- oder dreifachblinden) Studiendesign durchgeführt und kann sich über mehrere Monate bis hin zu vielen Jahren erstrecken.
- **Phase IV** findet nach der Zulassung statt. Ihre Aufgabe liegt darin, sehr seltene unerwünschte Arzneimittelwirkungen, die statistisch signifikant nur in großen Patientenkollektiven erkennbar sind, aufzudecken. Weitere Ziele sind die Erfassung eines patientenrelevanten Nutzens oder Aspekte der Pharmakoökonomie, z. B. frühe (Kosten-)Nutzenbewertung,. Als besondere Form der Phase-IV-Studien gelten Anwendungsbeobachtungen, in denen z. B. Interaktionen, insbesondere bei älteren und/oder multimorbiden Patienten mit meist vielfältiger Begleitmedikation, untersucht werden.

2.3.2 Arzneimittelsicherheit – Pharmakovigilanz

DEFINITION

Pharmakovigilanz: systematische Erfassung und Beurteilung von (sehr) seltenen unerwünschten Arzneimittelwirkungen (UAW) beim Menschen, die erst nach der Zulassung eines Arzneimittels bei Anwendung an einem größeren Patientenkollektiv erkennbar werden.

Zum Beleg der **Unbedenklichkeit** bzw. der Sicherheit eines Arzneimittels sind pharmakologisch-toxikologische Untersuchungen (akute und chronische Toxizität, Reproduktionstoxizität, Mutagenität, Genotoxizität, Kanzerogenität) anhand international anerkannter Standards gefordert. Seltene oder sehr seltene unerwünschte Wirkungen, Wechselwirkungen oder andere schwerwiegende Gefahren im Zusammenhang mit der Anwendung des Arzneimittels können zum Zeitpunkt seiner erstmaligen Zulassung jedoch nicht vollständig erfasst werden. Mit der 12.Novelle zum AMG im Jahr 2004 wurde daher die Einrichtung von Pharmakovigilanzzentren eingeführt. Der Begriff Pharmakovigilanz ist im AMG definiert und sagt aus, dass für die Gesamtbewertung eines neuen Arzneimittels auch **nach der Zulassung** fortlaufend Erfahrungen bei seiner Anwendung systematisch gesammelt und ausgewertet werden müssen. Klinische Studien werden zunächst mit einer relativ geringen Zahl besonders ausgewählter Patienten durchgeführt, die in der Regel nicht den Durchschnittspatienten in einer Arztpraxis repräsentieren. Seltene oder sehr seltene UAW werden häufig erst durch Beobachtungen über einen längeren Anwendungszeitraum an einem großen, nicht homogenen Patientenkollektiv bekannt.

Das BfArM verfügt über eine eigene Abteilung Pharmakovigilanz, deren wichtigste Aufgabe darin besteht, Ärzte, Apotheker, Heilpraktiker und ebenso Patienten auf mögliche Arzneimittelrisiken hinzuweisen. Das BfArM überwacht und koordiniert notwendige Maßnahmen zur Risikominimierung oder Gefahrenabwehr und prüft, ob der Sicherheitsstatus des neuen Arzneimittels dem Stand neuartiger Entwicklungen in der medizinischen Wissenschaft angepasst werden muss.

2.3.3 Unerwünschte Arzneimittelwirkungen

DEFINITION

Unerwünschte Arzneimittelwirkungen (UAW): Schädliche und unbeabsichtigte Reaktionen auf ein Arzneimittel, die in einem Kausalzusammenhang zu seiner Anwendung stehen, werden als **u**nerwünschte **A**rzneimittel**w**irkungen (UAW) bezeichnet.

Jedes Arzneimittel, das eine Wirkung aufweist, birgt zugleich das Risiko für unerwünschte Wirkungen. Diese werden vom Wirkstoff selbst bzw. seinem Wirkmechanismus ausgelöst, (z. B. Magenschmerzen bei Schmerzmittel wie Ibuprofen) oder hängen mit Wechselwirkungen gleichzeitig eingenommener Arzneimittel zusammen. Auch ungeeignete Verordnung und Dosierung, falsche Applikation oder Einnahmefehler des Patienten können zu UAW führen.

Der Aspekt der Unbedenklichkeit eines Arzneimittels ist eng mit dem Schweregrad der zu behandelnden Krankheit verknüpft. Denken Sie an eine Chemotherapie bei Tumorerkrankungen. In diesem Fall ist ein gewisses Maß an Nebenwirkungen nicht zu vermeiden und vom Patienten für den Erfolg der Therapie zu tolerieren. Bei leichten Erkrankungen oder Befindlichkeitsstörungen hingegen ist eine zusätzliche Beeinträchtigung durch unerwünschte Arzneimittelwirkungen nicht hinnehmbar. Somit trägt auch bei (nicht verschreibungspflichtigen) Arzneimitteln, die vorwiegend zur Behandlung leichter bis mittelschwerer Erkrankungen eingesetzt werden, eine sorgfältige **Nutzen-Risiko-Abwägung** zur Therapiesicherheit bei. Darüber hinaus belasten UAW das gesamte Gesundheitssystem. Die

Tab. 2.1 Unterteilung der unerwünschten Arzneiwirkungen nach WHO.

Kategorie	Prozentsatz	Bedeutung
Sehr häufig	> 10 %	Auftreten bei mehr als 1 Behandelten von 10
Häufig	1–10 %	Auftreten bei 1–10 Behandelten von 100
Gelegentlich	0,1–1 %	Auftreten bei 1–10 Behandelten von 1.000
Selten	0,01–0,1 %	Auftreten bei 1–10 Behandelten von 10.000
Sehr selten	< 0,01 %	Auftreten bei weniger als 1 Behandelten von 10.000

Kosten für arzneimittelinduzierte Krankenhausbehandlungen werden auf 350–400 Millionen Euro jährlich geschätzt. (Sachverständigenrat zur Begutachtung der Entwicklung im Gesundheitswesen, Gutachten 2007).

2.3.4 Häufigkeit und Schweregrad von UAW

UAW werden entsprechend den Empfehlungen der WHO **fünf Kategorien** (➤ Tab. 2.1) zugeordnet. Diese beziehen sich auf definierte Prozentsätze, die das Verhältnis der von einer UAW Betroffenen zu einer bestimmten Zahl von Behandelten wiedergeben.

Die Angaben geben eine gewisse Orientierung, die klinische Relevanz lässt sich daraus jedoch nicht ableiten. So sind Magen-Darm-Beschwerden als häufig aufgeführte Nebenwirkung vergleichsweise harmlos, während sehr seltene UAW, wie z. B. Kammerflimmern, für den einzelnen Patienten lebensbedrohlich sein können. Eine weitere Unterscheidung betrifft **dosisabhängige,** wie z. B. Schwindel nach Einnahme von Antihypertonika, und **dosisunabhängige** Nebenwirkungen wie z. B. Allergien als Folge einer Penicillin-Anwendung.

In Deutschland übernehmen die **Arzneimittelkommissionen** der **Heilberufe-Kammern** mit ihrem eingerichteten Spontanmeldesystem eine wichtige Aufgabe im Rahmen der Arzneimittelüberwachung. Allerdings werden Nebenwirkungen oft nicht als solche erkannt, oder bei Betroffenen besteht nur eine geringe Meldebereitschaft. Valide Zahlen zu UAW sind daher schwer zu ermitteln und man geht von einer hohen Dunkelziffer aus.

GUT ZU WISSEN

Unter www.nebenwirkungen.de gibt es eine Informations- und Meldeplattform für Patienten mit dem Ziel, ohne große Hürden die Rate an Spontanmeldungen zu Nebenwirkungen durch Patienten zu erhöhen.

ÜBER DEN TELLERRAND

Das Spontanmeldesystem ist ein wichtiges Instrument, um das **Sicherheitsprofil** eines neuen Arzneimittels **nach seiner Zulassung** möglichst **frühzeitig zu vervollständigen.** Ärzte und Apotheker sind durch ihr Berufsrecht verpflichtet, die ihnen bekannt gewordenen Nebenwirkungen den zuständigen Arzneimittelkommissionen zu melden. Angehörige der Heilberufe (**Heilpraktiker,** Pflegekräfte, Hebammen, nichtärztliche Psychotherapeuten) und Laien können Verdachtsfälle direkt an das BfArM oder das PEI (Paul-Ehrlich Institut) weiterleiten. Alle Meldungen werden durch die Bundesoberbehörden

2

Tab. 2.2 Bei Senioren häufig vorkommende UAW und Beispiele für auslösende Arzneistoffe. Häufige Indikationen sind in (Klammern) angegeben.

Nebenwirkung, Komplikation	Häufig verordnete Arzneimittel als mögliche Auslöser
Schwindel, erhöhte Sturzgefahr	α-Rezeptoren-Blocker (BPH, Hypertonie), Anticholinergika* (Parkinson, Inkontinenz), Antidiabetika, Antihistaminika, Antihypertonika, stark wirksame Analgetika, Diuretika, Herzglykoside, Sedativa, trizyklische Antidepressiva, Psychopharmaka
Gastrointestinale Beschwerden	Antibiotika, Eisenpräparate, NSAR (z. B. Ibuprofen, Diclofenac), Glukokortikoide (systemisch), Levodopa (Parkinson), Metformin (Diabetes)
Anticholinerge Nebenwirkungen*	Antiemetika (gegen Erbrechen, Übelkeit), Antihistaminika, Antiparkinsonmittel, Antipsychotika, Antivertiginosa (gegen Schwindel), Benzodiazepine, Butylscopolamin (Buscopan®), Opioide, trizyklische Antidepressiva, urologische Spasmolytika
Nierenschädigung	ACE-Hemmer/Sartane (in Kombination mit Diuretika und NSAR), Aciclovir, Aminoglykosid-Antibiotika, NSAR, Sulfonamide
Nebenwirkungen am Herz (QT-Intervall-Verlängerung)	Antiarrhythmika, Antihistaminika, Antipsychotika, Triptane (gegen Migräne), trizyklische Antidepressiva
Verwirrtheitszustand	Anticholinergika*, Antiparkinsonmittel, Herzglykoside, Opioid-Analgetika, Sedativa

* Anticholinerge Nebenwirkungen werden nach peripheren (Miktionsbeschwerden, Mundtrockenheit, Mydriasis, Obstipation) und zentralen (Agitiertheit, Halluzination, verminderte Kognition, Schläfrigkeit, Schwindelgefühl, Verwirrung) Nebenwirkungen unterschieden. Zentrale Nebenwirkungen, die auch von nicht verschreibungspflichtigen Arzneimitteln ausgehen können, sind für ältere Menschen besonders problematisch. Mit zunehmendem Alter kommt es zu einem Verlust an cholinergen Neuronen und Rezeptoren im Gehirn, auch die Elimination (hepatische oder renale Clearance) vieler Arzneistoffe ist vermindert. Die Blut-Hirn-Schranke wird im Alter durchlässiger, was zu höheren Arzneimittelkonzentrationen im ZNS führen kann.

an die Europäische Arzneimittel-Agentur (EMA) weitergeleitet und dort zentral für die gesamte EU in der EudraVigilance-Datenbank gesammelt und regelmäßig ausgewertet. Eine kritische Bewertung wird oftmals erschwert, indem wichtige Patientendaten zu Diagnostik und dem Verlauf der UAW fehlen.

2.3.5 UAW bei älteren Patienten

Vermutlich haben Sie in Ihrer Praxis oder Ihrem persönlichen Umfeld bereits erlebt, zu welch besonderen **Risikogruppe** alte Menschen mit Polymedikation gehören (➤ Tab. 2.2). Das liegt u. a. an folgenden Faktoren:

- Bei langjähriger **Dauermedikation** wird die Dosierung eines Arzneimittels nicht ausreichend an veränderte individuelle Faktoren (abnehmendes Körpergewicht, nachlassende Leber- oder Nierenfunktion) angepasst.
- **Körperliche Beeinträchtigungen** des Patienten (Schluckbeschwerden, Koordinationsschwierigkeiten beim Tropfenzählen oder der Inhalation) können eine korrekte Einnahme verhindern.
- Nicht selten kommt es zu unwissentlichen **Mehrfachverordnungen** durch Fach- und Hausarzt, Besuch beim HP oder eigenständige Selbstmedikation des Patienten.

Man geht davon aus, dass bei entsprechender Überwachung etwa die Hälfte aller Nebenwirkungen mit schädlichen Folgen zu vermeiden wären, wie folgendes Beispiel sehr eindrücklich zeigt.

TIPP

Ein Patient reagiert auf ein vom Hausarzt neu verordnetes Blutdruckmittel (ACE-Hemmer) mit der bei dieser Wirkstoffgruppe häufigen Nebenwirkung **Reizhusten.** Ein nächtlicher starker Hustenanfall wird vom Notarzt ohne Wissen der Arzneimitteleinnahme mit **Codein-Tropfen** behandelt, die der Patient trotz auftretender Kurzatmigkeit, Obstipation und Schläfrigkeit – den typischen Nebenwirkungen von Codein – noch einige Zeit weiter einnimmt. Der Reizhusten wird nicht besser und der Patient besorgt sich eigenständig verschiedene nicht verschreibungspflichtige **Antitussiva.** Nachdem auch diese Mittel keinen Erfolg bringen, vereinbart er einen Termin beim Pneumologen.

Bei der Anamnese vergisst der Patient, das neue Antihypertonikum zu erwähnen und der Lungenfacharzt verschreibt ihm ein Mittel zur Erweiterung der Atemwege (Sympathomimetikum) und ein entzündungshemmendes Kortikoid zur Inhalation. Erst bei Überprüfung der gesamten verordneten und selbst erworbenen Arzneimittel in der Apotheke fällt der Zusammenhang zwischen ärztlich **verordnetem Blutdruckmittel** und den Beschwerden auf. Der Patient wird vom Hausarzt auf ein besser verträgliches Antihypertonikum umgestellt und hat keinen Hustenreiz mehr.

Zudem sind einige Arzneimittel bei älteren Patienten nur bedingt geeignet oder sollten nicht verordnet bzw. angewendet werden. Daher gibt es Überlegungen, bestimmte Wirkstoffe wie z. B. die sedierenden H_1-Antihistaminika der ersten Generation Diphenhydramin (z. B. Betadorm®-D, Moradorm®) und Doxylamin (z. B. Hoggar® Night, Schlafsterne®) zur Behandlung von Schlafstörungen für Menschen ab dem 65. Lebensjahr der Verschreibungspflicht zu unterstellen. Diese Substanzen sind mit besonders starken anticholinergen Effekten auf die Kognition behaftet.

Arzneimittelhersteller bzw. Zulassungsinhaber sind verpflichtet, alle bekannten und neu gemeldeten Nebenwirkungen eines Arzneimittels unabhängig von seiner Kausalität zu sammeln und in der **Fach- und Gebrauchsinformation** anzugeben. Bei Unterlassung haftet der Hersteller gemäß § 84 AMG für alle nicht in diesen Produktinformationen aufgeführten UAW.

Im AMG ist festgelegt, dass bereits der **Verdacht einer UAW** der zuständigen Behörde zu melden ist. Verantwortlich für die Anzeige und Dokumentation ist der **Stufenplanbeauftragte** des **pharmazeutischen Unternehmens.** Sobald neue Erkenntnisse zur Sicherheit des jeweiligen Arzneimittels bekannt werden, sind unverzüglich Maßnahmen zur Risikoabwehr einzuleiten, die im sog. Stufenplan nach § 63 AMG geregelt sind. Anweisungen zur Gefahrenabwendung reichen bis hin zum Rückruf des entsprechenden Arzneimittels mit öffentlicher Warnung oder zum Widerruf der Zulassung als letzten Schritt.

2.4 Besondere Therapierichtungen und traditionelle Arzneimittel

KURZ UND KNAPP

- Im Arzneimittelgesetz werden die Naturheilverfahren Phytotherapie, Homöopathie und Anthroposophie explizit als „Besondere Therapierichtungen" klassifiziert
- Arzneimittel der besonderen Therapierichtungen können durch erleichterte Zulassungsbedingungen nach §21 AMG zugelassen oder gemäß §38 Abs. 1 AMG als homöopathisches bzw. gemäß § 39a-d AMG als traditionelles pflanzliches Arzneimittel registriert werden.
- Traditionelle Arzneimittel sind mit dem Hinweis „Traditionell angewendet" auf dem Behältnis, der äußeren Umhüllung und in der Packungsbeilage gekennzeichnet. Eine definierte, krankheitsbezogene Indikation darf nicht angegeben sein.
- Arzneimittel der besonderen Therapierichtungen sind fast ausnahmslos – traditionelle Arzneimittel grundsätzlich – **nicht verschreibungspflichtig** und können vom Heilpraktiker verordnet werden.

2.4.1 Arzneimittel der besonderen Therapierichtungen

Mit der vollständigen Neugestaltung des 2. Arzneimittelgesetzes wurden Phytotherapie, Homöopathie und Anthroposophie als „Besondere Therapierichtungen" anerkannt. Diese Sonderstellung drückt den politischen Willen des Gesetzgebers aus, den Therapiepluralismus zu fördern und diesen in die Bewertungskriterien für eine Arzneimittelzulassung zu integrieren. Der Status einer besonderen Therapierichtung hat v. a. Bedeutung unter regulatorischen Aspekten. Das bedeutet, die medizinischen Erfahrungen der jeweiligen Therapierichtung sind zu berücksichtigen und diesen Arzneimitteln unter bestimmten Voraussetzungen erleichtere Zulassungsbedingungen einzuräumen.

Zur Beurteilung der Zulassungskriterien der vormals registrierten Arzneimittel wurden am ehemaligen Bundesgesundheitsamt (BGA) Sachverständigenkommissionen gebildet. Für die **Phytotherapie** ist die **Kommission E,** für **Anthroposophie** und **Homöopathie** sind die **Kommissionen C bzw. D** zuständig. In diesen interdisziplinär zusammengesetzten Gremien sind Experten mit speziellen wissenschaftlichen oder praktischen Kenntnissen auf allen Gebieten der jeweiligen Therapierichtung (experimentelle und klinische Pharmakologie, Pharmazie, Toxikologie, Anwendung in Klinik und Praxis, Pädiatrie, Medizinische Statistik) vertreten.

ÜBER DEN TELLERRAND

Zwischen 1978 und 1994 war es die vorrangige Aufgabe der Kommissionen, die zum damaligen Zeitpunkt publizierten Untersuchungen zur Wirksamkeit und Unbedenklichkeit homöopathischer Mittel bzw. pflanzlicher Drogen zu begutachten und entsprechend der Expertenerfahrung zu bewerten. Die Ergebnisse wurden in sog. Aufbereitungsmonografien im Bundesanzeiger veröffentlicht und können als „anderes wissenschaftliches Erkenntnismaterial" zur Beurteilung dieser Arzneimittel herangezogen werden. Seit 1994 sind die Kommissionen an der Zulassung oder Registrierung der Arzneimittel der jeweiligen Therapierichtung beteiligt. Aus heutiger Sicht sind die Aufbereitungsmonografien als alleiniges Erkenntnismaterial zum Beleg von Wirksamkeit und Unbedenklichkeit nicht mehr ausreichend. Für eine Bewertung sind die aktuellen Arzneimittelprüfrichtlinien nach § 26 AMG sowie die europäischen Richtlinien 2001/83/EG und 2004/24/EG zu berücksichtigen, bei pflanzlichen Arzneimitteln kommt eine Aktualisierung entsprechend der HMPC-Monographien (➤ 2.4.3) hinzu.

Arzneimitteln der besonderen Therapierichtungen stehen zwei Wege der Zulassung offen:

- Die Zulassung wird aufgrund eines sog. **Vollantrags** mit vollständiger Dokumentation der produktspezifisch durchgeführten präklinischen und klinischen Studien erteilt und erfolgt für diejenigen Anwendungsgebiete, in denen die Wirksamkeit und Unbedenklichkeit nachgewiesen wurde. Dieser Weg der Zulassung ist für Arzneimittel der besonderen Therapierichtungen mit Ausnahme weniger Phytopharmaka bisher von untergeordneter Bedeutung.
- Auf der Grundlage ihrer langjährigen medizinischen **Anwendungserfahrung** wird diesen Arzneimitteln eine Sonderform der Zulassung unter erleichterten Bedingungen eingeräumt. Dies bedeutet, dass bei nachgewiesener pharmazeutischer Qualität auf die Vorlage eigener präklinischer und klinischer Studien verzichtet und anderes wissenschaftliches Erkenntnismaterial (z. B. aktualisierte HMPC-Monografien) als „gut etablierter" Beleg der Wirksamkeit und Unbedenklichkeit akzeptiert werden kann (well-established use).

2.4.2 Phytotherapie

DEFINITION

Phytotherapie: Heilung, Linderung und Vorbeugung von Krankheiten und Befindensstörungen durch Pflanzen, Pflanzenteile und deren Zubereitungen.

Die Phytotherapie gehört zu den anerkannten **klassischen Naturheilverfahren** und hat gleichzeitig einen hohen Stellenwert innerhalb der naturwissenschaftlich orientierten Medizin. Wie der Schulmedizin liegen ihr kausale oder symptomatische Therapieprinzipien zugrunde, indem Krankheitssymptome durch gegensätzlich wirkende Mittel behandelt werden, wie z. B. Fieber mit fiebersenkenden Wirkstoffen. Als Naturheilverfahren bezieht sie eine Stärkung der inneren Heilungskräfte als sog. Salutogenese mit ein und ermöglicht einen ganzheitlichen Therapieansatz.

Pflanzliche Arzneimittel werden wie chemisch definierte Arzneimittel mit etablierten analytischen und pharmakologisch-toxikologischen Methoden überprüft und ihre Wirksamkeit in klinischen Studien am Menschen nachgewiesen. Es gelten Dosis-Wirkungsbeziehungen, nach denen eine höhere Dosis in der Regel auch eine stärkere Wirkung zur Folge hat. Mit diesen naturwissenschaftlichen Prinzipien grenzt sich die Phytotherapie von anderen Naturheilverfahren ab, die ihrer Arzneimittelwahl andere Kriterien zugrunde legen, wie z. B. der Homöopathie (Ähnlichkeitsprinzip, Potenzierung) oder der Anthroposophie (Weltbild nach Rudolf Steiner). Sie unterscheidet sich gleichfalls von nicht naturwissenschaftlich basierten Therapiekonzepten wie der Hildegard-Medizin, der Aroma- oder Bachblütentherapie sowie von Heilmethoden anderer Kulturkreise (z. B. Ayurveda, TCM).

2.4.3 Phytopharmaka (pflanzliche Arzneimittel)

Die Arzneimittel der Phytotherapie werden als **Phytopharmaka** (pflanzliche Arzneimittel) bezeichnet. Es sind zum großen Teil nach den Kriterien der Schulmedizin **zugelassene, geprüfte und bewährte Arzneimittel,** die vom Heilpraktiker verordnet werden können und zugleich einen hohen Stellenwert in der Selbstmedikation einnehmen.

GUT ZU WISSEN

- **Phytopharmaka** mit **Zulassung** (Zul. Nr.) sind chemisch-synthetischen Arzneimitteln ebenbürtig und erfüllen die Anforderungen einer evidenzbasierten Medizin.
- Phytopharmaka sind in definierten Indikationen von den medizinischen Fachgesellschaften in ihre Empfehlungen mit aufgenommen und in den entsprechenden Leitlinien aufgeführt.
- Pflanzliche Arzneimittel in geringer Dosierung und ohne Angabe einer Indikation werden als **traditionelle Arzneimittel** registriert (Reg. Nr.)

Institutionen der Phytotherapie und ihre Bedeutung für Phytopharmaka

Mit Umsetzung der europäischen Richtlinie 2004/24/EG[1] im Jahr 2004 wurde das **HMPC-Komitee** (Committee on Herbal Medicinal Products) als permanenter wissenschaftlicher Ausschuss für pflanzliche Arzneimittel bei der EMA eingerichtet. In diesem Gremium sind Delegierte aller 28 EU-Mitgliedsstaaten, sowie Island und Norwegen vertreten. Es ist als beratende Expertenkommission für den Bereich Phytotherapie zuständig und sowohl mit der regulären Zulassung als auch mit einer vereinfachten Registrierung als traditionelles Arzneimittel befasst. Seit 2008 gehört die Erstellung von Monografien, in denen die Angaben zur Wirksamkeit und Unbedenklichkeit pflanzlicher Arzneidrogen zusammengefasst und kritisch bewertet werden, zu den wichtigsten Aufgaben. Bisher wurden ca. 160 HMPC-Monografien publiziert, die sich entsprechend den Bewertungskriterien in zwei Kategorien der Anwendung gliedern: well-established use und traditional use.

Die **ESCOP** (European Scientific Cooperative on Phytotherapy) erarbeitet ebenfalls Monografien von pflanzlichen Arzneidrogen, die im Europäischen Arzneibuch definiert sind. Die Monografien enthalten neben Angaben zu Drogeninhaltsstoffen Ergebnisse aus pharmakologischen, toxikologischen und klinischen Studien, nennen Anwendungsgebiete, Dosierungen, Nebenwirkungen, Gegenanzeigen und geben Hinweise zur Anwendung während Schwangerschaft und Stillzeit. Als Bestätigung und Erweiterung der Aufbereitungstätigkeit der Kommission E leisten die Monografien der ESCOP einen wichtigen Beitrag zum globalen Verständnis und der Bewertung pflanzlicher Arzneimittel, haben jedoch nicht wie diese den gesetzlichen, zulassungsrelevanten Status, da es in der EU keine Sonderregelung für Phytopharmaka im Sinne einer „besonderen Therapierichtung" gibt.

Die **Kommission E** war bis 1994 mit der Erstellung von Aufbereitungsmonografien beauftragt. Diese Monografien stellen nach wie vor eine gültige Grundlage der Phytotherapie dar. Eine Fortführung und laufende Aktualisierung nach neuesten Erkenntnissen erfolgt mit den HMPC-Monografien.

ÜBER DEN TELLERRAND

Eine Aufbereitungsmonografie dokumentiert das zum Zeitpunkt der Veröffentlichung bekannte wissenschaftliche Erkenntnismaterial der jeweiligen pflanzlichen Droge bzw. Drogenzubereitung. Im Gegensatz zu einer Drogenmonografie im Arzneibuch, welche die qualitativen Eigenschaften beschreibt, enthält die Aufbereitungsmonografie Angaben zur pharmakologischen Wirkung und listet Anwendungsgebiete, Nebenwirkungen und Gegenanzeigen auf. Es werden für die Wirksamkeit relevante Inhaltsstoffe genannt und konkrete Einzel- und Tagesdosierungen angegeben. Die Vorgaben in den Aufbereitungsmonografien bildeten lange Zeit die Bewertungsgrundlage für eine Zulassung oder Registrierung. Eine laufende Aktualisierung wird mit den ESCOP- und HMPC-Monografien fortgeführt und findet Eingang in die Fach- und Gebrauchsinformationen der jeweiligen Phytopharmaka.

HMPC-Monografien entsprechen in ihrer Struktur einer detaillierten Fachinformation mit Angaben zu pharmakodynamischen und pharmakokinetischen Eigenschaften, Dosierung, Kontraindikationen, Neben- und Wechselwirkungen. Sie repräsentieren einen für alle EU-Mitgliedsstaaten offiziellen regulatorischen Standard, von dem die nationalen Zulassungsbehörden nur in begründeten Ausnahmefällen abweichen sollten.

Registrierung traditioneller pflanzlicher Arzneimittel

Mit Implementierung der europäischen Richtlinie 2004/24/EG in deutsches Recht wurde der Geltungsbereich einer vereinfachten **Registrierung** durch Neuregelung der §§ 39a–d AMG zunächst auf **traditionelle pflanzliche** Arzneimittel (➤ 2.4.4) beschränkt. Die Registrierung beruht auf bibliographischen Angaben, die eine langjährige Erfahrung und Unbedenklichkeit unter definierten Anwendungsbedingungen belegen. Der Nachweis der pharmazeutischen Qualität wird nach EU-rechtlichen Vorgaben wie z. B. der Herstellung nach GMP-Regeln (GMP = Good Manufacturing Practice, Gute Herstellungspraxis) erbracht. Die Beurteilung der pharmakologischen Wirkungen und der Wirksamkeit ist als Plausibilitätsprüfung der

[1] Europäische Richtlinie 2004/24/EG des Europäischen Parlaments und des Rates vom 31. März 2004 zur Änderung der Richtlinie 2001/83/EG zur Schaffung eines Gemeinschaftskodexes für Humanarzneimittel hinsichtlich traditioneller pflanzlicher Arzneimittel.

traditionellen Anwendung ausgestaltet. Die Unbedenklichkeit wird durch verschiedene Einschränkungen, z. B. nach Art der Anwendung (oral, als Inhalation oder äußerlich) und durch eine sichere Anwendung in der Selbstmedikation garantiert. Voraussetzung für eine vereinfachte Registrierung ist, dass das entsprechende Arzneimittel zum Zeitpunkt der Antragstellung **seit mindestens 30 Jahren,** davon **mindestens 15 Jahre in der Europäischen Gemeinschaft** medizinisch verwendet wurde.

GUT ZU WISSEN

Traditionelle pflanzliche Arzneimitteln nach § 39a sind mit folgenden Hinweisen gekennzeichnet:

- Das Arzneimittel ist ein traditionelles Arzneimittel, das ausschließlich aufgrund langjähriger Anwendung für das Anwendungsgebiet registriert ist.
- Der Anwender sollte bei fortdauernden Krankheitssymptomen oder beim Auftreten anderer als der in der Packungsbeilage erwähnten Nebenwirkungen einen Arzt oder eine andere in einem Heilberuf tätige qualifizierte Person konsultieren.

ÜBER DEN TELLERRAND

Durch die Abgrenzung einer Zulassung auf bibliographischen Antrag (well-established use) und einer Registrierung aufgrund langjähriger Anwendung (traditional use) wird sichergestellt, dass die in Deutschland auf der Basis von Monografien der Kommission E und ESCOP gut dokumentierten und zugelassenen Phytopharmaka ihren hohen Indikationsanspruch beibehalten und zugleich den traditionellen pflanzlichen Arzneimitteln eine weitere Verkehrsfähigkeit ermöglicht.

2.4.4 Traditionelle Arzneimittel

Traditionelle Arzneimittel sind überwiegend nicht apothekenpflichtig und werden in Drogeriemärkten, Reformhäusern oder Discountern vertrieben.

Traditionelle Arzneimittel umfassen sowohl Arzneimittel der Besonderen Therapierichtungen, als auch Arzneimittel mit chemisch definierten Bestandteilen wie z. B. Vitaminen oder Mineralstoffen. Die pharmazeutische Qualität wird anhand analytischer Gutachten vom pharmazeutischen Unternehmer durch eidesstattliche Erklärung bestätigt. Die Wirksamkeit leitet sich ausschließlich von der langjährigen Erfahrung und der traditionellen Anwendung ab. Die Angabe einer definierten, krankheitsbezogenen Indikation ist nicht erlaubt, stattdessen gelten als **Anwendungsgebiete** nur die in § 109a Abs.3 AMG **festgelegten Aussagen:**

- „Zur Stärkung oder Kräftigung“
- „Zur Besserung des Befindens“
- „Zur Unterstützung der Organfunktion“
- „Zur Vorbeugung gegen“
- „Als mild wirkendes Arzneimittel“

Aufgrund des niedrigen Indikationsanspruchs und der meist geringen Konzentration wirksamer Bestandteile zählen traditionelle Arzneimittel großenteils zu den **freiverkäuflichen,** d. h. **nicht apothekenpflichtigen** Arzneimitteln, die nach §§ 44 oder 45 für den Verkehr außerhalb der Apotheken freigegeben sind. Verpflichtend ist der Hinweis „Traditionell angewendet“ auf dem Behältnis und soweit verwendet auf der äußeren Umhüllung und in der Packungsbeilage. Vielfach ist der Zusatz angebracht: „Diese Angabe beruht ausschließlich auf Überlieferung und langjähriger Erfahrung.“

GUT ZU WISSEN

Unterschiede in der Dosierung und Zubereitung (verwendeter Pflanzenteil, Drogenpulver oder Extrakt) zwischen apothekenpflichtigen, meist zugelassenen Phytopharmaka und nicht apothekenpflichtigen traditionellen Arzneimitteln aus derselben Pflanze sind von großer Relevanz für die Therapie und erfordern eine Aufklärung des Patienten, da von den (vermeintlich) kostengünstigeren freiverkäuflichen Produkten kaum oder erst mit Einnahme einer deutlich größeren Zahl von Dragees oder Tabletten die in Studien dokumentierte Dosierung und Wirksamkeit erreicht werden kann.

2.5 Nahrungsergänzungsmittel (NEM)

KURZ UND KNAPP

- Nahrungsergänzungsmittel sind gemäß § 1 Abs.1 NemV (Nahrungsergänzungsmittelverordnung) **Lebensmittel,** die dazu bestimmt sind, die allgemeine Ernährung zu ergänzen.
- Sie unterscheiden sich eindeutig von Arzneimitteln und sind im Sinne der Verbraucher und Patienten klar von diesen abzugrenzen.
- Ein Produkt kann nur entweder Arzneimittel oder Lebensmittel sein.
- Nahrungsergänzungsmittel enthalten eine breite Palette an **Nährstoffen** und anderen Zutaten in konzentrierter Form.
- Als Nährstoffe gelten Vitamine, Mineralstoffe, Aminosäuren, essenzielle Fettsäuren, Ballaststoffe, Pflanzen und Pflanzenextrakte.
- Das Bundesinstitut für Risikobewertung BfR ist mit der wissenschaftlichen Prüfung von Nährwertprofilen von Lebensmitteln beauftragt und in die Bewertung gesundheitsbezogener Angaben (sog. Health Claims) für Nahrungsergänzungsmittel eingebunden.

2.5.1 Zweckbestimmung und regulatorischer Hintergrund

Im Arzneimittelsektor ist eine Abgrenzung von NEM v. a. im Bereich traditioneller pflanzlicher Arzneimittel von Bedeutung. Aus diesem Grund bezieht sich die nachfolgende Darstellung regulatorischer und für die Anwendung bedeutsamer Unterschiede vorwiegend auf einen Vergleich dieser beiden Produktkategorien.

Der Gesetzgeber hat mit **Arzneimitteln** und **Lebensmitteln** zwei getrennte Produktkategorien geschaffen, die sich in ihren Ansprüchen, den Risiken und der Handhabung deutlich unterscheiden. Ein Produkt kann nur einer dieser Kategorien angehören, daher ist sowohl unter regulatorischen Aspekten als auch im Sinne der Anwender eine klare Abgrenzung zwischen Arzneimitteln und Lebensmitteln unabdingbar.

- **Arzneimittel** dienen der Heilung, Linderung, Verhütung oder Vorbeugung von Krankheiten. Sie werden durch Systeme der Qualitätssicherung und Pharmakovigilanz geprüft und ihre Wirksamkeit durch klinische Studien oder anderes wissenschaftliches Erkenntnismaterial nachgewiesen.

- Demgegenüber stehen **Nahrungsergänzungsmittel,** die rechtlich eindeutig als Lebensmittel einzuordnen sind. Ihre Zweckbestimmung ist, die allgemeine Ernährung zu ergänzen und ernährungsspezifische Mängel auszugleichen.

NEM unterliegen dem **Lebensmittelrecht,** das auf den Nährwert und die Gesunderhaltung der Verbraucher ausgerichtet ist. Im Gegensatz zu Arzneimitteln benötigen NEM keine aufwändige, teure und oft langwierige Zulassung, ein Nachweis der Wirksamkeit und v. a. der Unbedenklichkeit ist nicht verpflichtend. Das Inverkehrbringen ist schnell, unkompliziert und länderübergreifend möglich. Aus diesem Grund sind pharmazeutische Hersteller teilweise dazu übergegangen, ihre (pflanzlichen) Produkte als Nahrungsergänzungsmittel oder bilanzierte Diäten, die rechtlich ebenfalls als Lebensmittel gelten, zu vermarkten.

Von der Europäischen Kommission wurden zum Schutz der Verbraucher einheitliche Vorschriften zur sachgerechten **Kennzeichnung von NEM** eingeführt. Daraus soll zweifelsfrei ersichtlich sein, dass diese Produkte nicht für eine Therapie von Erkrankungen geeignet sind, sondern lediglich zum Verzehr und zur Förderung der Gesundheit vorgesehen sind. Krankheitsbezogene Aussagen sind bei NEM nicht zulässig. Ein wichtiger Schritt in diese Richtung ist der Erlass der Verordnung EG Nr. 1924/2006 des Europäischen Parlaments und des Rates vom 20. Dezember 2006, die seit dem 1. Juli 2007 gilt. In dieser Verordnung werden an **Nährwert- und gesundheitsbezogene** Aussagen (sog. Health Claims) über Lebensmittel strenge Anforderungen bezüglich der Nachweisbarkeit gestellt. Seither dürfen NEM nur mit Health Claims beworben werden, die vorher von der Europäischen Behörde für Lebensmittelsicherheit (EFSA) positiv bewertet wurden. Eine derartige Positivliste garantiert, dass für alle Mitgliedstaaten der EU die gleichen Standards gelten und gesundheitsbezogene Angaben wissenschaftlich abgesichert sind.

GUT ZU WISSEN

Unterschiede zwischen **Health Claims** (für Gesunde) bei **NEM** und **Indikationsangaben** (für Kranke) bei **Arzneimitteln** müssen eindeutig zu erkennen sein.

Unter pflanzlichen Substanzen sind bisher lediglich Claims zu einzelnen Polysacchariden (Glucomannan, Guarkernmehl) und Ballaststoffen (aus Gerste, Hafer, Roggen, Weizenkleie) veröffentlicht. Eine endgültige Bewertung der von den EU-Ländern eingereichten Vorschläge zu Health Claims steht noch aus. Dies bedeutet, dass weiterhin pflanzliche NEM im Markt sind, deren gesundheitsbezogene Aussagen noch nicht wissenschaftlich überprüft sind.

2.5.2 Wirkungsweise von NEM

- NEM sind Lebensmittel mit ernährungsspezifischer oder physiologischer Wirkung,
- Arzneimittel hingegen wirken pharmakologisch.

Eine klare Abgrenzung der Wirkungen und zugrundeliegenden Mechanismen wird erschwert, indem Lebensmittel neuerdings auch präventive und diätetisch-therapeutische Effekte besitzen. Zudem können sich bei NEM im Laufe der Zeit Änderungen der Zusammensetzung ergeben, die von den Verzehrgewohnheiten und der allgemeinen Gesundheitsauffassung abhängig sind. Für eine Vielzahl von Pflanzen existieren wissenschaftliche Daten oder traditionelle Erfahrungen, die sich ausschließlich auf ihre Anwendung als Arzneimittel zur Therapie von Krankheiten bestätigen. Eine Eignung als Lebensmittel bzw. NEM lässt sich daraus nicht unmittelbar ableiten oder begründen.

2.5.3 Unerwünschte Wirkungen

Bei Arzneimitteln ist der Beleg der Unbedenklichkeit obligatorisch und unerwünschte Wirkungen sind ausreichend dokumentiert. Bei NEM ist dies weder gefordert noch gewährleistet. Häufig ist die exakte Zusammensetzung nicht bekannt und sie werden teilweise in deutlich höheren Dosierungen eingesetzt als zugelassene Arzneimittel. Eine Anwendung ohne fachliche Beratung und Information des behandelnden Arztes oder Heilpraktikers kann zu Wechselwirkungen mit Arzneimitteln oder bei ärztlichen Interventionen zu schwerwiegenden Komplikationen führen.

CAVE

Laut einer Pressemitteilung der ABDA (Bundesvereinigung Deutscher Apothekerverbände e.V.) von 2013 werden Nahrungsergänzungsmittel aus Ginkgo biloba, Schwarzkümmel, Sägepalme, Ginseng, Knoblauch und Rotem Sonnenhut als riskant eingestuft. NEM dieser Pflanzen beeinflussen die Blutgerinnung und sollten mindestens 3 bzw. 7 Tage (Knoblauch, Ginseng) vor einem operativen Eingriff abgesetzt werden. Größere Mengen von Rotem Sonnenhut können die Wirkung anderer Arzneimittel abschwächen oder allergische Reaktionen auslösen. Weiter wird auf Wechselwirkungen von NEM aus **rotem Reis** mit cholesterinsenkenden **Statinen** (➤ 2.5.5, ➤ 5.4) hingewiesen, die deshalb nicht zusammen eingenommen werden sollten.

2.5.4 Deklaration und Aufmachung

Für NEM ist der Aufdruck „**Nahrungsergänzungsmittel**" verpflichtend, weiter finden sich auf dem Behältnis Begriffe wie **Zutaten, Tagesbedarf oder Verzehrempfehlung.** Eine Unterscheidung der Produkte ist auf den ersten Blick erschwert, da NEM ebenfalls in einzeldosierter Form (Tabletten, Kapseln) in den Verkehr gebracht werden und bereits durch ihre äußere Aufmachung oft den Anschein eines Arzneimittels erwecken. Für pflanzliche **Arzneimittel** sind im Rahmen der Zulassung oder Registrierung die **exakte Zusammensetzung, Dosierung und Darreichungsform** dokumentiert, für die meisten NEM trifft dies typischerweise nicht zu. Zwar entspricht die Verzehrempfehlung in der Regel der Menge, die üblicherweise als Lebensmittel zugeführt wird, ist aber nicht mit einer exakten Dosierung zu vergleichen. Eine äußere Verpackung ist häufig nicht vorhanden; damit entfällt auch die Gebrauchsinformation. Unklarheiten in der Wahrnehmung Arzneimittel oder NEM führen zu großer Verunsicherung der Verbraucher.

GUT ZU WISSEN

Die Wirksamkeit von zugelassenen Phytopharmaka aus Ginkgoblätter-Extrakten bei demenziellen Störungen ist gut dokumentiert und auch in Laienkreisen hinreichend bekannt. In den letzten Jahren werden zunehmend NEM oder Teemischungen mit Ginkgoblättern vertrieben, die beim Verbraucher den Eindruck erwecken, die Einnahme dieser Produkte könnte einer Demenz vorbeugen, sie verzögern oder sogar verhindern. Diese Annahme entbehrt jeder Grundlage und steht u. U. einer frühzeitigen Therapie entgegen. Zudem werden bei der Extraktherstellung allergie-auslösende Substanzen wie Ginkgolsäuren entfernt, die in Blättern zur Teebereitung und in den meisten NEM in einer Menge über dem zulässigen Grenzwert enthalten sind.

2.5.5 Qualitätskategorien von NEM

Pflanzliche NEM sind kein Ersatz für Phytopharmaka. Unter Berücksichtigung einer gesicherten Qualität und sachgerechten Abgrenzung können sie jedoch in gewissen Bereichen präventive und therapeutische Maßnahmen sinnvoll ergänzen. Dies gilt v. a. dann, wenn für bestimmte Indikationsgebiete keine Phytopharmaka verfügbar sind, wie beispielsweise zur Unterstützung einer Lebensstilumstellung bei leichten Formen von Diabetes. Ein wichtiges Kriterium für die Bewertung der Qualität und damit der Unbedenklichkeit ist die transparente Deklaration. Bei NEM, denen Angaben zur Zusammensetzung und Konzentration sowie Informationen der Gebrauchsanweisung fehlen, ist kaum von einem qualitativ hochwertigen Herstellungsprozess auszugehen.

Der gesamte Markt an NEM lässt sich nach Dokumentation und Vertrieb in verschiedene **Qualitätskategorien** einteilen, deren Beurteilung für Therapeuten und Verbraucher von wesentlicher Bedeutung ist.

- NEM, die durch exakte Angaben (in der Packungsbeilage) zur Zusammensetzung eine Bewertung der Qualität ermöglichen und deren Wirkungsweise bereits in pharmakologischen und klinischen Studien dokumentiert ist (z. B. Diabetruw®/-plus Kapseln: Bestandteile wässriger Cassia-Zimtextrakt TC 112, Vitamin C und E, Zink, Chrom). NEM dieser Kategorie sind teilweise apotheken**exklusiv** (nicht zu verwechseln mit apothekenpflichtig!), d. h. sie werden vorrangig über Apotheken vertrieben.
- NEM, die Angaben zur Konzentration der Pflanze bzw. des Inhaltsstoffs enthalten, allerdings ohne nähere Deklaration der Zubereitungsart (z. B. 1 Tablette enthält 500 mg Extraktzubereitung aus Rhodiola rosea). Teilweise sind pharmakologische und klinische Daten vorhanden. Informationen zu NEM dieser Kategorie sind der Packungsbeilage oder der Internetseite der Hersteller zu entnehmen. Sie sind in Apotheken, Drogerien und im Versandhandel erhältlich.
- Vorsicht ist bei angeblich rein pflanzlichen „hochwirksamen" NEM geboten, die ausschließlich über das Internet oder von Privatpersonen vertrieben werden. Diese Produkte werden häufig für nicht zulässige Anwendungsgebiete ausgelobt und mit unabhängigen, nicht nachvollziehbaren Gutachten oder Qualitätskontrollen beworben. Diese „Prüfprotokolle" sind entweder nicht verwertbar oder der entsprechende Link verweist auf eine nicht existente Internetseite.

CAVE

- Nahrungsergänzungsmittel ohne exakte Deklaration der enthaltenen Inhaltsstoffe können nicht bewertet werden! Nicht selten sind gesundheitsschädliche Substanzen in überhöhter Dosierung enthalten, die nicht angegeben sind und nur bei zufälliger Überprüfung entdeckt werden.
- Besonders häufig werden in Produkten zur Potenzsteigerung oder Gewichtsreduktion nicht deklarierte Arzneistoffe wie z. B. Sildenafil (bei Erektionsstörungen) oder das Antiadipositum Sibutramin (das aufgrund starker kardiovaskulärer Nebenwirkungen in Deutschland bereits 2010 vom Markt genommen wurde) nachgewiesen.
- In einer aktuellen Stellungnahme vom 15.Januar 2020 warnt das Bundesinstitut für Risikobewertung (BfR) vor einer Verharmlosung von Nahrungsergänzungsmittel mit Rotschimmelreis (➤ 5.4.3), die als natürliche Alternative zu Statinen beworben werden. Das BfR empfiehlt, Rotschimmelreisprodukte – wenn überhaupt – nur nach ärztlicher Rücksprache einzunehmen (Quelle Bundesinstitut für Risikobewertung [BfR] Cholesterinsenkung mit Folgen: Nahrungsergänzungsmittel mit Rotschimmelreis nur nach ärztlicher Rücksprache einnehmen. Stellungnahme Nr. 003/2020 des BfR vom 15. Januar 2020; doi:10.17590/20200115-120729.

TIPP

2014 wurde im Internet Rivando24 als „rein pflanzliches" Potenzmittel angepriesen. Zur Untersuchung wurde dem Zentrallaboratorium Deutscher Apotheker ZL eine Packung mit zwei weißen Kapseln und einer kurzen schriftlichen Information geliefert, die ausschließlich auf pflanzliche Bestandteile hinweist. In den weißen Hartgelatine-Steckkapseln befand sich eine schwarze Kugel aus fest verpresstem, vermutlich pflanzlichem Material, sowie ein weißes Pulver. Mit empfindsamer Analytik konnte belegt werden, dass pro Kapsel 65–90 mg Sildenafil enthalten sind, eine Menge die an die höchste am Markt befindliche Dosierung von 100 mg Sildenafil in zugelassenen verschreibungspflichtigen Arzneimitteln grenzt.

Leiden Sie unter Frühjahrsmüdigkeit? Dann sind Sie nicht allein – in Deutschland kennt rund jeder Zweite dieses Phänomen. Trotz ausreichendem Schlaf fühlen sich Betroffene – v. a. Hypotoniker, wetterfühlige und ältere Menschen – ständig müde, antriebslos, weniger leistungsfähig oder gereizt. Bei Konzentrationsschwäche oder Antriebslosigkeit soll u. a. **Vitamin D** helfen, das für seine Aufgabe zur Regulierung des Kalzium-Spiegels im Blut und den Knochenaufbau bekannt ist. Es gehört nicht nur bei Veganern zu den **kritischen Nährstoffen.** In den dunklen Wintermonaten fehlt Vitamin D, allerdings sollte der Blutspiegel bestimmt werden, um einen wirklichen Mangel zu belegen. Vitamin D wird als fettlösliches Vitamin im Fett- und Muskelgewebe gespeichert. Somit ist neben einer akuten auch eine schleichende Überdosierung möglich. Der erhöhte Kalziumspiegel kann akut zu Übelkeit, Appetitlosigkeit, Bauchkrämpfen oder Erbrechen führen, in schweren Fällen Nierenschädigung, Herzrhythmusstörungen, Bewusstlosigkeit bis hin zum Tod auslösen.

TIPP

Von der Deutschen Gesellschaft für Ernährung wird Erwachsenen eine tägliche Zufuhr von **800 IE** Vitamin D empfohlen. Nur bis zu dieser Tagesdosierung sind Vitamin D-Produkte als Nahrungsergänzungsmittel einzustufen, in **höherer Dosierung** gelten sie als **Arzneimittel.** Dennoch sind Nahrungsergänzungsmittel auf dem Markt, die bis zu **20.000 IE** Vitamin D enthalten, eine Dosierung, die in Deutschland unter die Verschreibungspflicht fällt.

2.6 Applikation von Arzneimitteln

DEFINITION

Arzneimittel: Arzneistoff, der zusammen mit geeigneten Hilfsstoffen (ohne eigene Wirkung) zur Arzneiform verarbeitet vorliegt und dem Patienten verabreicht wird.

Arzneiform (= Darreichungsform, Applikationsform): die Form eines Arzneimittels (Tablette, Saft, Zäpfchen), die zur Anwendung am Patienten gelangt.

Die Anwendung von Arzneimitteln wird grundsätzlich von zwei Therapieformen bestimmt: der **systemischen** und der **topischen** bzw. lokalen Therapie. Im Unterschied zur systemischen Gabe, bei der die Wirkstoffe über die Blutbahn zu ihrem Wirkort gelangen, werden bei topischer Anwendung die Wirkstoffe genau dort verabreicht, wo sie therapeutisch wirken sollen. In den meisten Fachgebieten der Medizin ist keine Lokaltherapie möglich, weil die zu behandelnden Organe nicht direkt zugänglich sind. Hingegen ist sie in anderen Fachbereichen wie der Dermatologie, der Augen- und Hals-Nasen-Ohrenheilkunde, zum Teil auch in der Gynäkologie die hauptsächliche Therapieform.

GUT ZU WISSEN

- Voraussetzung für eine beabsichtigte Wirkung im Körper ist die sachgerechte Verabreichung/Applikation des Wirkstoffs.
- Ein Arzneistoff erreicht seinen Wirkort in der Regel auf dem Blutweg.

Erste Voraussetzung für die erwartete Wirkung ist, dass ein Arzneimittel sachgerecht verabreicht (= appliziert) wird, da Wirkungseintritt und Wirkdauer wesentlich von der Applikationsform und dem Applikationsort abhängen. Aus der Praxis sind Ihnen drei wesentliche Unterschiede in der Art der Applikation bekannt:

- Bei der **parenteralen** Applikation wird der Darm als Resorptionsort umgangen und der Arzneistoff gelangt direkt in die Blutbahn. Hierzu zählen Injektions- und Infusionszubereitungen sowie Implantate, die unmittelbar in Gefäße oder Gewebe eingebracht werden. Den schnellsten Wirkungseintritt erreicht man über eine intravenöse Injektion oder Infusion. In diesem Fall beträgt die **Bioverfügbarkeit** des Arzneistoffs definitionsgemäß 100%.
- Demgegenüber steht die **orale oder perorale** Arzneistoffgabe, d. h. der Wirkstoff erreicht nach der Einnahme die Blutbahn indirekt erst nach Überwindung von Zellmembranen. In diesem Fall fällt die absolute oder **orale Bioverfügbarkeit** einer Substanz durch Freisetzung aus der Darreichungsform, Resorption und Verteilung geringer aus. Im Vergleich zur intravenösen Gabe beträgt sie weniger als 100 Prozent.
- **Lokal applizierte** Arzneistoffe werden nicht bzw. nur zu geringem Teil über die Blutbahn verteilt. Sie sollen direkt am Ort der Verabreichung zur Wirkung kommen und möglichst nicht resorbiert werden.

GUT ZU WISSEN

Die **Bioverfügbarkeit** beschreibt das Ausmaß und die Geschwindigkeit, mit der der therapeutisch wirksame Anteil des Arzneimittels nach oraler Applikation im systemischen Kreislauf zur Verfügung steht und unverändert an seinen Wirkort gelangt. Die **absolute Bioverfügbarkeit** wird im Vergleich zur entsprechenden Menge intravenös verabreichter Dosierung angegeben, die zu 100 % bioverfügbar ist.

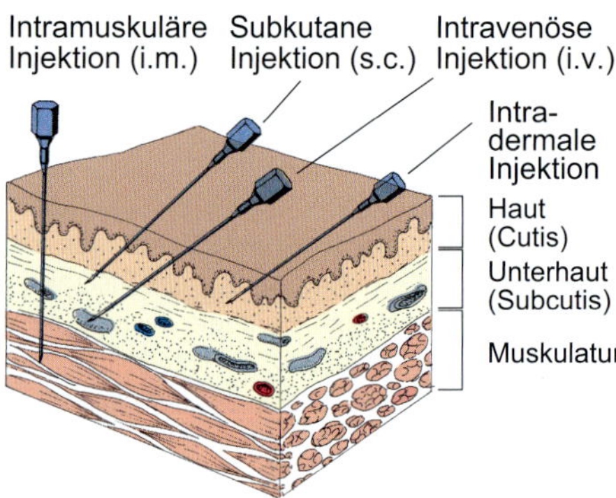

Abb. 2.2 Arten der parenteralen Applikation. Bei der intravenösen Applikation entfällt der Schritt der Resorption. Bei der Applikation in die Haut oder Muskulatur muss der Wirkstoff erst in den Blutkreislauf resorbiert werden, um systemisch zu wirken. [L190]

2.6.1 Parenterale Applikation

Parenteral werden v. a. Infusionen und Injektionen verabreicht. Unterschiede ergeben sich aus dem Applikationsort und dem Zweck der Anwendung (➤ Abb. 2.2):

- Die **Intraarterielle Injektion** (i. a.) wird angewendet, wenn das Pharmakon gezielt in bestimmte Gefäßregionen gebracht werden soll (z. B. Röntgenkontrastmittel, Zytostatika). Am Wirkort wird eine hohe Blutkonzentration erreicht, die im Vergleich zur intravenösen Injektion niedriger ausfällt und weniger Nebenwirkungen hat.
- Wird ein Arzneistoff durch **Intravenöse Injektion** (i. v.) als einmalige rasche Gabe (sog. i.v. Bolus, Bolusapplikation) verabreicht, kommt sofort die gesamte Arzneistoffmenge in die systemische Zirkulation. Die Wirkung tritt u. U. bereits nach wenigen Sekunden ein. In der Regel sollte eine i. v.-Injektion nicht zu schnell erfolgen, um unerwünschte Wirkungen durch eine Welle hoher Wirkstoffkonzentration zu vermeiden.
- Nach **intramuskulärer** (i. m.) **und subkutaner Injektion** (s. c.) muss der Wirkstoff von der Einstichstelle zu den Kapillaren diffundieren und die Wirkung tritt verzögert ein. Die Geschwindigkeit hängt v. a. von der Löslichkeit des Arzneistoffs am Injektionsort und der lokalen Durchblutung ab. Besonders rasch resorbiert werden Arzneistoffe aus wässrigen Lösungen, mit lipophilen Wirkstoffen in öliger Lösung lässt sich hingegen ein teilweise über Wochen anhaltender Depoteffekt erreichen. Dies wird u. a. bei der Anwendung von Sexualhormonen (➤ 9.3.2, ➤ 9.6.2, ➤ 9.7) umgesetzt.
- Bei der **Infusion** werden flüssige Arzneistoffe kontinuierlich – im Gegensatz zur einmaligen Injektion – in der Regel intravenös verabreicht. Infusionen werden außerdem als Flüssigkeits- bzw. Volumenersatz, zur parenteralen Ernährung oder als Trägerlösungen verwendet.

2.6.2 Orale Applikation

Etwa 80 % aller Arzneimittel werden oral verabreicht. Das hat viele Vorteile: Die Einnahme von Tabletten, Dragees und Kapseln ist durch die Ähnlichkeit zur Nahrungsaufnahme ein „vertrauter Vorgang", sie verursacht geringe Therapiekosten und erhöht die Adhärenz, indem sie dem Patienten eine gewisse Unabhängigkeit ermöglicht.

Zu welchem Zeitpunkt die beabsichtigte Wirkung eintritt, wird stark von der jeweiligen Darreichungsform beeinflusst, die den Arzneistoff schneller oder verzögert bzw. retardiert freisetzt. Ein **modifiziertes Freisetzungsprofil** kann dazu beizutragen, dass der Wirkstoff optimal aufgenommen wird und der Patient „sein" Arzneimittel gut akzeptiert (➤ 1.4.1).

2.7 Arzneiformen

Viele Arzneimittel sind in verschiedenen **Arzneiformen** (Zubereitungen, Darreichungsformen) erhältlich, z. B. als Tablette zum Schlucken, als Granulat zum Auflösen oder als Injektionslösung zur parenteralen Gabe (➤ Tab. 2.3, ➤ Tab. 2.4). Verträgt ein Patient eine bestimmte Arzneiform nicht, wird überlegt, ob dies auf die Wirksubstanz oder die Zusatz- oder Hilfsstoffe zurückzuführen ist.

Für eine erfolgreiche Pharmakotherapie ist es von großer Bedeutung, Arzneistoffe zum bestmöglichen Arzneimittel zu verarbeiten. Die wesentlichen Anforderungen für dieses Ziel sind Ihnen sicher verständlich: Das Arzneimittel soll den Wirkstoff innerhalb der erforderlichen Zeit und in der gewünschten Dosierung zu seinem Wirkort transportieren und gleichzeitig eine anwenderfreundliche Handhabung garantieren. Aus diesem Grund liegt der Schwerpunkt in diesem Kapitel auf **oralen** und für den Patienten **einfach anzuwendenden Arzneimitteln.**

GUT ZU WISSEN

Bei der Einnahme oraler Arzneiformen ist Folgendes zu beachten:
- Arzneimittel mit ausreichend Flüssigkeit, mind. 200–240 ml einnehmen.
- Am besten Leitungswasser verwenden.
- Der erste Schluck soll besonders groß sein, damit die Arzneiform nicht an der Schleimhaut der Speiseröhre haften bleibt.
- Arzneimittel möglichst aufrecht sitzend oder stehend einnehmen, bei bettlägerigen Patienten den Oberkörper um 45 Grad aufrichten.

2.7.1 Orale Arzneiformen mit Einfluss auf die Liberation

Die Wirkstoff-Freisetzung aus der Darreichungsform ist der erste Schritt, der alle weiteren pharmakokinetischen Abläufe bestimmt. Sie haben erfahren, dass abhängig vom jeweiligen Krankheitsbild bzw. Krankheitsstadium eine beschleunigte, verzögerte oder verlängerte Freisetzung angestrebt wird. Moderne pharmazeutisch-technologische Verfahren haben Darreichungsformen mit **modifiziertem Freisetzungsprofil** hervorgebracht, die insbesondere die Liberation und damit auch die Absorption wesentlich beeinflussen. Auf diese Weise kann die Einnahmehäufigkeit eines Arzneimittels reduziert und folglich die Mitarbeit des Patienten deutlich verbessert werden.

Beschleunigte Wirkstoff-Freisetzung

Akute Beschwerden erfordern einen **schnellen Wirkungseintritt.** Geeignet sind orale Darreichungsformen wie Schmelz- und Kautabletten, Brause-, Trink- oder Disperstabletten, Sublingualtabletten,

Tab. 2.3 Überblick über gasförmige, flüssige und halbfeste Arzneimittel. [Unter Verwendung von A400, E134, K183, V137]

Arzneiform, Applikationsform	Besonderheiten
Gasförmige Arzneiformen	
Gase: „reine" Gase Verabreichung: pulmonal	Beispiele: • Narkosegase • Sauerstoffgabe zur Sauerstofftherapie oder bei Atemstörungen • Ozon für die Ozontherapie • Nur sog. medizinische Gase höchster Reinheit
Aerosole: „Schweben" fester oder flüssiger (Wirkstoff-)Teilchen (Durchmesser 0,5–5 μm) in einem Gas, meist Luft Verabreichung: pulmonal	Dosieraerosole oder Pulverinhalate zur Asthmatherapie
Flüssige Arzneiformen	
Lösung: fester Wirkstoff vollständig gelöst in einem geeigneten Lösungsmittel (z. B. Wasser, Alkohol) Verabreichung: kutan, oral, parenteral	Auch Ausgangsmaterial zur Herstellung von Inhalaten
Tinktur: alkoholischer Auszug aus pflanzlichen oder tierischen Stoffen Verabreichung: kutan, oral	–
Suspension: Aufschwemmung eines festen Wirkstoffs in einer Flüssigkeit Verabreichung: kutan, oral	Teilchen „schweben" in der Flüssigkeit. Vor Gebrauch schütteln!

Tab. 2.3 Überblick über gasförmige, flüssige und halbfeste Arzneimittel. [Unter Verwendung von A400, E134, K183, V137] (*Forts.*)

Arzneiform, Applikationsform	Besonderheiten
Emulsion: feinste Verteilung zweier nicht miteinander mischbarer Flüssigkeiten Verabreichung: kutan	Öl-in-Wasser-Emulsion (Wasseranteil überwiegt) und Wasser-in-Öl-Emulsion (Ölanteil überwiegt)
Halbfeste Arzneiformen	
Salbe: Wirkstoff eingebettet in streichfähige, fetthaltige Grundlage Verabreichung: kutan	–
Creme: weiche „Salbe" mit unterschiedlich hohem Wassergehalt Verabreichung: kutan	–
Paste: Relativ feste „Salbe" mit hohem Feststoffanteil Verabreichung: kutan	–
Gel: Wirkstoff eingebettet in wasserlösliche Grundlage mit Quellstoffen und Geliermitteln Verabreichung: kutan	Trocknet auf der Haut, wirkt kühlend

Tab. 2.4 Überblick über feste Arzneimittel und Sonderformen. [Unter Verwendung von A400, E134, K183, V137]

Arzneiform, Applikationsform	Besonderheiten
Feste Arzneimittelformen	
Pulver: sehr fein zerkleinerte, feste Substanzen Verabreichung: meist lokal zum Auftragen auf die Haut (Puder); seltener oral, dann in der Regel in Flüssigkeit gelöst	Eingeschränkte Haltbarkeit, da Pulver durch die Luftfeuchtigkeit verklumpt (zieht Wasser an). Dosierung ungenau, falls nicht in Beutelchen verpackt
Granulat: grobkörnig zerkleinerte, feste Substanzen oft mit geeignetem Überzug Verabreichung: meist oral, oft in Kapseln verpackt, mit Flüssigkeit	Rieselfähig, klumpt nicht, für exakte Dosierung meist in Sachets (Beutelchen) verpackt
Tablette: mit Hilfsstoffen fest gepresstes Pulver in unterschiedlichen, meist runden Formen Verabreichung: oral	Genaue Dosierung, vielfach Teilen an Kerbung möglich; Tabletten ohne Kerbung sollten nicht geteilt werden. Oft schlecht zu schlucken
Globuli: Streukügelchen auf Zuckerbasis Verabreichung: oral	Für homöopathische Arzneimittel verwendet, leicht süßlicher Geschmack, gut geeignet für Kinder Exakte Dosierung möglich
Dragee (Lacktablette): Tablette mit Überzug häufig Zuckerbasis, evtl. säurefester Überzug, damit sie sich erst im Dünndarm auflöst Verabreichung: oral	Genaue Dosierung, gut zu schlucken, geschmacksneutral. Umhüllung ist auch ein Schutz, z. B. vor Luftfeuchtigkeit. Nicht teilbar
Kapsel: feste oder flüssige Wirkstoffe in einer im Magen-Darm-Kanal löslichen Hülle auf Stärke- oder Gelatinebasis Verabreichung: meist oral	Umhüllung kann sich mit der Zeit verändern (wird je nach Material klebrig oder spröde). Nicht teilbar, Hartkapseln können geöffnet werden. Pulverhaltige Kapseln auch Ausgangsmaterial zur Herstellung von Inhalaten Zerbeißkapseln nicht schlucken, sondern zerbeißen
Tee: getrocknete (zerkleinerte) Pflanzenteile Verabreichung: oral nach Zubereitung (Aufguss, Abkochung) oder äußerlich als Umschlag, Badezusatz	Dosierungs- und Zubereitungsvorschriften beachten
Zäpfchen (Suppositorium): Einbettung des Wirkstoffs in eine Fett-Grundlage, die bei Körpertemperatur schmilzt Verabreichung: rektal, vaginal (Vaginalzäpfchen)	Rasche Wirkung unter Umgehung des First-Pass-Effekts Besonders geeignete Form für Kinder und Säuglinge

Zerbeißkapseln, Lösungen und Suspensionen (Tropfen, Säfte). Vermutlich haben Sie bereits am Namen den Wirkort von Schmelz-, Sublingual- und Buccaltabletten erkannt.

- **Schmelztabletten** sind nicht überzogene Tabletten, die nach der Einnahme direkt auf der Zunge in eine Vielzahl kleiner Partikel zerfallen, bevor sie geschluckt werden oder sich nach Kontakt mit Wasser rasch auflösen. Die Bezeichnung „Schmelztablette" ist nicht ganz zutreffend, da die Bestandteile nicht schmelzen. Häufig handelt es sich um ein durch Gefriertrocknung hergestelltes Lyophilisat in Form eines Plättchens, das sich nach Kontakt mit nur geringen Mengen Speichel innerhalb von Sekunden auflöst.
- **Sublingual**- (sub: „unter" + lingua „Zunge") **und Buccaltabletten** (buccal = zur Backe gehörend) werden unter die Zunge oder in die Backentasche gelegt. Sie können ohne Flüssigkeit eingenommen werden und sollen einen **systemischen** Effekt erzielen. Der Wirkstoff gelangt schnell und unter Umgehung des Verdauungstrakts in den systemischen Kreislauf, ein Vorteil bei chronischem Erbrechen, bestimmten Erkrankungen wie einem akuten Migräneanfall (z. B. Ascotop® Schmelztabletten, Maxalt® lingua Schmelztabletten), akutem Durchfall (z. B. Immodium® akut lingual Schmelztabletten), zur Kurzzeitbehandlung von Angst-, Spannungs- und Erregungszuständen (z. B. Tavor® Expidet® Schmelztabletten) oder in der Pädiatrie (z. B. Nurofen® Schmelztabletten). Eine Sonderform sind **mukoadhäsive Sublingual- und Buccaltabletten,** die im Mund auf eine Schleimhautstelle gelegt und leicht angedrückt werden. Sie werden bevorzugt bei Aphthen im Bereich der Mundschleimhaut (z. B. Aftab® Hafttabletten) oder Durchbruchschmerzen bei Tumorerkrankungen (z. B. Abstral® Sublingualtabletten, enthält Fentanyl **BtM**!) angewendet.
- **Brausetabletten** sind besonders anwenderfreundlich für Patienten, die Probleme beim Schlucken von großen Tabletten haben oder zu wenig trinken. Sie zerfallen schnell, der Wirkstoff liegt bei Einnahme bereits in gelöster Form vor und sie garantieren die Einnahme mit einer größeren Menge Wasser. Darüber hinaus kann der Geschmack durch Zugabe von Aromen verbessert werden. Brausetabletten gelten als besser verträglich, da keine kurzfristig hohen Arzneistoffkonzentrationen auftreten. Sie werden als akut wirksame Analgetika (z. B. Aspirin® plus C), Hustenlöser (z. B. ACC® akut) und häufig als Nahrungsergänzungsmittel mit Vitaminen und/oder Mineralstoffen angeboten.

Verzögerte Wirkstoff-Freisetzung

Eine verzögerte Freisetzung ist erforderlich, wenn bei oraler Applikation der Wirkstoff erst nach der Magenpassage freigesetzt werden soll. Für diesen Anspruch werden Tabletten, Hartkapseln oder Dragees mit einem säurestabilen Film überzogen, der sich nicht im stark sauren Milieu des nüchternen Magens auflöst, sondern erst im neutralen bis alkalischen Bereich des Dünndarms. Folglich ist mit **magensaftresistenten** Arzneiformen in der ersten Stunde nach der Einnahme keine Wirkung zu erwarten. Der Überzug verhindert den Kontakt **schleimhautreizender,** Übelkeit oder Erbrechen auslösender **Wirkstoffe** mit der Magenschleimhaut (nichtsteroidale Antirheumatika [NSAR] wie Acetylsalicylsäure z. B. Aspirin® protect), der Mund- und Ösophagusschleimhaut (ätherische Öle wie Cineol z. B. Sinolpan®, Pfefferminzöl + Kümmelöl z. B. Carmenthin®). Zugleich sind magensaftresistente Arzneiformen sinnvoll, um die Zerstörung säureempfindlicher Wirkstoffe im Magen (z. B. Protonenpumpenhemmer wie Pantoprazol) zu vermeiden, oder wenn eine gezielte Arzneistofffreisetzung am Wirkort Dünndarm erreicht werden soll (Mesalazin z. B. Salofalk® bei Morbus Crohn). Wichtig ist die Einnahme im nüchternen Zustand. Nahrung lässt den pH-Wert im Magen ansteigen, der Überzug kann sich teilweise auflösen und den Wirkstoff vorzeitig freigeben.

2

GUT ZU WISSEN

Magensaftresistente Arzneiformen (Hart- und Weichkapseln, Dragees, Tabletten)

- sind in der Regel nüchtern vor dem Essen einzunehmen,
- sollten im Ganzen geschluckt werden, Teilen oder Kauen beschädigt den säurefesten Überzug,
- dürfen nicht gleichzeitig mit Antazida (gegen zu viel Magensäure) eingenommen werden, da durch pH-Wert-Veränderung der Überzug bereits im Magen (teilweise) aufgelöst werden kann. Empfohlen wird die Einhaltung bestimmter Zeitabstände, mind. 1–2 Stunden vor der Einnahme von Antazida.

Verlängerte Wirkstoff-Freisetzung

Darreichungsformen mit verlängerter Freisetzung sind in der Dauertherapie von Vorteil, um die Gefahr kurzzeitiger Blutspiegelspitzen und damit verbundene Nebenwirkungen zu vermeiden. In erster Linie sind es **orale Retard-Arzneiformen,** die den Wirkstoff zeitkontrolliert über einen längeren Zeitraum freigeben. Eine Wirkungsverlängerung ist möglich durch chemische Veränderungen am Wirkstoff selbst (z. B. Salzbildung, Molekülvergrößerung), mithilfe pharmazeutisch-technologischer Bearbeitung der Arzneiform (z. B. Änderungen der Teilchengröße, Art und Menge der Hilfsstoffe) sowie der Herstellungstechnologie (z. B. große Festigkeit der Tabletten). Neu entwickelte Darreichungsformen enthalten eine **Initial- und eine Depotdosis** in einer Tablette vereint. Die Initialdosis wird dem Organismus schnell zugänglich, während der Wirkstoff aus dem Depot nach und nach freigegeben wird. Im Vergleich zu einer normalen Einzeldosis hat diese Form den Vorteil einer Akutwirkung zusammen mit einer messbaren Wirkungsverlängerung. Es gibt auch Darreichungsformen mit **pulsierender Wirkstofffreisetzung.**

ÜBER DEN TELLERRAND

Vielleicht haben Sie selbst schon mal an der Wirkung eines Schmerzmittels mit dem Wirkstoff Diclofenac gezweifelt und waren versucht, selbstständig die verordnete Dosierung zu erhöhen. Diclofenac wird standardmäßig als magensaftresistente Tablette angeboten, um die häufig auftretenden Nebenwirkungen in Form von Magenreizungen zu vermeiden. Die magensaftresistente Arzneiform gibt den Wirkstoff erst im Darm frei, somit ist frühestens nach einer Stunde mit einer Wirkung zu rechnen. Bei **akuten Schmerzen** ist Diclofenac als **Dispers- oder Trinktablette** geeigneter, eine Schmerzlinderung tritt bei Nüchterneinnahme bereits nach etwa 30 Minuten ein.

Das Blutdruckmittel Nifedipin wirkt nur in Form einer Retardtablette. Eine schnelle Anflutung des Wirkstoffs, wie es bei einer gut löslichen Tablette der Fall ist, erhöht die Herzfrequenz und macht damit die beabsichtigte Blutdrucksenkung zunichte.

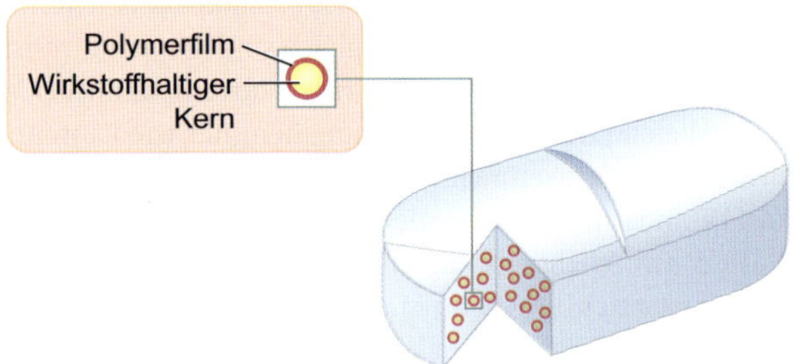

Abb. 2.3 Ein Multiple Unit Pellet System (MUPS) enthält wirkstoffhaltige Pellets, die von einem Polymerfilm überzogen sind. So sind Ort und Zeit der Wirkstofffreisetzung bestimmbar. [L190]

Magensaftresistente und retardierte Arzneiformen werden häufig auch als sog. **Multiple-unit-Formulierungen,** wie z. B. Nexium® Mups Tabletten (Mups = **M**ultiple **U**nit **P**ellet **S**ystem, Wirkstoff Esomeprazol) angeboten (➤ Abb. 2.3), bei denen in einer Tablette oder Kapsel viele sehr kleine wirkstoffhaltige Pellets in einer Kapsel oder Tablette zusammengepackt enthalten sind. Die Pellets sind einzeln mit einem magensaftresistenten oder speziellen Retard-Überzug versehen, der die Freisetzung des Wirkstoffes kontrolliert und über einen längeren Zeitraum gewährleistet. Die Tablette selbst ist nicht mit dem Polymerfilm überzogen, sodass sie nach der Einnahme im Verdauungstrakt schnell in die einzelnen, beschichteten Pellets zerfällt. Im Vergleich zu großen, nicht zerfallenden **monolithischen** Arzneiformen haben diese Multiple-unit-Formulierungen einige Vorteile.

- Die Verweilzeit im Magen ist geringer, da der Magenausgang keine Barriere für die kleinen Pellets darstellt.
- Art, Menge und Zeitpunkt der Nahrungsaufnahme haben keinen wesentlichen Einfluss auf die Wirkstofffreisetzung.
- Es werden konstantere Blutspiegel erzielt und Schwankungen in der Bioverfügbarkeit vermindert.

2.7.2 Spezielle Arzneiformen mit verlängerter Wirkstofffreisetzung

Depot-Arzneimittel

Depot-Arzneimittel zur parenteralen Anwendung werden in der Regel subkutan oder intramuskulär injiziert oder chirurgisch implantiert. Die Wirkstoff-Freisetzung verläuft über einen Zeitraum von einigen Tagen bis zu mehreren Jahren. Beispiele sind Implantate zur Kontrazeption oder zur Therapie hormonabhängiger Tumoren.

Transdermale Therapeutische Systeme

Eine verlängerte Wirkstofffreisetzung wird mit Transdermalen Therapeutischen Systemen TTS (Wirkstoffpflaster) zur **lokalen** und **systemischen Therapie** erzielt. Wirkstoffpflaster zur lokalen Anwendung enthalten nichtsteroidale Antirheumatika NSAR wie Ibuprofen (z. B. Nurofen®-24h-Schmerzpflaster) oder Diclofenac (z. B. Voltaren® Schmerzpflaster). Indikation ist die kurzzeitige, symptomatische Behandlung von lokalen Schmerzen bei akuten Zerrungen oder Verstauchungen. Systemische Wirkungen werden umgangen und Nebenwirkungen der NSAR treten kaum auf.

Transdermale Therapeutische Systeme zur systemischen Therapie garantieren eine besonders gleichmäßige und kontinuierliche Freisetzung über einen Zeitraum von wenigen Stunden bis zu mehreren Tagen. Aus diesem Grund werden sie häufig zur Dauerapplikation von **Opioiden** in der Schmerzbehandlung bei **Tumorpatienten** eingesetzt (z. B. Fentanyl-HEXAL® TTS u. a. **BtM!**). Vielleicht kennen Sie auch die Anwendung bei **Wechseljahresbeschwerden** (z. B. Fem7®, Dermestril 25/-50) oder zur **Raucherentwöhnung** (z. B. Nicotinell®/24-Stunden-Pflaster).
Entsprechend ihrem Aufbau unterscheidet man zwei Arten:

- **Membranpflaster** bestehen aus einem Wirkstoffreservoir, in dem der Wirkstoff gelöst oder suspendiert vorliegt und mit konstanter Geschwindigkeit über eine Polymermembran kontrolliert in die obersten Hautschichten diffundiert. Bei Zerstörung oder Beschädigung der Membran kann es schlagartig zur Freisetzung des gesamten Wirkstoffs kommen (sog. Dose-Dumping), deshalb dürfen Membranpflaster **niemals zerschnitten werden!** Die Kontrollmembran zur Haut hat eine zusätzliche Barrierewirkung, wodurch Membranpflaster meist relativ groß ausfallen.
- Heute werden bevorzugt **Matrixpflaster** eingesetzt. Sie bestehen aus einer Klebeschicht, der sog. Matrix, in welcher der Wirkstoff homogen dispergiert vorliegt. Die Matrix ist Wirkstoffreservoir, Kontrollelement und Haftkleber zugleich, sodass Freisetzung und Absorption des Wirkstoffs von den Matrixeigenschaften des Pflasters gesteuert werden. Die homogene Verteilung des Wirkstoffs schließt ein Dose-Dumping praktisch aus und es besteht gegenüber Membranpflastern eine **hohe Anwendungssicherheit.** Zudem sind moderne Matrixpflaster sehr dünn und angenehm zu tragen. Theoretisch können sie zerschnitten werden, aufgrund fehlender Studien wird davon allerdings abgeraten. Zu den Vorteilen dieser Applikationsform gehören die lange Wirkdauer bis zu mehreren Tagen, die dem Patienten eine mehrmals tägliche Tabletteneinnahme erspart. Hinzu kommen eine hohe (magenschonende) Verträglichkeit sowie eine geringere Dosierung, da der Wirkstoff ohne Metabolisierung durch den First-Pass-Effekt an seinen Wirkort gelangt.

Ein erforderlicher Plasmaspiegel baut sich erst nach einiger Zeit auf, weshalb diese Systeme **nicht zur Akutbehandlung** geeignet sind. Für die transdermale Applikation sind nur Wirkstoffe geeignet, die in ausreichender Menge die Hautbarriere durchdringen und eine gute Hautverträglichkeit aufweisen.

2.7.3 Einfluss auf die Absorption durch nicht orale Applikationswege

Sie haben gelernt, welch entscheidenden Part die Absorption eines Wirkstoffs für seine Bioverfügbarkeit übernimmt. Ebenso ist Ihnen bekannt, in welchem Ausmaß bei oraler Applikation der First-Pass-Effekt in der Leber die Arzneistoffkonzentration am Wirkort beeinflussen kann. Beides sind wichtige Kriterien, die bei der Auswahl eines geeigneten Applikationsweges berücksichtigt werden.

Arzneimittel zur pulmonalen Anwendung

Der Schwerpunkt der pulmonalen Anwendung liegt auf der Therapie von Asthma und COPD. Ein großer Vorteil des bronchopulmonalen Applikationsweges besteht darin, dass die Wirkstoffe bei korrekter Anwendung der Inhalatoren ohne Umwege direkt in das Zielorgan gelangen. Im Abschnitt „Absorption" haben Sie das Prinzip des Wirkstofftransports kennengelernt: Feste und flüssige Wirkstoffpartikel werden als **Aerosol** zu den Alveolen transportiert, wobei die Teilchengröße entscheidend ist.

- Zu kleine Partikel werden abgeatmet, bevor sie die Lunge erreichen,
- größere bleiben in den oberen Luftwegen hängen.

Bei einer Reihe von Antiasthmatika ist eine **kurzzeitige lokale** und möglichst geringe systemische Wirkung beabsichtigt. Diesem Anspruch werden hydrophile Arzneistoffpartikel gerecht, welche die Epithelschicht der Alveolarmembran kaum durchdringen können. **Langwirksame** Antiasthmatika hingegen sind lipophil, lagern sich gut in die Zellmembran ein und werden von dort langsam abgegeben.

TIPP

Die Applikation inhalativer Wirkstoffe ist **sehr fehleranfällig** und erfordert eine regelmäßige Kontrolle, ob der Patient die Handhabung seines Geräts auch weiterhin korrekt beherrscht (➤ 3.8.2). Aufgrund von Anwendungsfehlern bei Dosieraerosolen erreichen in der Realität nur zwischen 10 und 40 % des Wirkstoffes die Lunge, der Rest bleibt bereits auf der Mund- und Rachenschleimhaut haften, wird verschluckt und gelangt unbeabsichtigt in den systemischen Kreislauf.

Arzneimittel zur rektalen Anwendung

Die **Absorptionsfläche** im Rektum ist mit 400–700 cm^2 im Vergleich zum Dünndarm (ca. $200m^2$) **sehr klein.** Die venöse Versorgung der Schleimhaut führt zum Teil direkt in den großen Blutkreislauf und nicht zur Leber, daher wird bei rektaler Applikation eine Wirkstoffmetabolisierung durch den hepatischen First-Pass-Effekt teilweise vermieden. Weitere Vorteile sind die einfache Handhabung bei Übelkeit und Erbrechen, Bewusstlosigkeit oder bei Kindern.

Die häufigste Form sind **Rektalzäpfchen** (Suppositorien), die knapp unterhalb der Körpertemperatur schmelzen und den Wirkstoff freigeben. Anwendungsbeispiele sind Fieber-/Schmerzäpfchen (z. B. Paracetamol® ratiopharm) oder Abführmittel (z. B. Dulcolax®). Flüssigkeiten werden rektal als **Klistier** oder **Klysma** zur Darmentleerung oder zu diagnostischen Zwecken verabreicht (z. B. Freka clyss).

Arzneimittel zur vaginalen Anwendung

Vaginaltabletten oder -zäpfchen, auch als **Ovula** bezeichnet, werden **lokal** bei Entzündungen oder Pilzinfektionen der Vaginalschleimhaut eingesetzt (z. B. Kadefungin® Vaginaltabletten). Bei der Applikation von Hormonen ist ja nach Indikation eine **lokale** oder **systemische** Wirkung beabsichtigt. Scheidentrockenheit in den Wechseljahren wird lokal mit **östriolhaltigen Salben** oder Ovula behandelt (z. B. Ovestin® 0,5 mg Ovula). Zur Empfängnisverhütung sind hormonhaltige Kunststoffringe als Formulierungen mit retardierter Freisetzung über 21 Tage verfügbar (z. B. NuvaRing® vaginales Freisetzungssystem).

Vorteil der vaginalen Anwendung ist gerade bei längerfristiger Therapie, dass durch die höhere systemische Bioverfügbarkeit eine geringere Dosierung benötigt wird und UAW der Hormone reduziert werden können.

Arzneimittel zur Anwendung auf der Haut

In der Dermatologie hängt der Behandlungserfolg entscheidend mit der Wahl einer optimalen Anwendungsform (➤ Tab. 2.5) zusammen, die sich am Hautzustand, dem Applikationsort und dem Grad der Erkrankung orientiert.

- Im **akuten Zustand** entwickelt bereits die **Grundlage** der Zubereitung eine Eigenwirkung, die eine Verschlimmerung des Hautbilds verhindern oder verzögern kann,
- während bei **chronischen Erkrankungen** die Wirkung des **Arzneistoffs** in den Vordergrund rückt.

Grundsätzlich gilt das Prinzip **„feucht auf feucht".** Das bedeutet in der Praxis: Eine akut nässende Hauterkrankung wird mit Lösungen oder feuchten Umschlägen behandelt. Für chronische Dermatosen mit verdickter Hornschicht werden hydrophobe, wasserfreie (Fett-) Salben eingesetzt, die hauterweichend wirken und das Eindringen der Wirkstoffe erleichtern.

Tab. 2.5 Applikationsformen in der Dermatologie.

Anwendungshinweis	Wirkungsweise	Tiefenwirkung	Indikation
Wässrige Lösung			
• Direkt auftragen • Als Umschlag und Kompresse	• Kühlend durch Verdunstungskälte • Antiphlogistisch • Juckreizlindernd • Wundreinigend, Anregung der Granulation • Trocknend durch Dochtwirkung	Keine	Akute, oberflächlich entzündete und nässende Ulzerationen
Bäder (Emulsionsbäder)			
Ölzusatz günstig bei trockener Haut	• Reinigend • Bei längerer Anwendungsdauer austrocknend	Keine	Neurodermitis (Ölbäder)

Tab. 2.5 Applikationsformen in der Dermatologie. *(Forts.)*

Anwendungshinweis	Wirkungsweise	Tiefenwirkung	Indikation
Alkoholische Lösung			
Meist 50–70 % Ethanol enthalten	Stärker kühlend als wässrige Lösung, aber auch stärker austrocknend und entfettend	Keine	• Seborrhö • Am behaarten Kopf • Im Gesicht • An Händen und Füßen
Hydrogel: fett- und emulgatorfrei, Creme: O/W-Emulsion			
• Hydrophil • Zieht rasch ein • Hinterlässt keinen Fettglanz • Abwaschbar • Gut zu verteilen	• Kühlend • Leicht austrocknend • Antiphlogistisch • Juckreizlindernd	• Hydogel: kaum • Creme: mittel	• (Sub-)akute, wenig nässende, entzündliche Dermatosen • Seborrhö • Fette Haut • Stark behaarte Haut
Creme: W/O-Emulsion, Lipophiles Gel			
• Lipophil • Höherer Fettanteil • Rückfettend	• Kühleffekt geringer • Schutz vor Austrocknung	Mittel bis hoch	• Chronische Entzündungen • Chronisches Ekzem • Trockene Haut • Altershaut • Psoriasis
Salbe, Fettsalbe			
• Kein Wasseranteil • Nicht abwaschbar • Schlecht zu verteilen	• Stark fettend • Dauerhafter Schutz vor Austrocknung	• Sehr hoch • Okklusiveffekt • Verbesserung der Penetration	• Chronische, schuppende Hauterkrankungen • Sehr trockene Haut • Psoriasis

KAPITEL

3 Erkrankungen der Atemwege

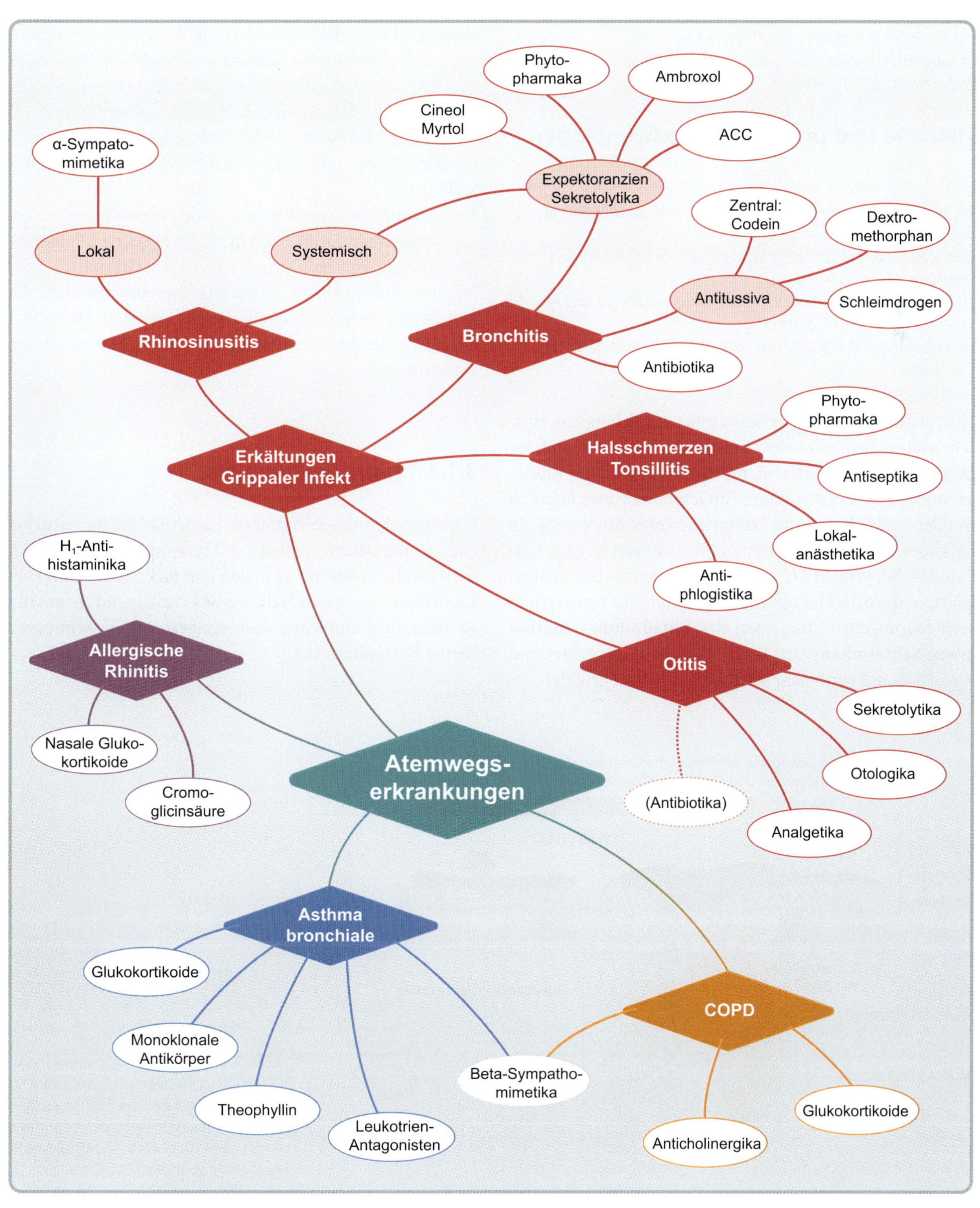

3

3.1 Erkältungskrankheiten und grippaler Infekt

WIRKSTOFFE

- **Analgetika, Antipyretika, Antiphlogistika, nichtsteroidale Antirheumatika (NSAR):**
  - Schmerz- und fiebersenkende Arzneimittel: Acetylsalicylsäure, Paracetamol
  - Schmerz- und entzündungshemmende Arzneimittel: Ibuprofen
- **Kombinationspartner – je nach Symptomatik:**
  - Gefäßverengend: (indirekte) Sympathomimetika: Ephedrin, Phenylephrin, Phenylpropanolamin, Pseudoephedrin
  - Leicht sedierend: H_1-Antihistaminika (der ersten Generation): Diphenhydramin, Chlorphenamin

3.1.1 Klinische und physiologische Grundlagen

KURZ UND KNAPP

- Banale Erkältungskrankheiten werden in erster Linie durch Viren verursacht.
- Therapeutische Ziele sind Entzündungshemmung, Schmerzlinderung und Fiebersenkung.
- Im Vordergrund stehen Normalisierung der Schleimviskosität und Aktivierung der mukoziliären Clearance.
- Sekretverflüssigung und Abhusten von Sekret entlastet die gereizten Hustenrezeptoren.

Banale Erkältungskrankheiten wie Halsschmerzen, Schnupfen, Husten oder ein leichter fiebriger Infekt treten saisonal gehäuft auf. Sie werden bis zu **90 % viral** verursacht, nur bei 0,5–2 % akuter Rhinosinusitiden und maximal 10 % akuter Bronchitiden entwickelt sich zusätzlich oder nachfolgend eine bakterielle Infektion v. a. durch Streptococcus pneumoniae oder Haemophilus influenzae. Eine kausale Therapie ist bei viralen Erkrankungen in den meisten Fällen nicht möglich, weshalb die Linderung der Symptome im Vordergrund steht. Die eingedrungenen Viren lösen eine **Entzündungsreaktion der Atemwegsschleimhaut** aus. Die Schleimhaut ist gerötet und schmerzt, nachfolgend wird mehr **zähflüssiges Sekret** gebildet.

Die Schleimhaut der Atemwege (➤ Abb. 3.1) ist mit einem zentralen Selbstreinigungsmechanismus, der **mukoziliären Clearance,** ausgestattet. Diese stellt ein perfekt aufeinander abgestimmtes Zusammenspiel zwischen Flimmerepithel und strukturiertem Atemwegssekret dar. Peitschenartige Bewegungen der Flimmerhärchen transportieren das aufliegende Sekret kontinuierlich Richtung Rachen, wo es verschluckt oder abgehustet wird.

ÜBER DEN TELLERRAND

Das Sekret besteht aus zwei Phasen, einer dünnflüssigen Sol- und einer viskösen Gelphase. **Surfactant,** ein oberflächenaktives Gemisch aus amphiphilen und neutralen Lipidmolekülen, Phosphoglyzeriden, Proteinen und Kohlenhydraten, wird in den Lungenalveolen gebildet. Der Surfactant fungiert als Gleitschicht und sorgt für eine lückenlose Verteilung des Sekrets auf der Schleimhautoberfläche, er reinigt die Lungenbläschen und verhindert außerdem, dass sie beim Ausatmen kollabieren.

Eingedrungene Viren stören das Gleichgewicht zwischen Sol- und Gelphase. Es wird zum einen mehr zähes Sekret gebildet (Dyskrinie) und zum anderen ballt sich das Surfactant zusammen. Die Höhe der Solphase nimmt ab, die Zilien verkleben und die Surfactantschicht kann nicht mehr gleichmäßig verteilt werden. Dadurch steigt der Druck auf die Basalmembran und Hustenstöße zur Entfernung des Schleims nehmen zu.

3.1.2 Pharmakotherapie

Erkältungskrankheiten sind ein großes Gebiet für **naturheilkundliche Arzneimittel** verschiedener Therapierichtungen. Eine Auflistung dieser Naturheilmittel ist in den jeweiligen Fach- und Lehrbüchern nachzulesen. An dieser Stelle werden vorwiegend chemisch definierte Arzneimittel besprochen sowie einige der in der Schulmedizin etablierten Phytopharmaka.

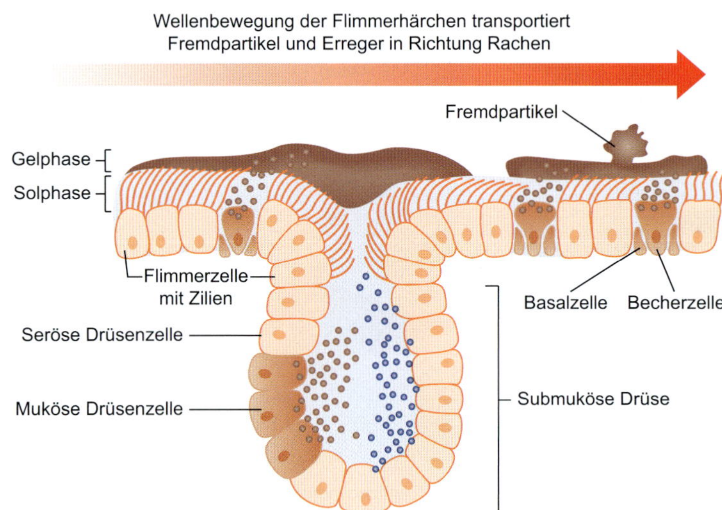

Abb. 3.1 Aufbau der Atemwegsschleimhaut. Durch das Zusammenspiel zwischen peitschenartigen Bewegungen des Flimmerepithels und strukturiertem Atemwegssekret aus der Sol- und Gelphase entsteht ein leistungsfähiger Reinigungsmechanismus (mukoziliäre Clearance). [L231]

Analgetika – Antipyretika

DEFINITION

Analgetika (Schmerzmittel): schmerzlindernd oder schmerzstillend wirkende Arzneistoffe mit teilweise zusätzlich fiebersenkenden (antipyretischen) und/oder entzündungshemmenden (antiphlogistischen) Eigenschaften.
Nichtsteroidale Antiphlogistika/nichtsteroidale Antirheumatika (NSAR): Schmerzmittel mit ausgeprägt entzündungshemmenden Eigenschaften.

Im Gegensatz zur Schmerztherapie, die stark wirksame (verschreibungspflichtige) Analgetika benötigt, werden zur Behandlung leicht erhöhter Temperatur, Kopf- und/oder Gliederschmerzen zu Beginn einer Erkältungskrankheit **Paracetamol** oder Nichtsteroidale Antirheumatika NSAR wie **Acetylsalicylsäure ASS** oder **Ibuprofen** in niederer Dosierung (rezeptfrei) eingesetzt. Zur schnellen Symptomlinderung werden sie bei Schnupfen mit einem gefäßverengenden Sympathomimetikum (z. B. Pseudoephedrin, Phenylephrin), für die Nacht mit einem leicht sedierenden Antihistaminikum (z. B. Diphenhydramin) oder Vitamin C kombiniert. **Paracetamol** wirkt analgetisch und fiebersenkend, im Gegensatz zu NSAR wie z. B. Ibuprofen aber kaum entzündungshemmend.

TIPP

Die Dosierung von Paracetamol hängt vom Körpergewicht, dem Lebensalter und der Applikationsform ab (➤ 12.2.2). Paracetamol ist in (Brause-)Tabletten, für Säuglinge und (Klein-)Kinder in Form von Zäpfchen oder Saft verfügbar. Das Dosierungsintervall sollte 6 Std. nicht unterschreiten, bei Säuglingen < 3 Monaten bzw. einem Körpergewicht < 5 kg ist ein größerer Mindestabstand von 8–12 Std. einzuhalten

Die nichtsteroidalen Antirheumatika **Acetylsalicylsäure** und **Ibuprofen** hemmen die Cyclooxygenasen COX-1 und COX-2 und verhindern die Bildung von Prostaglandinen, die an der Schmerzentstehung, an Fieber- und Entzündungsreaktionen beteiligt sind. Sie wirken **analgetisch, antipyretisch** und insbesondere Ibuprofen im Vergleich zu Paracetamol deutlich **antiphlogistisch.** Ibuprofen ist in den Darreichungsformen Schmelztabletten, Suspensionen/Säfte oder Suppositorien auch für Kinder geeignet und wird in Abhängigkeit von Körpergewicht bzw. Alter dosiert. Für Erwachsene ist Ibuprofen – im Gegensatz zur Rheuma- oder reinen Schmerztherapie (ärztlich verordnet und verschreibungspflichtig) – bei grippalem Infekt in der **nicht verschreibungspflichtigen** Dosierung von **200–400 mg/Tablette** bis zu einer Tageshöchstdosis von 1200 mg ausreichend.

CAVE

Acetylsalicylsäure (ASS) darf bei Kindern unter 12 Jahren nur nach ärztlicher Verordnung angewendet werden.

Kombinationsarzneimittel gegen Erkältungen

Kombinationsarzneimittel gegen Erkältungen enthalten die oben beschriebenen Analgetika/NSAR zur Fiebersenkung und Entzündungshemmung, indirekte Sympathomimetika zur Abschwellung der Nasenschleimhaut, leicht sedierende Antihistaminika für eine ungestörte Nachtruhe und/oder chemische Antitussiva.

Als Kriterium für eine sinnvolle Auswahl unter den zahlreichen Kombinationsvarianten gilt eine möglichst passende Übereinstimmung der Symptome des Patienten mit den enthaltenen Wirkstoffgruppen. Zur Wahl der **Analgetika** enthält die Leitlinie[1] eine ausdrückliche Wertung: Ibuprofen und Acetylsalicylsäure sind aufgrund ihrer entzündungshemmenden Eigenschaft gegenüber Paracetamol vorzuziehen, wobei Ibuprofen hinsichtlich der Magenverträglichkeit vorteilhafter als ASS angesehen wird.

GUT ZU WISSEN

Arzneimittel zur Behandlung von Erkältungssymptomen bestehen häufig aus einer Kombination mehrere Wirkstoffe. Sie wirken rein symptomatisch und sind für die **kurzzeitige** Einnahme zur raschen **Symptomlinderung** (z. B. vor einem wichtigen Termin, einem Familienfest usw.) geeignet. Für einen längerfristigen Heilungserfolg bei definierten Krankheitsbildern wie Rhinosinusitis und Bronchitis sind Phytopharmaka mit nachgewiesener Wirksamkeit erfolgsversprechender.

3

Sympathomimetika

DEFINITION

Indirekte Sympathomimetika: Arzneistoffe, die nicht als direkte Agonisten an α- und β-Adrenorezeptoren wirken, sondern auf indirektem Weg die Verfügbarkeit von Noradrenalin erhöhen. Sie wirken gefäßverengend und abschwellend.

Sympathomimetika, z. B. Ephedrin, Phenylephrin, Phenylpropanolamin, Pseudoephedrin, lösen als sog. Dekongestiva eine **Verengung** der **Blutgefäße** aus, welche die Nasenschleimhaut versorgen. Sie entziehen dem Gewebe Flüssigkeit, wirken **abschwellend** und erleichtern die Nasenatmung. Durch die damit verbundene Reinigung, Erwärmung und Befeuchtung der Atemluft entsteht zusätzlich ein protektiver Effekt auf die tieferen Atemwege. Ein Vorteil der systemischen Anwendung ist, dass das Sympathomimetikum an allen Bereichen der Nasenschleimhaut wirken kann, während auch bei korrekter Anwendung eines Nasensprays der mittlere oder obere Teil der Nasenhaupthöhle, in den die Ausgänge der Nebenhöhlen münden, oft nicht erreicht wird.

GUT ZU WISSEN

- Als Nebenwirkungen der indirekten Sympathomimetika werden Herzrasen, Bluthochdruck und zentralnervöse Symptome (Schlaflosigkeit, Unruhe, Halluzinationen) beschrieben. Zu den Kontraindikationen s. Pseudoephedrin (➤ Cave-Kasten).
- Kombinationsarzneimittel gegen Erkältungen sind bei älteren Patienten, die häufig unter erhöhtem Blutdruck oder anderen Vorerkrankungen leiden, sehr vorsichtig einzusetzen!
- Sympathomimetika dürfen bei Erkältungen nicht länger als fünf Tage angewendet werden.

ÜBER DEN TELLERRAND

Ephedrin, Pseudoephedrin und Phenylpropanolamin (Synonym: Norephedrin) gehören zu den **indirekten Sympathomimetika.**

[1] S2k-Leitlinie Rhinosinusitis der Deutschen Gesellschaft für Hals-Nasen-Ohren-Heilkunde, Kopf- und Hals-Chirurgie/Deutsche Gesellschaft für Allgemeinmedizin und Familienmedizin (DEGAM) Stand 04/2017 Revision geplant 2022.

Sie erhöhen die Noradrenalinkonzentration im synaptischen Spalt, stimulieren α- und β-Rezeptoren und wirken abschwellend auf die Blutgefäße der Nasenschleimhaut. Ephedrin ist zusätzlich ein direkter Agonist an β-Rezeptoren. Diese Eigenschaft trägt nichts zur Schleimhaut-Abschwellung bei, erhöht jedoch das Nebenwirkungspotenzial am Herzen.

Ephedrin und Phenylpropanolamin sind als Amphetamin-Derivate mit zentral stimulierender Wirkung mit einem gewissen Abhängigkeits- und Missbrauchspotenzial behaftet. **Ephedrin** ist mittlerweile nur noch in einem Kombinationsarzneimittel (➤ Tab. 1.3) enthalten. Es steht auf der Liste der verbotenen Dopingmittel, wird aber aufgrund seiner leistungssteigernden Wirkung sowohl als Partydroge als auch von Kraftsportlern missbräuchlich verwendet. **Phenylpropanolamin** wirkt appetithemmend, erhöht durch psychomotorische Stimulation den Grundumsatz und führt zur Gewichtsreduktion. Lange Zeit wurde es als Antiadipositum eingesetzt (z. B. Recatol®), ist jedoch aufgrund schwerwiegender Nebenwirkungen, u. a. einem erhöhten Schlaganfallrisiko, für diese Indikation vom deutschen Markt verschwunden.

Die meisten Erkältungsmittel enthalten **Pseudoephedrin** als abschwellenden Wirkstoff, kombiniert mit Ibuprofen, ASS oder Paracetamol. Seine Wirksamkeit als Dekongestivum ist gut belegt, der beste Erfolg wird bei Behandlungsbeginn innerhalb der ersten zwei Tage nach Auftreten der Erkältungssymptome erreicht. Pseudoephedrin ist Ephedrin chemisch nahezu identisch, wirkt jedoch im Vergleich stärker auf die Blutgefäße als auf das Herz. Das bedeutet, die schleimhautabschwellende Wirkung an der Nase ist ausgeprägter, Nebenwirkungen am Herzen treten hingegen weniger auf. Die zentralstimulierenden Effekte sind geringer als von Ephedrin, dennoch wird Pseudoephedrin als Partydroge missbraucht und ist auf der Dopingliste zu finden.

CAVE

- Kontraindikationen für Pseudoephedrin sind schwerwiegende Formen kardiovaskulärer Erkrankungen (Hypertonie, koronare Herzkrankheit KHK, Herzinsuffizienz), Prostatabeschwerden mit Harnretention, Engwinkelglaukom, systemischer Lupus erythematodes, Krampfanfälle in der Anamnese, Schwangerschaft und Stillzeit.
- Nicht nach Schlaganfall oder Herzinfarkt in der Anamnese einnehmen.
- Nebenwirkungen sind Muskeltremor, ventrikuläre Rhythmusstörungen, Miktionsbeschwerden.

Ein weiteres Sympathomimetikum ist **Phenylephrin,** das bislang nur in Kombination mit Paracetamol verfügbar ist. Es wirkt abschwellend an den Blutgefäßen der Nasenschleimhaut, kann jedoch aufgrund seiner Hydrophilie die Blut-Hirn-Schranke kaum überwinden. In wirksamer Dosierung ist v. a. Hypertonie als Nebenwirkung bekannt, zentralnervöse Nebenwirkungen oder ein Missbrauchspotenzial sind kaum gegeben. Phenylephrin darf auch von Sportlern eingenommen werden.

H_1-Antihistaminika

DEFINITION

H_1-Antihistaminika (H_1-Blocker): Wirkstoffe mit antiallergischen, antiemetischen und sedierenden Eigenschaften.

H_1-Antihistaminika wie z. B. Chlorphenamin, Diphenhydramin oder Triprolidin heben kompetitiv die Wirkung von Histamin am H_1-Rezeptor auf. Sie werden bei allen Erkrankungen eingesetzt, die auf einer Freisetzung von Histamin beruhen, z. B. Urtikaria, allergische Rhinitis, Arzneimittelallergien, Pruritus. H_1-Antihistaminika der 1. Generation wirken zentral dämpfend, H_1-Antihistaminika der zweiten Generation passieren die Blut-Hirn-Schranke nicht oder kaum. Zentrale Effekte bleiben aus und sie besitzen eine höhere Wirkungsselektivität am H_1-Rezeptor.

In Erkältungskombinationen sind teilweise H_1-Antihistaminika der ersten Generation enthalten, die neben Histamin-Rezeptoren auch bestimmte Acetylcholin-Rezeptoren im vegetativen Nervensystem blockieren. Acetylcholin ist als Neurotransmitter u. a. für die Aufmerksamkeit und allgemeine Vigilanz verantwortlich. Werden seine Rezeptoren blockiert, resultieren daraus Nebenwirkungen wie vermehrte Müdigkeit und Schläfrigkeit. H_1-Antihistaminika der ersten Generation werden daher vorrangig verwendet, wenn eine gleichzeitige Sedierung erwünscht ist. Chlorphenamin (z. B. als Chlorphenaminmaleat in Grippostad® C) soll laut Herstellerangaben bei entzündlichen Erkrankungen und Reizhusten auch symptomlindernd wirken. Das enthaltene Coffein ist als verstärkender Zusatz in Analgetika bekannt und kann in dieser Kombination die sedierende Eigenschaft des Antihistaminikums kompensieren. Ein Nachweis für diese Angaben liegt jedoch nicht vor.

TIPP

- Bei der Auswahl von Erkältungsarzneimitteln ist eine Kombination mit Ibuprofen wegen seiner deutlich stärkeren entzündungshemmenden Wirkung und guten Verträglichkeit gegenüber Paracetamol bzw. Acetylsalicylsäure vorzuziehen.
- Für einen schnelleren Wirkungseintritt sind flüssige Applikationsformen wie z. B. BoxaGrippal® Erkältungssaft, gelöstes Aspirin®-Complex-/Grippopstad® complex Granulat die bessere Empfehlung. Bei Filmtabletten muss der Wirkstoff erst in Lösung gehen und es dauert länger, bis die Wirkung einsetzt.

3.1.3 Übersicht: Nicht verschreibungspflichtige Arzneimittel bei Erkältungen

In der nachfolgenden Tabelle (➤ Tab. 3.1) sind Beispiele nicht verschreibungspflichtiger Arzneimittel aufgelistet, die vom HP bei Erkältungskrankheiten verordnet werden können.

CAVE

- Erkältungsprodukte nicht länger als 2–3 max. 5 Tage einnehmen, Gegenanzeigen beachten!
- Sympathomimetika (Phenylpropanolamin, Pseudoephedrin) nicht anwenden bei Hypertonie, Engwinkelglaukom oder Blasenentleerungsstörungen mit Restharnbildung. Kontraindikation/Strenge Indikationsstellung in der Schwangerschaft und Stillzeit, sowie für Frauen, die eine Schwangerschaft planen.
- Antihistaminika (Diphenhydramin) nicht anwenden bei Hypertonie oder Engwinkelglaukom.
- Dosierungsbeschränkung bei Paracetamol beachten.

ÜBER DEN TELLERRAND

In verschiedenen medizinischen Testberichten werden Kombinationsarzneimittel zur Behandlung von Erkältungen als **nicht rational**

Tab. 3.1 Nicht verschreibungspflichtige Erkältungspräparate.

Wirkstoffkombinationen	Wirkungsweise	Beispiele	Hinweise
Acetylsalicylsäure, Vitamin C	Analgetisch/fiebersenkend, abwehrsteigernd	• Aspirin® plus C, Aspirin® plus C Forte (800 mg/480 mg) Brausetbl. • ASS + C-ratiopharm® Brausetbl.	–
Paracetamol, Ascorbinsäure (Vitamin C)	Analgetisch/fiebersenkend, abwehrsteigernd	Grippostad® Heißgetränk	Für Kdr. ab 10 J.
Acetylsalicylsäure, Pseudoephedrin	Analgetisch/fiebersenkend, gefäßverengend bzw. abschwellend an der Nasenschleimhaut	• Aspirin® Complex Granulat, Heißgetränk • Grippostad® complex	Nicht länger als 3 Tage einnehmen, ab 16 J.
Paracetamol, Phenylephrin	Analgetisch bei Glieder- und Kopfschmerzen, gefäßverengend bzw. abschwellend an der Nasenschleimhaut	Doregrippin® Filmtbl. GeloProsed® Pulv.	• Jgdl. ab 11 J. • KI: Schwangerschaft/Stillzeit
Ibuprofen, Pseudoephedrin	Analgetisch, antiphlogistisch, abschwellend an der Nasenschleimhaut	• Boxa Grippal® Erkältungstbl. (200 mg/30 mg), Boxa Grippal® Erkältungssaft (200 mg/10 ml + 30 mg/10 ml) • ratioGrippal® 200 mg/30 mg Filmtbl. • Spalt Grippal 30 mg/200 mg Filmtbl. • WICK Duo Grippal 200 mg/30 mg Filmtbl.	Ab 15 J.
Dextromethorphan, Paracetamol, Phenylpropanolamin	Analgetisch bei Glieder- und Kopfschmerzen, abschwellend an der Nasenschleimhaut, hustenlindernd	WICK DayMed Erkältungskps. für den Tag	Ab 12 J.
Dextromethorphan, Paracetamol, Phenylephrin	Analgetisch bei Glieder- und Kopfschmerzen, abschwellend an der Nasenschleimhaut, hustenlindernd	CeteGrippal plus Hustenstiller Heißgetränk	• Ab 12 J. bzw. > 43 kg KG • Nicht länger als 3 Tage
Pseudoephedrin, Triprolidin (Antihistaminikum)	Gefäßverengend, antiallergisch	RhinoPront® Kombi Tbl.	Ab 12 J., nicht bei über 60-Jährigen
Paracetamol, Pseudoephedrin, Diphenhydramin	Analgetisch bei Glieder- und Kopfschmerzen, abschwellend an der Nasenschleimhaut, leicht sedierend	WICK DayNait Filmtabletten: • 1 Filmtbl. für den **Tag** (gelb): Paracetamol 500 mg + Pseudoephedrinhydrochlorid 60 mg • 1 Filmtbl. für die **Nacht** (blau): Paracetamol 500 mg + Diphenhydraminhydrochlorid 25 mg	Ab 15 J., nicht länger als 4 Tage
Guaifenesin, Paracetamol, Phenylephrin	Sekretolytisch bei produktivem Husten, analgetisch, antipyretisch, gefäßverengend	WICK DayMed Kombi Erkältungsgetränk	• Ab 12 J. • KI: nicht zusammen mit Betablockern oder anderen Sympathomimetika
Paracetamol, Dextromethorphan, Ephedrinhemisulfat (entspr. 6,2 mg Ephedrin), **Doxylamin**	Analgetisch, antipyretisch, schleimhautabschwellend, hustenreizlindernd, leicht sedierend	Wick® Medinait Erkältungssirup für die Nacht	Ab 16 J.
Chlorphenamin, Paracetamol, Coffein, Vitamin C	• Analgetisch, antipyretisch • Coffein unterstützt analgetische Wirkung von Paracetamol • Chlorphenamin: Antihistaminikum, leicht sedierend	Grippostad® C Hartkaps., Stickpacks	Ab 12 J.

einstuft. Die aktualisierte Version der Leitlinie „Rhinosinusitis" sieht die systemische Applikation nicht mehr ganz so zurückhaltend und bewertet sie der nasalen Anwendung gleichwertig. Für Patienten, die als Reaktion auf eine Rhinitis schnell eine Nasennebenhöhlenentzündung entwickeln und die keine Kontraindikationen für eine systemische Verabreichung von abschwellenden Sympathomimetika aufweisen, können entsprechende Kombinationen eine sinnvolle Option bieten. Vorteil der systemischen Dekongestiva ist, dass sie die Ostien (Verbindungsgänge zu den Nebenhöhlen) besser erreichen als Nasentropfen oder -sprays. Die Nasennebenhöhlen werden effektiver belüftet und von Sekret befreit, wodurch sich eine Ausbreitung und Verschlimmerung durch eine bakterielle Superinfektion verhindern und eine Antibiotikatherapie vermeiden lässt. Keinen Sinn machen allerdings Wirkstoffkombinationen, die sowohl ein stimulierendes Sympathomimetikum als auch ein sedierendes Antihistaminikum **in einer** Darreichungsform enthalten, oder Kombinationen mit einem Hustenblocker gegen den noch nicht vorhandenen Husten.

3.1.4 Allgemeine und naturheilkundliche Maßnahmen

- Bei den ersten Anzeichen eines Infekts mit Frösteln, Kopf- und Gliederschmerzen werden heiße **Erkältungstees** oder durchblutungsfördernde (Fuß-)Bäder mit entsprechenden pflanzlichen Drogen als wohltuend empfunden. Die periphere Hyperämisierung durch den thermischen Reiz fördert die Durchblutung und Abwehrfunktion der Nasen- und Rachenschleimhaut.
- **Wadenwickel** sind speziell bei Kindern ein bewährtes und natürliches Mittel, um die Temperatur langsam zu senken. Die Feuchtigkeit aus den Wickeln verdunstet und dem Körper wird die Wärme entzogen. Die Temperatur der Wickel sollte nur 1 °C unter der Körpertemperatur liegen, eiskalte Wickel sind kontraproduktiv!
  - Zubereitung: zwei Baumwolltücher oder saugfähige Leinentücher werden gut mit warmem Wasser durchtränkt und nicht zu stark ausgewrungen. Die feuchten Tücher werden so um die Unterschenkel gewickelt, dass die Gelenke frei liegen. Um eine Durchfeuchtung der Unterlage zu vermeiden, kommen darüber trockene Woll- oder Leinentücher. Die feuchten Tücher werden etwa alle zehn Minuten erneuert.
  - Achtung: Fiebersenkende Wadenwickel nur bei gut durchwärmten Füßen und Händen des Patienten anwenden!

3.1.5 Fieber bei Kindern

WIRKSTOFFE

Mittel der Wahl zur Fiebersenkung bei Kindern sind **Paracetamol** und **Ibuprofen.**

Fieber ist Teil der natürlichen Immunantwort und hat eine wichtige physiologische Funktion. Die erhöhte Körpertemperatur hilft dem Körper, Krankheitserreger zu bekämpfen, aktiviert den Stoffwechsel und den Kreislauf. Bei Kleinkindern kommt Fieber viel häufiger vor als bei Erwachsenen. Werte von 38–39 °C sind keine Seltenheit und müssen nicht gesenkt werden. Auch hohes Fieber ist nicht zwangsläufig Zeichen einer schweren Erkrankung, sondern wird bei Kindern oft durch eine banale virale oder bakterielle Infektion verursacht, etwa durch Otitis media, Atem-, Harnwegs- oder Magen-Darm-Infektionen.

Wichtig ist eine **ausreichende Trinkmenge,** denn bei Säuglingen und Kleinkindern besteht rasch die **Gefahr der Austrocknung.** Eltern sollten ihr Kind sorgsam beobachten und kontrollieren, ob die Windeln noch nass und die Schleimhäute feucht sind. Mit jedem Grad erhöhter Temperatur benötigt ein Kind 5–10 ml Flüssigkeit pro kg Körpergewicht **zusätzlich** zum üblichen Bedarf. Zu beachten ist auch die tageszeitliche Schwankung der Temperaturregulation: Am Abend ist die Körpertemperatur meist um etwa 0,5 °C erhöht, ein fiebersenkendes Mittel ist nicht immer nötig. Werden aber schon am Morgen 39 °C gemessen, sollte ein Antipyretikum gegeben werden.

GUT ZU WISSEN

Gesunde Kinder haben eine Körpertemperatur zwischen 36,5 °C und 37,5 °C. Bei Kindern, die körperlich sehr aktiv sind und viel herumtoben, wird oftmals eine leicht erhöhte, sog. subfebrile Körpertemperatur mit Werten zwischen 37,6 und 38,5 °C gemessen. Eine Temperatur über 38,5 °C gilt als Fieber (bei Neugeborenen bereits 38 °C), mehr als 41 °C werden als Hyperthermie bezeichnet.

Mitunter wird zur besseren Fieberkontrolle eine Gabe von **Paracetamol** und **Ibuprofen im Wechsel** empfohlen. Die aktuelle Datenlage hierzu ist nicht sehr ergiebig und Studienergebnisse liefern zum Teil unterschiedliche Aussagen. Sowohl das National Institute for Health and Clinical Excellence NICE als auch die Deutsche Gesellschaft für Kinder- und Jugendmedizin äußern sich kritisch und bevorzugen nach wie vor eine **Monotherapie** entweder mit Ibuprofen oder Paracetamol. Befürchtet wird eine Überdosierung, denn häufig sind Eltern mit der alternierenden Verabreichung beider Wirkstoffe und v. a. der Einhaltung der jeweiligen Applikationsintervalle überfordert. Zudem ist bei der wechselnden Gabe die Beachtung einer ausreichende Trinkmenge unbedingt erforderlich, um Nierenfunktionsstörungen unter Ibuprofen zu vermeiden.

Anwendungstipps bei Kindern:

- Fiebersaft vorsichtig und langsam in die Wangentasche träufeln, damit sich das Kind nicht verschluckt. Das Kind sollte nicht auf dem Rücken liegen, sondern sitzen oder aufrecht gehalten werden.
- Zäpfchen (Suppositorien) sind v. a. bei Erbrechen oder lethargischen Kindern eine geeignete Anwendungsform
- die rektale Anwendung ist am einfachsten, wenn das Kind mit Richtung Brust angewinkelten Beinen auf der Seite liegt. Das Zäpfchen mit dem stumpfen Ende voran einführen, um den Reflex des Herausdrückens möglichst zu vermeiden.

GUT ZU WISSEN

- Bei der Applikation von Paracetamol und Ibuprofen im Wechsel sollten Eltern für jedes Arzneimittel den jeweiligen Zeitpunkt der Verabreichung und die jeweils exakte Dosierung sorgfältig notieren.
- Zu beachten ist bei Fieber eine tägliche Trinkmenge von 50–80 ml Wasser oder ungesüßten Tee pro kg Körpergewicht.

CAVE

- Säuglinge sollten zur Abklärung der Diagnose immer dem Kinderarzt vorgestellt werden.
- Bei Säuglingen und Kleinkindern ist es besonders wichtig, auf Anzeichen einer Austrocknung zu achten!
- Bei Fieber gibt die konkrete Gradzahl der Temperatur keinen Aufschluss über den Schweregrad der Erkrankung. Der Einsatz fiebersenkender Mittel hängt auch vom Allgemeinzustand und einer ausreichenden Flüssigkeitszufuhr ab.
- Kinder, die auf eine Impfung mit Fieber reagieren, sollten nicht mit Antipyretika behandelt werden. Die für eine ausreichende Antikörperbildung nötige Immunreaktion könnte abgeschwächt werden und die gewünschte Immunität durch die Impfung unter Umständen ausbleiben.

3.2 Rhinosinusitis

WIRKSTOFFE

- **Lokale Anwendung:** direkte α-Sympathomimetika – Xylometazolin, Oxymetazolin, Tramazolin
- **Systemische Anwendung:** ätherische Öle/Phytopharmaka – Cineol, Myrtol, Ätherische Öle/Pflanzliche Extrakte

3.2.1 Klinische und physiologische Grundlagen

Die Krankheitsbilder der **Rhinitis** und **Sinusitis** treten in unterschiedlichen Formen auf, eine verbindliche Klassifikation nach Lokalisation und Verlauf besteht nicht. Nahezu ausnahmslos, insbesondere bei Säuglingen und Kleinkindern, sind Nasen- und Nebenhöhlenschleimhäute von Beginn der Infektion an gleichermaßen von entzündlichen Veränderungen betroffen. Dementsprechend wird in den aktuellen Leitlinien nach der Erkrankungsdauer nur die akute, rezidivierende und chronische **Rhinosinusitis** definiert.

- Die **akute Rhinosinusitis** verläuft in der Regel selbstlimitierend und bessert sich innerhalb von 7–10 Tagen, die Symptome können jedoch bis zu 12 Wochen persistieren.
- Bei der **rezidivierenden Rhinosinusitis** kommt es wiederholt zu akuten Episoden, und zwar mindestens viermal im Jahr.
- Halten die Erkältungssymptome länger als 3 Monate an, spricht man von einer **chronischen Rhinosinusitis.** Auch jahrelange Symptome sind keine Seltenheit. Bei der Chronifizierung spielen Schleimhautreizungen, z. B. durch Allergene, und Gewebeverdickungen an anatomischen Engstellen eine wichtige Rolle. So leidet mehr als die Hälfte der Patienten mit einer chronischen Nasennebenhöhlenentzündung zusätzlich an einer Allergie.

Alle Formen der Rhinosinusitis stellen eine Erkrankungsgruppe mit sehr hoher Prävalenz und erheblicher volkswirtschaftlicher Bedeutung dar.

3.2.2 Pharmakotherapie

Eine Rhinosinusitis wird lokal mit Nasenspray/-tropfen und systemisch mit ätherischen Ölen oder pflanzlichen Extrakten behandelt. Eine Therapie mit Antibiotika und damit eine ärztliche Verordnung ist laut Leitlinie nur in Ausnahmefällen erforderlich.

GUT ZU WISSEN

Entsprechend der aktuellen Leitlinie „Rhinosinusitis"[2] sollten bei einer akuten Rhinosinusitis bzw. einer akuten Exazerbation einer rezidivierenden Rhinosinusitis in der Regel keine Antibiotika verabreicht werden. Eine Antibiotikagabe ist nur bei Patienten mit besonderen Risikofaktoren, wie chronisch entzündlicher Lungenerkrankung, Immundefizienz bzw. Immunsuppression zu bedenken.

[2] S2k-Leitlinie Rhinosinusitis der Deutschen Gesellschaft für Hals-Nasen-Ohren-Heilkunde, Kopf- und Hals-Chirurgie/Deutsche Gesellschaft für Allgemeinmedizin und Familienmedizin (DEGAM) Stand 04/2017 Revision geplant 2022.

Vorrangige Behandlungsziele sind die Verflüssigung des Sekrets und Steigerung des Sekretabflusses. **α-Sympathomimetika** wie Xylometazolin und Oxymetazolin zur **lokalen Anwendung** wirken schleimhautabschwellend und gefäßverengend. Sie erleichtern die Nasenatmung und verhindern, dass sich zähes Sekret in den Nasennebenhöhlen staut.

Nasensprays und **Nasentropfen** enthalten häufig Benzalkoniumchlorid als Konservierungsmittel. Benzalkoniumchlorid reichert sich in den Zellmembranen von Bakterien, (Hefe-)Pilzen und anderen lebenden Organismen (z. B. Algen) an und wird in der Medizin zur Haut- und Schleimhautdesinfektion verwendet. Eine kurzzeitige Anwendung von Benzalkoniumchlorid in Nasentropfen oder -spray ist im Gegensatz zu einem Zusatz in Augentropfen wenig bedenklich. Es kann jedoch konzentrations- und zeitabhängig die Zilienschlagfrequenz, die Morphologie und Funktion der Nasenschleimhaut schädigen, daher sind konservierungsmittelfreie Produkte zu bevorzugen. Zudem stellen die schützende Schleimschicht und die Verdünnung von Schadstoffen durch das Nasensekret effektive Schutzmechanismen dar, durch die auf ein Konservierungsmittel verzichtet werden kann.

Ätherische Öle zur **systemischen Anwendung** wie Eukalyptusöl bzw. sein Hauptbestandteil Cineol, das Monoterpengemisch Myrtol mit hohem Anteil an Cineol oder Thymianöl wirken **antiphlogistisch, sekretolytisch** und **sekretomotorisch.** Sie erhöhen die Schlagfrequenz des Flimmerepithels und steigern den Abtransport des zähen Sekrets. Cineol und Myrtol hemmen die Bildung von Prostaglandinen und Leukotrienen, die bei Atemwegserkrankungen entzündliche Prozesse fördern. Cineol vermindert zudem die Produktion bestimmter Zytokine (TNF-α, Il-1β) und wirkt wachstumshemmend auf die häufigsten Erreger bakterieller Sinusitiden (Streptococcus pneumoniae, Haemophilus influenzae). Ätherische Öle können bei innerlicher Anwendung bei empfindlichen Personen die Magenschleimhaut reizen, daher werden feste orale Arzneiformen häufig in magensaftresistenter Form angeboten.

CAVE

Campher, Menthol, Pfefferminzöl, Minzöl und andere stark riechende ätherische Öle nicht bei Säuglingen und Kleinkindern anwenden. Durch Schwellung der Schleimhaut im Kehlkopf besteht die Gefahr von Glottiskrampf, Bronchospasmus und asthmaähnlichen Zuständen (Kratschmer-Reflex).

TIPP

- Für Phytopharmaka auf der Basis ätherischer Öle ist die Einnahme mit reichlich **kaltem Wasser** zu empfehlen (heißes Wasser kann zu unangenehmem Aufstoßen von ätherischem Öl führen), vorzugsweise mindestens ½ Stunde vor dem Essen.
- Im Frühstadium einer Erkältung sind Wasserdampf-Inhalationen mit Kamillenblüten oder fertigen Salbenzubereitungen aus einer Mischung ätherischer Öle als alleinige Maßnahme häufig ausreichend. Sie sind einfach zu praktizieren und bringen auch bei stärkeren Beschwerden und chronischen Krankheitsbildern (z. B. COPD) in der adjuvanten Anwendung eine Erleichterung.
- Für Säuglinge und Kleinkinder ist die Raumverdampfung oder Kaltinhalation mit ätherischen Ölen eine wirksame Maßnahme.

3.2.3 Übersicht: Nicht verschreibungspflichtige α-Sympathomimetika

Zum Abschwellen der Nasenschleimhaut und zur Verbesserung des Sekretabflusses sind a-Sympathomimetika zur lokalen Anwendung als Nasentropfen oder -spray einzusetzen (➤ Tab. 3.2).

3

Tab. 3.2 Nicht verschreibungspflichtige α-Sympathomimetika zur lokalen Anwendung.

Wirkstoffe und Beispiele	Wirkungsweise, Wirkdauer	Hinweise
Xylometazolin • hysan® Schnupfenspray • Nasen Spray-ratiopharm® • Olynth® (0,05/0,1 %) Schnupfenlsg., Dosierspray • Otriven® gegen Schnupfen 0,1 % Dosierspray	• Schleimhautabschwellend, gefäßverengend, verringert Schleimhautdurchblutung und Ödembildung • (6)/8–10 Std.	Bei Sgl. nur Nasentr., **kein Spray!**
Oxymetazolin • Nasivin® Baby • Nasivin® Nasenspray, Nasentr. • WICK Sinex Schnupfenspray	• Wirkungsweise: s. Xylometazolin • Bis zu 12 Std.	• **Nasivin®**: 0,025- und 0,05-prozentige Lsg. als Spray auch **ohne** Konservierungsstoffe • WICK Sinex nur als 0,05-prozentige Lsg., für Kdr. ab 6 J.
Tramazolin • Rhinospray®, Rhinospray® plus • Infectoschnupf®	• Wirkungsweise: s. Xylometazolin • 8–10 Std.	Erw. und Kdr. über 6 J. Rhinospray® plus zusätzlich Cineol, Levomenthol, Campher

GUT ZU WISSEN

- Die Verabreichung von Nasentropfen für Säuglinge mit 0,025 % Xylometazolin (z. B. Otriven®) mittels einfacher Pipette birgt die Gefahr von Überdosierungen und Anwendungsfehlern, v. a. bei unruhigen Kindern. Darreichungsformen, die mit einem Dosiertropfer versehen sind, wie z. B. Nasivin® Baby (Oxymetazolin) sind besser und sicherer zu handhaben.
- Nasensprays und Nasentropfen auf der Basis lokal abschwellender α-Sympathomimetika möglichst konservierungsmittelfrei (ohne Benzalkoniumchlorid) nicht länger als 5–7, höchstens 10 Tage anwenden!
- Sie trocknen die Schleimhaut aus und sind bei längerem Gebrauch mit einen Reboundeffekt und der Gefahr einer Rhinitis medicamentosa verbunden.

Pflegende Nasensprays basieren auf physiologischen **Kochsalz- oder Meersalzlösungen,** häufig mit einem Zusatz von Kamillenblütenextrakt oder ätherischen Ölen. Sie enthalten keine α-Sympathomimetika mit abschwellender Wirkung und können daher längerfristig angewendet werden. Besonders empfehlenswert sind Nasensprays auf der Basis **hypertoner** Salzlösungen. Die höhere Salzkonzentration entzieht der entzündlich verdickten Nasenschleimhaut Wasser, die somit leicht abschwillt ohne einen Rebound- oder Gewöhnungseffekt zu verursachen. Ihre Wirkung hält etwa ½ Stunde an und erleichtert zusammen mit der befreienden, kühlenden Empfindung durch die enthaltenen ätherischen Öle das Einschlafen. Vorteilhaft zur Pflege der wunden Nasenschleimhaut sind ölige Zubereitungen mit Sesamöl (z. B. GeloSitin®), das als feiner Film die Austrocknung und Borkenbildung der Schleimhaut verhindert, ohne ihre Reinigungsfunktion zu beeinträchtigen. Nasensalben und -öle auf Mineralölbasis sind weniger geeignet, da sie die Zilien verkleben und ihre Schlagfrequenz herabsetzen.

GUT ZU WISSEN

Salzhaltige Nasensprays können dazu beitragen, die Dosierung der lokalen α-Sympathomimetika und damit einen Gewöhnungseffekt zu verringern.

3.2.4 Übersicht: Pflegende Nasensprays und Nasensalben

Pflegende Nasensprays (➤ Tab. 3.3) reinigen und befeuchten die Nase. Es bildet sich ein schützender Feuchtigkeitsfilm, wodurch sich die Nasenschleimhaut schnell regenerieren kann.

3.2.5 Übersicht: Phytopharmaka bei Rhinosinusitis

In nachstehender Tabelle sind Phytopharmaka (➤ Tab. 3.4) aufgeführt, die auch in der Leitlinie positiv erwähnt werden.

Tab. 3.3 Pflegende Nasensprays und Nasensalben.

Beispiel	Zusammensetzung
Aspecton® Nasenspray	Hypertone Meersalzlösung 1,1 %, Dexpanthenol, Thymianöl, Eukalyptusöl, Minzöl, Campher, Menthol
EMSER Sinusitis Spray®/-forte Hypertone Lsg.	Extrakte aus Grüntee, Heidelbeere, Cranberry, Holunderblüten Spray zusätzlich Pfefferminz, Eukalyptus-, Thymian- und Rosmarinöl
Kamillosan® Ocean Nasenspray	Kamillenblütenfluidextrakt, isotones Meerwasser
Otosan® Nasenspray	Hypertonische Meerwasser-Lösung, Pflanzenextrakte aus Aloe, Schwarze Johannisbeere, ätherische Öle aus Bergkiefer, Teebaum, Zitrone
GeloSitin® Nasenpflege	Raffiniertes Sesamöl, Antioxidanzien, Orangenöl, Zitronenöl
Nasulind® Pflanzliche Nasenpflegesalbe	Pfefferminzöl, Thymianöl
Rinupret® Pflege-Nasenspray	Hypertone Meersalzlösung, entsprechend 2,7 % Kochsalzlösung, Aloe vera, Eukalyptusöl

Tab. 3.4 Phytopharmaka bei Rhinosinusitis.

Beispiele	Wirkstoff	Wirkungsweise	Hinweise
Soledum® Kaps. (100 mg/ forte 200 mg/junior 100 mg) **Sinolpan®** 100 mg/-forte 200 mg	Cineol	Antiphlogistisch, sekretolytisch, leicht bronchospasmolytisch, antiviral, antibakteriell	• Einnahme mit kaltem Wasser etwa ½ Std. v. d. E. • KI: Keuchhusten, Pseudokrupp, nicht für Sgl. und Kdr. < 2 J.
Myrtol® **Gelomyrtol®/forte**	120 mg bzw. 300 mg Mischdestillat aus Eukalyptus-, Süßorangen-, Myrten- und Zitronenöl (ELOM-080, früher Myrtol)	Sekretolytisch, antiphlogistisch aktiviert die mukoziliäre Clearance	KI: entzündliche Erkrankungen im Bereich des Magen-Darm-Trakts und der Gallenwege, schwere Lebererkrankungen, Sgl. und Kdr. < 6 J.
Sinupret® extract Filmtbl.	Trockenextrakt BNO 1016 (3–6 : 1) aus Enzianwurzel, Schlüsselblumenblüten, Ampferkraut, Holunderblüten, Eisenkraut (1 : 3 : 3 : 3 : 3), Auszugsmittel Ethanol 51 % (m/m)	Antiinflammatorisch, sekretolytisch, aktiviert mukoziliäre Clearance, antiviral und antibakteriell	• Ab 12 J • Strenge Indikationsstellung in Schwangerschaft und Stillzeit • KI (nur Sinupret® extract): Magen- und/oder Zwölffingerdarmgeschwür
Sinupret®/-forte	Gepulverte Drogenmischung aus Eisenkraut, Enzianwurzel, Gartensauerampferkraut, Holunderblüten, Schlüsselblumenblüten mit Kelch		
Sinupret® Tr./Saft	Auszug aus Enzianwurzel, Eisenkraut, Gartensauerampferkraut, Holunderblüten, Schlüsselblumenblüten mit Kelch, Auszugsmittel Ethanol 59 % (V/V);		

3.3 Akute Bronchitis/produktiver Husten

DEFINITION

Expektoranzien (= Hustenlöser): Überbegriff für die gesamte Gruppe der Sekretolytika/Sekretomotorika und Mukolytika.
Sekretolytika: fördern die Bildung von (dünnflüssigem) Bronchialschleim und erhöhen das Sekretvolumen.
Mukolytika: vermindern die Zähigkeit des vorhandenen Schleims.
Sekretomotorika: verstärkten den Abtransport des Bronchialschleims.
Die Zuordnung der Wirkstoffe und Arzneimittel zu den einzelnen Bereichen ist oftmals nicht klar zu differenzieren, auch bei der Wirkungsweise sind die Übergänge fließend.

WIRKSTOFFE

- **Sekretolytika:**
  - Ambroxol, Bromhexin
  - Phytopharmaka: pflanzliche Extrakte/Kombinationen aus Thymiankraut, Efeublättern, Primelwurzel, Pelargoniumwurzel
  - Ätherische Öle (Eukalyptusöl bzw. Cineol, Myrtol)
- **Mukolytika:** N-Acetylcystein (ACC), Ambroxol, Bromhexin, Guaifenesin, Phytopharmaka/Myrtol
- **Sekretomotorika:** Eukalyptusöl bzw. Cineol, Myrtol
- **Antibiotika:** Amoxicillin (1. Wahl), Cefuroxim/Cephalosporine Gruppe 2 (➤ 13.1)

3.3.1 Klinische und physiologische Grundlagen

Der **akute,** klassische **Erkältungshusten** ist in der Regel auf einen absteigenden **viralen** Infekt im Anschluss an eine Rhinosinusitis oder Rhinopharyngitis zurückzuführen und dauert laut Definition bis **maximal zwei Wochen.** Nur in höchstens 10 % der Fälle sind **Bakterien** (Bordetella pertussis, Mycoplasma pneumoniae, Chlamydia pneumoniae) die Auslöser. Halten die Hustenbeschwerden 3–8 Wochen an und klingen dann spontan ab, spricht man von einem subakuten Husten. Doch Vorsicht: Ein derart verzögerter Verlauf der Symptome kann speziell bei älteren Patienten auf eine Infektion mit dem Keuchhusten-Erreger Bordatella pertussis hindeuten, insbesondere, wenn zu anfallsartigem Husten Erbrechen hinzukommt.

Bestehend die Hustensymptome **länger als acht Wochen,** ist eine **diagnostische Abklärung** unbedingt erforderlich. Der chronische Husten kann außer Lungen- oder Bronchialerkrankungen verschiedenste Ursachen haben, die nicht pulmonal bedingt sein müssen. Zu denken ist an kardiale Erkrankungen mit Lungenstauung oder an eine gastroösophageale Refluxkrankheit, insbesondere wenn Symptome wie Sodbrennen, Aufstoßen, Brustschmerz, Heiserkeit und übermäßige Speichelbildung hinzukommen. Oft genügen bereits geringe Mengen aufsteigender Magensäure, oder die Einnahme bestimmter Arzneimittel (ACE-Hemmer wie Enalapril, Ramipril ➤ 4.2.2), um einen Reizhusten auszulösen.

CAVE

Alarmzeichen bei akutem Husten:

- Blutiger Auswurf
- Atemnot in Ruhe
- Heiserkeit
- Fieber ≥ 38,5 °C, deutliches Krankheitsgefühl (Verdacht auf Lungenentzündung)

3.3.2 Pharmakotherapie

KURZ UND KNAPP

- Laut aktueller S2k-Leitlinie[3] der Deutschen Gesellschaft für Pneumologie und Beatmungsmedizin (DGP) ist die Unterscheidung zwischen trockenem Reizhusten und produktivem Husten nicht therapierelevant.
- Die Linderung des Hustens beruht auf zwei Prinzipien: protussiv (husten- bzw. expektorationsfördernd) oder antitussiv (hustendämpfend).
- Entscheidend für das therapeutische Vorgehen ist nach Vorgabe der

Leitlinie v. a. die Dauer des Hustens.
- Aufgrund der viralen Genese ist eine Therapie mit Antibiotika weder indiziert noch erfolgversprechend.

[3] Kardos P et al. S2k-Leitlinie der Deutschen Gesellschaft für Pneumologie und Beatmungsmedizin zur Diagnostik und Therapie von erwachsenen Patienten mit Husten. Pneumologie 2019;73:143–180 AWMF-Register-Nr.: 020–003 Stand: 01.01.2019, gültig bis 31.12.2023.

Entgegen den Vorgaben der Leitlinie steht in der Praxis die Abklärung, ob der Patient einen schleimig-festsitzenden oder einen trockenen Husten hat, nach wie vor im Mittelpunkt. Sie entscheidet über die Einnahme von Sekretolytika zur Schleimlösung oder Antitussiva zur Unterdrückung des Hustenreizes. Allerdings ist die Frage nach der Menge des Sputums bzw. die Abgrenzung zwischen Speichel und Bronchialsekret vom Patienten in den meisten Fällen nur schwer zu beantworten. Zudem sind die Übergänge zwischen beiden Kategorien sowohl vom subjektiven Empfinden als auch von der Behandlungsstrategie fließend. Bei **viral bedingtem Erkältungshusten** gibt es keine kausale Therapie, die Behandlung erfolgt rein symptomatisch.

Das zentrale **therapeutische Prinzip** ist bei allen akuten und chronischen Erkrankungen mit Sekretstau die **Sekretolyse** und **Förderung** des **Abhustens.** Antitussiva sind nur in Ausnahmefällen indiziert, wie z. B. für die Hustendämpfung nachts oder in zeitlich versetzter Kombination mit Expektoranzien tagsüber.

Expektoranzien – Hustenlöser

DEFINITION

Expektoranzien: erleichtern das Abhusten von Bronchialsekret, steigern die Sekretproduktion und/oder verringern die Schleimviskosität.

Expektoranzien bessern subjektiv die Beschwerden durch Verminderung des zähen Sekrets. Die Datenlage zur Wirksamkeit von **chemisch-synthetischen** Wirkstoffen ist nicht sehr aussagekräftig und die Leitlinie führt lediglich für Ambroxol eine methodisch akzeptable Studie an. Deutlich besser wird von den Autoren der Leitlinie die Evidenz von pflanzlichen Arzneimitteln eingeschätzt.

Überzeugende Belege für die Wirksamkeit bei akutem Husten gibt es für **Phytopharmaka** auf der Basis von Cineol, Myrtol, Efeublättern oder Pelargoniumwurzel sowie für die Extraktkombinationen Thymiankraut/Efeublätter oder Thymiankraut/Primelwurzel (➤ Tab. 3.5).

- **Thymiankraut** enthält reichlich ätherisches Öl. Es verbessert die mukoziliäre Clearance der Bronchialschleimhaut, wirkt expektorierend, bronchospasmolytisch, antibakteriell und antiviral.
- **Efeublätter** enthalten Saponine, die durch oberflächenaktive Eigenschaften die Schleimviskosität vermindern und die Bildung von Surfactant in den Lungenalveolen unterstützen. Die expektorierende Wirkung der Saponine wird durch den **gastropulmonalen Reflex** unterstützt: Durch lokale Reizung der parasympathisch innervierten Magenschleimhaut werden

Tab. 3.5 Phytopharmaka bei akutem Husten.

Beispiele	Wirkstoff/Wirkungsweise	Hinweis
Soledum® Kaps. (100 mg/forte 200 mg/junior 100 mg)	• Cineol • Entzündungshemmend, sekretolytisch, lindert krampfartige Hustenanfälle • Zugelassen auch zur Zusatzbehandlung bei chron. und entzündl. Erkrankungen der Atemwege	Mit reichlich kalter Flüssigkeit etwa 30 Min. v. d. E., bei empfindlichem Magen z. E.
GeloMyrtol® forte **Myrtol®**	• Myrtol (Mischdestillat aus Eukalyptus-, Süßorangen-, Myrten- und Zitronenöl ELOM-080) • Entzündungshemmend, mukolytisch, sekretolytisch, sekretomotorisch, lindert krampfartige Hustenanfälle, antimikrobiell	• 30 Min. v. d. E. mit reichlich kalter Flüssigkeit einnehmen • KI: Kinder < 6 Jahren, entzündliche Erkrankungen im Magen-Darmbereich, im Bereich der Gallenwege sowie bei schweren Lebererkrankungen
Prospan® Extrakt (EA 575) Hustenliquid/Tropfen/Saft **Efeusaft hysan®** Flüssigkeit **Esberi-Efeu®** Hustensaft	• Efeublätter-Trocken-Extrakt • Expektorierend (gastropulmonaler Reflex), bronchospasmolytisch, bakteriostatisch, antiviral	**Prospan®**: • Hustenliquid: Beutel vor Gebrauch leicht durchkneten, unverdünnt einnehmen • Saft ist alkoholfrei und v. a. für Kinder geeignet **KI:** Kdr. < 1 J.
Bronchipret® TE Saft/-Tropfen	• Extraktkombination aus Efeublättern und Thymiankraut • Sekretolytisch, expektorierend, bronchospasmolytisch, antimikrobiell	• Saft TE besonders kindgerechte Form, geringer Alkoholgehalt • KI: Kdr. < 1 J.
Bronchipret® TP Filmtabletten **Bronchicum®** Elixier/Tropfen/Saft	• Extraktkombination aus Primelwurzeln und Thymiankraut • Sekretolytisch, expektorierend, bronchospasmolytisch, antimikrobiell	
Bronchipret® Thymian Pastillen **Bronchicum® Thymian** Lutschpastillen/Lutschtbl.	Extrakt aus Thymiankraut	• **Bronchicum®** Lutschpastillen/Lutschtbl. enthalten Pfefferminzöl bzw. Menthol • Vorsichtshalber nicht für Asthmatiker!
Umckaloabo® 20 mg Filmtbl, Flüssigkeit, Saft	• Pelargoniumwurzel (Extrakt EPs 7630) • Sekretomotorisch, immunmodulierend, antientzündlich, antibakteriell, antiviral • Vermindert Anheftung der Erreger	• KI: schwere Leber-, Nierenerkrankungen • Vorsicht bei erhöhter Blutungsneigung, gerinnungshemmenden Medikamenten

reflektorisch die Becherzellen und seromukösen Drüsen in den Bronchien stimuliert, vermehrt physiologisches, dünnflüssiges Sekret zu bilden. Efeublätter erleichtern das Abhusten, wirken bronchospasmolytisch, bakteriostatisch und antiviral. Klinische Studien zur Wirksamkeit wurden in erster Linie mit dem Extrakt **EA 575 (Prospan®)** in unterschiedlichen Darreichungsformen, sowie als Extraktkombination mit Thymiankraut (Bronchipret® Saft TE) durchgeführt. Efeublätterextrakt eignet sich auch zur Begleittherapie bei Asthma-Patienten.

- **Pelargoniumwurzel** enthält reichlich phenolische Inhaltsstoffe, welche die Freisetzung von antientzündlichen Botenstoffen und antimikrobiellen Peptiden erhöhen. Weiter sind sekretomotorische, immunmodulierende und antiviralen Eigenschaften bekannt. Wirksamkeitsnachweise liegen für den **Extrakt EPs 7630 (Umckaloabo®)** vor. Der Extrakt steigert die Zilienschlagfrequenz des Flimmerepithels, erleichtert das Abhusten und verhindert die Anlagerung von Bakterien und Viren an die Schleimhautzellen.

Auf der Oberfläche von Alveolar- und Bronchialmuskelzellen befinden sich adrenerge **Betarezeptoren,** die für Sekretverflüssigung und Bronchospasmolyse verantwortlich sind. Nach Stimulation durch Adrenalin sezernieren die Alveolarzellen der Lunge vermehrt Surfactant und das Bronchialsekret bleibt dünnflüssig. Bei einer **Entzündung der Atemwegsschleimhaut** verändert sich die Dichte dieser Rezeptoren durch Umverteilung ins Zellinnere (sog. Internalisierung). Sie sind für Signalmoleküle nicht mehr erreichbar und Adrenalin kann nur noch teilweise seine Effekte vermitteln.

ÜBER DEN TELLERRAND

Efeublätter, v. a. der Hauptinhaltsstoff α-Hederin, wirkt an den Zellen der Lungenalveolen und der glatten Bronchialmuskulatur als indirektes Sympathomimetikum und verhindert die Internalisierung der Rezeptoren trotz Entzündung. Die Sensitivität der Alveolar- und Bronchialzellen bleibt erhalten. **Thymiankraut** aktiviert ähnlich wie Adrenalin Betarezeptoren auf der Oberfläche der Schleimhautzellen, wodurch mehr dünnflüssiges Sekret gebildet, sowie Gasaustausch und Sauerstoffversorgung verbessert werden.

Pelargoniumwurzel hemmt das Glykoprotein Hämagglutinin und das Enzym Neuramidase, die beide eine Schlüsselfunktion bei der Vermehrung und Ausbreitung von Influenzaviren übernehmen. Hämagglutinin ist für das Einschleusen der Viren in die Epithelzelle verantwortlich, Neuramidase fördert die Ablösung neugebildeter Viren von der Wirtszelle und den Befall benachbarter Zellen. Nach experimentellen Untersuchungen kann Pelargoniumwurzel auch die Vermehrung saisonaler Influenzavirusstämme (H_1N_1, H_3N_2) und RS-Viren unterdrücken.

Antitussiva – Hustenstiller

DEFINITION

Antitussiva (= Hustenstiller): Wirkstoffe, die den Hustenreflex unterdrücken, wodurch Häufigkeit und Intensität der Hustenstöße abnehmen.

WIRKSTOFFE

Zentral wirksame Antitussiva: Codein, Dihydrocodein, Noscapin – alle (Rp), Dextromethorphan, Pentoxyverin (Ap)
Peripher wirksame Antitussiva: Dropropizin (Ap), Phytopharmaka/Schleimdrogen: Eibischwurzel, Spitzwegerichkraut, Isländisch Moos

Antitussiva sind vorwiegend für die nächtliche Anwendung geeignet, um den quälenden Hustenreiz zu unterdrücken und den Schlaf möglichst erholsam zu gestalten. Bei kombinierter Einnahme von Antitussiva (abends) und Expektoranzien/Sekretolytika (tagsüber) ist unbedingt ein Mindestabstand von 2 Stunden einzuhalten. Zu den Arzneimitteln ➤ Tab. 3.6, ➤ Tab. 3.7.

Tab. 3.6 Nicht verschreibungspflichtige chemisch-synthetische Sekretolytika/Mukolytika.

Beispiel	Wirkstoff/Wirkungsweise	Hinweise
ACC® akut (200 mg/600 mg) **Fluimucil®** Hustenlöser akut 600 mg **Fluimucil®** (200 mg, long, 600 mg) **Rp** **NAC-ratiopharm® akut** **NAC-ratiopharm®** (200 mg/600 mg) **Rp**	Acetylcystein: mukolytisch	–
Mucosolvan® Filmtbl., Hustensaft, Retardkaps., Inhalationslsg. **Ambroxol AbZ/- acis/**Heumann u. a.	Ambroxol: sekretolytisch, antientzündlich	–
Bisolvon® Hustensaft/Hustentbl.	Bromhexin: sekretolytisch, antientzündlich	Im Organismus entsteht aus Bromhexin sein aktiver Metabolit Ambroxol (s. o.). Es ist wirksamer und hat Bromhexin vom Markt verdrängt
WICK Husten-Löser Sirup	Guaifenesin: sekretolytisch über reflektorischen Mechanismus durch Reizung der Magenschleimhaut	• Ab 14 J. • Häufig Magen-Darm-Beschwerden bis hin zu Übelkeit/Erbrechen • KI: Schwangerschaft/Stillzeit
WICK DayMed Kombi Erkältungsgetränk	Paracetamol 500 mg, Guaifenesin 200 mg, Phenylephrin-H 10 mg Siehe Rhinosinusitis ➤ 3.2	• Für Jgdl. ab 12 J. • Kurzzeitig anwenden

Tab. 3.7 Nicht verschreibungspflichtige chemisch-synthetische und pflanzliche Antitussiva.

Beispiele	Wirkstoff/Wirkungsweise	Hinweise
Monopräparate		
Silomat® DMP/- gegen Reizhusten/- intensiv gegen Reizhusten **Dextro Bolder®** Pastillen **Hustenstiller ratiopharm®** **WICK Husten-Sirup**/- **Hustenpastillen** gegen Reizhusten	Dextromethorphan, zentral wirksames Antitussivum	• Einnahme in der Selbstmedikation 3–5 Tage, unter ärztlicher Aufsicht nicht länger als 2–3 Wo. • Vorsicht schlaffördernde Wirkung! Die Bedienung von aufmerksamkeitsfordernden Geräten sowie Teilnahme am Straßenverkehr kann beeinträchtigt sein • **NW:** Obstipation, Übelkeit
Silomat® gegen Reizhusten Saft, Tr.	Pentoxyverin, zentral wirksames Antitussivum	• Einnahme im Abstand von 6–8 Std. • **KI:** Schwangerschaft und Stillzeit, Kdr. < 2 Jahren
Larylin Husten-Stiller Pastillen, Saft	Dropropizin, ein peripher wirkendes, nicht opioides Antitussivum mit teilweise zentraler Wirkung	Mit Zusatz ätherischer Öle Eucalyptusöl, Levomenthol, Citronenöl, Pfefferminzöl, Anisöl, Orangenöl
Kombinationspräparate mit Dextromethorphan (KI, NW siehe auch Einzelstoffe und Rhinosinusitis)		
WICK DayMed Erkältungs- Kaps. für den Tag, Hartkaps.	Dextromethorphan, Paracetamol, Phenylpropanolamin	• Ab 12 bzw. 14 J. max. 5 Tage anwenden • **KI:** Herz- u. Kreislauferkrankungen, Asthma bronchiale, COPD; schwere Leber- und Nierenfunktionsstörungen, Schwangerschaft/Stillzeit
WICK MediNait, Erkältungssirup für die Nacht	Paracetamol, Dextromethorphan, Ephedrin, Doxylamin	• Ab 16 J. • **KI:** Schwangerschaft/Stillzeit
WICK MediNait Erkältungssirup mit Honig- und Kamillenaroma	Paracetamol, Dextromethorphan, Doxylamin	• Ab 12 J • **KI:** Schwangerschaft/Stillzeit
CeteGrippal plus Hustenstiller Heißgetränk	Dextromethorphan, Paracetamol, Phenylephrin	• Ab 12 J. bzw. 43 kg KG • Nicht länger als 3 Tage • **KI:** Herz- u. Kreislauferkrankungen, Asthma bronchiale, COPD; schwere Leber- und Nierenfunktionsstörungen, Schwangerschaft/Stillzeit
Pflanzliche Antitussiva		
Broncho-Sern® Sirup	Spitzwegerichkraut/reizlindernd, einhüllend	**KI:** Schwangerschaft (keine ausreichenden Untersuchungen)
Phytohustil® Hustenreizstiller Pastillen, Sirup	Eibischwurzel (Extrakt STW 42) wirkt reizlindernd, schleimhautprotektiv, einhüllend; Regeneration geschädigter Schleimhautzellen	• Sirup vor dem Schlucken möglichst lange im Mund behalten • Schmeckt gut und v. a. für Kinder geeignet • Resorption anderer, gleichzeitig eingenommener Arzneimittel kann verzögert werden
Aspecton®, Aspecton® junior Hustenstiller Flüssigkeit **isla-moos®, isla-mint®, isla-cassis®, isla-ingwer®** Pastillen	Isländisch Moos (= Medizinprodukt)/reizlindernd, einhüllend	Für anhaltende reizmildernde Wirkung durch aufliegenden Schleim nach Einnahme nicht sofort essen oder trinken

Zentral wirksame Antitussiva

Zentral wirksame Antitussiva hemmen das Hustenzentrums in der Medulla oblongata im Stammhirn und unterdrücken den Hustenreflex. Häufigkeit und Intensität der Hustenattacken nehmen ab.

Neben den **verschreibungspflichtigen Opioiden Codein** (z. B. BronchiCodein® Tropfen, Codeinum phosphoricum Compren® 30 mg/-forte Compren® 50 mg Tabletten, Codicompren® 50 mg retard, Tussoret® Tag-/Nacht-Kapseln), **Dihydrocodein** (Paracodin®Tabletten/-N Sirup/-N Tropfen) sowie dem ebenfalls rezeptpflichtigen Opium-Hauptalkaloid **Noscapin** (Capval® Drag./-Saft/-Tropfen) gehört das Opioid-Derivat **Dextromethorphan** seit über 60 Jahren zu den bewährten zentral wirksamen Antitussiva. Es ist **nicht** verschreibungspflichtig und wird als Monotherapie zur Behandlung des Reizhustens oder in Kombination zur Behandlung von Erkältungssymptomen bei grippalen Infekten eingesetzt. Dextromethorphan kann die Blut-Hirn-Schranke überwinden, entfaltet seine antitussive Wirkung im Gegensatz zu Codein aber nicht über Opioidrezeptoren, sondern reagiert über andere Rezeptoren im Hustenzentrum. Somit treten in therapeutischer Dosierung keine analgetischen und atemdepressiven Effekte auf.

Ein zentral wirkendes, ebenfalls nicht verschreibungspflichtiges Antitussivum mit spezifischer Wirkung auf den Hustenreflex ist **Pentoxyverin.** Es normalisiert die Funktion des Hustenzentrum und vermindert eine Überstimulierung. Zusätzlich wirkt es leicht lokalanästhetisch auf der Zunge und der Rachenschleimhaut. Obwohl Pentoxyverin im Gegensatz zu den Opioiden kaum atemdepressive oder narkotische Eigenschaften aufweist, kann vereinzelt Müdigkeit auftreten und die Fähigkeit zur Teilnahme am Straßenverkehr beeinträchtigt werden. Bei Kleinkindern < 2 Jahren ist die Anwendung von Pentoxyverin aufgrund seltener Krampfanfälle oder möglicher Atemdepression kontraindiziert.

ÜBER DEN TELLERRAND

Codein gehört zu den Morphinalkaloiden mit stark antitussiver Wirkung. Im Vergleich zu Morphin sind analgetische, suchtauslösende und euphorisierende Komponenten sowie die Atemdepression jedoch deutlich geringer. Noscapin wirkt wie Codein zentral antitussiv; es unterscheidet sich in seiner Struktur von den Morphinderivaten und ist daher mit weniger Nebenwirkungen behaftet. Es ist gut verträglich und auch für Säuglinge und Kleinkinder geeignet.

Peripher wirksame Antitussiva

Antitussiva mit peripherer Wirkung dämpfen die Empfindlichkeit sensorischer Nerven (Chemorezeptoren) im Bereich von Rachen und Atemwegsschleimhaut. Bei Husten und einem kratzenden Gefühl im Rachen sind visköse Sirupe, Säfte oder Lutschpastillen angenehm. Sie enthalten Zuckerlösungen oder (pflanzliche) Schleimstoffe, die lokal einhüllend und reizlindernd auf die Hustenrezeptoren im Hals-Rachen-Bereich wirken.

Schleimdrogen wie Eibischwurzel, Spitzwegerichkraut oder Isländisch Moos bilden mit Wasser (beim Teetrinken) oder mit dem Speichel (beim Lutschen) eine visköse, schützende Schicht auf der Schleimhaut, die nur langsam abtransportiert wird. Empfindliche Nervenendigungen werden abgedeckt, Entzündungsprozesse bilden sich zurück und die Ansprechbarkeit peripherer Hustenrezeptoren wird reduziert. Polysacharide beeinflussen aktiv zellphysiologische Prozesse und unterstützen die Regenerationsfähigkeit der Schleimhaut. Damit sich der samtartige Schutzfilm auf der rauen Schleimhaut bilden kann, ist die Verweildauer ausschlaggebend, somit hat die Auswahl der **Darreichungsform** einen zusätzlichen therapiefördernden Effekt.

GUT ZU WISSEN

Lutschtabletten, Pastillen oder Säfte, die langsam und schluckweise getrunken werden, ermöglichen einen längeren Kontakt mit der Schleimhaut als Kapseln oder Tabletten.

3.3.3 Übersicht: Phytopharmaka bei akutem Husten

In ➢ Tab. 3.5 sind laut Leitlinie empfehlenswerte Phytopharmaka aufgeführt.

3.3.4 Übersicht: Chemisch-synthetische Sekretolytika/Mukolytika

In ➢ Tab. 3.6 sind chemisch-synthetische Sekretolytika/Mukolytika aufgeführt, die abhängig von den Indikationsangaben und der Dosierung/Packungsgröße verschreibungspflichtig (Rp) oder nicht verschreibungspflichtig (Ap) sind.

3.3.5 Übersicht: Nicht verschreibungspflichtige Antitussiva

In der vorangehenden Tabelle (➢ Tab. 3.7) sind zentral und peripher wirkende Hustenstiller (Antitussiva) aufgeführt, die bei Bronchitis zur Abschwächung des Hustenreizes in der Selbstmedikation oder zur Verordnung durch den HP geeignet sind. Zu den peripher wirksamen Antitussiva gehören v. a. die schleimhaltigen Phytopharmaka.

3.4 Halsschmerzen/Entzündungen im Hals-Rachenbereich

WIRKSTOFFE

- **Chemisch-synthetische Arzneimittel:**
  - **Antiseptika:** Benzalkoniumchlorid, Cetylpyridiniumchlorid, Octenidin
  - **Lokalanästhetika:** Benzocain, Lidocain
  - **Lokales Nichtsteroidales Antiphlogistikum:** Flurbiprofen
  - **Lokales Antiphlogistikum/Analgetikum:** Benzydamin
  - **Hyaluronsäure/Hydrogel-Komplex**
- **Phytopharmaka**
  - **Schleimstoffe:** Eibischwurzel, Spitzwegerichkraut, Isländisch Moos
  - **Ätherische Öle/Gerbstoffe:** Salbeiblätter/-öl, Thymiankraut/-öl

3.4.1 Klinische und physiologische Grundlagen

Halsschmerzen und Heiserkeit sind oft die ersten Anzeichen eines viralen Infekts. Die Viren schädigen die Schleimhaut im Hals-Rachen-Raum und führen im weiteren Verlauf zu einer akuten Entzündung, die auch den Kehlkopf betreffen kann.

3.4.2 Pharmakotherapie

Wichtigstes Zeil ist die Hemmung der Entzündung und Linderung der Schmerzen an der wunden Schleimhaut. Zur Verfügung steht eine große Zahl lokal wirksamer Arzneimittel (➢ Abb. 3.2) mit verschiedenen chemischen Wirkstoffen oder natürlichen Substanzen. Bei einer viral bedingten Pharyngitis oder Laryngitis eignen sich Antiseptika, Lokalanästhetika, NSAR und lokale Antibiotika in Form von Hals- oder Lutschtabletten, Pastillen, Gurgellösungen und Rachensprays.

Antiseptika

DEFINITION

Antiseptika: Substanzen mit desinfizierender und antimikrobieller Wirkung gegenüber behüllten Viren, grampositiven und gramnegativen Bakterien (Staphylokokken, Pneumokokken, Staphylococcus aureus, Pseudomonas aeruginosa), die zu den häufigsten Erregern von Entzündungen im Hals-Rachen-Bereich zählen.

Antiseptika wie Chlohexidin (z. B. Chlorhexamed Fluid 0,1 %/Chlorhexamed FORTE alkoholfrei 0,2 %, meridol® med CHX 0,2 %) und Hexetidin (z. B. Hexoral® Lösung, Spray) werden vorwiegend zur Keimzahlverminderung im Mundraum nach parodontalchirurgischen Eingriffen oder bei bakteriellen Entzündungen des Zahnfleischs

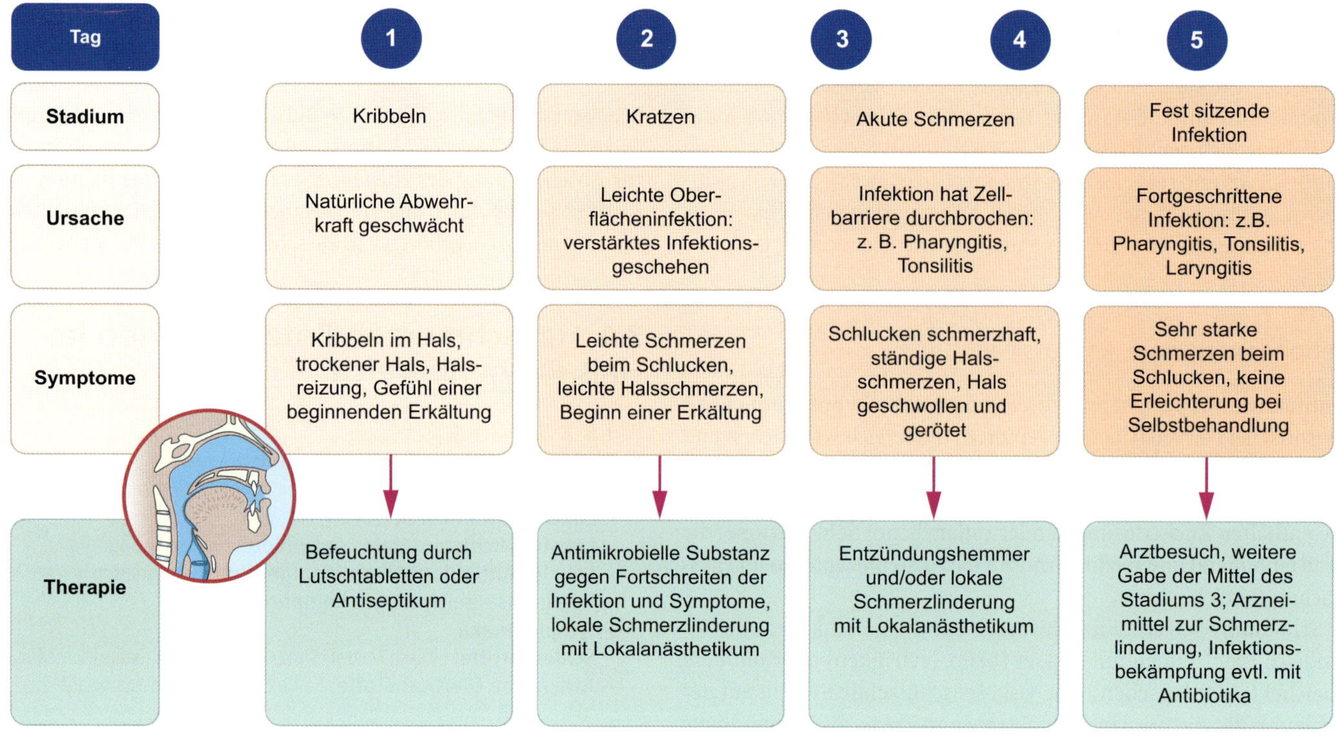

Abb. 3.2 Therapie der Halsentzündung nach Symptomen und Infektionsverlauf. [L157]

(Gingivitis) eingesetzt. Bei Halsschmerzen und Entzündungen im Rachenraum steht Octenidin als Lutschtablette zur Verfügung (z. B. Laryngomedin® Octenidin Antisept).

Lokalanästhetika und Lokalantibiotika

DEFINITION

Lokalanästhetika: Wirkstoffe, welche die Schmerzempfindung in begrenzten Arealen des Körpers ausschalten.
Lokalantibiotika: Substanzen mit antibakterieller Wirkung.

Stehen Schmerzen im Vordergrund, werden zur kurzzeitigen Anwendung **Lokalanästhetika** wie Benzocain oder Lidocain empfohlen. Ihre Wirkdauer ist beschränkt, so dass etwa alle 3 Stunden eine weitere Tablette gelutscht werden soll. Oft empfinden Patienten das damit verbundene Taubheitsgefühl der Zunge und Geschmacksstörungen, die noch einige Zeit nach der Anwendung fortbestehen, als sehr unangenehm.

Ambroxol wirkt nicht nur als Expektorans sekretolytisch (siehe Bronchitis ➤ 3.3), sondern auch lokalanästhetisch. Es blockiert spannungsabhängige Natriumkanäle in schmerzsensiblen peripheren Nervenzellen. Depolarisation der Zellmembran und Ausbildung von Aktionspotenzialen werden verhindert und die die Erregungsübertragung unterbrochen. Die lokalanästhetische Potenz von Ambroxol liegt sowohl im physiologischen, als auch im sauren Milieu des entzündeten Gewebes um ein Vielfaches höher als von Lidocain oder Benzocain.

Lokalantibiotika wirken antibakteriell, aber nur sehr begrenzt antiviral und sollen verhindern, dass sich als Folge einer viralen Rachenentzündung eine bakterielle Superinfektion ausbreiten kann. Als einziges **lokales Antibiotikum** ist Tyrothricin als Halsschmerztablette im Handel. Lokalanästhetika und/oder Lokalantibiotika werden häufig mit Antiseptika wie Benzalkoniumchlorid und Cetylpyridiniumchlorid kombiniert.

GUT ZU WISSEN

Lokalanästhetika können vorübergehend die Geschmackswahrnehmung beeinträchtigen und ein reversibles Taubheitsgefühl der Zunge hervorrufen.

GUT ZU WISSEN

Kennzeichen für bakterielle Infektionen (z. B. Streptokokken-Angina, Tonsillitis, Abszesse, Scharlach), die in der Regel eine Therapie mit **oralen** Antibiotika erfordern, sind

- starke Schluckbeschwerden und Halsschmerzen, die ohne Besserung länger 3–5 Tage anhalten,
- Fieber über 39 °C bei Erwachsenen und starkes Krankheitsgefühl,
- eitrige Beläge/Stippchen auf den Rachenmandeln und der Zunge, Hautausschlag,
- Stimmverlust, Atembeschwerden oder geschwollenen Lymphknoten.

Die Deutsche Gesellschaft für Allgemeinmedizin und Familienmedizin (DEGAM) rät in ihrer Leitlinie[4] von einer Behandlung mit

[4] S3-Leitlinie „Halsschmerzen" Deutsche Gesellschaft für Allgemeinmedizin und Familienmedizin e.V. (DEGAM) wird z.Zt. überarbeitet, Fertigstellung geplant 30.06.2020

lokalen Antiseptika oder **Antibiotika** ab. Die Ablehnung wird damit begründet, dass diese Substanzen nur an der Oberfläche wirken, während sich die Infektion in tieferen Gewebeschichten abspielt und ihre bakterizide bzw. bakteriostatische Eigenschaft bei viraler Infektion ohnehin wirkungslos ist. Auch können Antiseptika, Lokalanästhetika oder Antibiotika Allergien auslösen.

Lokale nichtsteroidale Antiphlogistika/Antirheumatika

DEFINITION

Nichtsteroidale Antiphlogistika/Antirheumatika (NSAR): schmerzlindernde und entzündungshemmende Wirkstoffe zur systemischen und lokalen Anwendung.

Bei andauernden Halsschmerzen und stärkeren Schluckbeschwerden hat sich Flurbiprofen bewährt. Als **NSAR** zur **lokalen Anwendung** ist es in Form von Lutschtabletten oder Halsspray zugelassen zur kurzzeitigen symptomatischen Behandlung bei schmerzhaften Entzündungen der Rachenschleimhaut ab einem Alter von zwölf Jahren. Flurbiprofen wirkt schneller als orale NSAR am Ort der Entzündung und kann daher deutlich niedriger dosiert werden.

CAVE

- Flurbiprofenhaltige Rachentherapeutika wirken trotz lokaler Darreichungsform auch systemisch und können Überempfindlichkeitsreaktionen auslösen. Vorsicht bei älteren Patienten oder Patienten mit Allergien/allergischem Asthma!
- Bei gleichzeitiger Anwendung von zwei oder mehr NSAR, insbesondere bei einer kombinierten Einnahme mit Thrombozytenaggregationshemmern besteht eine erhöhte Gefahr von gastrointestinalen Nebenwirkungen (Ulzerationen, Blutungen).
- (Levo-)Menthol oder konzentriertes Pfefferminzöl kann einen Asthmaanfall auslösen. Halspastillen mit diesen Wirkstoffen sind daher nicht für Asthmatiker und Kinder < 2 Jahren geeignet.

Bei **Pharyngitis** und oberflächlichen Schleimhautentzündungen sind **Gurgellösungen oder Spülungen** mit antiseptischen Wirkstoffen oder Ätherisch-Öl- oder Gerbstoffdrogen (z. B. Salbeiblätter) meist ausreichend.

Bei **Laryngitis** werden **Lutschtabletten** oder Pastillen bevorzugt, da der Kehlkopf durch Spülen und Gurgeln nicht erreicht wird und die Wirkstoffe nur beim Schlucken an den Ort der Entzündung gelangen. Zudem regt Lutschen die Speichelproduktion an und hält die Schleimhäute feucht, ein weiterer therapeutischer Vorteil bei Halsschmerzen.

Weitere Wirkstoffe und Phytopharmaka

Salzhaltige Pastillen (z. B. EMSER PASTILLEN®) oder Lösungen entziehen der entzündeten Schleimhaut auf osmotischem Weg Wasser und wirken abschwellend, **Dexpanthenol** (z. B. Panthenol® Tabletten) unterstützt die Regeneration und Heilung der angegriffenen Epithelzellen.

Hyaluronsäure in Form eines Hydrogel-Komplexes deckt die entzündete Schleimhaut ab und wirkt reizlindernd. **Pflanzliche Schleimdrogen** wie Eibischwurzel, Spitzwegerichkraut oder Isländisch Moos sind sehr hydrophil und befeuchten die Schleimhaut. Mit Wasser entstehen visköse Lösungen, die als Schutzfilm einhüllend und reizlindernd wirken. Oberflächliche Schleimhautzellen werden hydratisiert, von weiteren Reizen abgeschirmt und die Wundheilung gefördert. Ätherische Öle und Gerbstoffe wie in Salbeiblättern/-öl, und Thymiankraut/-öl wirken entzündungshemmend, antibakteriell und antiviral.

Topische Anwendung der Rachentherapeutika

- Alle Rachentherapeutika gleichmäßig über den Tag verteilt und für eine längere Einwirkzeit nach den Mahlzeiten anwenden.
- Für eine optimale Wirkung Halstabletten langsam zergehen lassen bzw. befeuchtende Lutschpastillen mit Hyaluronsäure oder Schleimpolysacchariden in die Backentasche legen. Die Wirkstoffe lösen sich allmählich auf und erreichen bei jedem Schluckvorgang auch tiefere Regionen der Rachen- und Kehlkopfschleimhaut.
- Kauen oder Zerbeißen schwächt die Wirkung ab.
- Mit einer Gurgellösung ausreichend lange (ca. 60 Sekunden) spülen oder gurgeln Sie wirkt oberflächlicher und ist v. a. bei Beschwerden im vorderen Rachenbereich geeignet. In der Schwangerschaft oder für Patienten mit gereiztem Magen ist eine Lösung eine Alternative, da sie nicht geschluckt, sondern nach der Anwendung ausgespuckt wird.
- Patienten, die zu Allergien neigen, sollten besonders auf Unverträglichkeitsreaktionen (z. B. durch Lidocain, Benzocain) achten.
- Zuckerfreie Arzneiformen verhindern die Kariesbildung und sind eine gute Empfehlung für Diabetiker.
- Vorsicht mit Rachentherapeutika bei Kindern! Lutschtabletten sind erst anzuwenden, wenn die Kinder kontrolliert lutschen können. Gurgellösungen sind teilweise schon für Kinder ab 2 Jahren zugelassen, allerdings sind Kleinkinder meist noch nicht in der Lage, richtig zu gurgeln und verschlucken sich häufig.
- Bei Halsschmerzen hat sich die Anwendung eines Halswickels bewährt: Ein Baumwolltuch mit lauwarmem Wasser tränken, ausdrücken und um den Hals legen. Darüber ein trockenes Tuch oder ein Wollschal legen. Diesen Wickel 30–45 Minuten wirken lassen.

3.4.3 Übersicht: Nicht verschreibungspflichtige Arzneimittel bei Halsschmerzen

In der Selbstmedikation von erkältungsbedingten akuten Halsschmerzen haben sich insbesondere Arzneimittel (➤ Tab. 3.8) bewährt, die lokal – also direkt am Entzündungsort angewendet werden. Die folgenden rezeptfreien Rachentherapeutika können die Dauer der Halsschmerzen nicht verkürzen, jedoch die Beschwerden lindern.

Tab. 3.8 Nicht verschreibungspflichtige Arzneimittel bei Halsschmerzen.

Beispiel	Wirkstoff	Wirkungsweise	Hinweise
Dobendan® Direkt Lutschtbl., Spray **FlurbiAngin®** Lutschtbl.	Flurbiprofen	NSAR; entzündungshemmend, analgetisch	• Erw. u. Kdr. >12 J.: nicht länger als 3 Tage • Schwangerschaft strenge Indikationsstellung im 1./2. Trimenon, kontraindiziert im 3. Trimenon
Trachilid® Halsschmerztbl.	Lidocain	Lokalanästhetisch	TD max. 6 Tbl.
Anaesthesin®-Pastillen **neo-angin®** Benzocain Lutschdrgs.	Benzocain	Lokalanästhetisch	• KI: < 16 Jahre (ungenügende Untersuchungen), in Schwangerschaft, Stillzeit nicht empfohlen • Kdr: < 2 J. (Pfefferminzöl)
Dolo-Dobendan® (1,4 mg/10 mg) Lutschtbl.	Cetylpyridiniumchlorid, Benzocain	Antiseptisch, lokalanästhetisch	TD bis zu 4 Lutschtbl.
Neo angin® Benzydamin **Tantum verde®** Lsg., Lutschtbl., Spray	Benzydamin (NSAR)	Antiphlogistisch, lokalanästhetisch, leicht bakterizid und fungizid Kein Taubheitsgefühl	Ab 6 J., Tantum verde, ab 12.J. Auslösung von Bronchospasmen möglich bei Asthma, auch in Vorgeschichte
Septolete® (3 mg/1 mg) Lutschtbl.	Benzydamin, Cetylpyridiniumchlorid	Entzündungshemmend, analgetisch, antiseptisch	Für Kdr. ab 6 J.
Dorithricin®, Classic/- Waldbeere Lutschtbl.	Tyrothricin, Benzalkoniumchlorid, Benzocain	Tyrothricin lokales Antibiotikum, antiseptisch, lokalanästhetisch	Nicht bei KK, in Schwangerschaft, Stillzeit nicht empfohlen
Lemocin® Lutschtbl.	Cetrimoniumbromid, Lidocain, Tyrothricin	Antiseptisch, lokalanästhetisch, lokal antibiotisch	• Schwangerschaft, Stillzeit nicht empfohlen • Maximal 8 Lutschtbl./d, max.2/d
Neo-Angin®, Kirsche/- zuckerfrei – Halstbl.	Amylmetacresol, Dichlorbenzylalkohol	Antiseptisch	KI: < 2 J., Schwangerschaft, Stillzeit
Mucoangin® gegen Halsschmerzen Lutschtbl.	Ambroxol	Entzündungshemmend, analgetisch	KI: < 12 J, Schwangerschaft, Stillzeit nicht empfohlen
GeloRevoice®, Cassis-Menthol/-Grapefruit-Menthol/- Holunderblüte-Mentholfrei/- Kirsch-Menthol – Lutschtbl. **isla® med** akut/- med akut Zitrus-Honig/- med voice Pastillen	Hyaluronsäure, Geschmacksaromen	• Hydrogel-Komplex, reizlindernd, einhüllend, befeuchtend • Ideal bei Heiserkeit und belegter Stimme	–
Phytohustil® Hustenreizstiller Pastillen	Eibischwurzel Extrakt STW 42	Reizlindernd, einhüllend schleimhautprotektiv	–
Bronchipret® Thymian Pastillen **Bronchicum® Thymian** Lutschpastillen, Lutschtbl.	Thymiankrautextrakt	Entzündungshemmend, antibakteriell, antiviral	**Bronchicum®** enthält Pfefferminzöl bzw. Menthol, vorsichtshalber nicht für Asthmatiker!
Salviathymol® N Flüssigkeit	Salbei-, Eucalyptus-, Pfefferminz-, Zimt-, Nelken-, Fenchel-, Sternanisöl, Levomenthol, Thymol	• Entzündungshemmend, antibakteriell, antiviral • Bei leichten Entzündungen des Zahnfleisches, der Mund- und Rachenschleimhaut	–

3.5 Mittelohrentzündung/Ohrenschmerzen

WIRKSTOFFE

- **Analgetika:** Paracetamol (bei Kleinkindern), Ibuprofen
- **Sekretolytika:** Phytopharmaka, Nasentropfen (siehe Rhinosinusitis)
- **Otologika:** Phenazon (Analgetikum), Procain (Lokalanästhetikum), Glycerol (Glycerin)
- **Antibiotika:** Amoxicillin (1. Wahl), Cefuroxim/Cephalosporine Gruppe 2

3.5.1 Klinische und physiologische Grundlagen

Otitis media

Die **akute** Mittelohrentzündung (Otitis media) gehört zu den häufigsten Infektionen im Kleinkindalter, mehr als 60 % der Kinder erkranken innerhalb der ersten sechs Lebensjahre mindestens einmal an einer akuten Otitis media. Sie tritt fast immer als Folge eines aufsteigenden viralen Infekts der oberen Atemwege auf. Die Eustachio-Röhre, der Verbindungskanal zwischen Innenohr und Nasen-Rachen-Raum, ist in diesem Alter noch sehr kurz und eng, sodass die Viren sich leicht über die Nase ausbreiten und in die Paukenhöhle einwandern können. Die Schleimhaut im Tubenkanal reagiert mit ödematöser, entzündlicher Schwellung und eitrigem Exsudat in die Paukenhöhle. Durch die verstopfte Nase ist der Sekretabfluss erschwert, sodass es bei mehr als der Hälfte der Kinder zu Mischinfektionen mit bakteriellen Keimen (Streptococcus pneumoniae, Haemophilus influenzae u. a.) kommt.

Eine akute Otitis media ist in mehr als 60 % der Fälle selbstlimitierend und heilt innerhalb von 24 Std., in nahezu 80 % innerhalb von 2–7 Tagen spontan aus. Erkrankt ein Kind innerhalb von ½ Jahr mindestens dreimal, spricht man von einer **rezidivierenden** Otitis media. Ursachen hierfür sind meist vergrößerte Rachen- und Gaumenmandeln.

GUT ZU WISSEN

Ein Hinweis auf eine akute Mittelohrentzündung sind plötzlich einsetzende starke, stechende und pulsierende Ohrenschmerzen im Zusammenhang mit einer abklingenden harmlosen Erkältung.

TIPP

Die Leitlinie Ohrenschmerzen[5] der DEGAM empfiehlt, bei Patienten ohne Risikofaktoren auf eine sofortige antibiotische Therapie zu verzichten und zunächst eine symptomatische Behandlung mit Analgetika durchzuführen. Selbst im akuten (bakteriellen) Stadium mit Fieber ist es vertretbar, unter Beobachtung des Kindes 24–48 Stunden abzuwarten. Ein Antibiotikum lindert die Schmerzen innerhalb der ersten 24 Stunden zumeist nicht, erst ab dem 2. Tag ist ein geringer Nutzen erkennbar.

[5] Ohrenschmerzen. S2k-Leitlinie der Deutschen Gesellschaft für Allgemeinmedizin und Familienmedizin e.V. (DEGAM-)Leitlinie Nr. 7, aktualisierte Fassung 2014 (wird zur Zeit überarbeitet)

Ohrenschmerzen bei Erwachsenen können sowohl als primäre Otalgie vom äußeren, Innen- oder Mittelohr ausgehen, sekundär als Folge anderer Erkrankungen (z. B. Tonsillitis, Erkrankungen der Kiefergelenke und Zähne, Mastoiditis) auftreten oder mit Abnützungen der Halswirbelsäule oder einem Bandscheibenvorfall zusammenhängen.

Otitis externa

Am häufigsten bei Erwachsenen sind Entzündungen des äußeren Gehörgangs (**Otitis externa**) durch Mikroverletzungen, Bakterien- oder Pilzinfektionen nach Schwimmbadbesuch oder im Badeurlaub. Der lange Kontakt mit Chlor- oder Meerwasser weicht die Haut im Gehörgang auf und schwächt ihre Barrierefunktion. Ein feuchtwarmes Milieu begünstigt die Entstehung, daher sind Personen, die regelmäßig In-Ohr-Kopfhörer, Ohrenstöpsel oder Hörgeräte tragen, häufiger betroffen. Typische Symptome einer Otitis externa sind anfangs starker Juckreiz und Rötung, später kommt eine schmerzhafte Schwellung und Berührungsempfindlichkeit hinzu.

CAVE

- Ohrenschmerzen, die länger als 1–2 Tage anhalten oder häufig wiederkehren, von hohem Fieber, Otorrhö (Ohrenfluss) oder deutlicher Hörminderung begleitet sind, erfordern eine ärztliche Abklärung.
- Ohrentropfen wegen der Gefahr der Keimverschleppung ins Mittelohr keinesfalls bei perforiertem Trommelfell anwenden!

Tab. 3.9 Analgetika bei unkomplizierter akuter Otitis media für Kinder ab sechs Monaten (nach Leitlinie Ohrenschmerzen).

Analgetikum/Wirkungsweise	Empfohlene Dosierung
Paracetamol schmerzlindernd	• Maximal 60 mg/kg Körpergewicht/Tag, • Verteilt auf 3-bis 4-mal 10–15 mg/kg Körpergewicht/Tag
Ibuprofen schmerzlindernd und entzündungshemmend	• Maximal 20–30 mg/kg Körpergewicht/Tag • Verteilt auf 3–4 Gaben pro Tag

GUT ZU WISSEN

Schmerzen durch äußere Manipulation, wie der sog. Ohrmuschel-Zugschmerz oder der Tragus-Druckschmerz (beim Drücken auf den Tragus = Knorpel vor der äußeren Gehörgangsöffnung) unterscheiden eine Otitis externa von einer Otitis media, bei der Berührungen das Schmerzempfinden nicht beeinflussen.

3.5.2 Pharmakotherapie

DEFINITION

Otologika: Arzneimittel zur Anwendung am Ohr. Sie wirken analgetisch, lokalanästhetisch, austrocknend und abschwellend.

Bei einer Otitis media ist in der Regel eine **schmerzlindernde** und **entzündungshemmende** Therapie mit Paracetamol oder Ibuprofen ausreichend. Wichtig ist v. a. bei Kleinkindern eine ausreichende Flüssigkeitszufuhr, für die sich auch Erkältungs-Teemischungen aus antiphlogistisch und sekretolytisch wirkenden Drogen (➤ 3.2, ➤ Tab. 3.9) sehr gut eignen. Bei Otitis externa können Otologika, d. h. Ohrentropfen mit lokalanästhetischen oder analgetischen Eigenschaften die Beschwerden lindern.

In der Regel ist eine **schmerzlindernde** und **entzündungshemmende** Therapie ausreichend. Wichtig ist v. a. bei Kleinkindern eine ausreichende Flüssigkeitszufuhr, für die sich auch Erkältungs-Teemischungen aus antiphlogistisch und sekretolytisch wirkenden Drogen sehr gut eignen.

Als unterstützende Maßnahme helfen gefäßverengende Nasentropfen oder -sprays (➤ 3.2, ➤ Tab. 3.2) mit α-Sympathomimetika wie Xylometazolin oder Oxymetazolin. Sie lassen die Schleimhaut im Bereich der Mündung der Eustachio-Röhre in den Nasenrachenraum abschwellen, das Sekret aus dem Mittelohr kann abfließen und der schmerzhafte Druck lässt nach. Durch die erleichterte Nasenatmung können die Kinder besser schlafen, trinken und essen, was den Krankheitsverlauf positiv beeinflusst. Ein Nasenspray ist erst für Kinder ab 2 Jahren geeignet, außerdem gelangen Tropfen eher in die Nähe des Tubengangs und gewährleisten einen besseren Druckausgleich. Auch Sinupret® Saft/Tropfen (für Kinder ab 2 Jahren) ist empfehlenswert. Die entzündungshemmende Wirkung der pflanzlichen Kombination bewirkt ebenfalls ein Abschwellen der Schleimhaut und den Abfluss von erregerhaltigem Sekret aus den Nasennebenhöhlen. Die Verbesserung des Druckausgleichs in der Paukenhöhle wirkt rasch schmerzlindernd.

Bei **Otitis externa** empfiehlt die DEGAM-Leitlinie im Anschluss an eine vorsichtige Reinigung des äußeren Gehörgangs das folgende Vorgehen.

3

3

Tab. 3.10 Ohrentropfen.

Beispiel	Wirkstoffe	Wirkungsweise	Hinweis
Otalgan® Lsg.	Phenazon (Analgetikum), Procain (Lokalanästhetikum), Glycerol	Analgetisch, lokalanästhetisch	Bei akuter Otitis media/externa, nur bei unverletztem Trommelfell!
GeloBacin® Ohrentr.	Glycerol, Butandiol, Dexpanthenol,	• Austrocknend, abschwellend, wundheilend • Physikalisch/osmotisch • Medizinprodukt	Prophylaktisch und bei unspezifischen Beschwerden des äußeren Gehörgangs (Otitis externa, Badeotitis)
NORMISON® Ohrenspray	Isopropylalkohol, Essigsäure, Dexpanthenol	• Austrocknend, abschwellend, wundheilend • Physikalisch/osmotisch • Medizinprodukt	–
Dolphiner™ Ohrenspray	Isopropylalkohol, Glycerin, Essigsäure, Pfefferminzöl	• Reinigend, pflegend, unterstützt die Wiederherstellung des Säureschutzmantels der äußeren Gehörgänge • Medizinprodukt	Für Kdr. ab 2 J.
Otitex® Lsg.	Docusat-Natrium, Ethanol, Glycerol	• Austrocknend, abschwellend • Physikalisch • Medizinprodukt	Zur Reinigung des Gehörgangs, bei Cerumen und Ceruminalpfropfen
Otodolor® **direkt**	Glycerol	• Austrocknend, abschwellend • Physikalisch • Medizinprodukt	Auch für Säuglinge
AUDISPRAY® junior Ohrenspray **AUDISPRAY**® Adult	Hypertonische Meerwasserlösung, (Glycerol)	• Physikalisch • Medizinprodukt	–

- Zunächst erfolgt **lokale Behandlung** mit antiinfektiösen/antibiotischen und/oder Cortison-haltigen Ohrentropfen oder -sprays (z. B. Panotile® Cipro 1 mg Ohrentropfen, Otobacid® Ohrentropfen, InfectoCiproCort® Ohrentropfen, alle Rp) für etwa 6 Tage.
- Prophylaktisch und auch zur Behandlung einer Otitis externa können **analgetisch-lokalanästhetische** (z. B. Otalgan®) oder Glycerol-haltige Ohrentropfen (z. B. Gelobacin®, Otodolor®) eingesetzt werden.
- Ohrensprays zur **Reinigung und Pflege** schützen nach dem Schwimmen oder Tauchen den äußeren Gehörgang vor Entzündungen (z. B. Normison® Spray, Dolphiner™ Ohrenspray). Sie basieren auf desinfizierend wirkendem Alkohol, der den Gehörgang schneller trocknet, und enthalten pflegende/wundheilende Inhaltsstoffe (z. B. Dexpanthenol). Eine Säurekomponente trägt dazu bei, nach dem Wasserkontakt den physiologischen pH-Wert und Säureschutzmantel der äußeren Gehörgänge wiederherzustellen.
- Vorbeugend beim Schwimmen oder Tauchen (nur bis zu einer geringen Wassertiefe von höchstens 2 m!) helfen spezielle Ohrenstöpsel, wie z. B. Sanohra® swim, Ohropax® Silicon Aqua, Swimsafe™.

GUT ZU WISSEN

Das in den Ohrentropfen enthaltene Glycerol bzw. Glycerin wirkt durch seine osmotische Eigenschaft rein physikalisch und entzieht dem entzündeten Gewebe Flüssigkeit. Die Schwellung geht zurück, Druckgefühl und Schmerzen nehmen ab. Bei prophylaktischer Anwendung legt sich Glycerol als dünner Schutzfilm auf die Haut des äußeren Gehörgangs, verhindert Reizungen sowie das Eindringen von Wasser und Keimen.

3.5.3 Übersicht: Nicht verschreibungspflichtige Otologika

Bei Ohrenschmerzen oder Otitis externa kommen zur lokalen Therapie am Ohr folgende Otologika (➤ Tab. 3.10) zur Anwendung.

TIPP

Ohrentropfen richtig anwenden:
- Emulsionen und Suspension vor Gebrauch schütteln.
- Ohrentropfen vor der Anwendung in der Hand anwärmen, um das erkrankte Ohr nicht unnötig zu reizen.
- Zum Eintropfen die Ohrmuschel leicht nach hinten und nach oben ziehen.
- Nach der Anwendung den Kopf mehrere Minuten zur Seite neigen, damit die Tropfen leichter bis zum Trommelfell fließen.
- Kinder sollten zum Einträufeln am besten seitlich mit dem betroffenen Ohr nach oben liegen.

3.6 Erkältungserkrankungen in der Schwangerschaft

GUT ZU WISSEN

In der Schwangerschaft grundsätzlich nur gut untersuchte Wirkstoffe mit hohem Erfahrungswert, vorrangig als Monopräparat, anwenden.

Die Medikation von Schwangeren erfordert eine besondere Vorsicht. Vor allem im ersten Trimenon gilt die Empfehlung, so wenig Arzneimittel wie möglich einzunehmen. Doch gerade in der Erkältungszeit ist für werdende Mütter der Leidensdruck hoch, wenn sie dem Ungeborenen zuliebe Halsschmerzen oder belastende Hustenattacken ohne Behandlung aushalten. Zunächst ist abzuklären, ob nicht medikamentöse Verfahren wie Salz-Inhalationen, Einreibungen, Erkältungstees mit reichlicher Flüssigkeitszufuhr ausreichend sind.

Nach Schätzungen leiden 20–30 % der Frauen unter einer **Schwangerschaftsretinopathie.** Durch den erhöhten Östrogen-Blutspiegel werden die Schleimhäute stärker durchblutet, wovon auch die Nasenschleimhaut betroffen ist. Gleichzeitig wird mehr **Nasensekret gebildet.** Lokal abschwellende Sympathomimetika sind in der Schwangerschaft erlaubt, sollten wegen des Reboundeffekts aber nur wenige Tage angewendet werden. Als längerfristige und unbedenkliche Alternative bieten sich Meerwasser- oder Salzhaltige Nasensprays an, evtl. mit Zusatz von Dexpanthenol als heilende Komponente (z. B. Nasic®).

CAVE

- In der Schwangerschaft ist die innerliche Anwendung konzentrierter ätherischer Öle (Pfefferminz-, Rosmarin-, Salbeiöl) wegen einer möglichen wehenauslösenden Wirkung nicht geeignet.
- Alkoholhaltige Zubereitungen sind grundsätzlich zu meiden

Welche Wirkstoffe sind nun für Schwangere (➤ Tab. 3.11) zu empfehlen? Die Fachinformationen entsprechender Arzneimittel sind mit Hinweisen wie „nur in Ausnahmefällen und nach strenger Nutzen-Risiko-Abwägung" oder bei Phytopharmaka häufig „aufgrund nicht ausreichender Untersuchungen" zurückhaltend formuliert. Hier sind die Aussagen von **embyotox,** dem Pharmakovigilanz- und Beratungszentrum für Embryonaltoxikologie meist hilfreicher.

3.7 Allergische Rhinitis/Heuschnupfen

WIRKSTOFFE

- **Systemische H_1-Antihistaminika:**
  - **Ap:** Azelastin, Cetirizin, Levocetitrizin, Loratadin, Desloratadin
  - **Rp:** Bilastin, Ebastin, Fexofenadin, Mizolastin, Rupatadin, Desloratadin
- **Mastzellen-Stabilisator:** Cromoglicinsäure (Dinatriumsalz DNCG)
- **Topische H_1-Antihistaminika:** Azelastin, Levocabastin
- **Nasale Glukokortikoide:**
  - **Rp:** Budesonid, Dexamethason, Mometason, Fluticason, Flunisolid
  - **Rp und Ap:** Beclometason, Fluticason, Mometason

3.7.1 Klinische und physiologische Grundlagen

Die **allergische Rhinitis** (Rhinitis allergica) gehört zu den Typ-I-Allergien (Allergie vom Sofort-Typ) und stellt eine überschießende Reaktion des Immunsystems auf meist harmlose Substanzen wie Pollen, Tierhaare, Nahrungsmittelbestandteile u. a. dar. Als sog. **Heuschnupfen** tritt sie saisonal bedingt auf und wird durch Proteinbestandteile von Baum-, Sträucher- und Krautpollen ausgelöst, die durch Windbestäubung übertragen werden. Pollen von Hasel, Erle, Birke, Esche plagen Allergiker von Januar bis März, im Mai/Juni folgen Gräser und Getreide, während Kräuterpollen (z. B. Beifuß, Ambrosia) noch bis in den September eine allergische Reaktion hervorrufen können.

Bei Typ-I-Allergien kommt es nach einem ersten – oft unbemerkten – Kontakt mit dem Allergen bzw. den Pollen zu einer übermäßigen Produktion von IgE-Antikörpern. Diese besetzen Rezeptoren auf der Oberfläche von Mastzellen, die als Teil der körpereigenen Abwehr überall im Körper, v. a. in Schleimhäuten lokalisiert sind. In den Mastzellen ist **Histamin** in erhöhter Konzentration zusammen mit Heparin gespeichert. Ein erneuter Kontakt mit dem Allergen führt zur Degranulation der Mastzelle, die daraufhin vermehrt Histamin, Pros-

Tab. 3.11 Arzneimittel bei Erkältungen in der Schwangerschaft (nach embryotox).

Arzneimittelgruppe/	Wirkstoff/Beispiel	Anwendung in der Schwangerschaft
Antitussivum	Dextromethorphan z. B. Silomat	In allen Phasen der Schwangerschaft, Anwendung auf wenige Tage beschränkt
Sekretolytika	• Ambroxol, z. B. Mucosolvan • Bromhexin z. B. Bisolvon	• Für beide Wirkstoffe geringe Erfahrungen • In Schwangerschaft möglich
Mukolytika	Acetylcystein, z. B. ACC akut	In Schwangerschaft möglich
Lokalanästhetika bei Halsschmerzen	Lidocain (z. B. Lemocin), Benzocain	Als Lokalanästhetikum in Schwangerschaft möglich
Analgetika	Paracetamol, z. B. Paracetamol ratiopharm	• 1. Wahl während Schwangerschaft • Maximaldosis 4 g/Tag
Analgetika/Antiphlogistika	Ibuprofen, z. B. Ibuhexal	• Im 1. und 2.Trimenon • Im 3. Trimenon alle NSAR meiden
	• Acetylsalicylsäure 500 mg, z. B. Aspirin • Geringere Dosierung bis 150 mg/Tag (z. B. zur Prophylaxe wiederholter Spontanaborte) ist unproblematisch	Bis 28. Woche nur als Einzeldosis und als Reserveanalgetikum (Achtung Blutungsneigung, evtl. noch 3–5 Tage nach einmaliger Einnahme)
NSAR lokal bei Halsschmerzen	Flurbiprofen, z. B. Dobendan® Direkt 8,75 mg Lutschtabletten/- Zuckerfrei	Strenge Indikationsstellung im 1. u. 2. Trimenon, kontraindiziert im 3. Trimenon.
Sympathomimetika (als Nasenspray/-tropfen)	• Xylometazolin, z. B. Otriven • Oxymetazolin, z. B. Nasivin®	Hoher Erfahrungsumfang, während der gesamten Schwangerschaft möglich. Nicht länger als 10 Tage

taglandine und Leukotriene freisetzt. Histamin aktiviert (Histamin-) H1-Rezeptoren und löst Überempfindlichkeitsreaktionen aus, die sich durch Anschwellen und Juckreiz der Nasenschleimhaut, heftige Niesattacken, erhöhte Permeabilität kleiner Blutgefäße, wässriges, klares Sekret sowie brennende, juckende und tränenden Augen äußern. Histamin wirkt als Entzündungsmediator, ist an der Regulation der Magensäureproduktion und Motilität im Magen-Darm-Trakt sowie an der Steuerung des Schlaf-wach-Rhythmus beteiligt. Daraus leitet sich der Einsatz von **Antihistaminika** bei allergischen Reaktionen, Übelkeit und Erbrechen, als Säureblocker/Ulkusmittel und leichtes Schlafmittel ab.

GUT ZU WISSEN

Die allergische Rhinitis gilt als Risikofaktor für eine nachfolgende Asthmaerkrankung. Eine frühzeitige Therapie ist von großer Bedeutung, um einen Etagenwechsel und ernsthafte Folgeerkrankungen (chronische Sinusitis, Asthma bronchiale) zu vermeiden.

3.7.2 Pharmakotherapie

Eine Allergenkarenz ist bei der allergischen Rhinitis kaum möglich, daher sind zur Behandlung akuter Symptome H_1-Antihistaminika zur systemischen oder topischen Anwendung die erste Wahl.

Orale H_1-Antihistaminika/H_1-Blocker

DEFINITION

H_1-Antihistaminika: Substanzgruppe mit vielfältigen Wirkungen, u. a. antiallergisch, antiemetisch, sedierend.

H_1-Antihistaminika verdrängen als H_1-Antagonisten Histamin kompetitiv von seinem Rezeptor und lindern schnell die histaminbedingte allergische Symptomatik wie Gefäßerweiterung und Bronchokonstriktion. Nach ihrer Selektivität am Histamin-Rezeptor unterscheidet man H_1- und H_2-Antihistaminika.

- Die älteren **H_1-Antihistaminika der 1. Generation** wie Clemastin (z. B. Tavegil®) oder Dimetinden (z. B. Fenistil®) greifen sowohl periphere als auch zentrale H_1-Rezeptoren an und blockieren Muskarinrezeptoren (➤ 1.2.1, ➤ 3.8.2). Aufgrund der damit verbundenen Nebenwirkungen wie z. B. vermehrte Müdigkeit und Schläfrigkeit treten diese Wirkstoffe in der Behandlung der allergischen Rhinitis immer mehr in den Hintergrund. Sie werden eher verwendet, wenn eine gleichzeitige Sedierung gewünscht ist (z. B. als Kombinationspartner in Erkältungsmitteln, zur Therapie der Nesselsucht) oder äußerlich nach Insektenstichen oder Sonnenbrand (z. B. Fenistil® Gel).
- **H_1-Antihistaminika der 2. Generation**, z. B. Cetirizin, Loratadin, reagieren in therapeutischer Dosierung nahezu **selektiv an H_1-Rezeptoren.** Sie sind nur wenig lipophil und damit kaum liquorgängig. Sie wirken fast ausschließlich in der Peripherie, sodass ihre sedierende Komponente nur von einem geringen Teil der Patienten wahrgenommen wird. Ihre Wirkung tritt rasch ein (je nach Wirkstoff zwischen 30 und 60 Minuten) und hält ca. 24 Stunden an, so dass eine einmalige Einnahme am Tag ausreichend ist. Die Anwendung richtet sich nach dem Bedarf und kann kontinuierlich über mehrere Tage oder Wochen erfolgen, wegen evtl. Müdigkeitserscheinungen sind sie bevorzugt abends einzusetzen.

GUT ZU WISSEN

Antihistaminika der 2. Generation können in seltenen Fällen eine leichte Sedierung mit Müdigkeitserscheinungen hervorrufen. Achtung Beeinträchtigung der Fahrtüchtigkeit!

Topische Antiallergika

DEFINITION

Topische Antiallergika: antiallergische Wirkstoffe zur äußerlichen Anwendung als Nasenspray oder Augentropfen.

Antiallergische Nasensprays und/oder Augentropfen enthalten Cromoglicinsäure, H_1-Antihistaminika oder Glukokortikoide. **Cromoglicinsäure** wird bei oraler Gabe praktisch nicht resorbiert und daher bei allergischer Rhinitis nur lokal in Form ihres Dinatriumsalzes (DNCG) als sog. Mastzellstabilisator eingesetzt. Sie verfestigt die Membran der Mastzellen und verhindert auf diese Weise die Ausschüttung von Histamin und weiteren Entzündungsmediatoren.

Bei **akuter Symptomatik** ist Cromoglicinsäure kaum wirksam, sie wird am besten bereits vor der Allergendisposition prophylaktisch verwendet. Die topischen H_1-Antihistaminika Azelastin und Levocabastin wirken hingegen in der akuten Situation schnell und über mehrere Stunden. Ihre Resorptionsrate ist sehr gering, daher sind keine systemischen Nebenwirkungen zu erwarten und sie können auch in der Schwangerschaft und Stillzeit angewendet werden.

Für Patienten, die mit Mastzellstabilisatoren oder topischen Antihistaminika keine ausreichende Linderung ihrer Beschwerden erreichen, gelten **nasale Glukokortikoide** als Mittel der ersten Wahl. Sie hemmen die Bildung von Entzündungsmediatoren gezielt an der Nasenschleimhaut und wirken damit nicht nur antiallergisch, sondern auch antientzündlich und stärker abschwellend. Die Beschwerden werden direkt in der Nase reduziert. Unterschiedlich bewertet wird ein evtl. positiver Einfluss auf Symptome an den Augen, wie Juckreiz, Tränenfluss oder Rötung. **Verschreibungspflichtige** Glukokortikoid-Nasensprays sind auch für die ganzjährige Rhinitis und für Kinder ab drei bzw. vier Jahren zugelassen. Für eine möglichst gute und langanhaltende Wirkung sollten nasale Glukokortikoide nicht nur bei Bedarf, sondern täglich angewendet werden. Von Nachteil ist der um einige Stunden bis wenige Tage leicht verzögerte Wirkungseintritt, mit einem Maximaleffekt nach 1–2 Wochen. Diese Phase lässt sich durch eine kurzfristige, nicht mehr als 3–5 Tage dauernde zusätzliche Anwendung von Nasensprays mit α-Sympathomimetika überbrücken.

Seitdem in den letzten Jahren die Glukokortikoide Beclometason, Fluticason und Mometason zur **topischen Anwendung** für Erwachsene mit **saisonaler allergischer Rhinitis** aus der Verschreibungspflicht entlassen wurden, gewinnen **kortisonhaltige Nasensprays** auch in der Selbstmedikation zunehmend an Bedeutung. Voraussetzung für ihre Anwendung ist die **Erstdiagnose** der allergischen Rhinitis durch den **Arzt.**

Mittel der Wahl sind,

- bei leichten bis mäßigen Beschwerden der intermittierenden (saisonalen) allergischen Rhinitis: orale und nasale H_1-Antihistaminika,
- bei stärkeren Beschwerden und/oder persistierender (ganzjähriger) allergischer Rhinitis: nasale Glukokortikoide.

Antiallergische Arzneistoffe in Schwangerschaft und Stillzeit

Die **oralen Antihistaminika** Cetirizin und (bevorzugt) Loratadin können laut embryotox während Schwangerschaft und Stillzeit eingesetzt werden, auch Levocetirizin und Desloratadin werden als mögliche Arzneistoffe positiv bewertet. Unter den **topischen** Varianten sind cromoglicinsäurehaltige Nasensprays Mittel der ersten Wahl. Sie müssen jedoch frühzeitig, d. h. zwei Wochen vor dem erwarteten Pollenflug und mindestens viermal täglich angewendet werden. Embryotox akzeptiert auch Nasensprays mit Azelastin oder Levocabastin, da sie nur in geringem Maß resorbiert werden und keine systemischen Blutspiegel zu erwarten sind.

3.7.3 Übersicht: Antiallergika zur systemischen und topischen Therapie

In der nachfolgenden Tabelle (➤ Tab. 3.12) sind Beispiele verschreibungspflichtiger und rezeptfreier Antiallergika zur systemischen und lokalen Anwendung als Augentropfen oder Nasenspray aufgeführt.

3

Tab. 3.12 Antiallergika zur systemischen und topischen Therapie.

Wirkstoff	Beispiel	Wirkungsweise/Indikation	Hinweis
Systemisch verschreibungspflichtig			
Azelastin	Allergodil® Filmtbl.	Allergische Rhinokonjunktivitis (saisonal und perennial), Urtikaria	Ab 6 J.
Bilastin	Bitosen® 20 mg Tbl.		Ab 12 J.
Ebastin	Ebastel 10 mg/20 mg Filmtbl.		Ab 12 J.
Fexofenadin	Fexofenaderm® Filmtbl., Telfast® Filmtbl.		• Ab 12 J. • Fexofenadin ist der aktive Metabolit von Terfenadin, das wegen schwerer Herzrhythmusstörungen vom Markt genommen wurde
Mizolastin	Mizollen®, Zolim®		Ab 12 J.
Rupatadin	Urtimed® Tbl./Lsg.		Tbl. ab 12 J., Lsg. ab 2 J.
Desloratadin	AERIUS® Schmelztbl./Filmtbl./Lsg. Desloratadin Heumann Lsg.		Lsg. für Kinder ab 1 Jahr
Systemisch nicht verschreibungspflichtig			
Cetirizin (10 mg Tabletten)	Reactine® Filmtbl., Zyrtec® 10 mg Filmtbl., Cetirizin Heumann u. a.	Antiallergisch	• 1-mal tgl. • Flüssige Darreichungsformen Tropfen und Saft (für Kinder ab 2. J., Tbl./Lutschbl. ab 6 J.)
Cetirizin + Pseudoephedrin 5 mg + 120 mg Retardtabletten	Reactine® duo Retardtbl.	Antiallergisch, α-sympathomimetisch, abschwellend	• 2-mal tgl. • Ab 12–60 J. • Nicht bei Engwinkelglaukom, Schilddrüsenüberfunktion
Levocetitrizin (5 mg Tabletten)	Xusal® 5 mg Filmtbl, Levocetirizin AbZ 5 mg Filmtbl., Levocetirizin 5 mg ratiopharm/- Hexal **Rp** Xusal® akut Tr. Xusal®Saft	• Wirkt stärker als Cetirizin, macht weniger müde • Für Erw. und Kinder ab 2 J. aus der Verschreibungspflicht entlassen	• 1-mal tgl. • **Ap:** ab 6 J., **Rp:** ab 2 J.
Loratadin (10 mg Tabletten)	Lorano® akut, Lora-ADGC, Loratadin-ratiopharm® 10 mg u. a.	Bei manchen besser wirksam als Cetirizin	1-mal tgl.
Desloratadin	Deslora 1A (5 mg) Filmtbl.	Wirkt stärker als Loratadin, macht weniger müde, seit kurzem aus der Verschreibungspflicht entlassen	• 1-mal tgl. • Ab 6 J.
Topisch: Nasenspray, Augentropfen, Kombipackung verschreibungspflichtig			
Beclometason	Beclorhinol® aquosum Nasenspray	Vorbeugung und Behandlung saisonaler allergischer und perennialer Rhinitis (Dauerschnupfen), kleiner bis mittelgroßer Nasenpolypen	Ab 6 J.
Budesonid	Budesonid acis®, Budapp nasal Nasenspray		
Dexamethason	Dexa-Rhinospray® N sine, Solupen® sine	Erkrankungen der Nasenschleimhaut: allerg.-entzündl., akute unspezif. Entzünd., nichtinfektiöse Sinusitis	Ab 6 J.

Tab. 3.12 Antiallergika zur systemischen und topischen Therapie. (*Forts.*)

Wirkstoff	Beispiel	Wirkungsweise/Indikation	Hinweis
Mometason	Momegalen® Nasenspray, NASONEX® Nasenspray	Bei saisonaler allergischer und perennialer Rhinitis, Nasenpolypen	• Kinder ab 3 J. • Nasenpolypen ab 18 J.
Fluticason	Avamys Nasenspray, Flutide Nasal Nasenspray	Bei saisonaler allergischer und perennialer Rhinitis	Ab 6 J.
Fluticason + Azelastin	Dymista® Nasenspray	Dymista®: laut Studien ist die Kombination särker als die Einzelsubstanzen und die Wirkung tritt früher ein	
Flunisolid	Syntaris® Lsg.	bei saisonaler allergischer und perennialer Rhinitis	Kinder ab 5 J.
Topisch: Nasenspray, Augentropfen, Kombipackung nicht verschreibungspflichtig			
Cromoglycinsäure, Dinatriumsalz (DNCG)	Cromo ratio®, Pollicrom®, Cromohexal®, Vividrin antiallergische Augentropfen; Vividrin Nasenspray gegen Heuschnupfen	Antiallergikum, Mastzellen-Stabilisator	• Keine Altersbeschränkung • Beginn mind. 1 Wo vor Pollenflugzeit, durchgängig anwenden, auch in Tagen ohne Pollenflug
Azelastin	Allergodil® akut, Azedil®, Pollival®, Vividrin® Azelastin	Antihistaminikum	• Ab 6 Jahren • Bitterer Geschmack • KI: Schwangerschaft im 1. Trimenon
Levocabastin	Levocamed®, Livocab® direkt	Antihistaminikum	Ab 1 J.
Beclometason	ratioAllerg® Rhinivict® nasal Nasenspray	Glukokortikoid, saisonale allergische Rhinitis nach Erstdiagnose durch einen Arzt	Ab 18 Jahren
Fluticason	Otri-Allergie Nasenspray	Fluticason bei manchen Patienten stärker wirksam als Mometason	Ab 18 J.
Mometason	MomeAllerg Nasenspray, Momekort®, Mometahexal® Heuschnupfenspray, Mometason ratio®		• Ab 18 J. • KI: unbehandelte Infekte im Bereich der Nasenschleimhaut, Folgen von Nasen-OPs oder -verletzungen bis zur Ausheilung

TIPP

Nebenwirkungen (z. B. Nasenbluten) der Glukokortikoid-Nasensprays lassen sich durch richtige Anwendung vermeiden:

- Beim Sprühen nach außen auf die Nasenmuschel zielen, um die empfindliche Schleimhaut des Nasenseptums zu schonen.
- Sind allergieauslösende Pollen bekannt, ist eine frühzeitige prophylaktische Behandlung (ca. eine Woche vor der individuellen Allergiesaison) sinnvoll, um den Arzneimittelverbrauch zu senken.
- Bei starkem Pollenflug ist eine Nasendusche hilfreich: Das Spülen mit isotonischer Kochsalzlösung schwemmt die Pollen weg und befeuchtet die Nasenschleimhaut. Die Anwendungshäufigkeit antiallergischer Wirkstoffe kann reduziert werden.

3.8 Asthma bronchiale

Die Krankheitsbilder des Asthma bronchiale und der COPD (➤ 3.9) sind beide durch eine chronische Entzündung der Atemwege gekennzeichnet, die mit einer bronchialen Hyperreagibilität und/oder einer Atemwegsobstruktion (➤ Abb. 3.3) einhergeht. Die typische respiratorische Symptomatik äußert sich mit wechselnder Intensität und Häufigkeit durch Brustenge, Luftnot, Giemen oder Husten.

WIRKSTOFFE

- **Bronchodilatatoren:**
  - Kurzwirksame selektive Beta-2-Adrenozeptor-Agonisten/β_2-Sympathomimetika: Salbutamol, Fenoterol
  - Langwirksame selektive Beta-2-Adrenozeptor-Agonisten/β_2-Sympathomimetika: Formoterol, Salmeterol
  - Anticholinergika: Ipratropium, Tiotropium (vorwiegend bei COPD)
- **Entzündungshemmer:**
  - Glukokortikoide: Budesonid, Fluticason
  - Theophyllin
- **Leukotrien-Rezeptorantagonisten:** Montelukast
- **Phosphodiesterasehemmer:** Roflumilast
- **Monoklonale Antikörper:** Benralizumab, Omalizumab

3.8.1 Klinische und physiologische Grundlagen

Asthma bronchiale ist eine der häufigsten Volkskrankheiten mit vielfältigen Symptomen und Ursachen. Weltweit leiden schätzungsweise 330 Millionen Erwachsene und Kinder an Asthma bronchiale, in Deutschland sind mit bis zu 10 % mehr Kinder und Jugendliche als Erwachsene (ca. 7,5 %) betroffen. Die Prävalenz steigt insbesondere in Ländern mit zunehmendem westlichem Lebensstandard an. Das zentrale Symptom beim Asthma ist die **bronchiale Hyperreagibilität,**

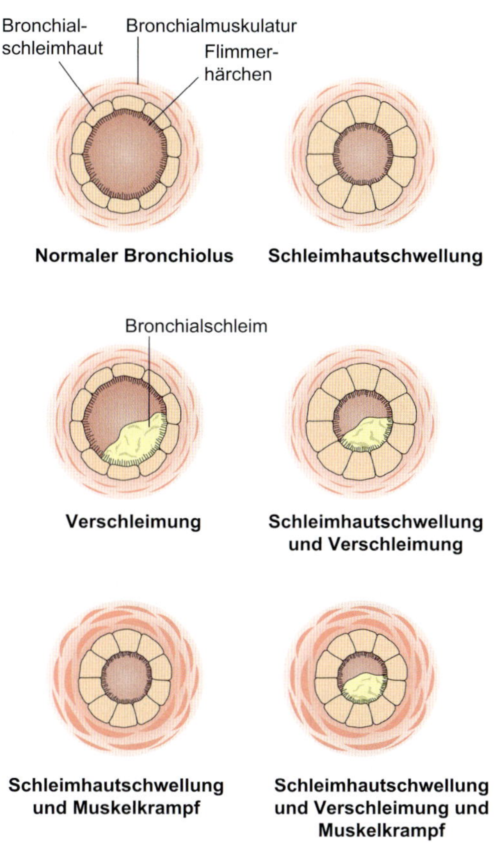

Abb. 3.3 Schematische Darstellung von Bronchialobstruktionen. Durch Schleimhautanschwellung, Verschleimung und Muskelkrampf kommt es zur Verengung der Atemwege. [L157]

unter der man eine übermäßige Reaktion des Lungengewebes mit Entzündungsprozessen, Schleimproduktion und Bronchokonstriktion versteht. Typische Zeichen der Erkrankung sind anfallsweise auftretende Atemnot, v. a. nachts oder in den frühen Morgenstunden, exspiratorischer Stridor (pfeifende, giemende Geräusche) als Zeichen der erschwerten Ausatmung, Kurzatmigkeit, sowie Abhusten von zähem glasigem Schleim und eine eingeschränkte körperliche Leistungsfähigkeit. Die schwerste Symptomatik ist die Exazerbation (deutliche Verschlechterung des Krankheitsbildes), in diesem Fall das **akute Asthma** bzw. der Asthma-Anfall.

Als auslösende Ursachen sind eine ganze Reihe exogener (Allergene, Infektionen, Tabakrauch, Sonnenlicht, Arzneimittel wie ASS (durch Hemmung der COX-1), endogener (genetische Prädisposition, Körpergewicht) oder psychischer Faktoren bekannt. Dementsprechend unterscheidet man verschiedene Formen:

- Typisch für das **allergische** (extrinsische) **Asthma** ist die erhöhte Bereitschaft zur IgE-Produktion, die durch saisonale (Pollen-) Allergene oder ganzjährig durch Hausstaubmilben angestoßen wird. Auf die Stimulation mit IgE reagieren Mastzellen und eosinophile Granulozyten mit Degranulation und setzen Histamin und Entzündungsmediatoren (Leukotriene, Prostaglandine) frei, die in das Bronchialgewebe einwandern und das Bronchialepithel schädigen. 30–50 % der Asthmapatienten zeigen jedoch keine Sensitivität gegenüber Allergenen.
- Das **nicht-allergische oder intrinsische Asthma** wird häufig durch Infekte der Atemwege ausgelöst. Wichtigster Unterschied zum allergischen Asthma ist, dass keine IgE-Antikörper nachweisbar sind.
- Das **eosinophile Asthmas,** eine noch relativ unbekannte Subgruppe, wurde in den letzten Jahren als Definition und Abgrenzung neu in die Leitlinien aufgenommen. Diese Patienten weisen eine vermehrte Anzahl eosinophiler Granulozyten im Blut und Lungengewebe auf. Für die Aktivierung, Differenzierung, das Wachstum und Überleben der eosinophilen Blutzellen hat **Interleukin-5** (IL-5) eine große Bedeutung, daher stellt es eine wichtige Zielstruktur für die Entwicklung neuer Arzneistoffe dar.

3.8.2 Pharmakotherapie

Die allergische Sofortreaktion löst eine Kontraktion der Bronchien aus, während spätere Reaktionen zu chronischen strukturellen und entzündlichen Veränderungen führen. Nimmt die chronische Schädigung zu, werden Bronchokonstriktion und damit auch Asthmaanfälle erleichtert (Sensitivierung). Wesentliche Ziele der Pharmakotherapie beim Asthma sind, entweder die Sofortreaktion und/oder die Spätreaktionen abzuschwächen oder zu verhindern. Das bedeutet die Kontrolle der entzündlich-destruktiven und allergischen Prozesse, die Verminderung der bronchialen Hyperreagibilität und der Atemwegsobstruktion. Die Therapie folgt einem Stufenschema (➤ Abb. 3.4), nach dem die Arzneistoffe abhängig vom Schweregrad der Erkrankung in einer bestimmten Reihenfolge eingesetzt und miteinander kombiniert werden.

GUT ZU WISSEN

In den aktuellen S2k-Leitlinien zu Asthma und COPD wurden die bisherigen Diagnose- und Therapiestrategien weiter differenziert. Die Bedeutung der inhalativen Glukokortikoide als Basistherapie wurde bereits ab Stufe 1 (➤ Abb. 3.4) gefestigt und eigenständige Therapieoptionen bei eosinophiler Entzündungslast, einer Subgruppe bei Asthma, mit aufgenommen.[6,7]

[6] S2k-Leitlinie zur Diagnostik und Therapie von Patienten mit Asthma. Deutsche Gesellschaft für Pneumologie und Beatmungsmedizin e.V. und Deutsche Atemwegsliga e.V. Stand 12.09.2017, gültig bis 31.12.2020

[7] S2k-Leitlinie zur Diagnostik und Therapie von Patienten mit chronisch obstruktiver Bronchitis und Lungenemphysem (COPD) Stand: 01.01.2018, gültig bis 31.12.2021

Antiasthmatika (= Arzneimittel gegen Beschwerden des Asthma bronchiale) sind vorwiegend **inhalativ** wirksame Arzneistoffe, die entsprechend ihrer Hauptwirkung zwei Gruppen zugeordnet werden:

- **Controller** für die **Dauermedikation** und Langzeitkontrolle: Hierzu gehören Glukokortikoide, die das zugrunde liegende Entzündungsgeschehen abmildern und die inflammatorisch-immunogene Pathogenese unterdrücken.
- **Reliever** als **Bedarfsmedikation:** Das sind in erster Linie Beta-2-Sympathomimetika, die als wichtigste Bronchodilatatoren die Bronchialmuskulatur entspannen und symptomatisch die Bronchokonstriktion beseitigen.

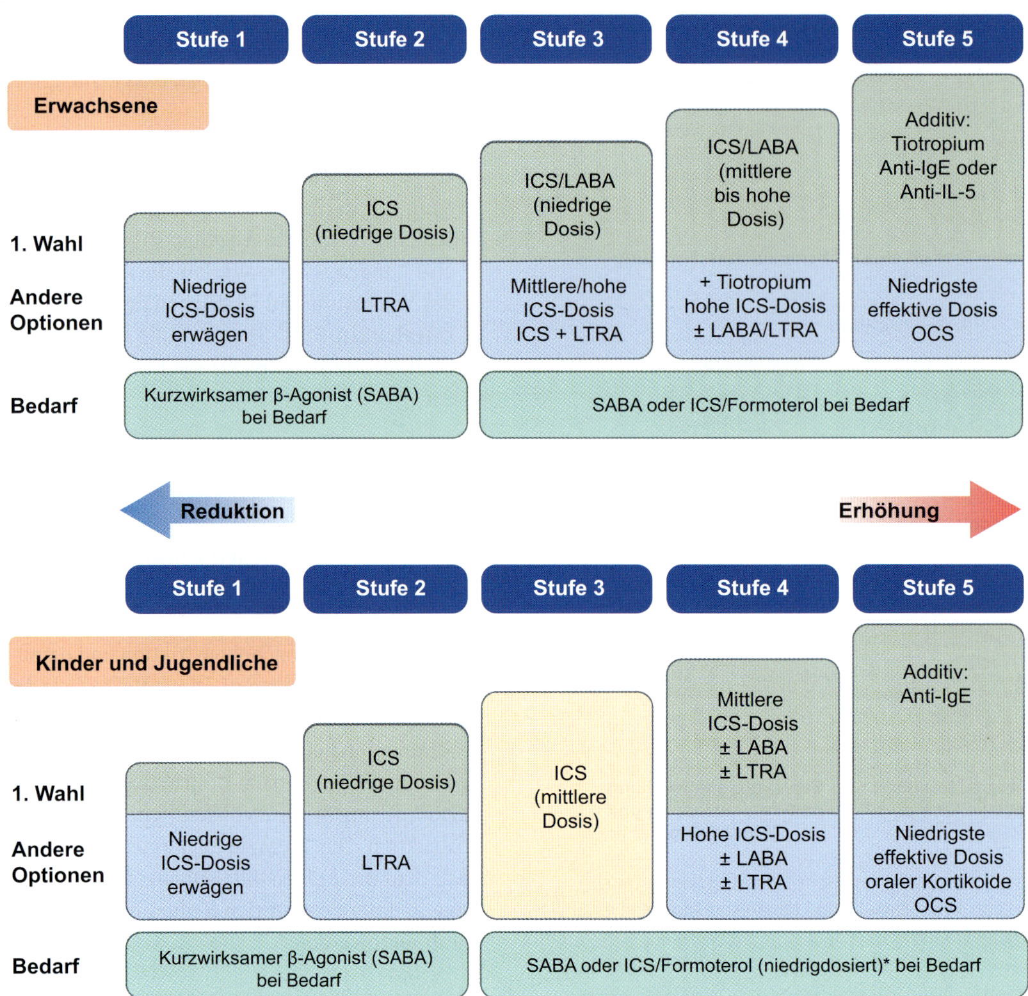

Abb. 3.4 Stufentherapie des Asthma bronchiale bei Erwachsenen, Jugendlichen und Kindern. Die neue Stufentherapie bei Asthma ist sowohl bei Erwachsenen als auch bei Kindern um die Glukokortikoide als „Therapiezentrum" aufgebaut. [L157] * > 12 Jahre, ICS=inhalatives Kortikosteroid, SABA=kurzwirksames Beta-2-Sympathomimetikum, LABA=langwirksames Beta-2-Sympathomimetikum, LTRA=Leukotrien-Rezeptor-Antagonist.

Das Wirkspektrum der Reliever und Controller kann sich teilweise überlappen. Auch können sich beide Gruppen gegenseitig in ihrer Wirkung verstärken, da eine anhaltende Reduzierung der entzündlichen Hyperreagibilität gleichzeitig Akutreaktionen vermindert.

GUT ZU WISSEN

Früher wurde Asthma bronchiale nach Schweregraden klassifiziert und die jeweilige Zuordnung bildete die Grundlage der Pharmakotherapie. Heute folgt die Asthma-Therapie einem Stufenschema, in dem die Kontrolle der Symptome im Fokus steht. Die Wirksamkeit der Therapie lässt sich anhand der **Verlaufskontrolle** erfassen. Als wichtiges Ziel und Kriterium für den Therapieerfolg gilt ein möglichst geringer Bedarf eines kurzwirksamen β-Sympathomimetikums.

Beta-2-Adrenozeptor-Agonisten

DEFINITION

Beta-2-Adrenozeptor-Agonisten/Beta-2-Sympathomimetika (Beta-2-Mimetika): Wirkstoffe, die in den Bronchien die glatte Muskulatur entspannen und bei Asthma und COPD als Bronchodilatatoren eingesetzt werden.

Beta-2-Adrenozeptor-Agonisten leiten sich chemisch von einem Derivat des Noradrenalins ab, das unselektiv als Agonist an β_1- und β_2-Rezeptoren bindet. **β_2-Rezeptoren** stimulieren die Bildung von zyklischem Adenosinmonophosphat **(cAMP)** in den **glatten Muskelzellen** der Bronchien, der Gefäße und Organe. cAMP hemmt die Aktivität eines Enzyms (Myosin-leichte-Ketten-Kinase, Myosin Light Chain Kinase MLCK), das den Gefäßtonus reguliert und Kalzium-abhängige Kaliumkanäle öffnet. Als Folge relaxieren die glatten Muskelzellen und in der Lunge kommt es zur **Bronchodilatation.**

β_2-Sympathomimetika stabilisieren prophylaktisch die Lungenfunktion. Zusätzlich vermindern sie die Ödem-Bildung, regen die Flimmerbewegung der Zilien an und verstärken die mukoziliären Clearance. Da β-Rezeptoren weder durch endogene Katecholamine (Adrenalin, Noradrenalin), noch durch Rezeptor-Agonisten dauerhaft stimuliert werden können, kommt es bei allen β_2-Sympathomimetika unter antiasthmatischer Dauertherapie zu einer **Toleranzentwicklung,** die mit einem Wirkverlust einhergeht.

Von Beta-Rezeptoren sind verschiedene Subtypen bekannt, die sich in den glatten Muskelzellen zahlreicher Organe befinden.

Beta-2-Rezeptoren kommen hauptsächlich in den **Atemwegen** vor, **Beta-1-Rezeptoren** sind vorwiegend am **Herzen** und in den peripheren Gefäßen lokalisiert. **In den Bronchien** führt die Aktivierung der Beta-2-Rezeptoren zur Entspannung der glatten Muskulatur und zur **Bronchodilatation.** Im Gegensatz zu ihrer peripheren Wirkung lösen β_2-Rezeptoren und ihre Agonisten **an der Herzmuskulatur** eine **Kontraktion** aus. Daraus leitet sich die klassische Kontraindikation „Asthma bronchiale" für Betablocker ab, die sowohl bei systemischer als auch lokaler Verordnung (als Augentropfen bei Glaukom) beachtet werden muss. Betablocker (➤ 4.5.3) reduzieren die Herzfrequenz, β_2-Sympathomimetika heben diese Wirkung teilweise auf. Daher werden heute bei Hypertonie oder Koronarer Herzkrankheit vorwiegend **selektive β_1-Rezeptorenblocker** verordnet, für die nur das schwere Asthma eine Kontraindikation bedeutet.

CAVE

Bei einigen nicht verschreibungspflichtigen Arzneimitteln ist die Kontraindikation „Asthma" zu beachten. Hierzu gehören:

- Analgetika aus der Gruppe der COX-1-Hemmstoffe (ASS, Ibuprofen, Diclofenac oder Naproxen), nicht Paracetamol!
- Dextromethorphan (zentraler Hustenblocker). Vorsicht: häufig als Kombinationspartner in Erkältungsmitteln enthalten!
- Zentralwirksame H_1-Antihistaminika (Schlafmittel, Antiemetika)

Die **Applikation** der β_2-Mimetika erfolgt in erster Linie **inhalativ.** Die orale Einnahme ist grundsätzlich nicht wirksamer, bringt aber ein erhöhtes Nebenwirkungsrisiko mit sich. Eine **intravenöse** Gabe ist der **Notfallbehandlung** vorbehalten.

GUT ZU WISSEN

- β_2-Sympathomimetika sind die wirksamsten Bronchodilatatoren, vermindern jedoch nicht das Entzündungsgeschehen.
- Bei drohendem oder akutem Asthmaanfall sind kurz und rasch wirksame β_2-Sympathomimetika Mittel der ersten Wahl

Kurzwirksame Beta-2-Sympathomimetika

Die kurzwirksamen β_2-Sympathomimetika **Fenoterol, Salbutamol** und Terbutalin wirken inhalativ sehr rasch und sind mit einer Wirkdauer von 4–5 Std. die stärksten **Reliever** (Bronchodilatatoren) zur Bedarfstherapie. Terbutalin wirkt bei oraler Einnahme in retardierter Form (Bricanyl-Duriles®) bis zu 12 Std.

Langwirksame Beta-2-Sympathomimetika

Lang wirksame β_2-Mimetika eignen sich gut bei **nächtlichem Asthma** und in Stufe 3 und 4 bei chronischen Verläufen. **Formoterol und Salmeterol** reichern sich in der Nähe der β_2-Rezeptoren an, gelangen nach und nach an den Wirkort und wirken 10–12 Std. lang. Formoterol (nicht Salmeterol) kann auch als Bedarfsmedikation eingesetzt werden, da sein Wirkeintritt bereits nach fünf Minuten erfolgt. Lang wirksame β_2-Sympathomimetika sollten stets zusammen mit entzündungshemmenden Glukokortikoiden inhaliert werden. Aus diesem Grund sind eine Vielzahl fixer Kombinationen aus Formoterol oder Salmeterol mit je einem Kortikoid auf dem Markt.

Inhalative und orale Glukokortikoide

DEFINITION

Glukokortikoide: Körpereigene (endogene, z. B. das in der Nebennierenrinde gebildete Kortisol) und synthetische Verbindungen mit ausgeprägt immunsuppressiv-immunmodulatorischen und antientzündlichen Wirkungen. Sie schützen Organe, Gewebe und Gelenke vor Zerstörung und sind daher wichtige Wirkstoffe zur Behandlung von Allergien, chronischen Entzündungen, (z. B. Polyarthritis, Darmentzündungen) und Autoimmunerkrankungen.

Inhalative Glukokortikoide sind die **wirksamsten entzündungshemmenden Antiasthmatika.** Sie sind gut verträglich und bilden die Säulen der Asthmatherapie. Ihre Einführung zu einem möglichst frühen Zeitpunkt der Therapie hat die Asthma-Sterblichkeit signifikant reduziert.

Glukokortikoide verhindern eine übermäßige Schleimbildung und halten die Zerstörung des Lungenepithels auf, verstärken die Wirksamkeit von β_2-Sympathomimetika und schwächen deren Toleranzentwicklung ab. Vor allem beim allergischen Asthma mit verstärkter IgE-Produktion spricht die Immunreaktion gut auf Glukokortikoide an. Ihre Effizienz lässt jedoch nach, wenn (eosinophile) Granulozyten im Übermaß vorhanden sind. Glukokortikoide sind als **Controller** keine Arzneimittel für den akuten Anfall. Ihre volle Wirkung setzt erst nach ungefähr einer Woche ein.

GUT ZU WISSEN

- Inhalative Glukokortikoide wirken nicht broncholytisch, sie eignen sich daher nicht zur Notfallmedikation bei akutem Asthma. Fünf bis zehn Min. **nach** Anwendung von **Bronchodilatatoren** kann die inhalative Applikation jedoch auch im Anfall wirksam sein.
- Inhalative und nasale Glukokortikoide führen aufgrund ihrer lokalen Wirksamkeit nicht zur Unterdrückung des Immunsystems. Hingegen weisen **systemisch angewendete Glukokortikoide**, insbesondere in höherer Dosierung und bei längerer Anwendungsdauer eine immunsuppressive Wirkung auf.

TIPP

Unabhängig vom Inhalationsgerät und der Atemtechnik scheidet sich bei jeder Inhalation ein Teil des Wirkstoffs im Mund-Rachenraum ab oder wird verschluckt. Mit relevanten systemischen Nebenwirkungen durch Resorption des Arzneistoffs außerhalb der Lunge ist bei modernen Antiasthmatika jedoch nur bei länger dauernder Anwendung in sehr hohen Dosierungen zu rechnen.

Auch **Glukokortikoide** wie Budesonid und Fluticason, sind **systemisch** unproblematisch. Bei der **Inhalation** können jedoch Wirkstoffpartikel, die auf der Mund- und Rachenschleimhaut verbleiben, lokal die Immunabwehr schwächen und Mundsoor (durch Candida-Pilzinfektion), Heiserkeit oder Pharyngitis hervorrufen können. Wichtigste Maßnahmen, um lokale Nebenwirkungen zu vermeiden sind

- unmittelbar nach der Inhalation den Mund ausspülen, oder
- Zähne putzen oder
- etwas trinken.

3

Weitere Antiasthmatika

Anticholinergika

DEFINITION

Anticholinergika: Wirkstoffe, welche die Effekte des Neurotransmitters Acetylcholin vermindern und somit zur Bronchodilatation und Sekretverminderung führen.

Anticholinergika (syn. Parasympatholytika) **unterdrücken** die **Wirkungen** von **Acetylcholin** im parasympathischen Nervensystem. Zur Therapie obstruktiver Lungenkrankheiten kommen nur Verbindungen zum Einsatz, die nicht ins ZNS übertreten können. Schnell und kurz wirksame Wirkstoffe wie Ipratropium (z. B. Atrovent® N Dosier-Aerosol/-Lösung) sind als Monotherapie nur bei leichten bis mittelschweren Asthmasymptomen geeignet. Ihre Bedeutung liegt **schwerpunktmäßig** in der Therapie der **COPD** sowie in der Kombination mit kurzwirksamen β_2-Mimetika oder Glukokortikoiden.

ÜBER DEN TELLERRAND

Acetylcholin ist ein Neurotransmitter, der seine Wirkung über cholinerge Rezeptoren im vegetativen Nervensystem, im ZNS und an der motorischen Endplatte vermittelt. Es gibt zwei Rezeptorfamilien – muskarinerge (mAChR) und nicotinerge (nAChR) Rezeptoren – die weiter unterteilt werden. Die Stimulierung von muskarinergen M3-Acetylcholin-Rezeptoren führt zur Kontraktion der glatten Bronchialmuskelzellen. Anticholinergika wirken als **Antagonisten** am Muskarin M3-Rezeptor, erweitern die Bronchien und verhindern eine übermäßige Sekretbildung.

Mastzellstabilisatoren

DEFINITION

Mastzellstabilisatoren: antiallergische Wirkstoffe, welche die Freisetzung von Histamin verhindern.

Mastzellstabilisatoren wie Cromoglicinsäure (z. B. DNCG iso Inhalationslösung) **verhindern** die **Histamin-Freisetzung** aus Mastzellen, senken die bronchiale Hyperreagibilität und blockieren allergische Früh- und Spätreaktionen. Sie werden inhalativ zur Prophylaxe bei Patienten mit Belastungs-induziertem und allergischem Asthma eingesetzt und sollten bereits vor der Allergendisposition angewendet werden (s. allergische Rhinitis ➤ 3.7). Mastzellstabilisatoren haben jedoch eine nur geringe Wirksamkeit.

Theophyllin

DEFINITION

Theophyllin: Wirkstoff, der die Bronchokonstriktion und ein Fortschreiten der Entzündungsreaktion hemmt. In der Asthma-Therapie heute von untergeordneter Bedeutung.

Theophyllin kann zur Dauertherapie nur oral verabreicht werden. Es verhindert den enzymatischen Abbau von cAMP und bewirkt auf diese Weise eine lange **Bronchodilatation.** Es hemmt Entzündungsprozesse und die Hyperreagibilität in den Bronchien. Theophyllin verbindet die Eigenschaften eines Relievers und eines Controllers, hat jedoch seine frühere Bedeutung als prophylaktisches Langzeittherapeutikum beim mittelschweren und nächtlichen Asthma verloren. Grund ist seine **enge therapeutische Breite** mit zahlreichen UAW und pharmakokinetischen Besonderheiten. So wird Theophyllin z. B. durch Tabakrauch beschleunigt abgebaut, während hohes Alter, Herz- und Leberinsuffizienz den Abbau verlangsamen. Von klinischer Relevanz ist die intravenöse Injektion von Theophyllin beim Status asthmaticus, wenn β_2-Sympathomimetika nicht helfen. Hier setzt die Wirkung bereits nach 3–5 Min. ein.

Leukotrien-Rezeptorantagonisten

DEFINITION

Leukotrien-Rezeptorantagonisten: Wirkstoffe zur Hemmung der Entzündungsreaktion und Verengung der Bronchien. Besonders für Kinder geeignet.

Leukotriene sind wie Prostaglandine Entzündungsmediatoren, die ihre Wirkungen über Rezeptoren entfalten. Die Stimulation eines bestimmten Leukotrien-Rezeptors löst Bronchokonstriktion, Ödem- und Schleimbildung aus und führt zur Schädigung des Bronchialepithels. Mit der Schwere des Asthmas steigt auch die Leukotrien-Konzentration im Sputum. Leukotrien-Rezeptorantagonisten **blockieren** die von Leukotrienen ausgehenden Wirkungen als **Entzündungs-** und **kontraktionsauslösende Mediatoren.**

Montelukast ist **oral** verfügbar und wird als Monotherapeutikum bei mildem bis mäßigem Asthma und viraler Bronchiolitis bei Kindern eingesetzt. Als Granulat ist es bereits für Säuglinge ab 6 Monaten, sowie als Kautabletten für Kleinkinder geeignet.

Phosphodiesterase-4-Hemmer (PDE-4-Hemmer)

DEFINITION

Phosphodiesterase-4-Hemmer: Bronchienerweiternde Wirkstoffe.

In der Lunge ist das Enzym Phosphodiesterase IV für den Abbau von cAMP verantwortlich. Hemmstoffe des Enzyms (PDE-4-Hemmer) erhöhen in den Bronchien die Konzentration von intrazellulärem cAMP und bewirken eine Bronchodilatation. Bisher hat nur Roflumilast (Daxas®) zur systemischen Therapie der COPD die Zulassung erhalten.

Monoklonale Antikörper

DEFINITION

Monoklonale Antikörper: gentechnisch hergestellte immunologisch aktive Proteine (➤ 6.9, ➤ 12.5.4).

In der Subgruppe eosinophiles Asthma oder bei IgE-vermitteltem allergischem Asthma können monoklonale Antikörper bei **schweren Verläufen** in der letzten Therapiestufe sinnvoll sein, um eine Langzeittherapie mit oralen Glukokortikoiden zu vermeiden. Die Anti-

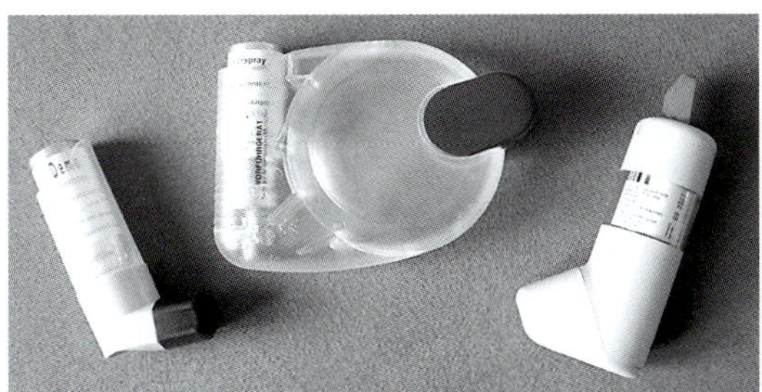

Abb. 3.5 Asthma-Devices: Dosieraerosol, Jetspacer® und Autohaler®. [M275]

körper Mepolizumab (Nucala®) und Reslizumab (Cinqaero®) sind gegen Interleukin-5 (IL-5) gerichtet. Die Hemmung von IL-5 vermindert die Zahl eosinophiler Granulozyten in der Lunge und im Blut und reduziert die eosinophile Entzündungslast. Benralizumab (Fasenra®) lagert sich an eine Untereinheit des IL-5-Rezeptors auf Eosinophilen an, löst eine verstärkte zellvermittelte Zytotoxizität aus leitet den programmierten Zelltod (Apoptose) von eosinophilen Granulozyten ein. Der Antikörper Omalizumab (Xolair®) bindet zirkulierendes IgE und verhindert seine Reaktion mit den Mastzellen. Monoklonale Antikörper werden alle 2–4 Wochen subkutan injiziert.

Inhalationsgeräte

Es gibt eine große Zahl unterschiedlicher Applikationsformen (Asthma-Devices ➤ Abb. 3.5), die nach entsprechender Übung in der Regel einfach zu handhaben sind. Für optimale Behandlungsergebnisse sind die jeweiligen Inhalations- und Atemtechniken sowie gegebenenfalls ein Notfallmanagement essenziell, sodass bei der Erstverordnung eine eingehende Schulung des Patienten in der Arztpraxis oder in der Apotheke zur Anwendung seines Inhalationssystems von großer Bedeutung ist. Ausführliche Anleitungen und Anwendungsvideos zu allen Devices sind auf der Internetseite der Deutschen Atemwegsliga einzusehen.

Bei der **inhalativen Applikation** werden direkt am Wirkort hohe Arzneistoffkonzentration bei geringen systemischen Nebenwirkungen erreicht. Voraussetzung ist die pharmazeutisch-technologische Verarbeitung zu geeigneter Partikelgröße: Nur Partikel mit einem Durchmesser von ca. 5 µm lagern sich in den distalen Bronchien ab. Große Partikel (> 50 µm) gelangen nicht in die Bronchien, zu kleine Partikel (< 2 µm) verlassen die Lunge mit der Atemluft wieder. Die Ablagerung der Arzneistoff-Partikel hängt auch von ihrer Verweildauer in der Lunge ab und damit von der richtigen Inhalationstechnik: Je länger der Patient nach dem Inhalieren die Luft anhält, desto ausgeprägter ist die Wirkstoffabscheidung am Wirkort.

Für den Inhalationsvorgang gibt es zwei verschiedenartige Systeme, die eine unterschiedliche Handhabung erfordern: Dosieraerosol und Pulverinhalator.

Dosieraerosol

Im klassischen Dosieraerosol liegen **Wirkstoff und Treibgas** in einer **gemeinsamen** Kammer vor, müssen jedoch vor der Anwendung durch schütteln gemischt werden. Mit Beginn der Einatmung wird die Dosis durch manuellen Druck ausgelöst und entweicht als druckverflüssigtes Gas mit hoher Geschwindigkeit. Da auf diese Weise auch bei Atemnot noch ausreichende Wirkstoffmengen in die Atemwege gelangen, werden Dosieraerosole v. a. zur Bedarfsmedikation eingesetzt.

Pulverinhalator

Für die Daueranwendung sind zunehmend Pulverinhalatoren in einer Vielzahl unterschiedlicher Ausführungen und Anwendungstechniken im Handel. Beispiele sind Autohaler, Breezhaler, Easyhaler, Nexthaler, Turbohaler, aber auch Diskus, Novolizer und neuere Ausführungen wie Ellipta oder Genuair gehören dazu. Allen Pulverinhalatoren gemeinsam ist, dass sich das **Aerosol** erst **während des Inhalationsvorgangs** bildet. Im Gerät liegt der Wirkstoff bereits in der erforderlichen Partikelgröße als Pulver vor, wird durch Vibration oder Rotation freigesetzt und mischt sich mit der Raumluft. Obwohl Pulverinhalatoren durch den Wegfall der Synchronisation von Einatmung und Auslösen meist einfacher zu handhaben sind, erfordern sie Training und insbesondere einen ausreichend großen Atemfluss. Beim Inhalieren muss schnell und kräftig eingeatmet werden, um die Dosierkammer vollständig zu entleeren. Sie sind daher von Kleinkindern oder Senioren nicht oder nur schwer zu bedienen. Vorsicht: damit das Pulver nicht verklumpt, müssen Pulverinhalatoren vor Feuchtigkeit geschützt aufbewahrt werden und es darf keinesfalls in das Gerät hinein ausgeatmet werden!

Spacer

Ein Spacer ist eine großvolumige Vorschaltkammer, die zur Erleichterung der Koordination von Sprühstoß und Atemzug auf ein Dosieraerosol aufgesetzt wird. Der Sprühstoß wird in den Spacer abgegeben und unmittelbar darauf in 3–5 Atemzügen inhaliert. Größere Partikel des Aerosols scheiden sich im Spacer ab und die Menge an Wirkstoff, die sich im Mundraum ablagert wird reduziert. Bei Säuglingen und Kleinkindern sollte in jedem Fall ein Spacer verwendet werden. Das Aerosol wird dabei nicht mit einem Mundstück, sondern mithilfe einer Maske über Nase und Mund eingeatmet.

Nebenwirkungsrisiko der Inhalationstherapie

Inhalationsgeräte (Devices) zählen zu den erklärungsbedürftigsten Arzneiformen. Diese Aufgabe übernimmt bei jeder Rezepteinlösung die Apotheke, bei Erstabgabe meist mit ausführlicher Demonstration der Handhabung anhand eines Placebo-Device. Die Vielzahl der verfügbaren Devices bedeutet eine große Herausforderung, weil jedes der verschiedenen Inhalationssysteme unterschiedlich gehandhabt wird und/oder eine spezifische Atemtechnik erfordert. Teilweise verwenden Patienten auch mehrere Geräte mit abweichender Technik gleichzeitig. Trotz genauer Bedienungsanleitung wenden viele Asthmatiker ihr Gerät nach einiger Zeit nicht mehr ordnungsgemäß an. Bei geschätzt 50 %–90 % fehlerhaften Anwendungen wird nicht nur der Erfolg einer wirksamen Inhalationstherapie infrage gestellt, sondern gleichzeitig das Risiko von unerwünschten Wirkungen erhöht und die Lebensqualität beeinträchtigt.

GUT ZU WISSEN

„Die Wirkstoffdeposition im Bronchialsystem wird durch die korrekte Anwendung der Inhalationssysteme entscheidend beeinflusst. Dabei ist zu berücksichtigen, dass für die verschiedenen Inhalationssysteme und Altersgruppen unterschiedliche Inhalationstechniken und Atemmanöver als optimal anzusehen sind".[8]

Treten bei Asthma-Patienten bisher unbekannte oder unerklärliche Nebenwirkungen auf, sollte daher die richtige Handhabung des Inhalationsgerätes beachtet bzw. abgefragt werden!

[8] Zitat der Nationalen Versorgungs-Leitlinie Asthma. Deutsche Gesellschaft für Pneumologie und Beatmungsmedizin e.V. (DGP) AWMF-Register-Nr.: nvl-002 Stand: 01.01.2018, gültig bis 31.12.2021

TIPP

(➤ Abb. 3.6)

- Schutzkappe entfernen.
- Aufrecht stehen oder sitzen.
- Vor der Inhalation langsam ausatmen – nicht in das Gerät hinein! (besonders wichtig bei Pulverinhalatoren).
- Mundstück mit den Lippen fest umschließen.
- Einatmen (Vorgang abhängig vom Device), Atem 5 (bis10) sec. anhalten (Tipp: langsam an 5 Fingern abzählen).
- Mundstück aus dem Mund nehmen und langsam durch die Nase am besten mit Lippenbremse ausatmen.
- Schutzkappe aufsetzen.
- Um das Risiko für die Entstehung eines Mundsoors oder einer Rachenreizung durch das enthaltene inhalative Glukokortikoid zu reduzieren, sollte der Patient nach jeder Anwendung den Mund gut mit Wasser spülen und anschließend das Wasser ausspucken.

3.8.3 Übersicht: Vor- und Nachteile pulmonaler Applikationsformen

Die nachfolgende Tabelle (➤ Tab. 3.13) nennt wesentliche Vor- und Nachteile verschiedener Inhalationsgeräte (Dosieraerosole, Pulverinhalator, Handvernebler) und des stationären Druckluftverneblers.

TIPP

Zur Begleittherapie bei Asthma bronchiale und COPD wurde das Phytopharmakon Soledum® addicur neu zugelassen. Es entspricht Soledum® forte (➤ 3.2.5) und enthält, wie dieses 200 mg 1,8-Cineol/pro Weichkapsel. Soledum® addicur wird zusätzlich zurAsthma/COPD-Standardmedikation eingenommen und kann neben einer Symptomlinderung dazu beitragen, Anzahl, Dauer und Schwere von Exazerbationen zu reduzieren und die Lebensqualität der Patienten zu erhalten.

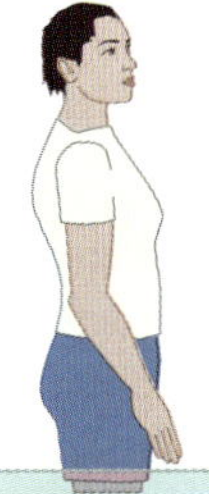

1. Den Kopf beim Inhalieren gerade halten. Stehend oder mit aufgerichtetem Oberkörper inhalieren.

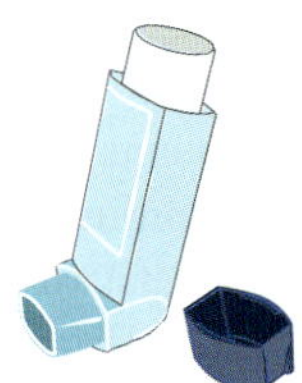

2. Schutzkappe des Inhalationsgeräts abnehmen oder Gerät aufklappen oder Mundstück öffnen.

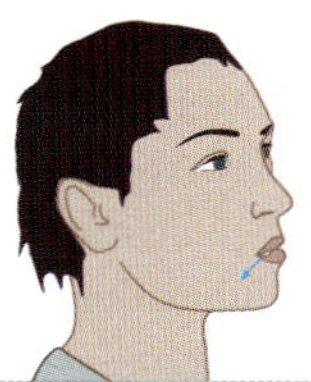

3. Seitlich ausatmen, nicht in das Gerät einatmen.

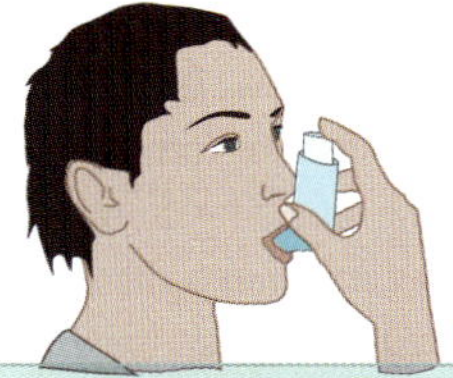

4. Das Mundstück mit den Lippen umschließen. Kopf aufrecht halten.

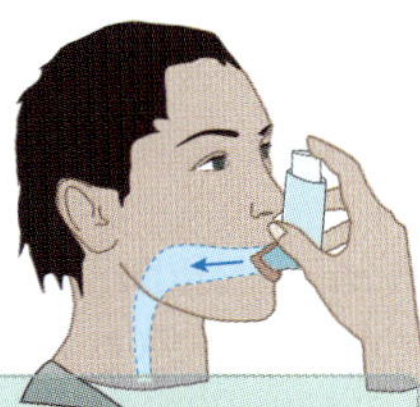

5. In einem Zug, möglichst nur durch den Mund und nicht durch die Nase, einatmen.

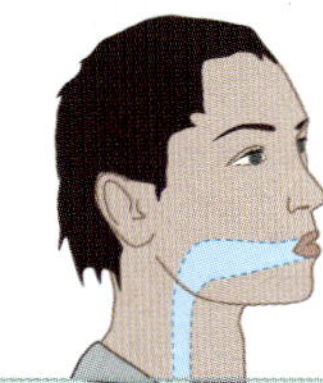

6. Luft anhalten und bis fünf zählen. Mundstück aus dem Mund nehmen.

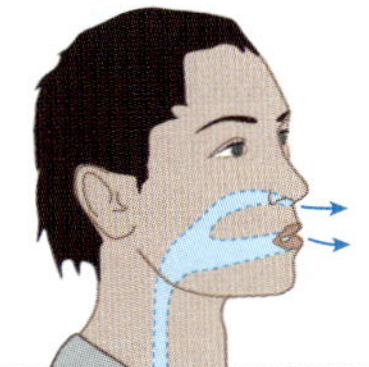

7. Ausatmen durch die Nase oder mit Lippenbremse.

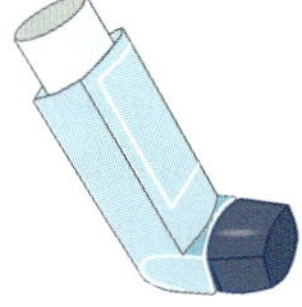

8. Inhalationsgerät schließen.

Nach der Inhalation: Schutzkappe auf das Gerät aufsetzen. Mundraum mit warmem Wasser ausspülen oder Zähne putzen.

Inhalationssysteme:

- Dosierinhalationssysteme: Vor der Anwendung schütteln, langsam und tief einatmen.
- Pulverinhalationssysteme:
  - Nur die vorgesehenen Blisterscheiben verwenden.
  - Nach dem Laden nicht mehr die Position verändern.
  - Nicht in das Gerät hinein ausatmen.

Abb. 3.6 Grundregeln für richtiges Inhalieren. [L157]

Tab. 3.13 Vor- und Nachteile pulmonaler Applikationsformen.

Applikationsform	Vorteile	Nachteile
Dosieraerosol (DA)	• Dosis unabhängig vom Atemzug, geeignet zur Notfallbehandlung • Klein, handlich, mit Spacer leichtere Handhabung	• Ohne Spacer hohe Wirkstoffmenge im Mund • Ungeeignet für Kinder < 6 J. Senioren, Patienten mit Schwierigkeiten bei der Mund-Hand-Koordination • Meist ohne Zählwerk
Pulverinhalator	• Atemzugaktiviert, daher keine Mund-Hand-Koordination nötig • Mit Zählwerk, handlich	• Dosisabhängig vom Atemzug, deutlich höhere Atemstromstärken nötig als bei DA • Ungeeignet für Kleinkinder, Patienten mit geringer Lungenfunktion • Nicht im Notfall, feuchtigkeitsempfindlich, nicht mit Spacer kombinierbar
Handvernebler (z. B. Respimat® System), vereint Vorteile der stationären Vernebler mit denen der Dosieraerosole	• Erzeugt feine Sprühwolke, die sich sehr langsam ausbreitet und lange anhält • 10-fach höhere Applikationszeit als beim Dosieraerosol, keine Mund-Hand-Koordination erforderlich • Nicht Atemzug-aktiviert	Bei Umstellung zunächst verwirrend, da andere Reihenfolge als bei allen anderen Inhalationssystemen
Stationäre Druckluftvernebler	• Einatmung über Maske möglich, keine besondere Atemtechnik erforderlich • Besonders geeignet für Kleinkinder und Babys • Für alle gängigen Inhalationslösungen/-suspensionen (Antibiotika, Sekretolytika, Broncholytika, entzündungshemmende Wirkstoffe)	Längere Anwendungszeit

3.9 COPD (chronic obstructive pulmonary disease)

WIRKSTOFFE

- **Langwirksame Anticholinergika:** Tiotropiumbromid, Aclidiniumbromid, Glycopyrroniumbromid, Umeclidiniumbromid
- **Beta-2-Adrenozeptor-Agonisten und Glukokortikoide:** ➤ 3.8

3.9.1 Klinische und physiologische Grundlagen

Die COPD ist nicht nur die häufigste chronische Lungenerkrankung, sie zählt auch insgesamt zu den weltweit häufigsten Erkrankungen. Nach Schätzungen der WHO wird sie in den 2020er-Jahren als Todesursache an dritter Stelle nach Herzerkrankungen und Schlaganfall stehen. Hauptursachen sind Rauchen, rezidivierende bronchiale Infekte und (selten) ein Mangel an α_1-Antitrypsin, das eine Zerstörung des Lungengewebes durch Proteasen verhindert.

Beim Krankheitsbild der COPD entwickelt sich auf der Basis einer chronischen Bronchitis eine Atemwegsobstruktion mit den typischen Symptomen **exzessive Schleimproduktion, Husten und Atemnot.** Häufig kommt es zu **Exazerbationen,** d. h. zu plötzlichen und kurzzeitigen Verschlechterungen der Lungenfunktion, die wegen ihrer drastischen Auswirkungen auch als „Infarkt des COPD-Patienten" bezeichnet werden. Die typischen Beschwerden Atemnot und Brustenge werden abrupt schlimmer, Krankheitsgefühl und Leistungsschwäche halten mehrere Tage an. Auslöser sind oftmals bakterielle Infekte der Atemwege. Exazerbationen können einen irreversiblen Verlust der Lungenfunktion mit Arbeitsunfähigkeit und Klinikeinweisung zur Folge haben, im schlimmsten Fall sogar zum Tod führen.

GUT ZU WISSEN

Die Pathologie der COPD ist dauerhaft, fortschreitend und irreversibel. Die Progression der COPD kann nur aufgehalten werden, eine Verbesserung der Lungenfunktion ist nicht möglich.

Wichtigstes Therapieziel ist die Verhinderung von Exazerbationen (akute Verschlechterung der Atemwegssymptome), die deshalb möglichst schnell erkannt werden sollten. Die COPD unterscheidet sich sowohl in der Pathogenese, als auch in der Pharmakotherapie trotz fast identischer Arzneistoffe deutlich vom Asthma bronchiale. Während beim Asthma eine allergische Grundkomponente mit IgE-Überproduktion im Vordergrund steht, dominiert bei der COPD die Zerstörung des Lungenparenchyms durch exogene Noxen und/oder chronische Entzündungsvorgänge. Der Gasaustausch ist nur noch begrenzt möglich, Mikrozerstörungen und mangelnde Elastizität lassen die Bronchiolen kollabieren. Die Atmungsentfaltung, insbesondere die Ausatmung wird zunehmend erschwert.

ÜBER DEN TELLERRAND

α_1-Antitrypsin ist als sog. Akute-Phase-Protein Teil des unspezifischen Immunsystems. Akute-Phase-Proteine verhindern die Ausbreitung von Entzündungsprozessen, schützen das Körpergewebe vor einer Zerstörung durch proteinzersetzende Enzyme (Proteasen) und unterstützen das Immunsystems bei der Sanierung des Entzündungsherdes und der Gewebeschädigungen.

Die COPD ist eine Erkrankung des höheren Lebensalters und wird häufig von kardialen Erkrankungen (KHK, Herzinsuffizienz), metabolisch-endokrinen Störungen (Diabetes mellitus, Osteoporose) oder Depression zusätzlich belastet. Diese Begleiterkrankungen sind bei der Auswahl der Arzneimittel zu berücksichtigen, umgekehrt ist bei der Therapie anderer Erkrankungen die eingeschränkte Lungenfunktion durch COPD zu beachten.

3.9.2 Pharmakotherapie

Die Therapie der COPD ist rein symptomatisch, eine Verbesserung der Lungenfunktion im Sinne einer Heilung ist nicht möglich. Die medikamentöse Behandlung orientiert sich am Schweregrad der Symptomatik: Je ausgeprägter die Symptome und je höher das Exazerbationsrisiko, desto wichtiger ist die richtige Therapie. Wirksamste Arzneistoffe sind **Anticholinergika, Glukokortikoide** und Sauerstoff als letzte Maßnahme. Eine milde **Exazerbation** der COPD wird zusätzlich mit einem **kurz wirksamen Beta-2-Sympathomimetikum** behandelt, bei moderater Ausprägung aufgrund eines bakteriellen Infekts ist ein Antibiotikum erforderlich, bei schweren Fällen muss der Patient stationär behandelt werden.

GUT ZU WISSEN

Die aktuelle S2k-Leitlinie zur Diagnostik und Therapie von Patienten mit chronisch obstruktiver Bronchitis und Lungenemphysem sieht bei schwachen Symptomen zunächst eine initiale Dauertherapie mit einem langwirksamen Anticholinergikum oder langwirksamen Beta-2-Sympathomimetikum vor. Bei zunehmendem Schweregrad wird eine duale Therapie mit beiden Wirkstoffen empfohlen, bei bestehendem Exazerbationsrisiko kommt als dritte Komponente ein inhalatives Glukokortikoid hinzu.

Im Unterschied zum Asthma bronchiale hat **Acetylcholin** als endogener stimulierender Triggerfaktor von Entzündungsmediatoren für die Pathogenese der COPD eine größere Bedeutung. Daher haben auch Anticholinergika als Antagonisten an muskarinergen M3-Rezeptoren in der Therapie einen höheren Stellenwert. Tiotropium (z.B. Spiriva®) muss wegen seiner langer Wirkdauer von 15–20 Std. nur 1-mal tgl. inhaliert werden. Relativ neu auf dem Markt ist die inhalative Applikationsform von Glycopyrronium (Seebri® Breezhaler®). Es ist ähnlich wirksam wie Tiotropium und hat eine noch längere Wirkdauer von 30–40 Stunden. Glycopyrronium ist in der Anästhesie schon seit Jahren als intravenöse und intramuskuläre Injektion zur Aufhebung von parasympathisch-muskarinergen Wirkungen bekannt (Robinul®).

3.9.3 Übersicht: Verschreibungspflichtige Antiasthmatika und Arzneimittel

Die nachfolgende Tabelle (➤ Tab. 3.14) nennt verschreibungspflichtige Antiasthmatika und Arzneimittel, die bei COPD eingesetzt werden. Aufgelistet sind Wirkstoffe und ihre Handelsbeispiele zur Inhalation und zur systemischen Anwendung.

3.10 Antibiotika bei Atemwegserkrankungen

WIRKSTOFFE

Akute Rhinosinusitis (nur im Bedarfsfall):

- 1. Wahl: Amoxicillin oder ein Cephalosporin (Cefuroxim)
- 2. Wahl: Makrolide z. B. Azithromycin oder Amoxicillin + Clavulansäure

Chronische Rhinosinusitis (CRS): Clarithromycin, CRS mit Nasenpolypen: Roxithromycin, Doxycylin

Akute Bronchitis: laut Leitlinie im Allgemeinen keine antibiotische Therapie erforderlich, wenn nötig Amoxicillin bzw. Amoxicillin/Clavulansäure

COPD: Mittel der Wahl: Amoxicillin bzw. Amoxicillin/Clavulansäure, alternativ bei mittelgradiger Exazerbation: Makrolide oder Doxycyclin, bei schwer- bis sehr schwergradiger Exazerbation Fluorchinolone (Moxifloxacin, Levofloxacin)

Der aktuellen Leitlinie Rhinosinusitis (➤ 3.2) entsprechend bessern sich etwa 80 % aller **akuten Rhinosinusitiden (ARS)** innerhalb von 2 Wochen auch ohne Therapie. Eine antibiotische Therapie bringt bei unkomplizierter ARS keinen wesentlichen Vorteil und sollte den wenigen Patienten mit schwerem Krankheitsbild und drohenden Komplikationen vorbehalten sein. Studien zufolge unterscheidet sich die Heilungsdauer kaum und eine Antibiotikatherapie (➤ 13.1) bringt lediglich eine um etwa einen halben Tag schnellere Symptomverbesserung. Antibiotika verringern nicht die Rate an Komplikationen. Ihr Einsatz ist auch in Hinblick auf mögliche Schadeffekte sowohl dem jeweiligen Patienten gegenüber (Störungen im Magen-Darmtrakt), als auch auf die Gesamtbevölkerung durch Resistenzentwicklung abzuwägen.

GUT ZU WISSEN

Allgemeine Empfehlung der Leitlinie (starker Konsens der Leitlinienautoren): Bei einer ARS bzw. einer akuten Exazerbation einer rezidivierenden ARS sollten in der Regel keine Antibiotika gegeben werden.

Tab. 3.14 Verschreibungspflichtige Antiasthmatika und Arzneimittel bei COPD.

Wirkstoffgruppe	Wirkstoffe/Beispiel	Wirkungsweise/Indikation	Anwendung/Hinweis
β2-Sympathomimetika inhalativ			
Kurzwirksame selektive β_2-Sympathomimetika	**Salbutamol,** z. B. Bronchospray® Autohaler®, Bronchospray® novo Druckgasinhalation, Sultanol® DA, Sultanol® forte Fertiginhalat; Ventilastin® Novolizer®, Salbuhexal DA, Salbutamol Stada u. a. **Fenoterol,** z. B. Berotec® N DA **Terbutalin,** z. B. Aerodur®Turbohaler®	• Bronchienerweiternd • Bei Bronchokonstriktion, Asthma-Anfall und nach Bedarf	Wirkdauer 4–5 Std. Cave: Wirkverlust durch Toleranz Wichtigste Nebenwirkungen Tachyarrhythmien und Verstärkung einer Hypokaliämie bei Komedikation mit Diuretika
Langwirksame selektive β_2-Sympathomimetika	**Formoterol,** z. B. Forair® DA, Formatris®, Novolizer®, Oxis® Turbohaler **Salmeterol,** z. B. Serevent® DA, Diskus **Olodaterol,** z. B. Striverdi® Respimat **Indacaterol,** z. B. Onbrez® Breezhaler	• Bronchienerweiternd • Dauermedikation, nächtliches Asthma und Prophylaxe • Immer zusammen mit Glukokortikoiden • Indacaterol und Olodaterol: Monotherapie/Kombination mit Anticholinergika nur bei COPD	• Inhalativ (Clenbuterol nur oral) • Wirkdauer 10–12 Std. Formoterol wirkt bereits nach 5 Min., auch als Bedarfsmedikation geeignet
Glukokortikoide inhalativ			
Beclometason	Junik® DA, Junik® junior Autohaler® Sanasthmax® (Junior) DA	Nach Inhalation Mund ausspülen oder trinken!	UAW bei Aerosoltherapie Heiserkeit, Candidabefall der Mund- und Rachenschleimhaut
Budesonid	Budiair® 200 DA, Miflonide® Breezhaler®, Novopulmon® (200/400) Novolizer®, Pulmicort® Turbohaler®		
Fluticason	Flutide (forte/mite) DA Flutide Junior (50/mite 100/250/forte) Diskus		
β_2-Sympathomimetika in Kombinationen mit anderen Wirkstoffen			
β_2-Sympathomimetika + Mastzellstabilisatoren	**Reproterol +** Cromoglicinsäure, z. B. Aarane® DA, Allergospasmin® N DA	Antientzündliche Basistherapie, bronchialerweiternd	–
β_2-Sympathomimetika + Glukokortikoide	**Formoterol** + Beclometason, z. B. Foster® DA Nexthaler®, Inuvair® DA **Formoterol** + Budesonid, z. B. Symbicort® Turbohaler, Pulmelia® Plv. Inhalation **Formotreol** + Fluticason, z. B. Flutiform® DA, k-haler **Salmeterol** + Fluticason, z. B. Viani® (mite/forte) Diskus, DA; atmadisc (mite/-orte) Diskus, DA, Rolenium® 50 Plv. zur Inhalation **Vilanterol** + Fluticason, z. B. Relvar Ellipta, Revinty Ellipta **Vilanterol** + Fluticason + Umeclidiniumbromid, z. B. Elebrato Ellipta, Trelegy Ellipta	• Erhaltungstherapie/Dauertherapie • Vilanterol = Langwirksames selektives β_2-Sympathomimetikum, bisher nur in Kombinationen	–
β_2-Sympathomimetika + Anticholinergika	**Formoterol +** Aclidiniumbromid, z. B. Duaklir®Genuair® **Formoterol +** Glycopyrroniumbromid, z. B. Bevespi Aerosphere® **Feneterol +** Ipratropium, z. B. Berodual® LS Lsg., Berodual® N DA, /Berodual® Respimat® **Salbutamol +** Ipratropiumbromid, z. B. Ipramol ®Teva, Combiprasal, **Olodaterol +** Tiotropiumbromid, z. B. Spiolto®Respimat® **Vilanterol +** Umeclidiniumbromid, z. B. Laventair Ellipta **Indacaterol +** Glycopyrroniumbromid, z. B. Ultibro® Breezhaler®		–

Tab. 3.14 Verschreibungspflichtige Antiasthmatika und Arzneimittel bei COPD. (*Forts.*)

Wirkstoffgruppe	Wirkstoffe/Beispiel	Wirkungsweise/Indikation	Anwendung/Hinweis
β_2-Sympathomimetika, systemisch			
Selektive β_2-Sympathomimetika	**Bambuterol,** z. B. Bambec® Tbl. Clenbuterol, z. B. Spiropent® Tbl. **Salbutamol,** z. B. Salbubronch® Elixier, Salbubronch® forte Tr. **Reproterol,** z. B. Bronchospasmin® Injektionslsg. Terbutalin, z. B. Bricanyl® Injektionslsg.	• Nächtliches Asthma und Prophylaxe • Reproterol mit einer Wirkdauer von 1–2 Std. kurzwirksames β_2-Sympathomimetikum, als Monotherapie nur i. v., inhalativ nur in Kombination mit Cromoglicinsäure (s. o.)	Injektionslösung zur Akutbehandlung von Atemnotzuständen (Status asthmaticus)
Nicht selektive β-Sympathomimetika	**Orciprenalin,** z. B. Alupent® Konzentrat Infusionslösung	–	Parenterale Kurzzeittherapie bei akuten Zuständen
Weitere Bronchospasmolytika/Antiasthmatika inhalativ			
Anticholinergika	**Ipratropiumbromid,** z. B. Atrovent® Fertiginhalat, Lsg., Atrovent® N DA, IpraBronch DA **Aclidiniumbromid,** z. B. Eklira®, Genuair® **Glycopyrroniumbromid,** z. B. Seebri® Breezhaler **Tiotropiumbromid,** z. B. Spiriva®/Spiriva® Respimat®, Srivasso® Hartkps. mit Pulver zur Inhalation **Umeclidiniumbromid,** z. B. Incruse Ellipta, Rolufta Ellipta	Vorwiegend bei COPD	–
Bronchospasmolytika/Antiasthmatika systemisch			
Theophyllin	Bronchoretard® 100 junior (200 mite, 350, 500 forte), Hartkps. Bronchoretard® Tag (200, Nacht 350) Hartkps. Uniphyllin® (300 mg, 400 mg, 600 mg) Retardtbl.	Untergeordnete Bedeutung aufgrund geringer therapeutischer Breite	Nebenwirkungen Tachyarrhythmien, Kopfschmerz, Unruhe und Krampfneigung, gesteigerte Diurese
Leukotrien-Rezeptorantagonisten: Montelukast	Singulair® mini 4 mg Kautbl., Gran., Singulair junior® 5 mg Kautbl., Singulair® 10 mg Filmtbl. Montelubronch® (4 mg /5 mg) Kauttbl. Montelubronch® 4 mg Granulat	Reduzieren die Entzündungsprogression	–
Phosphodiesterase-4-Hemmer (PDE-4-Hemmer)	**Roflumilast,** z. B. Daxas® (250/500 µg) Tbl.	Bronchodilatierend Systemische Therapie der COPD	–
Monoklonale Antikörper	**Benralizumab,** z. B. Fasenra® 30 mg Injektionslsg. **Mepolizumab,** z. B. Nucala **Omalizumab,** z. B. Xolair®	Nur als Injektion bei schwerem eosinophilem Asthma bei Erwachsenen, je nach Wirkstoff auch bei Jugendlichen und Kindern ab 6 J.	–

DA = Dosieraerosol

KAPITEL

4 Herz- und Kreislauf-Erkrankungen

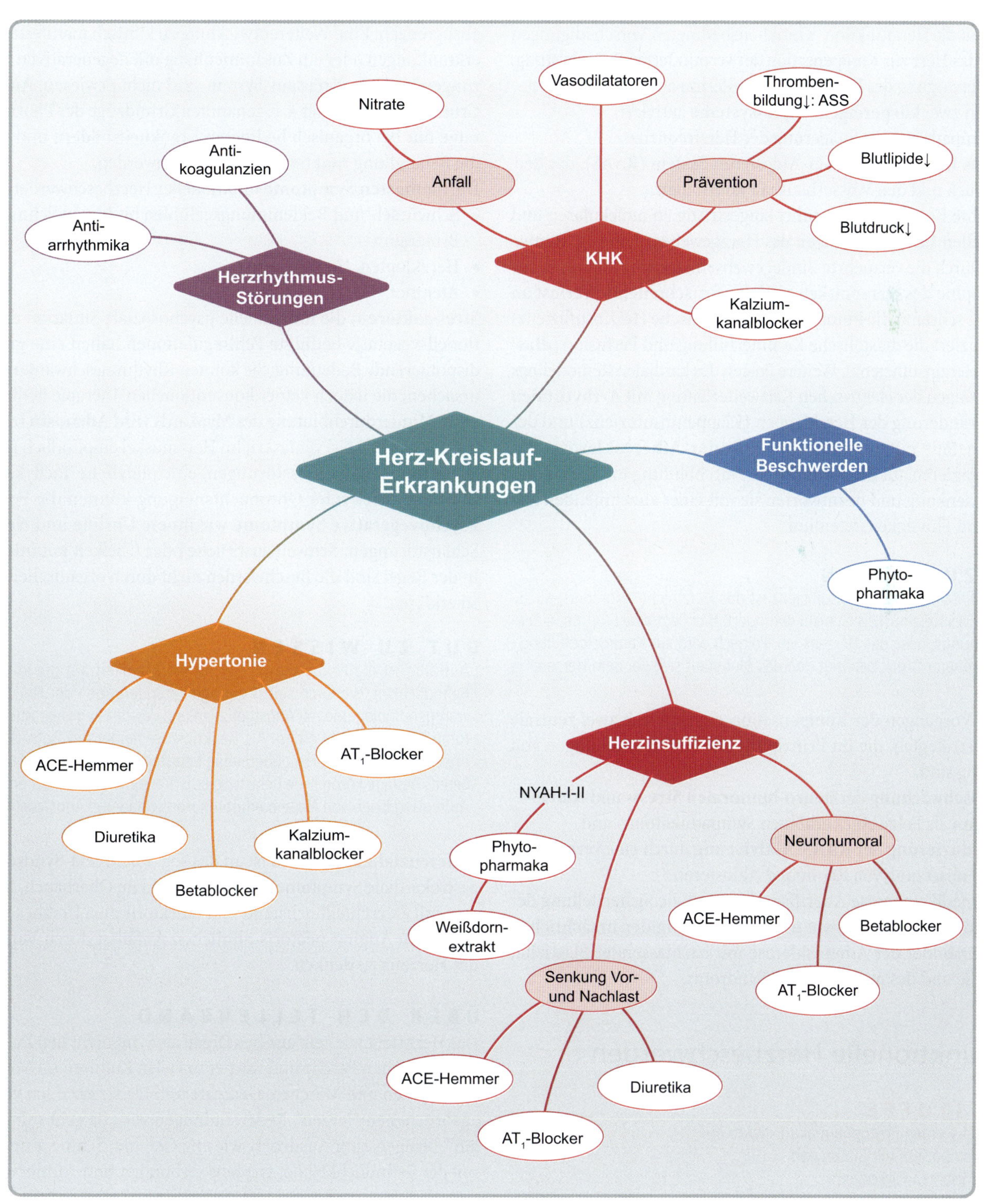

4.1 Grundsätze der Pharmakotherapie

Fast alle Erkrankungen des Herz-Kreislauf-Systems – Hypertonie, Herzinfarkt, Koronare Herzerkrankung und Arrhythmie – münden in einer **Herzinsuffizienz** als gemeinsame Endstrecke. Eine koronare Herzkrankheit (KHK) schwächt die Herzarbeit (Herzinsuffizienz), Tachyarrhythmien stimulieren den Sympathikus und reduzieren das Auswurfvolumen, eine Herzinsuffizienz behindert wiederum die Durchblutung in den Koronargefäßen. Aber auch COPD, Depressionen, Hyperthyreose oder Erkrankungen der Niere haben negative Auswirkungen auf die Herzfunktion. Krankheitsbedingten Vorschädigungen zwingen das Herz zur Kompensation der verminderten Pumpleistung, um die Versorgung des Körpers auch weiterhin aufrechtzuerhalten. Es werden zwei **körpereigene Stresssysteme** aktiviert,

- der Sympathikus zur Steigerung der Herzfrequenz
- und das Renin-Angiotensin-Aldosteron-System (RAAS), das den Blutdruck und den Wasserhaushalt kontrolliert.

Die erhöhte Beanspruchung führt längerfristig zu molekularen und strukturellen Umbauvorgängen des Herzgewebes, dem sog. **Remodeling.** Durch die vermehrte Bindegewebseinlagerung kommt es zur Hypertrophie des Herzmuskels und der fortschreitende Verlust an Elastizität schränkt die Pumpkraft ein (**systolische** Herzinsuffizienz) oder reduziert die diastolische Kammerfüllung und Perfusion (**diastolische** Herzinsuffizienz). Weitere Folgen des kardialen Remodelings sind Störungen der elektrischen Reizweiterleitung mit **Arrhythmien** sowie Veränderung der Herzklappen (Klappeninsuffizienz) und der Koronargefäße mit zunehmender **Koronar-Atherosklerose.** Die Nieren reagieren auf die verminderte Durchblutung im Sinne einer Volumensenkung und beantworten sie mit einer zunehmenden Natrium- und Flüssigkeitsretention.

GUT ZU WISSEN

Bei der diastolischen Herzinsuffizienz ist das Herz nicht vergrößert, auch die Kraft des Herzmuskels ist nicht verringert. Hier liegt eine Störung in der Entspannungsphase des Herzens vor. Folglich wird zur Kammerbefüllung ein viel höherer Druck benötigt und das Blut staut sich vor dem Herzen.

Aus den Vorgängen der Kompensation ergeben sich zwei zentrale Therapiestrategien, die im Prinzip für alle Herzerkrankungen von Bedeutung sind,

- die **Abschwächung** der **neuro-humoralen Stress-** und **Alarmreaktion** als Folge eines erhöhten Sympathikotonus und
- die **Reduzierung** der **RAAS-Aktivierung** durch eine verminderte Freisetzung von Renin und Aldosteron.

Weitere medikamentöse Angriffspunkte sind die Sicherstellung der Koronardurchblutung sowie die Verbesserung der ursächlichen Krankheitsbilder der Atherosklerose mit nachlassender Elastizität der Gefäße und des metabolischen Syndroms.

4.2 Funktionelle Herzbeschwerden

WIRKSTOFFE

Eingesetzt werden Phytopharmaka/Extrakte aus
- Weißdornbättern mit Blüten und
- herzwirksamen Glykosiden.

Das Krankheitsbild der funktionellen Herzbeschwerden kommt mit schätzungsweise 10–30 % der Patienten in ambulanter und stationärer Behandlung relativ häufig vor. Es kann in jedem Lebensalter auftreten umfasst eine Vielzahl kardialer und psychovegetativer Symptome, die klinisch oft schwer einzuordnen sind. Diese werden in wechselnder Intensität erlebt und können sehr belastend für den Betroffenen sein. Der somatische Ausprägungsgrad wird oft deutlich von psychischen und sozialen Faktoren wie traumatischen Situationen, Angstgefühlen und Stress beeinflusst. Funktionelle Herzbeschwerden haben keine organische Ursache und sind eindeutig von einer Herzinsuffizienz abzugrenzen. Eine Weiterentwicklung zu klinisch manifesten Organerkrankungen oder ein Zusammenhang mit degenerativen Veränderungen im Herz-Kreislauf-System sind nicht erwiesen. Aus diesem Grund gelten die unter 4.1. genannten Grundzüge der Pharmakotherapie nur bei organisch bedingten Krankheitsbildern und nicht für die Behandlung funktioneller Herzbeschwerden.

Die **häufigsten Symptome** funktioneller Herzbeschwerden sind:

- Schwindel- und Beklemmungsgefühlen bis hin zu Schmerzen im Brustraum
- Herzklopfen, Herzstolpern
- Atemnot

Stressfaktoren, die individuelle psychosoziale Situation und funktionell-vegetativ bedingte Fehlregulationen haben eine große prädisponierende Bedeutung. Sie können Rhythmusschwankungen verursachen, die jedoch keiner konventionellen Therapie bedürfen. Bei einer Minderdurchblutung des Myokards wird **Adenosin** freigesetzt, auf das sensible Nervenfasern im Herzmuskel empfindlich reagieren. Hypertone Regulationsstörungen, eine plötzliche Tachykardie mit Bluthochdruck oder Ohnmachtsneigung können die Folge sein. **Psychovegetative Symptome** wie innere Unruhe und Nervosität, Schlafstörungen, Schweißausbrüche oder Übelkeit kommen hinzu. In der Regel sind die Beschwerden nicht durch organische Ursachen zu erklären.

GUT ZU WISSEN

Auffällig ist die Fokussierung der Aufmerksamkeit auf die körperliche Befindlichkeit, wodurch selbst geringe Veränderungen der Herzfrequenz wahrgenommen und mit Angstgefühlen und Verstärkung vegetativer Symptome beantwortet werden. Als Reaktion vermeidet der Betroffene jede Anstrengung, die das Herz übermäßig belasten könnte. Die Kondition sinkt, bereits geringe körperliche Belastung (z. B. Treppensteigen) oder emotionale Aufregung lösen von Neuem erhöhten Herzschlag und Angstzustände aus.

Differenzialdiagnostisch ist an das sog. Roemheld-Syndrom durch gastrokardiale Symptome mit Druckgefühl im Oberbauch, Meteorismus mit Zwerchfellhochstand und reflektorischen Herzbeschwerden bis hin zu Angina-pectoris-ähnlichen Anfällen durch Verlagerung des Herzens zu denken.

ÜBER DEN TELLERRAND

Das Herz steht wie kein anderes Organ als Symbol für den Zusammenhang zwischen Psyche und Körper in vielen Kulturen im Mittelpunkt von Mythen und Märchen. Gedichte und Lieder erzählen von einem „gebrochenen Herzen", Redewendungen wie „da geht mir das Herz auf" bringen zum Ausdruck, wie eng Gefühle, Schmerz und Freude mit der Befindlichkeit des Herzens verbunden sind. Mittlerweile wird auch in der Medizin die Auswirkung seelischer Empfindungen auf Reaktionen oder Erkrankungen des Herzens anerkannt und bis hin zu Veränderungen auf molekularer Ebene erforscht. Die Deutsche Gesellschaft für Kardiologie hat eine Arbeitsgruppe eingesetzt, die sich mit dem Einfluss psychosozialer Faktoren und Stress auf Herzerkrankungen befasst. Auf dieser Basis hat sich die Psychokardiologie als eigenständige Disziplin entwickelt. Diagnosen wie „Broken Heart Syndrom“ oder Stress-Kardiomyopathie sind heute etabliert und mit Daten belegt. Studien mit hoher Patientenzahl verdeutlichen, dass eine bestehende Depression den Verlauf einer koronaren Herzkrankheit negativ beeinflusst und das Sterblichkeitsrisiko nach einem Infarkt, einer instabilen Angina pectoris oder Bypass-Operation erhöht.

4.3 Herzinsuffizienz

KURZ UND KNAPP

- Bei der Herzinsuffizienz handelt es sich um die ungenügende oder nachlassende Leistungsfähigkeit des Herzmuskels.
- Das Herz ist nicht mehr in der Lage, den Organismus unter Belastung und im Laufe der Erkrankung in Ruhe mit ausreichend mit Sauerstoff und Nährstoffen zu versorgen.
- Klinische Leitsymptome sind Atemnot, beschleunigter Herzschlag, Müdigkeit, Nykturie und Ödeme im Knöchelbereich.

WIRKSTOFFE

- **ACE-Hemmer:** Enalapril, Lisinopril, Ramipril
- **Angiotensin-II-Antagonisten** (AT_1-Blocker, Sartane): Candesartan, Losartan, Olmesartan, Valsartan
- **Selektive Beta-1-Adreno-Rezeptorenblocker** (Betablocker): Atenolol, Bisoprolol, Carvedilol, Metoprolol
- **Mineralkortikoid-Rezeptor-Antagonist** (MRA): Eplerenon
- **Diuretika** (in möglichst niedriger Dosierung): Hydrochlorthiazid HCT

4.3.1 Klinische und physiologische Grundlagen

Die Herzinsuffizienz ist eine schwere, chronisch-progrediente Erkrankung mit oft dramatischer Einschränkung der Lebensqualität und eine der Hauptursachen für Krankenhauseinweisungen. In Deutschland sind etwa 2,5 Millionen Menschen mit deutlich altersabhängiger Prävalenz betroffen: Eine Datenanalyse aus dem Jahr 2014 ergab bei den 65- bis 69-Jährigen eine Jahresprävalenz von 6,9 %, bei den 80- bis 84-Jährigen lag diese bereits bei 24,3 % und bei den ≥ 95-Jährigen bei 47,2 %. Risikofaktoren durch Lebensgewohnheiten (Rauchen, Bewegungsmangel, Ernährung) oder Prä- und Komorbiditäten, welche die Herzleistung beeinträchtigen, tragen wesentlich zur Entstehung bei. Aufgrund verbesserter Therapiemöglichkeiten hat sich die Herzinsuffizienz in den vergangenen Jahren zu einer vermeidbaren und behandelbaren Erkrankung entwickelt. Dennoch wird sie bei Frauen als zweithäufigste, bei Männern als vierthäufigste Todesursache geführt.

Die Herzinsuffizienz wird heute nicht allein nach systolischer oder diastolischer Herzinsuffizienz bzw. Vorwärts- oder Rückwärtsversagen unterschieden. Die Europäische Gesellschaft für Kardiologie (ESC) hat in ihrer aktualisierten Leitlinie[1] eine differenziertere Einteilung vorgenommen:

- **Systolische** Herzinsuffizienz mit deutlich reduzierter linksventrikulärer Ejektionsfraktion (LVEF) < 40 %, die Herzinsuffizienz vom Typ **HFrEF** (Heart Failure with reduced Ejection Fraction)
- **Diastolische** Herzinsuffizienz mit erhaltener linksventrikulärer Ejektionsfraktion vom Typ **HFpEF** (Heart Failure with preserved Ejection Fraction), für die neben einer Auswurffraktion LVEF ≥ 50 % ein Anstieg natriuretischer Peptide und echokardiografische Hinweise auf eine diastolische Dysfunktion charakteristisch sind.
- Neu eingeführt wurde die Kategorie Herzinsuffizienz mit **geringgradig eingeschränkter** linksventrikulärer Ejektionsfraktion von LVEF 40–49 %. Für dieses Zwischenstadium mit der Bezeichnung **HFmrEF** (heart failure with mid-range Ejection Fraction) sind ebenfalls erhöhte natriuretische Peptide und echokardiografisch strukturelle oder funktionelle Störungen des linken Ventrikels typisch.

GUT ZU WISSEN

Die beiden natriuretischen Peptide ANP (Atriales natriuretisches Peptid) und BNP (Brain natriuretic Peptide, natriuretisches Peptid Typ B) werden als Gegenspieler des Sympathikus und des RAAS (Senkung der Vor- und Nachlast) bei kardialem Stress freigesetzt. BNP gilt als diagnostischer Marker zur Differenzierung der Herzinsuffizienz. Es wird von den Herzmuskelzellen bei Dehnung der Herzkammern gebildet und bei Umbau- und Anpassungsvorgängen des Herzgewebes sezerniert (**kardiales Remodeling**). Der quantitative Nachweis korreliert mit der Schwere der Herzinsuffizienz.

Die Prävalenz der diastolischen Herzinsuffizienz steigt seit einigen Jahren an. Mehr als die Hälfte der Patienten gehört zum HFpEF-Typ, die Zwischenkategorie HFmrEF trifft nach Aussagen der Leitlinienautoren immerhin auf 10–20 % aller Patienten zu.

4.3.2 Pharmakotherapie

Die Pharmakotherapie unterscheidet zwischen systolischer und diastolischer Herzinsuffizienz, wobei sich die Prognose für Patienten aller Formen ähnlich schlecht darstellt. Nahezu alle Daten und Studien betreffen die systolische HI, hingegen liegen zur Behandlung der diastolischen Form kaum evidenzbasierte oder die Lebenserwartung verbessernde Therapieansätze vor. Häufig werden auch hier Betablocker eingesetzt, obwohl ihr Nutzen im Gegensatz zur Therapie der systolischen Herzinsuffizienz nicht erwiesen ist.

Ziel der Basistherapie ist die Verbesserung der Prognose und damit die Senkung der Mortalität einer Herzinsuffizienz. Im Mittelpunkt steht die Entlastung des Herzens, die durch neurohumorale Blockade an **drei** verschiedenen **Angriffspunkten** der kardiovaskulären Gegenreaktion ansetzt:

- **ACE-Hemmer** oder bei Unverträglichkeit **alternativ AT_1-Blocker** (Sartane) verhindern die Bildung von gefäßverengendem Angiotensin II bzw. verdrängen dieses von seinem Rezeptor.

[1] Leitlinie der European Society of Hypertension (ESH) and the European Society of Cardiology (ESC).

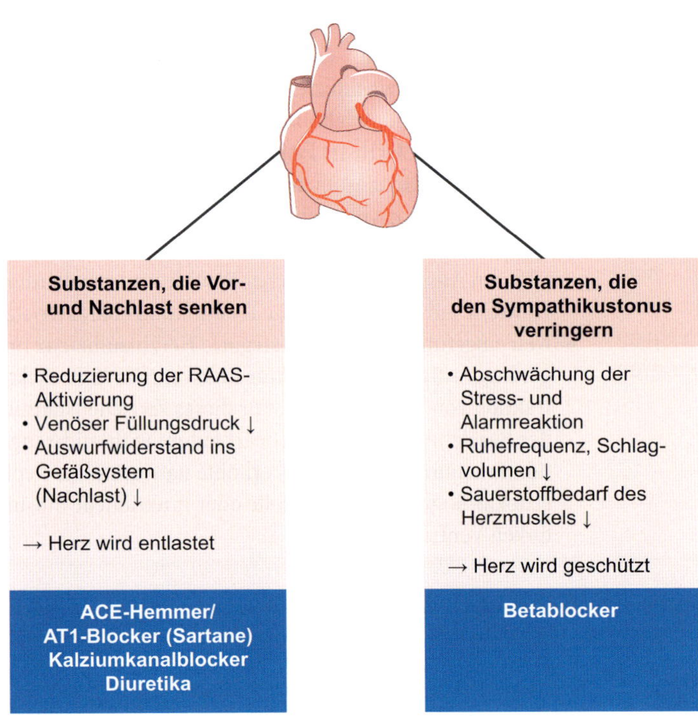

Abb. 4.1 Wirkweise verschiedener Wirkstoffgruppen bei Herzinsuffizienz. [L157]

- **Betablocker** verringern die erhöhte Sympathikus-Wirkung.
- **Mineralokortikoid-Rezeptorantagonisten** (MRA) blockieren die Aktivierung des RAAS.

Ergänzt wird diese Dreifach-Basis-Therapie mit **Diuretika,** um Symptome der Stauung und Volumenüberlastung zu verbessern (➢ Abb. 4.1).

ACE-Hemmer (Angiotensin-Converting Enzym-Inhibitoren)

DEFINITION

ACE-Hemmer: blutdrucksenkende und gefäßerweiternde Wirkstoffe, die in das Renin-Angiotensin-Aldosteron-System (RAAS) eingreifen und langfristig Umbauvorgänge des Herzgewebes verhindern. Sie sind an der Endsilbe **-pril** im Namen zu erkennen (z. B. Enalapril, Ramipril).

ACE-Hemmstoffe blockieren das Angiotensin-Converting-Enzym (ACE) und **verhindern** somit die Umwandlung von **inaktivem Angiotensin I** zu biologisch aktivem und vasokonstriktorisch wirkendem **Angiotensin II.** Zusätzlich unterbinden sie den Abbau von Bradykinin, das somit angereichert wird. Bradykinin wirkt gefäßerweiternd, wachstumshemmend und ist an Entzündungsprozessen beteiligt. Es verstärkt die vasodilatierenden Eigenschaften von Stickstoffmonoxid NO und Prostacyclin, einem endogenen Hemmstoff der Thrombozytenaggregation. Die Aktivierung von Gewebe-Gerinnungsfaktoren wird vermieden und atherosklerotische Umbauvorgänge (kardiales Remodeling) werden reduziert. ACE-Hemmer besitzen also Effekte, die über eine Hemmung der Angiotensin-II-Synthese hinausgehen. Sie senken die Vor- und Nachlast und sind bei allen Formen einer manifesten Herzinsuffizienz indiziert. Die **typischen Nebenwirkungen** dieser Subtanzklasse wie **trockener Reizhusten** und Angioödeme werden mit der Anhäufung von Bradykinin in Verbindung gebracht.

Angiotensin-II-Antagonisten (AT_1-Rezeptor-Antagonisten, AT_1-Blocker, Sartane)

DEFINITION

Angiotensin-II-Antagonisten (AT_1-Rezeptor-Antagonisten/AT_1-Blocker, Sartane): blutdrucksenkende Wirkstoffe, die den Umbau des Herzgewebes verlangsamen. Aufgrund vergleichbarer Wirkung stellen sie eine geeignete Alternative bei Unverträglichkeit von ACE-Hemmern dar. AT_1-Blocker sind an der Endsilbe **-sartan** im Namen zu erkennen (z. B. Candesartan, Losartan), woraus sich die Kurzbezeichnung **Sartane** ableitet.

Körpereigenes **Angiotensin II** vermittelt seine Wirkungen über zwei verschiedene Rezeptor-Subtypen AT_1 und AT_2. Die gefäßverengende, blutdrucksteigernde und damit pathologische Wirkung bei kardiovaskulären Erkrankungen kommt in erster Linie durch Bindung an AT_1-Rezeptoren zustande. **Angiotensin-II-Antagonisten** blockieren spezifisch den Subtyp 1 (darum AT_1-Blocker), indem sie Angiotensin II vom Rezeptor verdrängen und seine negativen Wirkungen umkehren: Sie wirken blutdrucksenkend, verlangsamen den Umbau des Herzmuskelgewebes und vermindern eine erhöhte Blutgerinnung. Der AT_2-Rezeptor wird nicht beeinflusst, sodass physiologisch erwünschte Wirkungen von Angiotensin II – u. a. die Regeneration von Nervenfasern, die Differenzierung spezifischer

Gewebszellen oder die Unterdrückung der Proliferation von glatten Gefäßmuskelzellen – weiterhin stattfinden. Angiotensin-II-Antagonisten zeigen auf den Verlauf einer Herzinsuffizienz eine mindestens gleichwertige Wirkung zu ACE-Hemmern. Sie verhindern nicht den Abbau von Bradykininen, daher ist ihr **Nebenwirkungsprofil** im Vergleich zu den ACE-Hemmern **günstiger.** Sartane sind sehr gut verträglich, trockener Reizhusten oder Angioödem tritt nur sehr selten auf.

ÜBER DEN TELLERRAND

Angiotensine sind Peptidhormone, die durch enzymatische Spaltung aus Angiotensinogen in der Leber gebildet werden. Durch ihre gefäßverengenden Eigenschaften übernehmen sie eine bedeutende Aufgabe in dem für die Regulation von Flüssigkeitsvolumen und Blutdruck zuständigen Renin-Angiotensin-Aldosteron-System.

- Den Startpunkt bildet Renin, das bei Blutdruckabfall oder Volumenverlust freigesetzt wird. Renin spaltet aus Angiotensinogen Angiotensin I ab, das daraufhin durch das Angiotensin-Converting-Enzym in Angiotensin II überführt wird.
- **Angiotensin II** interagiert mit AT_1 und AT_2-Rezeptoren.
- Eine Aktivierung des **AT_1-Rezeptors** führt zur Kontraktion der Blutgefäße, kontrolliert eine möglichst konstante glomeruläre Filtrationsrate in der Niere, stimuliert die Aldosteron- und Adrenalinfreisetzung in den Nebennieren und die Freisetzung von Vasopressin in der Hypophyse. Im Gewebe wird über den AT_1-Rezeptor die Zellproliferation stimuliert, die Plättchenaggregation gefördert und die Endothelfunktion beeinträchtigt, wodurch zusätzliche Risikofaktoren einer Hypertonie begünstigt werden. Auch das Durstgefühl wird durch akute Wirkungen am AT_1-Rezeptor vermittelt.
- Eine länger anhaltende, chronische Stimulation des AT_1-Rezeptors hingegen verursacht durch mitogene Effekte eine Hypertrophie des Herzens. Akute und chronische Wirkungen von Angiotensin II am AT_1-Rezeptor werden sowohl indirekt durch ACE-Hemmer als auch direkt durch AT_1-Rezeptorantagonisten unterdrückt.

Vor einigen Jahren wurde mit dem **Angiotensin-Rezeptor-Neprilysin-Inhibitor** Entresto® eine neue Kombination (Valsartan + Sacubitril) zur Behandlung der **symptomatischen, chronischen Herzinsuffizienz** mit reduzierter Ejektionsfraktion eingeführt. Das Wirkprinzip der Substanz basiert auf einer Blockade des Renin-Angiotensin-Aldosteron-Systems durch **Valsartan** (AT_1-Blocker) und auf der zusätzlichen Hemmung des körpereigenen Enzyms Neprilysin durch **Sacubitril.**

Neprilysin ist für den Abbau kardioprotektiver, natriuretischer Peptide ANP und BNP verantwortlich. Diese Peptide sind funktionelle Gegenspieler von Angiotensin II. Die vermehrte Verfügbarkeit dieser Peptide kann zusammen mit der AT_1-Rezeptor-Blockade den pathologischen Wirkungen eines aktivierten RAAS effektiver gegensteuern. Gefäßdilatation, Na-Ausscheidung und Diurese werden gefördert, Fibrose und Hypertrophie des Herzmuskels gebremst.

Mineralokortikoid-Rezeptor-Antagonisten (MRA)

DEFINITION

Mineralokortikoid-Rezeptor-Antagonisten (MRA), Aldosteron-Antagonisten: Wirkstoffe, die über eine Blockade von Aldosteronrezeptoren leicht diuretisch wirken und die Hypertrophie des Herzgewebes vermindern.

MRA verhindern die Bindung von Aldosteron an den Rezeptor. Das bedeutet eine **Steigerung** der glomerulären Filtrationsrate, der **Natriumausscheidung** und der **Kaliumretention** (Achtung Nebenwirkung Hyperkaliämie!). Die MRA Spironolacton (Aldactone®) und Eplerenon (Inspra®) werden bei Herzinsuffizienz nicht aufgrund ihrer diuretischen Wirkung und der damit einhergehenden Senkung der Vorlast eingesetzt. Diese wird bereits durch die meist kombinierte Gabe von Thiazid- oder Schleifendiuretika (s. u.) erreicht. MRA blockieren den Rezeptor, verhindern eine Hypertrophie des Herzgewebes und **senken** deutlich die **Mortalität** bei Herzinsuffizienz. Sie werden bereits ab Stadium NYHA II gegeben oder wenn unter Betablockern und ACE-Hemmern die Symptomatik weiter bestehen bleibt.

ÜBER DEN TELLERRAND

Das Mineralokortikoid Aldosteron ist als Schlüsselhormon im RAAS an der Blutdruckregulation und der Pathophysiologie von kardiovaskulären Erkrankungen beteiligt. In der Niere hemmt Aldosteron die Ausscheidung von Natrium und steigert die Kalium-Ausscheidung, wodurch sich das Blutvolumen und der Blutdruck erhöht. Mineralokortikoid-Rezeptoren befinden sich jedoch nicht nur in den Nieren, sondern auch auf Immunzellen und im Herzgewebe. Die Stimulation des Rezeptors fördert daher sowohl den pathologischen Umbau von hochspezialisiertem Herzmuskelgewebe in dysfunktionales Bindegewebe, als auch Immunreaktionen, die zu diesem Remodeling beitragen.

Die Umwandlung von Angiotensinogen aus der Leber in Angiotensin I durch Renin aus den Nieren ist der erste Schritt zur Angiotensin-II-Synthese (➤ Abb. 4.2). Das Angiotensin-Conversions-Enzym (ACE), das lokal z. B. aus den Blutgefäßen freigesetzt wird, spaltet das aktive Angiotensin II vom Angiotensin I ab. Die roten Pfeile markieren die von Angiotensin II vermittelten Effekte an Gefäßen, Herz, Nebennierenrinde, Niere, ZNS und autonomem Nervensystem wie dem Sympathikus. Pharmakologische Angriffspunkte sind die Aktivität von Renin und ACE sowie die AT_1-Rezeptoren.

Beta-Adrenorezeptor-Antagonisten (Betablocker)

DEFINITION

Beta-Adrenorezeptor-Antagonisten (Betarezeptorenblocker, Betablocker): Wirkstoffe, die den Einfluss des Sympathikus hemmen. Insbesondere selektive Beta-1-Rezeptorenblocker vermindern die Herzfrequenz und die Erregbarkeit des Herzens. Sie sind an der Endsilbe **-ol** im Namen (z. B. Bisoprolol, Metoprolol) zu erkennen.

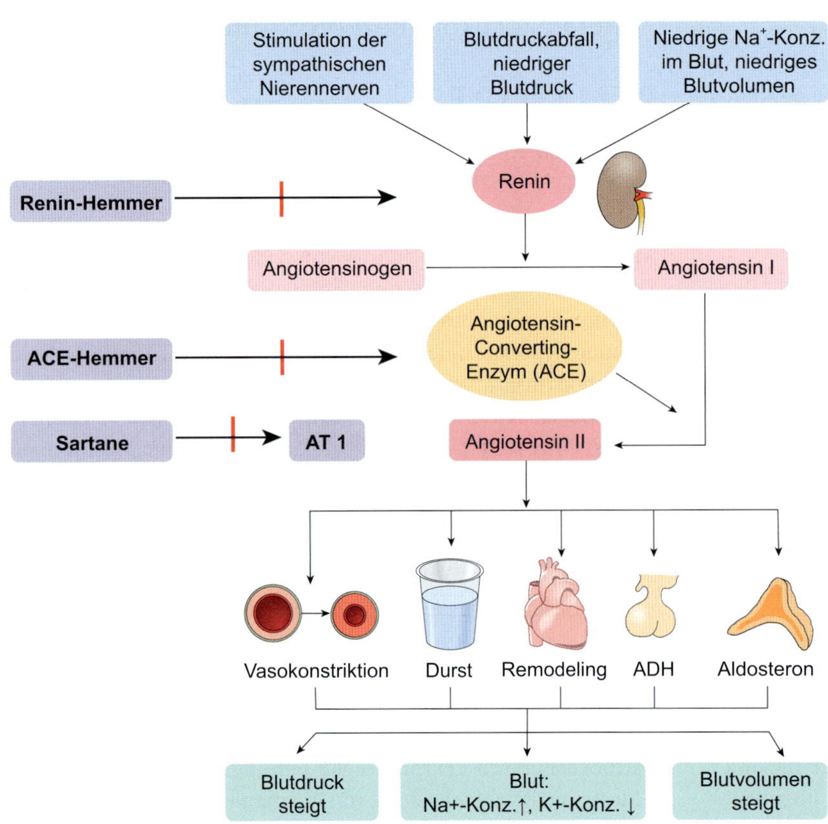

Abb. 4.2 Das Renin-Angiotensin-Aldosteron-System (RAAS). [L157]

Beta-Rezeptoren führen am Herz – im Gegensatz zu ihrer Wirkung an den glatten Muskelzellen der Haut- und Muskelgefäße sowie in den Lungen – zu einer Kontraktionssteigerung, beschleunigen die Herzfrequenz und die elektrische Erregungsausbreitung. Betablocker werden in Abhängigkeit ihrer Hemmwirkung auf spezifische Rezeptoren in Selektive Beta-1-Rezeptorenblocker, Nichtselektive Betablocker und Betablocker mit gleichzeitiger α-blockierender Wirkung eingeteilt. **Selektive Beta-1-Rezeptorenblocker** hemmen die von Noradrenalin und Adrenalin über Beta1-Rezeptoren vermittelten spezifischen Effekte des Sympathikus und reduzieren den Sympathikotonus, der bei Stress, kardialen Erkrankungen oder im Alter erhöht ist. Sie schirmen das Herz vor einem überaktiven Sympathikus ab und wirken gegenteilig, also negativ chronotrop (Herzfrequenz ↓), dromotrop (Leitungsgeschwindigkeit ↓), inotrop (Kontraktilität ↓) und bathmotrop (Erregbarkeit des Herzens ↓).

ÜBER DEN TELLERRAND

Beta-Adrenozeptoren werden in zwei Typen eingeteilt: **β1**-Adrenozeptoren befinden sich hauptsächlich im **Herzgewebe,** von dem die Erregungsbildung und Erregungsleitung ausgeht (Sinusknoten, Vorhöfe, AV-Knoten, Kammermuskulatur) und in den Herzkranzgefäßen. **β2**-Adrenozeptoren sind im **Bronchialsystem,** in den Muskelgefäßen und der Muskulatur, sowie in Organen (Harnblase, Leber) lokalisiert. Aus der Verteilung der Rezeptoren lässt sich teilweise auch das Nebenwirkungsspektrum der Betablocker erklären (➤ 4.5.3).

Hauptindikationen für selektive Beta1-Rezeptorenblocker (z. B. Bisoprolol, Metoprolol) sind arterielle Hypertonie, KHK, Herzinsuffizienz sowie tachykarde Herzrhythmusstörungen. **Initial** stehen die **kardialen Wirkungen** im Vordergrund, erst längerfristig kommen eine Abnahme der Sympathikuswirkung und eine Hemmung des Renin-Angiotensin-Aldosteron-Systems hinzu. Betablocker fördern die Ökonomisierung der Herzarbeit. Sie verbessern die Herzleistung bei geringerem Energieverbrauch, stabilisieren den Herzrhythmus und verhindern Arrhythmien. Sie verbessern die Symptomatik einer systolischen Herzinsuffizienz und **senken** die Hospitalisierung und **Mortalität.**

CAVE

Eine Langzeittherapie mit Betablockern darf keineswegs abrupt beendet werden. Es besteht die Gefahr eines Rebound-Effekts mit Blutdruckanstieg und Tachykardie. Nach längerer Anwendung müssen Betablocker stets ausschleichend abgesetzt werden.

Diuretika

DEFINITION

Diuretika: Wirkstoffe zur Förderung der Wasser- und Elektrolytausscheidung.

Diuretika aus der Gruppe der Thiazid- oder Schleifendiuretika (z. B. Hydrochlorthiazid HCT bzw. Furosemid, Torasemid → Hypertonie ➤ 4.5, ➤ 8.1) werden bei Herzinsuffizienz zur Symptomverbesserung durch **Senkung** der **Vorlast** eingesetzt. Die Neigung zur Ödembildung geht für den Patienten deutlich spürbar zurück, die Prognose in Bezug auf die Mortalität ändert sich unter der Anwendung von Diuretika allerdings nicht.

Herzglykoside (Digitalisglykoside)

DEFINITION

Herzglykoside: aus Pflanzen isolierte Verbindungen, welche die Kontraktionskraft der Herzmuskulatur fördern.

Die Herzglykoside (zuckerhaltige Inhaltsstoffe) des Roten und Wolligen Fingerhuts (Digitalis purpurea und Digitalis lanata) galten in Form isolierter Reinstoffe noch bis Ende des 20. Jahrhunderts als Therapiestandard in der Behandlung der Herzinsuffizienz. Sie steigern die Kontraktionskraft des Herzmuskels (positiv inotrop), erhöhen das Schlagvolumen und senken die Schlagfrequenz. Sie verbessern die Ökonomisierung der Herzarbeit und die Symptome einer Herzinsuffizienz, wirken jedoch nicht lebensverlängernd. Mit der Entwicklung von prognoseverbessernden Arzneistoffen mit belegtem Einfluss auf die Mortalität haben die Herzglykoside an **Bedeutung verloren.** Heute werden sie vorwiegend zur **Frequenzkontrolle bei begleitendem Vorhofflimmern** eingesetzt.

GUT ZU WISSEN

Die Herzglykoside des Roten und Wolligen Fingerhuts (Digitalisglykoside) werden ausschließlich in Form der **isolierten** und **verschreibungspflichtigen Reinsubstanzen** (z. B. Digoxin, Digitoxin) eingesetzt.

4.3.3 Begleitende Maßnahmen und Phytopharmaka

Die Therapie der Herzinsuffizienz sollte so früh wie möglich beginnen, am besten bereits im **Stadium I NYHA.** Da dieses Stadium definitionsgemäß asymptomatisch verläuft, spielen Maßnahmen zur Förderung der Adhärenz wie die Information und Überzeugung des Patienten zur Mitarbeit eine wesentliche Rolle.

Einen nicht zu unterschätzenden Anteil übernimmt die **Modifikation des Lebensstils.** Dazu gehört moderates körperliches Training ebenso wie die bewusste Ernährung mit begrenzter Kochsalzzufuhr und Gewichtsabnahme, Rauchverbot und Zurückhaltung bei Alkohol. Zu diesem frühen Zeitpunkt bzw. adjuvant bis Stadium III NYHA einer Herzinsuffizienz sind Phytopharmaka aus **Weißdornblättern mit Blüten** eine gute Therapieoption. Auch Extrakte aus Adoniskraut, Maiglöckchenkraut, Meerzwiebel oder Oleanderblättern mit **herzwirksamen Glykosiden** sind geeignet, allerdings sind zur Zeit keine Fertigarzneimittel verfügbar. Phytopharmaka unterstützen die Herzfunktion und tragen dazu bei, die Progression zu verlangsamen. In einem Gesamtkonzept, das die Prävention von Atherosklerose und Hypertonie, sowie die Vermeidung von Risikofaktoren miteinschließt, leisten sie einen entscheidenden Beitrag zur Verbesserung der körperlichen Leistungsfähigkeit und Lebensqualität.

KURZ UND KNAPP

- Weißdornblätter mit Blüten wirken herzkraftsteigernd und antiarrhythmisch. Sie verbessern die Herzleistung und die Durchblutung in koronaren und peripheren Gefäßen.
- Herzwirksame Glykoside (sog. Digitaloiddrogen) steigern die Kontraktionskraft des Herzens und senken die Schlagfrequenz.
- Ergänzend hat moderates Bewegungstraining auf alle Formen der Herzinsuffizienz einen günstigen Einfluss.

Weißdornblätter mit Blüten

Die wichtigste pflanzliche Droge zur Behandlung der Herzinsuffizienz sind Weißdornblätter mit Blüten in Form **definierter Extrakte.** Neuere experimentelle und klinische Studien wurden im Wesentlichen mit einem standardisierten Weißdorn-Extrakt der Firma Schwabe durchgeführt (WS 1442 = Crataegutt®). Pharmakologisch aktive Inhaltsstoffe sind oligomere Procyanidine (OPC) und Flavonoide (z. B. Hyperosid, Rutin). Sie sind sehr entscheidend für die positiv inotrope Wirkung des Weißdornextrakts, indem sie eine Hemmung der Na^+/K^+-ATPase hervorrufen. Dadurch steigt die Natrium-Konzentration im Zellinnern und aktiviert den Na^+/Ca^{2+}-Austauscher, der nun statt Natrium- mehr Kalziumionen in die Zelle hineinpumpt. Zusätzlich erhöht der Weißdornextrakt die Empfindlichkeit der Myofibrillen für Kalzium. Ein besonderer Vorteil liegt darin, dass die Steigerung der Kontraktionskraft ohne Beteiligung von cAMP (cyclisches Adenosinmonophosphat, ein wichtiger Botenstoff der zellulären Signalübertragung) zustande kommt. Studien haben gezeigt, dass eine cAMP-abhängige Zunahme der positiv inotropen Wirkung (z. B. durch β_1-adrenerge Stimulation) die Prognose bei Herzinsuffizienz verschlechtern und in der Langzeittherapie die Mortalität erhöhen kann.

ÜBER DEN TELLERRAND

Die kardiale Kontraktionskraft wird entscheidend von der Erhöhung der Ca^{2+}-Konzentration in den Herzmuskelzellen während der Systole bestimmt. Aus einem intrazellulären Speicher, dem sarkoplasmatischen Retikulum, werden Kalzium-Ionen freigesetzt, die an den Myofilamenten eine Verkürzung und damit die Kontraktion der Herzmuskelzellen auslösen. Während der Diastole sinkt die intrazelluläre Kalzium-Konzentration wieder. Die Kalzium-Ionen werden zum größten Teil in das sarkoplasmatische Retikulum zurückgepumpt oder passieren über einen Na+/Ca2+-Transporter im Austausch mit Natrium-Ionen die Zellmembran.

Ein wichtiger Mediator für eine **vasorelaxierende Wirkung** ist Stickstoffmonoxid (NO). Experimentell wurde gezeigt, dass die Procyanidine im Weißdornextrakt sowohl die NO-Freisetzung aus dem Endothel der Gefäße, als auch aus den Erythrozyten fördern und seine Verfügbarkeit in den Gefäßen erhöhen. Zusammen mit weiteren gefäßerweiternden Effekten des Weißdornextrakts verbessert sich die Durchblutung koronarer und peripherer Gefäße. Die damit einhergehende Senkung der Vor- und Nachlast ist ein wichtiger Ansatzpunkt bei der Therapie der Herzinsuffizienz und arterieller Gefäßerkrankungen. Zudem kann ein OPC-reicher Extrakt die Refraktärzeit am Herzen verlängern und vor malignen Arrhythmien schützen.

TIPP

Zur Behandlung der manifesten Herzinsuffizienz NYHA I–II sind Weißdornblätter mit Blüten als standardisierte Extrakte in ausreichender Dosierung erforderlich. Teemischungen oder Frischpflanzensäfte aus Weißdornblättern, -blüten oder -früchten sind nur prophylaktisch und zur allgemeinen Stärkung und Kräftigung bei nervösen oder funktionellen Herz- und Kreislaufbeschwerden geeignet.

Herzwirksame Glykoside

- Extrakte der herzwirksamen Glykoside aus Adoniskraut, Maiglöckchenkraut, Meerzwiebel und Oleanderblättern wirken pharmakologisch in gleicher Weisen wie die (verschreibungspflichtigen) Digitalisglykoside des Roten und Wolligen Fingerhut. Mit einer niedrigeren Resorptions- und schnelleren Abklingquote ist ihre Bioverfügbarkeit schwer vorhersehbar und insgesamt schlechter.
- Aufgrund der geringen therapeutischen Breite ist eine Anwendung nur in Form standardisierter Extrakte vertretbar und wird in der rationalen Phytotherapie kritisch diskutiert. Phytopharmaka sind zurzeit nicht verfügbar.

CAVE

Herzwirksame Glykoside haben eine geringe therapeutische Breite. Sie senken die Reizschwelle und können bei Überdosierung Rhythmusstörungen auslösen.

TIPP

Die chronische Herzinsuffizienz i wird oft von Eisenmangel und Anämien begleitet, wodurch sich die Prognose weiter verschlechtert. Eine Substitution von Eisen verzögert nicht nur die Progression, sondern kann auch die Herzfunktion verbessern. Bevorzugt wird die intravenöse Gabe (bei Eisenmangel zunächst wöchentlich, dann alle 4 Wochen), da gastrointestinale Unverträglichkeiten und eine geringe Resorptionsrate die orale Verabreichung von Eisen begrenzen.

4.4 Koronare Herzerkrankung

KURZ UND KNAPP

- Die koronare Herzkrankheit (KHK) ist die Manifestation der Atherosklerose an den Herzkranzgefäßen.
- Der Herzmuskel wird nicht mehr mit genügend Sauerstoff versorgt.
- Pathophysiologisch besteht ein Missverhältnis zwischen dem Blut- bzw. Sauerstoffangebot und dem Sauerstoffbedarf.

WIRKSTOFFE

- **Koronartherapeutika (Antianginosa):**
  - Akut: **Nitrate** (Glyceroltrinitrat zur Anfalls-Kupierung), NO-Donoren (Molsidomin)
  - Chronisch: zur Langzeitprophylaxe **Thrombozytenaggregationshemmer** – Acetylsalicylsäure 100 mg/Tag Mittel der 1. Wahl, Clopidogrel (➤ 5.2.4)
- **Antihypertonika** (➤ 4.3, ➤ 4.5)
  - **Selektive Beta-1-Adreno-Rezeptorenblocker (Betablocker):** Atenolol, Bisoprolol, Carvedilol, Metoprolol
  - **ACE-Hemmer/AT_1-Antagonisten:** Enalapril, Lisinopril, Ramipril/Candesartan, Losartan, Olmesartan, Valsartan
  - **Kalziumkanalblocker mit vorwiegender Herzwirkung:** Diltiazem, Verapamil 2. Wahl
  - **Ivabradin:** bei Unverträglichkeit/Kontraindikation für Betablocker
- **Statine:** z. B. Atorvastatin, Simvastatin ➤ 5.4

4.4.1 Klinische und physiologische Grundlagen

Die koronare Herzkrankheit (KHK) entwickelt sich durch atherosklerotische Veränderungen und Ablagerungen in den Herzkranzgefäßen. Die Gefäßverengung behindert die Blutversorgung im Herzmuskel und kann eine vorübergehende oder permanente **Ischämie** (Minderdurchblutung) verursachen. Die typischen Symptome **Kurzatmigkeit und Brustschmerzen** entstehen durch ein Missverhältnis zwischen Sauerstoffbedarf und Sauerstoffangebot, das sich insbesondere bei körperlicher Anstrengung bemerkbar macht (Angina pectoris). Die KHK kann zu Herzinfarkt, Herzrhythmusstörungen oder Herzinsuffizienz führen und ist mit einem erhöhten Morbiditäts- und Mortalitätsrisiko verbunden.

Akutes Koronarsyndrom

Das akute Koronarsyndrom (ACS) ist einer der häufigsten **lebensbedrohlichen Notfälle.** Mit dem Begriff werden bei unklarer Herzsymptomatik Diagnosen wie instabile Angina pectoris und Myokardinfarkt unterschiedlicher Ausdehnung und Lokalisation zusammengefasst.

Laut Statistischem Bundesamt ist Herzinfarkt in Deutschland die dritthäufigste Todesursache bei Männern und die vierthäufigste bei Frauen (Stand 2018). Das klassische Symptom sind **starke Schmerzen im Brustbereich,** die in alle Richtungen ausstrahlen können und definitionsgemäß länger als fünf Minuten anhalten. Hinzu kommen ausgeprägte Angst, kalter Schweiß, Gesichtsblässe, Atemnot, Übelkeit und Erbrechen.

GUT ZU WISSEN

- Das akute Koronarsyndrom tritt gehäuft in den frühen Morgenstunden auf.
- Bei Frauen äußert sich ein Herzinfarkt oft untypisch nicht mit Schmerzen oder Angina-pectoris-Beschwerden, sondern durch Atemnot, Bauchschmerzen, Übelkeit oder Erbrechen.

ÜBER DEN TELLERRAND

Zur genauen Diagnose wird ein EKG durchgeführt. Ist ein Blutgefäß ganz verschlossen, weist die ST-Strecke im EKG eine Hebung auf und man spricht von einem ST-Hebungs-Infarkt (STEMI, ST-elevation myocardial infarction). Liegt nur ein teilweiser Verschluss vor, bleibt diese ST-Hebung im EKG aus (sog. Nicht-ST-Hebungs-Infarkt [NSTEMI]). Anhand von Laborparametern wird zwischen NSTEMI oder einer instabilen Angina pectoris unterschieden

Chronische KHK und Angina pectoris

Wesentliche Behandlungsziele einer **chronischen KHK** sind laut Leitlinie (Nationale Versorgungs-Leitlinie Chronische KHK)[2]:

- Verbesserung der Lebensqualität, u. a. durch Verminderung der Häufigkeit von Angina-pectoris-Anfällen, sowie der Intensität weiterer somatischer und psychischer Beschwerden

- Erhaltung der Belastungsfähigkeit
- Reduktion der kardiovaskulären Morbidität, insbesondere die Vermeidung von Herzinfarkten und der Entwicklung einer Herzinsuffizienz
- Reduktion der Sterblichkeit

TIPP

Die aktuelle Versorgungsleitlinie Chronische KHK[2] betont die aktive Mitarbeit des Patienten. Betroffene sollen durch Beachtung beeinflussbarer Risikofaktoren (kaloriengerechte, ballaststoffreiche und gesunde Ernährung, Vermeidung von Übergewicht bzw. Gewichtszunahme, regelmäßige Bewegung, Stressabbau, Alkohol in Maßen, Rauchverzicht) in die Gestaltung der Therapie mit eingebunden werden und ihre Therapieziele möglichst selbst formulieren.

[2] Nationale Versorgungs-Leitlinie Chronische KHK 5. Auflage. Version 1, 2019. Bundesärztekammer (BÄK), Kassenärztliche Bundesvereinigung (KBV), Arbeitsgemeinschaft der Wissenschaftlichen Medizinischen Fachgesellschaften (AWMF)

4.4.2 Therapieziele und -prinzipien

In der **Primärprävention** stehen Änderungen des Lebensstils und Vermeidung des Hauptrisikofaktors durch schlechte Blutfettwerte (Dyslipidämie) an erster Stelle. Auch in der Pharmakotherapie liegt heute der Schwerpunkt auf der Behandlung der zugrundeliegenden Atherosklerose bzw. Fettstoffwechselstörungen und auf einer guten Blutdruckeinstellung.

In der **Akuttherapie** hängt die Mortalität ganz entscheidend von einem möglichst frühen Zeitpunkt der Diagnose und Behandlung ab. Anschließend ist eine lebenslange pharmakotherapeutische **Nachbehandlung** erforderlich.

- Ziel ist die Verminderung von atherosklerotischen Plaques in den Koronargefäßen durch Senkung der LDL-Cholesterin-Spiegel mittels **Lipidsenkern (Statine)** (➤ 5.4.2) in hoher Dosierung.
- Zur Vermeidung einer Thrombenbildung wird eine Kombinationstherapie mit **Acetylsalicylsäure** und weiteren **Thrombozytenaggregationshemmern** (➤ 5.2.4) durchgeführt.

Zur Linderung der Symptomatik bei **akuten Beschwerden** eignen sich **Nitrate** oder Molsidomin.

GUT ZU WISSEN

Wichtige Säulen der Blutdruckregulation sind ACE-Hemmer/Sartane, Betablocker und Mineralokortikoid-Rezeptor-Antagonisten, sowie selektive Kalziumkanalblocker mit vorwiegender Herzwirkung.

4.4.3 Pharmakotherapie

Die leitliniengerechte Pharmakotherapie besteht aus einer **Kombination** aus Thrombozytenaggregationshemmer (Acetylsalicylsäure), Betablocker mit oder ohne ACE-Hemmer/AT_1-Rezeptorblocker und Statin. Zur Linderung der akuten Symptomatik bzw. zur Anfallskupierung sind Nitrate (Glyceroltrinitrat, Molsidomin) als Notfallmedikament erforderlich.

Nitrate

DEFINITION

Nitrate: gefäßerweiternde Wirkstoffe, die den Sauerstoffbedarf des Herzens verringern und die Durchblutung der Herzkranzgefäße verbessern.

Nitrate gehören zu den wichtigsten Säulen in der **symptomatischen Therapie** der koronaren Herzkrankheit KHK. Als sog. **Prodrugs** werden sie erst im Körper in ihre aktive Form Stickstoffmonoxid NO umgewandelt, das an der glatten Gefäßmuskulatur eine Erschlaffung bewirkt. Die unmittelbare Vasodilatation führt zur Abnahme der diastolischen Wandspannung und zur Senkung der Vorlast. Das Missverhältnis zwischen Sauerstoffangebot und -bedarf wird herabgesetzt und das Herz entlastet.

ÜBER DEN TELLERRAND

Stickstoffmonoxid (NO) wird im gesunden Gefäßendothel gebildet und diffundiert zur glatten Gefäßmuskulatur, wo es Relaxation und Vasodilatation auslöst. NO hat viele weitere Funktionen, wie z. B. die Hemmung der Thrombozytenaggregation und die Proliferation glatter Gefäßmuskelzellen. Bei KHK-Patienten ist die endogene NO-Produktion vermindert.

Nitrate **verbessern** die **Herzarbeit** über verschiedene Angriffspunkte:

- Sie erweitern direkt die Herzkranzgefäße.
- Sie senken den Druck in den großen Arterien und damit den Widerstand, gegen den das Herz anpumpen muss (Nachlast).
- Sie erweitern die Venen, die dadurch mehr Blut aufnehmen können. Der venöse Rückstrom zum Herzen (Vorlast) nimmt ab.

Nitrate werden nach ihrem Wirkungseintritt und der Wirkdauer in und langwirksame Nitrate unterteilt.

Kurzwirksame Nitrate

Glyceroltrinitrat ist ein kurz und schnell wirkendes Nitrat, das bei beginnenden pektanginösen Beschwerden zur **Anfalls-Kupierung,** aber auch prophylaktisch für Patienten mit stabiler Angina pectoris eingesetzt wird. Es wird rasch über Schleimhäute resorbiert und als **Notfallmedikament** zur Akutbehandlung eines Angina-pectoris-Anfalls vorzugsweise **sublingual** als Zerbeißkapsel oder Spray angewendet. Durch das Sprühen unter die Zunge (➤ Kasten) wird der Wirkstoff innerhalb von Sekunden bis wenigen Minuten über die Mundschleimhaut aufgenommen. Kurzwirksame Nitrate haben keinen Gewöhnungseffekt; je nach Symptomatik können sie mehrmals am Tag angewendet werden.

GUT ZU WISSEN

Kurzwirksame Nitrate sind für den Notfall und den prophylaktischen Gebrauch geeignet.

- Das Spray wird nicht inhaliert, sondern unter die Zunge gesprüht!
- Patienten mit stabiler Angina Pectoris sollten stets ein schnellwirkendes Nitrat mit sich führen, um einen Anfall schnell beenden zu können.
- Kennt der Patient aus der Erfahrung körperliche Belastungen oder emotional aufregende Situationen, die bei ihm Angina-pectoris-Anfälle auslösen (z. B. psychische Anspannung, Stress, Kälte, sexuelle Aktivitäten), soll er das Medikament unmittelbar vorher anwenden.
- Das Spray kann im Notfall auch von der Begleitperson/Helfer verabreicht werden.

4

CAVE

Tritt nach der ersten Anwendung von Glyceroltrinitrat innerhalb von zehn Minuten keine Wirkung ein, kann sie im Abstand von je 5 min noch 2- bis 3-mal wiederholt werden. Bleibt es auch dann wirkungslos, ist an einen Herzinfarkt zu denken und der Notarzt zu rufen.

TIPP

Bei der Anwendung eines Nitrat-Sprays ist auf Folgende zu achten:
- Vor der Anwendung das Spray nicht schütteln.
- Flasche senkrecht halten, Sprühkopf möglichst nahe an den Mund heranführen.
- Zunge anheben und unter die Zunge sprühen.
- Zwischen zwei Sprühstößen 30 Sekunden warten.
- Aerosol nicht inhalieren, Atem anhalten.
- vor dem ersten Einsatz oder nach längerer Nichtbenutzung ein- bis mehrmals in die Luft sprühen, um eine volle Sprühleistung zu erzielen.

4

Langwirksame Nitrate

Langwirksame Nitrate wie Isosorbidmononitrat und Isosorbiddinitrat werden in Form von (Retard-)Tabletten zur **Prophylaxe** und **Langzeitbehandlung** der Angina pectoris eingesetzt. Allerdings haben sie durch andere Therapieansätze in den letzten Jahren an Bedeutung verloren. Nachteil ist ihre Toleranzentwicklung (Nitrattoleranz), die sich bei dauerhafter Anwendung und hoher Dosierung bereits innerhalb kurzer Zeit als Wirkungsabschwächung bemerkbar macht. Um den vollen Effekt wiederherzustellen, ist ein nitratfreies Intervall von 8–10 Std. (z. B. als nächtliche Pause) erforderlich.

Nebenwirkungen

Typische Nebenwirkungen der Nitrate sind eine Folge der gefäßerweiternden Wirkung und treten v. a. zu Behandlungsbeginn auf: Kopfschmerzen („Nitratkopfschmerzen"), Flush (Gesichtsröte) und orthostatischer Blutdruckabfall mit Benommenheit, Übelkeit, Schwindel und Schwächegefühl sowie als Gegenregulation reflektorische Erhöhung der Pulsfrequenz (Reflextachykardie). Das Reaktionsvermögen kann eingeschränkt sein.

NO-Donoren: Molsidomin

DEFINITION

NO-Donoren: Substanzen, die insbesondere im Bereich der Gefäßmuskulatur Stickstoffmonoxid (NO) bereitstellen.

Molsidomin (z. B. Corvaton ®, Molsidomin Heumann u. a.) gehört zu den langwirksamen NO-Donoren, die **ausschließlich** zur **Prophylaxe** verwendet werden. Es handelt es sich um eine chemisch völlig andere Substanz, die jedoch ein ähnliches Wirkprofil wie Nitrate aufweist. NO-Donatoren wirken zunächst auf die venösen Gefäße und senken die Vorlast. Erst in höherer Konzentration werden auch die Arterien einschließlich der Koronarien relaxiert und der Blutdruck bzw. die Nachlast gesenkt.

Der **vorlastsenkende Effekt** von Molsidomin ist geringer als bei den Nitraten und der Wirkungseintritt erfolgt langsamer. Daher eignet es sich zur Prophylaxe und Langzeitbehandlung der Angina pectoris, nicht jedoch zur Anfallskupierung. Da keine Toleranzentwicklung besteht, kann es zur Überbrückung der Einnahmepause von Nitraten gegeben werden. NO-Donoren wirken, indem sie Stickstoffmonoxid NO freisetzen.

Ivabradin

Ivabradin (z. B. Procoralan®) verbessert das Verhältnis von Sauerstoffverbrauch und Muskelkontraktion. Es hemmt Ionenkanäle an den Schrittmacherzellen am Sinusknoten und senkt die Herzfrequenz, ohne die Muskelkraft des Herzens zu beeinflussen. Ivabradin ist zugelassen zur Behandlung der chronisch stabilen Angina pectoris und gilt als **Reservemittel** bei **Unverträglichkeit** oder bestehender Kontraindikation für **Betablocker.** Es hat zugleich eine Zulassung bei Herzinsuffizienz und wird v. a. bei Herzinsuffizienz mit ischämischer Genese eingesetzt.

Acetylsalicylsäure (ASS)

DEFINITION

Acetylsalicylsäure (ASS): Wirkstoff mit schmerzstillenden, entzündungshemmenden und fiebersenkenden Eigenschaften. In niedriger Dosierung steht als Hauptwirkung die Hemmung der Thrombozytenaggregation im Vordergrund.

Acetylsalicylsäure ASS (z. B. Aspirin® protect 100 mg/Aspirin® N 100 mg, ASS 100 1A Pharma u. a.) hat als Thrombozytenaggregationshemmer in der Dosierung 100 mg/Tag seinen Stellenwert bei instabiler **Angina pectoris,** bei akutem **Myokardinfarkt** oder zur **Reinfarktprophylaxe.**

Obwohl ASS ohne vorausgegangenen Myokardinfarkt keine explizite Zulassung zur Behandlung der stabilen KHK besitzt, hat sich der Einsatz bewährt und wird bei KHK-Patienten generell empfohlen. Meist erhalten Patienten eine Kombination von Acetylsalicylsäure und einem weiteren Thrombozytenaggregationshemmer (➤ 5.2.4).

GUT ZU WISSEN

- Acetylsalicylsäure wird als Thrombozytenaggregationshemmer in einer Dosierung von 100 mg/Tag eingesetzt. Im Gegensatz dazu beträgt die Dosierung als Analgetikum für Jugendliche ab 12 Jahren und Erwachsene bis zu 6-mal 500 mg/tgl.
- ASS ist nicht verschreibungspflichtig, seine Verordnung bei den Indikationen KHK oder Reinfarktprophylaxe gehört auf jeden Fall in die Hand des Arztes!
- Bei bestehender (ärztlicher) Verordnung von Acetylsalicylsäure ist auf die regelmäßige Einnahme zu achten. Häufig lässt im Laufe der Zeit die Adhärenz nach, da Patienten Blutungen oder Magenläsionen befürchten.

4.4.4 Übersicht: Koronarmittel

In nachfolgender Tabelle (➤ Tab. 4.1) sind Koronarmittel zur medikamentösen Behandlung der KHK aufgeführt. Außer Acetylsalicylsäure (ASS) sind alle Arzneimittel verschreibungspflichtig, auch

Tab. 4.1 Koronarmittel (Antianginosa).

Wirkstoffgruppe/Wirkstoff	Beispiel	Indikation, Kombinationen
Kurzwirksame Nitrate		
Glyceroltrinitrat (Nitroglycerin)	• Nitrangin® Pumpspray, Nitrolingual® akut Spray, Nitronal® Weichkapseln zum Zerbeißen • Minitran® (5/10) Transdermale Pflaster	• Notfall, Anfallskupierung • Prophylaxe und Langzeitbehandlung der Angina pectoris • Pflaster über Nacht entfernen (Nitrattoleranz!)
Langwirksame Nitrate		
Isosorbidmononitrat (ISMN)	IS 5 mono-ratiopharm, Ismo®, ISMN AbZ	Langzeitbehandlung der Angina pectoris
Isosorbiddinitrat (ISDN)	Isoket®, ISDN-ratiopharm	
Andere Koronarmittel		
Ivabradin	• Procoralan®, Ivabradin Hennig®, Ivabradin Klinge u. a. • Fixe Kombination mit Metoprolol, z. B. Implicor®	Chronisch stabile Angina pectoris, HI mit ischämischer Genese
Molsidomin	Corvaton, Molsidomin Heumann	Prophylaxe und Langzeitbehandlung, Überbrückung der Nitratpause
Thrombozytenaggregationshemmer (➤ 5.2.3)		
Acetylsalicylsäure ASS	Aspirin® protect 100 mg, Aspirin® N 100 mg, ASS 100 1A Pharma und v. a.	–
Clopidogrel	• Iscover®, Plavix®, Clopidogrel Hennig® u. a. • **Fixe** Kombination Acetylsalicylsäure + Clopidogrel, z. B. DuoPlavin®	–
Ticagrelor	Brilique®	–
Prasugrel	Efient, Prasillt®, Prasugrel-ratiopharm®	–
Selektive Kalziumkanalblocker mit vorwiegender Herzwirkung		
Diltiazem	Dilzem®, Diltiazem AbZ, Diltiazem-ratiopharm®	Chronisch stabile Angina pectoris
Verapamil	Isoptin®, Verapamil Hennig® u. a.	

ASS kann bei entsprechender Indikation vom Arzt zu Lasten der GKV verordnet werden.

4.5 Arterielle Hypertonie

KURZ UND KNAPP

- Die arterielle Hypertonie zählt weltweit zu den Hauptrisikofaktoren für Herz-Kreislauf-Erkrankungen.
- Sie verkürzt die Lebenserwartung und schädigt zahlreiche Organe. Zahl und Ausprägung der Spätschäden nehmen mit dem Lebensalter zu.
- Die Hypertonie verläuft in der Regel symptomlos, meist wissen die Betroffenen nicht, dass sie an einer Hypertonie leiden.

WIRKSTOFFE

Eingesetzt werden Antihypertonika (Arzneimittel gegen zu hohen Blutdruck, auch ➤ 4.2):

- **ACE-Hemmer:** Enalapril, Lisinopril, Ramipril
- **AT_1-Antagonisten (Sartane):** Candesartan, Irbesartan, Losartan, Valsartan
- **Kalziumkanalblocker:** Amlodipin, Felodipin, Lercanidipin, Nifedipin
- **Betablocker:** Atenolol, Bisoprolol, Carvedilol, Metoprolol
- **Diuretika:** Hydrochlorthiazid (HCT)

4.5.1 Klinische und physiologische Grundlagen

Mehr als die Hälfte der über 60-jährigen Bevölkerung leidet an hohem Blutdruck. Die Prävalenz ist altersabhängig, sodass bei den 65- bis 79-Jährigen bereits etwa 71 % erkrankt sind. Allerdings sind nach Schätzungen einem Drittel der Betroffenen, insbesondere jüngeren Menschen, die erhöhten Blutdruckwerte nicht einmal bekannt. In der Regel verläuft eine Hypertonie symptomlos, erst bei sehr hohen Werten treten Kopfschmerzen, Schwindel, gerötete Gesichtshaut (Flush) oder Tinnitus auf. In der aktuellen europäischen ESH/ESC-Leitlinie[3] von 2018 ist die Definition der Hypertonie mit Blutdruck-Werte zwischen 140 und 160 mmHg systolisch und 90–100 mmHg diastolisch unverändert geblieben.

4.5.2 Therapieziel und -prinzipen

Das primäre Therapieziel ist bei allen Patienten möglichst eine **Senkung** des **systolischen Blutdrucks** auf Werte unter 140 mmHg, wobei in Abhängigkeit vom Alter verschiedene Zielbereiche differenziert werden. Der Leitlinie entsprechend sollte ein Blutdruckwert von 120/70 mmHg jedoch nicht unterschritten werden, da in diesem Fall die Risiken den potenziellen Nutzen überwiegen.

Die Behandlung des Bluthochdrucks hängt nicht nur von den Blutdruckwerten allein ab. Sie wird entsprechend dem **kardiovaskulären Gesamtrisiko** modifiziert, wobei zur Beurteilung einzelne Risikofaktoren wie positive Familienanamnese, Bauchumfang, Dyslipidämie, Diabetes mellitus, Alter und Rauchen berücksichtigt werden. Vor-

[3] Leitlinie der European Society of Hypertension (ESH) and the European Society of Cardiology (ESC).

rangiges **Therapieziel** ist die **Verminderung** von Endorganschäden und folglich von **Morbidität** und **Mortalität.**

Ein großes Problem ist die fehlende Adhärenz der Patienten, die sich trotz Verfeinerung der Hypertonie-Behandlung in den letzten Jahren nicht verbessert hat. Lediglich 5–20 % der behandelten Hypertoniker erreichen ihren Blutdruck-Zielwert. Laut einer neuen europäischen Studie[4] erreichen sogar 42 Prozent der Patienten in der Sekundärprävention nach einem kardiovaskulären Ereignis keinen kontrollierten Blutdruck unter 140/90 mmHg. Eigenständiger Therapieabbruch und fehlerhafte Einnahme der verordneten Arzneimittel sind entscheidende Faktoren für eine nicht zufriedenstellende Erfolgsrate der Bluthochdruck-Behandlung.

TIPP

- Zu Beginn der Behandlung kann sich das Befinden verschlechtern, es dauert Wochen oder Monate, bis sich der Körper an die niedrigen Blutdruckwerte anpasst.
- Die Patienten verspüren eher unerwünschte Wirkungen der einzelnen Antihypertonika wie Reizhusten, Kopfschmerzen oder Impotenz, welche die Lebensqualität deutlich beeinträchtigen. Dies darf keinesfalls dazu führen, dass der Patient seine Blutdrucksenker eigenständig absetzt! Ein besonderes Augenmerk gilt daher der Therapieadhärenz.

Um das individuelle Risiko zu senken, ist jeder Patient gefordert, mehr Eigenverantwortung zu übernehmen. **Unverzichtbare Grundlage** der Prävention, aber auch einer erfolgreichen Pharmakotherapie sind **Änderungen des Lebensstils.** Dazu gehören gesunde Ernährung mit Reduktion von Salzkonsum und Alkohol, regelmäßiges körperliches Training und Nikotin-Verzicht. Angestrebt werden sollte möglichst Normalgewicht, da bereits durch die Abnahme von einem Kilogramm Übergewicht der Blutdruck um 1–2 mmHg sinkt. Unerlässlich ist die selbstständige regelmäßige Blutdruckmessung zu Hause, die ein besseres Bild der Blutdrucksituation ergibt als die meist sporadischen Messungen beim Arzt oder in der Apotheke. Bei einer leichten Hypertonie Grad 1 (140–159 mmHg systolisch/90–99 mmHg diastolisch) wird zunächst ein mehrmonatiger Versuch mit veränderten Lebensstilmaßnahmen angeraten.

Erst wenn diese Maßnahmen keinen Erfolg bringen, wird eine medikamentöse Therapie empfohlen. Bluthochdruck Grad 2 (160–179 mmHg systolisch/100–109 mmHg diastolisch) und Grad 3 (≥ 180 mmHg systolisch/≥ 110 mmHg diastolisch) sollten sofort medikamentös behandelt werden.

4.5.3 Pharmakotherapie

Im Fokus der Pharmakotherapie stehen Maßnahmen, welche die **ursächlichen Faktoren** einer Hypertonie beeinflussen:

- **Erhöhte Aktivität** von **Hormonen** oder Botenstoffen wie Adrenalin und Angiotensin, die eine **Vasokonstriktion** auslösen und/oder das Herz stimulieren
- Abnahme und **Aktivitätsminderung** von Hormonen oder Botenstoffen, v. a. Stickstoffmonoxid NO, die eine **Vasodilatation** bewirken
- **Steigerung der Vorlast,** z. B. durch Reduzierung der Flüssigkeitsausscheidung der Nieren (Niereninsuffizienz)
- Gefäßveränderungen (Remodeling) mit **nachlassender Elastizität der Gefäße** im Zusammenhang mit Diabetes oder Hyperlipidämie (metabolisches Syndrom)

GUT ZU WISSEN

- Aktuell gelten die Hemmstoffe des Renin-Angiotensin-Systems (RAAS) ACE-Hemmer und AT_1-Antagonisten als Antihypertonika der 1. Wahl.
- Leidet der Patient zusätzlich an kardialen Erkrankungen (Herzinsuffizienz, Therapie nach Herzinfarkt) bleiben Betablocker auch weiterhin Mittel der 1. Wahl.

In der Regel beginnt die Therapie mit einer **Zweifachkombination** aus einem **Hemmstoff** des **Renin-Angiotensin-Systems** – entweder einem ACE-Hemmer oder einem Angiotensin (AT)-II-Antagonisten – und einem **Kalziumkanalblocker** oder einem **Diuretikum.** Wird mit dieser Zweifachkombination der Zielwert nicht erreicht, wird im nächsten Schritt eine **Kombination** verschiedener Substanzen aus allen **drei Wirkstoffklassen** empfohlen (➤ Abb. 4.3). Es hat sich gezeigt, dass die meisten Patienten mit Komorbiditäten und einem hohen kardiovaskulären Risiko für eine gute Einstellung ihres Blutdrucks eine Dreierkombination benötigen.

Idealerweise erhält der Patient zur Verbesserung der Adhärenz bereits mit Behandlungsbeginn eine Fixkombination mit 2 oder 3 Wirkstoffen in einer Tablette, da sich dadurch Anzahl und Häufigkeit der Tabletteneinnahme reduzieren lassen. Mittlerweile sind in Deutschland zahlreiche Zweifach- und Dreifachfixkombinationen mit ACE-Hemmern und AT-II-Antagonisten verfügbar (➤ Tab. 4.2, ➤ Tab. 4.3, ➤ Tab. 4.4).

Bei **therapieresistenter Hypertonie** wird zusätzlich Spironolacton oder ein anderes Diuretikum, ein Alphablocker oder ein Betablocker empfohlen.

Hemmstoffe des Renin-Angiotensin-Aldosteron-Systems (RAAS)

DEFINITION

ACE-Hemmer: blutdrucksenkende und gefäßerweiternde Wirkstoffe, die in das Renin-Angiotensin-Aldosteron-System (RAAS) eingreifen. Sie sind an der Endsilbe **-pril** im Namen zu erkennen (z. B. Enalapril, Ramipril).
Angiotensin-II-Antagonisten/AT_1-Blocker: blutdrucksenkende Wirkstoffe mit Einfluss auf das Herzgewebe. Sie sind an der Endsilbe **-sartan** im Namen zu erkennen (z. B. Candesartan, Losartan), woraus sich die Kurzbezeichnung Sartane ableitet.

Die beiden Wirkstoffklassen der **ACE-Hemmer** und der **AT_1-Antagonisten** greifen nicht nur direkt an den glatten Gefäßmuskelzellen an und bewirken eine Vasodilatation, sie schwächen auch die RAAS-Aktivierung ab, die bei kardiovaskulären Erkrankungen mit mannigfachen Organstörungen und Krankheitsrisiken einhergeht. Ihre Wirkung erfolgt an unterschiedlichen Strukturen des RAAS: ACE-Hemmer unterbinden die Umwandlung von Angiotensin I

[4] Kotseva, K., et al., Lifestyle and impact on cardiovascular risk factor control in coronary patients across 27 countries: Results from the European Society of Cardiology ESC-EORP EUROASPIRE V registry. Eur J Prev Cardiol. 2019; 26(8): 824–35.

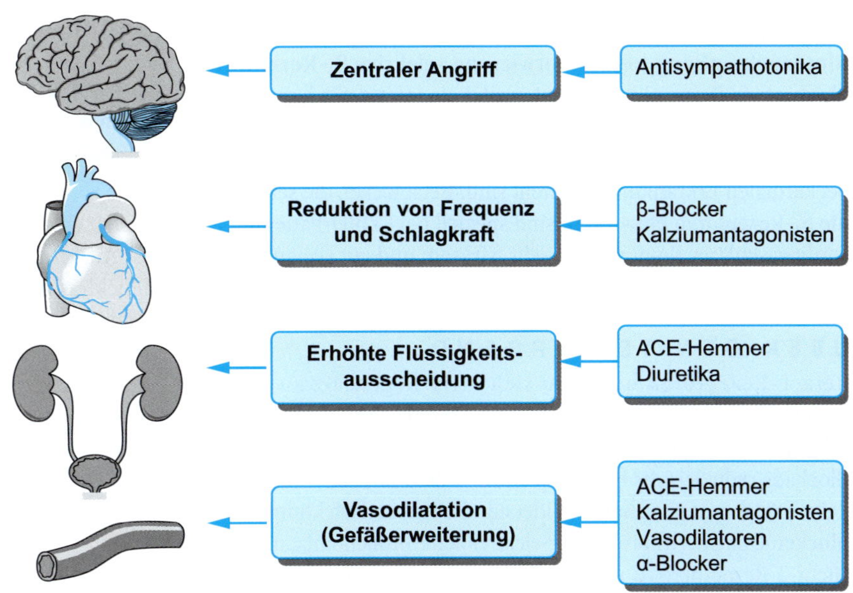

Abb. 4.3 Angriffsorte der Antihypertonika. [L157]

zu Angiotensin II, AT_1-Antagonisten verhindern AT_1-vermittelte Effekte wie z. B. Vasokonstriktion und Remodeling durch Blockade des Rezeptors (➤ 4.3). Aktuell gelten beide Wirkstoffgruppen als **Antihypertonika der 1. Wahl.** Bei unzureichender Wirkung werden sie mit Diuretika (meist aus der Gruppe der Thiaziddiuretika ➤ 8.1) oder Kalziumkanalblocker ergänzt. Ein wesentlicher Vorteil ist ihre nephroprotektive Wirkung, die sich insbesondere bei denjenigen Patienten positiv auswirkt, bei denen die Hypertonie durch eine Nierenkrankheit bedingt ist, die sich bei Herzinsuffizienz als Komorbidität noch dramatisch verschlechtert.

Beide Wirkstoffgruppen zeichnen sich durch eine sehr gute Verträglichkeit aus. Lediglich chronischer Reizhusten ist eine typische **Nebenwirkung** von ACE-Hemmern, die bei AT_1-Antagonisten deutlich seltener auftritt.

GUT ZU WISSEN

Während bisher der Einstieg in eine antihypertensive Therapie meist nur mit einem Wirkstoff erfolgte, werden nun in Anlehnung an die aktuelle ESH/ESC-Leitlinie die meisten Patienten bereits von Anfang an mit zwei unterschiedlichen Wirkstoffen behandelt. Eine Monotherapie sollte der Leitlinie entsprechend lediglich Patienten mit einer Hypertonie Grad 1 und niedrigem kardiovaskulärem Risiko oder älteren Patienten (≥ 80 Jahre) vorbehalten bleiben.

Kalziumkanalblocker

DEFINITION

Kalziumkanalblocker: verändern die Durchlässigkeit der Kalziumkanäle und vermindern den Einstrom von Kalziumionen in die glatten Muskelzellen. Sie sind zu erkennen an der Endsilbe **-dipin** im Namen (z. B. Amlodipin, Lercanidipin).

Kalziumkanalblocker (➤ Tab. 4.3) erweitern die Blutgefäße, indem sie den Einstrom von Kalziumionen in die glatten Muskelzellen hemmen. Der Widerstand im Gefäßsystem nimmt ab und der Blutdruck sinkt. Sie verringern die Aktivität eines kalziumabhängigen Enzyms (Myosin-ATPase) und damit den Sauerstoffbedarf des Herzens. Man unterscheidet:

- Selektive Kalziumkanalblocker mit vorwiegender **Gefäßwirkung:** Amlodipin, Lercanidipin → Hypertonie
- Selektive Kalziumkanalblocker mit vorwiegender **Herzwirkung:** Diltiazem, Verapamil → KHK

Nebenwirkungen der Kalziumkanalblocker lassen sich auf ihre gefäßerweiternde Wirkung zurückführen. Am häufigsten sind Kopfschmerzen, Schwindelgefühl, periphere Ödeme, Flush, Palpitationen und Tachykardie.

CAVE

Kalziumkanalblocker dürfen nicht gleichzeitig mit Grapefruitsaft oder anderen Hemmstoffen bestimmter CYP-Enzyme (Proteaseinhibitoren, bestimmte Antibiotika, Verapamil u. a.) eingenommen werden. Durch Verstärkung der hypotensiven Wirkung wird das Risiko für einen dramatischen Blutdruckabfall deutlich erhöht.

GUT ZU WISSEN

Die ältere Bezeichnung Kalziumantagonisten ist nicht ganz korrekt. Die Wirkung dieser Substanzen erfolgt über eine Veränderung der Durchlässigkeit von Kalziumkanälen und nicht im direkten Sinn als Antagonismus an Kalzium-Rezeptoren.

Beta-1-Adrenozeptor-Antagonisten

DEFINITION

Beta-1-Adrenozeptor-Antagonisten (Betarezeptorenblocker, Betablocker, β-Blocker): Wirkstoffe, die den Sympathikotonus und das RAAS hemmen. Selektive Beta-1-Rezeptorenblocker wirken blutdrucksenkend und reduzieren die Herzfrequenz. Betablocker sind an der Endsilbe **-ol** im Namen (z. B. Bisoprolol, Metoprolol) zu erkennen.

Initial stehen bei Betablockern kardiale Wirkungen (Senkung von Herzfrequenz, Kontraktilität und Erregbarkeit des Herzens) im Vordergrund, erst längerfristig kommen eine verringerte Sympathikusaktivität sowie eine Hemmung des Renin-Angiotensin-Aldosteron-Systems hinzu. Zur **Blutdrucksenkung** werden vorwiegend **selektive β_1-Rezeptorenblocker** wie Bisoprolol und Metoprolol eingesetzt. Sie hemmen die von Adrenalin und Noradrenalin über β_1-Rezeptoren vermittelten spezifischen Effekte des Sympathikus, die durch Stress, im Alter oder bei kardialen Erkrankungen erhöht sind. Betablocker, die selektiv auf die β_1-Rezeptoren einwirken, sind speziell bei COPD-Patienten mit kardiovaskulärer Komorbidität sehr wirksam und gut geeignet, da sie die Lungenfunktion nicht verschlechtern.

ÜBER DEN TELLERRAND

Beta-1-Rezeptoren befinden sich – im Gegensatz zu Beta-2-Rezeptoren, die vorwiegend in den Atemwegen lokalisiert sind – hauptsächlich am Herzen und in den peripheren Gefäßen. Ihre Blockade reduziert die Herzfrequenz und der Blutdruck sinkt infolge des verringerten peripheren Widerstands. Theoretisch können **Betablocker** je nach Wirkprofil und Selektivität die bronchodilatatorischen (Beta-2-Rezeptoren) und kardialen (Beta-1-Rezeptoren) Wirkungen von **Beta-Sympathomimetika** abschwächen oder aufheben.

Seit langem ist jedoch bekannt, dass COPD-Patienten meist ohne Probleme mit Beta-1-Blockern behandelt werden können und nach einem Herzinfarkt ganz substanziell von Betablockern profitieren. Die Erkenntnis, dass sich lungenspezifische Symptome nicht verschlechtern ist von großem Vorteil, da COPD-Patienten ein deutlich höheres kardiovaskuläres Risiko aufweisen.

CAVE

Eine längere Anwendung von Betablockern darf keinesfalls abrupt beendet werden! Entsprechende Arzneimittel sind stets ausschleichend abzusetzen, sonst droht die Gefahr eines Reboundeffekts mit Blutdruckanstieg und Tachykardie.

GUT ZU WISSEN

Betablocker verbessern die Herzfunktion, stabilisieren die psychomotorische Leistungsfähigkeit und weisen zentral beruhigende Effekte auf. Daher gelten sie bei bestimmten Sportarten (die Präzision und Genauigkeit verlangen) als verbotene Wirkstoffgruppe (**Dopingmittel).** Betablocker werden auch kurzfristig von Studierenden angewendet, um kognitive Fähigkeiten während Prüfungssituationen zu steigern oder Angst und Nervosität zu überwinden.

Diuretika

DEFINITION

Diuretika: Wirkstoffe zur Förderung der Elektrolyt- und Wasserausscheidung.

Diuretika (➤ 8.1) haben in der Kombinationstherapie den Vorteil, dass sie mit jedem anderen Antihypertonikum **kombiniert** werden können. Zudem können sie **Wirkungsverluste verhindern,** die bei einigen Blutdruckmitteln (z. B. Clonidin) durch Natrium- und Wasserretention auftreten.

In Deutschland gelten seit einigen Jahren Diuretika wie Hydrochlorothiazid (HCT) neben ACE-Hemmern und Sartanen als preiswerteste und wirksamste Hypertonie-Therapie. HCT gehört zur Gruppe der Saluretika, die über eine Hemmung der Rückresorption von Natrium und den daraus resultierenden Salzverlust in den Volumenhaushalt eingreifen. Die Pumparbeit des Herzens wird entlastet und der Blutdruck gesenkt.

Renin-Antagonisten

DEFINITION

Renin-Antagonisten: Wirkstoffe, die direkt an Renin, dem ersten Glied im Renin-Angiotensin-Aldosteron-System, angreifen.

Bisher einziger Wirkstoff der Substanzklasse der Renin-Antagonisten ist Aliskiren (Rasilez®). Der selektive Inhibitor des Enzyms Renin blockiert die Umwandlung von Angiotensinogen zu Angiotensin I und damit den ersten Schritt der Angiotensin-II-Biosynthese.

Trotz langer Wirkdauer und guter Blutdrucksenkung ergab Aliskiren im Vergleich zu ACE-Hemmern und Sartanen bisher keinen Vorteil bezüglich Sterblichkeit und kardiovaskulärer Endpunkte. Es ist sehr gut verträglich, relevante Nebenwirkungen sind Hyperkaliämie und Hypotension, Reizhusten tritt nicht auf.

Alpha-2-Adrenozeptor-Agonisten und -Antagonisten

DEFINITION

Alpha-2-Adrenozeptor-Agonisten und-Antagonisten (α_2-Adrenozeptoragonist- und anatgonist): Wirkstoffe, die an Alpha-2-Adrenozeptoren die Wirkung von Adrenalin und Noradrenalin verändern.

Alpha-2-Adrenorezeptoren kommen im zentralen und peripheren Nervensystem vor und werden durch endogenes Adrenalin und Noradrenalin aktiviert.

- Die **zentral wirksamen** antiadrenergen Substanzen Clonidin (z. B. Catapresan®, Clonidin-ratiopharm®), Methyldopa (z. B. Presinol®) und Moxonidin (z. B. Physiotens®, Moxogamma®) gehören zu den Alpha-2-Adrenozeptor-**Agonisten.** Zwar können sie in der Peripherie einige Wirkungen des Sympathikus nachahmen und damit eine Blutdrucksteigerung hervorrufen. In der Regel überwiegt jedoch die Aktivierung von α_2-Rezeptoren im ZNS, die den Sympathikus abschwächen und zur Senkung von Herzfrequenz und Blutdruck führen.
- **Peripher wirksame** Alpha-2-Adrenozeptor-**Antagonisten** wie Urapidil (z. B. Ebrantil®, Urapidil Stragen) und Doxazosin (z. B. Cardular®, Diblocin®) verdrängen Adrenalin oder Noradrenalin vom Rezeptor. Sie vermindern die Sympathikusaktivität und reduzieren die Reninfreisetzung bei gleichzeitiger Vasodilatation.

Alpha-2-Adrenozeptor-Agonisten und -Antagonisten haben nur noch als Reserveantihypertonika bei bestimmten Indikationen, therapieresistenter Hypertonie bzw. bei Unverträglichkeit anderer Antihypertonika eine Bedeutung.

4.5.4 Übersichten: Antihypertonika

Als Antihypertonika werden verschiedene Wirkstoffgruppen eingesetzt:

- Hemmstofe des Renin-Angiotensin-Aldosteron-Systems (➤ Tab. 4.2): ACE-Hemmer, AT-II-Antagonisten, Mineralokortikoid-Rezeptor-Antagonisten
- Kalziumkanalblocker (➤ Tab. 4.3)

- Betablocker (➢ Tab. 4.4)
- Zusätzlich werden in speziellen Fällen diverse weitere (Fix)kombinationen von blutdruckregulierenden Wirkstoffen eingesetzt.

Beispiele hierfür sind: Betablocker + Diuretikum + Kalziumanalblocker, Kalziumkanalblocker + Diuretikum, Kombination von Diuretika mit unterschiedlichem Angriffspunkt.

Tab. 4.2 Hemmstoffe des Renin-Angiotensin-Aldosteron-Systems (RAAS), Einzelstoffe und Kombinationen. Von den Kombinationen gibt es zahlreiche Generika, die hier nicht im Einzelnen aufgelistet sind.

Wirkstoffgruppe/Wirkstoff	Beispiel	Kombiniert mit Diuretikum HCT (Hydrochlorthiazid)	Kombiniert mit Kalzium-Kanalblocker
ACE-Hemmer			
Captopril	Nur Generika z. B. Captopril AbZ, Captogamma u. a.	Captogamma® HCT, Candesartan HCT Heumann	–
Enalapril	Xanef®, Xanef® Cor, Enalapril ratiopharm® (Stada u. a.)	Corvo HCT®, Enalagamma® HCT	**Nitrendipin:** Eneas® **Lercanidipin:** Carmen® ACE, Zaneril®, Zanipress® EnaCanpin®
Lisinopril	Acercomp®, Lisilich, Lisinopril-TEVA® u. a.	Acercomp®, Lisinopril-TEVA®comp	–
Ramipril	Delix®, Ramipril 1A (ISIS u.a.)	Delix®plus, Ramiclair® **Kombination mit Piretanid** als Diuretikum: Arelix® ACE	**Amlodipin:** Tonotec®, Rami-Dipin® **Felodipin:** Delmuno®
Benazepril	Cibacen® Benazepril 1A	Cibadrex®, Benazeplus	–
Cilazapril	Dynorm®	Dynorm® Plus	–
Quinapril	Accupro®	Accuzide® diuplus, Quinapril HCT	–
Fosinopril	Fosinorm, Fosino-TEVA®		–
AT-II-Antagonisten/AT_1-Blocker		Kombination mit HCT	Kombination mit Amlodipin
Candesartan	Atacand®, Blopress®, Candesartan AbZ –Heumann u. a.	Atacand® plus, Blopress® Plus, Candesartancilexetil Hennig® plus HCT	Caramlo®
Eprosartan	Teveten®, Eprosartan-ratiopharm®	Teveten® plus HCT, Eprosartan-ratiopharm®comp	–
Irbesartan	Aprovel®, Karvea®	CoAprovel™, Irbesartan plus HCT Hennig®	–
Losartan	Lorzaar®, Fortzaar®, Losartan Hennig® u. a.	Lorzaar® plus, Losartan Hennig® Plus	LosAmlo®
Olmesartan	Olmecor®, Olmetec®, Olmesartan-ratiopharm®	Olmecor HCT®, Olmetec Plus®	Sevikar®, OlmeAmlo®
Telmisartan	Kinzalmono®, Micardis®, Telmisartan AbZ u. a.	MicardisPlus®, Kinzalkomb®	Twynsta®
Valsartan	DIOVAN®, Provas®, Valsargamma® Valsacor, Valsartan TAD u. a.	CoDiovan®, Provas®comp	Dafiro®, Exforge®
Azilsartan	Edarbi®	–	–
Mineralokortikoid-Rezeptor-Antagonisten (MRA)/Aldosteron-Antagonisten			
Eplerenon	Inspra®, Eeplerenon AbZ, Eplerenon-ratiopharm® u. a.	–	–
Spironolacton Hinweis: bei kardialen Erkrankungen zur Ausschwemmung von Ödemen, vorwiegend jedoch bei primärem oder sekundärem Hyperaldosteronismus	Aldactone®, Spironolacton-ratiopharm® u. a.	–	–
Dreierkombinationen			
AT-II-Antagonist + Kalziumkanalblocke + Diuretikum	Olmesartan, Amlodipin, Hydrochlorothiazid	Sevikar HCT, Vocado® HCT	–
	Valsartan, Amlodipin, Hydrochlorothiazid	Exforge HCT®, Dafiro HCT®	–
ACE-Hemmer + Kalziumkanalblocker + Diuretikum	Ramipril, Amlodipin, Hydrochlorothiazid	Tonotec® HCT	–
	Perindopril, Amlodipin, Indapamid	Viacorind®	–

4

Tab. 4.3 Kalziumkanalblocker.

Wirkstoffgruppe/Wirkstoff	Beispiel	Kombinationen
Selektive Kalziumkanalblocker mit vorwiegender Gefäßwirkung		
Amlodipin	Norvasc®, Amlodipin Dexel u.a	Kombinationen mit Diuretikum **HCT oder ACE-Hemmern** (➤ Tab. 4.2) oder **AT-II-Antagonisten** (➤ Tab. 4.2)
Lercanidipin	Carmen®, Corifeo®, Lercanidipin-Omniapharm	
Nifedipin	Adalat®, Nifedipin Al u. a.	
Nitrendipin	Bayotensin, Nitrendipin ratiopharm u. a.	
Manidipin	Manyper®	Vivace® (Manidipin + Delapril, ACE-Hemmer)
Isradipin	vascal® uno	–
Selektive Kalziumkanalblocker mit vorwiegender Herzwirkung (➤ 4.4)		

Tab. 4.4 Selektive Beta1-Rezeptorenblocker.

Wirkstoff	Beispiel	Kombinationen	
		Mit Diuretikum	Mit weiterem Antihypertonikum
Beta1-Rezeptorenblocker			
Atenolol	Tenormin®, Atenolol AbZ, Atenolol Heumann® u.a	**Chlortalidon** Teneretic®, Atenolol comp. ratiopharm® **Chlortalidon + Hydralazin:** TRI-Normin®	**+ Nifedipin:** Nif-Ten®
Bisoprolol	Concor®, Concor® Cor, Bisohexal, Biso-Hennig®, Bisoprolol ratiopharm® u. a.	**HCT:** Concor 5 plus®, Bisohexal plus, Bisoprolol-ratiopharm® comp, Bisoprolol comp. AbZ u. a.	**+ Amlodipin:** Biramlo®, BisoDipin®
Metoprolol Häufig als Metoprololsuccinat (Salz der Bernsteinsäure)	Beloc®Zok, Beloc-Zok® Herz Metoprolol Al, metodura u. a. Metoprololsuccinat 1A Pharma u. a.	**Chlortalidon:** Prelis® comp HCT: Metodura comp, Metoprolol comp. AbZ	**+ Nifedipin:** Belnif® **+ Felodipin:** Mobloc®
Beta1-Rezeptorenblocker mit gleichzeitiger α-blockierender Wirkung			
Carvedilol	Dilatrend, Carvedilol Hexal u.a Querto	–	–

4.6 Herzrhythmusstörungen

KURZ UND KNAPP

Herzrhythmusstörungen können
- aus der Herzkammer entspringen → ventrikuläre Arrhythmien VA,
- im Vorhof entstehen → Vorhofflimmern VHF,
- aus den Vorhöfen entstehen und sich mit unregelmäßigen, zu langsamen oder zu schnellen Herzschlägen äußern.
- Patienten mit Vorhofflimmern haben ein erhöhtes Risiko, einen Schlaganfall zu erleiden.

WIRKSTOFFE

Antiarrhythmika – Arzneimittel zur Behandlung von Herzrhythmusstörungen – werden wie folgt unterteilt:
- **Klasse I a–c:** Natriumkanalblocker: Ajmalin, Lidocain
- **Klasse II:** Nichtselektive β-Rezeptorenblocker: Propranolol, Sotalol
- **Klasse III:** Kaliumkanalblocker: Amiodaron, Dronedaron
- **Klasse IV:** (Selektive) Kalziumkanalblocker: Diltiazem, Verapamil
- **Antikoagulanzien:** Acetylsalicylsäure, Clopidogrel

4.6.1 Klinische und physiologische Grundlagen

Herzrhythmusstörungen werden von den typischen kardialen Erkrankungen Herzinsuffizienz, Hypertonie, KHK oder Klappenfehlern verursacht oder begleitet. Akut lebensbedrohlich sind Arrhythmien der Herzkammern – ventrikuläre Tachykardien oder Kammerflimmern –, die mit ungeordneten Flimmerwellen von 300–800 Schlägen pro Minute zu plötzlichem Herztod führen können. Die häufigste Form und Indikation für eine dauerhafte Antikoagulation ist das Vorhofflimmern VHF, das etwa 10 % der über 80-Jährigen betrifft und oftmals in einen ischämischen Schlaganfall mündet.

Ausgelöst wird das VHF durch Veränderungen im linken Vorhof, die **als Folge** von arteriellem **Bluthochdruck** oder Hyperlipidämie vorkommen. Durch den unregelmäßigen Herzschlag staut sich der Blutfluss während der längeren Pausen im linken Vorhof und es können sich hier Thromben bilden. Wird ein Blutgerinnsel losgerissen und mit dem Blutstrom in die Hals- oder Hirnarterie geschwemmt, kommt es zum Schlaganfall. Etwa 20 % aller Schlaganfälle lassen sich auf Vorhofflimmern zurückführen.

GUT ZU WISSEN

Herzrhythmusstörungen werden nach zwei Kriterien unterteilt:
- Nach der Geschwindigkeit: bradykarde (Puls < 60/min) oder tachykarde Rhythmusstörung (Puls > 100/min)
- Nach dem Entstehungsort: Vorhof (Atrium), Kammer (Ventrikel), Ort der Erregungsbildung (Sinusknoten) oder Erregungsleitungssystem (atrioventrikulärer AV Knoten)

Rhythmusstörungen werden von den Betroffenen als akute Bedrohung wahrgenommen, verstärkt durch Atemnot, Angst, thorakales Engegefühl oder anderen Stressreaktionen. Viel öfter sind sie jedoch kaum wahrnehmbar oder machen sich lediglich durch Palpitationen („Herzklopfen") bemerkbar.

Typische Symptome des Vorhofflimmerns sind Palpitationen, thorakaler Schmerz, Angst, Atemnot, Schwindel, Müdigkeit und eingeschränkte Belastbarkeit. Die Lebensqualität des Betroffenen kann stark beeinträchtigt sein. Es besteht eine hohe Dunkelziffer an nicht diagnostizierten Patienten mit Vorhofflimmern

4.6.2 Pharmakotherapie

Antiarrhythmika greifen direkt am spezifischen Reizleitungssystem oder den Herzmuskelzellen an und werden intravenös oder oral appliziert. Abhängig von der Art der Rhythmusstörung (zu langsame, zu schnelle Herzfrequenz, im Vorhof und/oder in den Herzkammern lokalisiert) werden sie alleine oder im Rahmen eines multimodalen Therapiekonzepts zusammen mit Katheterablation, Implantation eines Kardioverter-Defibrillators oder Herzschrittmachers eingesetzt. Die Wirkstoffauswahl orientiert sich an der genauen Diagnose und den Begleiterkrankungen. Die sehr häufig auftretende Komorbidität Herzinsuffizienz ist für viele Wirkstoffe therapielimitierend und muss daher besonders beachtet werden. Liegt mindestens ein Risikofaktor für einen Schlaganfall vor, werden zusätzlich **orale Antikoagulanzien** empfohlen (➤ 5.2.2). Die regelmäßige Anwendung verbessert das Überleben der Patienten, die Gefahr von Folgeerkrankungen wie Herzinfarkt oder Herzinsuffizienz bleibt jedoch bestehen.

Antiarrhythmika Klasse I a–c: Natriumkanalblocker

DEFINITION

Natriumkanalblocker: Wirkstoffe, die den Einstrom von Na+-Ionen in die Herzmuskelzellen hemmen und deren Erregbarkeit vermindern.

Wirkstoffe dieser Klasse verringern durch Bindung an spannungsabhängige Na+-Kanäle den Einstrom von Na+-Ionen in die Herzmuskelzellen. Als Folge werden die Erregbarkeit und die Erregungsausbreitungsgeschwindigkeit reduziert. Unterschiedlich ist ihre Wirkung auf die Dauer des Aktionspotenzials der Herzmuskelzellen und die Geschwindigkeit des Natriumeinstrom. Indikationen sind lebensbedrohliche ventrikuläre tachykarde Herzrhythmusstörungen. Man unterscheidet Klasse-Ia-Antiarrhythmika vom Chinidintyp (Ajmalin z. B. GILURYTMAL®), Klasse-Ib-Antiarrhythmika vom Lidocaintyp (Lidocain, z. B. Xylocain®, Xylocitin®) und die Klasse-Ic-Antiarrhythmika Flecainid und Propafenon, die zur Notfallbehandlung als i. v.-Injektion oder Dauerinfusion gegeben werden. Flecainid steht auch als orale Arzneiform zur Verfügung.

ÜBER DEN TELLERRAND

Ajmalin ist ein Alkaloid, das aus den Wurzeln der Indischen Schlangenwurzel (Rauwolfia serpentina) isoliert wird. Als Klasse Ia-Antiarrhythmikum wird es zur Therapie akuter ventrikulärer und supraventrikulärer Rhythmusstörungen eingesetzt. Des Weiteren dient ein Ajmalin-Test zur Diagnose einer seltenen, genetisch bedingten arrhythmischen Erkrankung (Brugada-Syndrom). Dazu wird während einer Ajmalin-Infusion ein EKG aufgezeichnet, anhand dessen die Diagnose erstellt wird.

Antiarrhythmika Klasse II: nicht selektive β-Rezeptorenblocker

DEFINITION

Nichtselektive ß-Rezeptoren-Blocker: Wirkstoffe mit negativ chronotropen, negativ dromotropen und negativ bathmotropen Eigenschaften.

Die nichtselektiven β-Rezeptoren-Blocker **Propanolol** und **Sotalol** eignen sich wegen ihrer antiadrenergen Wirkung bei Sinustachykardien, supraventrikulären Tachykardien oder Extrasystolen. Sie senken die Sinusfrequenz (negativ chronotrop), verlangsamen die AV-Überleitung (negativ dromotrop), verringern die Erregbarkeit des Herzens (negativ bathmotrop) und reduzieren das Risiko für plötzlichen Herztod um ca. 30 %.

Antiarrhythmika Klasse III und IV: Kaliumkanal- und Kalziumkanalblocker

DEFINITION

Kaliumkanalblocker: Wirkstoffe, die den für die Repolarisation und die Kaliumleitfähigkeit verantwortlichen Kaliumkanal hemmen.
Kalziumkanalblocker: Wirkstoffe, die den Kalzium-Einstrom in die glatten Gefäßmuskelzellen und Koronararterien hemmen und ihre Kontraktilität vermindern.

Kaliumkanalblocker hemmen den Kalium-Ausstrom aus den Herzmuskelzellen. Die Repolarisation wird verlangsamt und die Dauer des Aktionspotenzials verlängert. Hauptwirkstoffe sind Amiodaron und Dronedaron.

- **Amiodaron** galt lange Zeit als sehr gut verträglich und gehört zu den am häufigsten verordneten Antiarrhythmika. Erst im Laufe der Zeit wurden zahlreiche unerwünschte Wirkungen und Wechselwirkungen bekannt.
- **Dronedaron** (z. B. MULTAQ®Filmtabl.) wird in der ROTEN LISTE ebenfalls unter Klasse-III-Antiarrhythmika geführt. Es ist jedoch kein einfacher Kaliumkanalblocker, sondern beeinflusst mehrere Ionenkanäle und vereint somit die Wirkeigenschaften von Antiarrhythmika verschiedener Klassen. Als Hemmstoff von Natrium- (Klasse Ib) und Kalzium-Kanälen (Klasse IV) sowie seiner antiadrenergen Wirkung (Klasse II) normalisiert Dronedaron den Herzrhythmus bei Vorhofflimmern und bei ventrikulären Tachykardien bis hin zum Kammerflimmern. Es galt als einziger Prognoseverbessernder Wirkstoff, der die Zahl der Krankenhausaufenthalte und die kardiovaskulär bedingte Mortalität senken kann. Allerdings wurden auch unter Dronedaron zahlreiche Nebenwirkungen, Arzneimittelinteraktionen und eine gewisse

Übersterblichkeit bei schwerer Herzinsuffizienz bekannt, die zu ausführlichen Warnhinweisen und Kontraindikationen in der Fachinformation und zu Einschränkungen der Zulassung führten. **Selektive** Kalziumkanalblocker mit vorwiegend Herzwirkung wie **Diltiazem** und **Verapamil** wirken negativ chronotrop, negativ dromotrop und negativ inotrop. Sie erhöhen die effektive Refraktärzeit und unterdrücken Nachpotenziale, die zu Rhythmusstörungen führen können. Daher werden sie zur akuten wie langfristigen Frequenzkontrolle bei ansonsten stabilen Patienten eingesetzt.

Weitere Antiarrhythmika

Antiarrhythmika, die nicht in diese Klassenzuordnung fallen, werden zur **akuten Notfallbehandlung intravenös** (z. B. Adenosin) oder bei bestimmten Formen der Rhythmusstörung eingesetzt. Hierunter fallen **Digitalisglykoside,** die aufgrund ihrer engen therapeutischen Breite fast ausschließlich zur Frequenzkontrolle bei Vorhofflimmern angewendet werden.

4

4.6.3 Übersicht: Antiarrhythmika

Die nachfolgende Tabelle nennt verschreibungspflichtige Antiarrhythmika (➤ Tab. 4.5), die bei Herzrhythmusstörungen zur Stabilisierung des unregelmäßigen Herzschlags gegeben werden.

Nebenwirkungen der Antiarrhythmika

Die meisten Antiarrhythmika können selbst lebensbedrohliche Nebenwirkungen wie Reflextachykardie, Sinusbradykardie, AV-Blockierung oder ventrikuläre Herzrhythmusstörungen mit der Gefahr eines plötzlichen Herztods auslösen. Sie schwächen die Kontraktionskraft des Herzens, wodurch eine gerade noch kompensierte Herzinsuffizienz entgleisen kann. Substanzabhängig können gastrointestinale oder zentralnervöse Beschwerden, Hypotonie oder Neuropathien auftreten.

Orale Antikoagulanzien

Um das Schlaganfallrisiko zu vermindern, erhalten Patienten bei anhaltendem Vorhofflimmern lebenslang **gerinnungshemmende Arzneimittel.** Am häufigsten wird **Acetylsalicylsäure** in einer Dosierung von 75–100 mg/Tag eingesetzt. Abhängig vom Alter des Patienten und den Begleiterkrankungen ist eine Kombination mit weiteren **Thrombozytenaggregationshemmern** (z. B. Clopidogrel) erforderlich. Seitdem neuere orale Antikoagulanzien (➤ 5.2.2) wie Apixaban (z. B. Eliquis®), Rivaroxaban (z. B. Xarelto®), Edoxaban (Lixiana®) und Dabigatran (z. B. Pradaxa®) explizit eine Zulassung zur Prophylaxe von Schlaganfällen bei Vorhofflimmern aufweisen, werden sie zunehmend VHF-Patienten verordnet.

Tab. 4.5 Verschreibungspflichtige Antiarrhythmika.

Einteilung	Wirkstoffe	Beispiel	Hinweis
Antiarrhythmika Klasse I a-c:	Chinidintyp: Ajmalin	Gilurytmal®	Vorwiegend i. v.
	Lidocain	Xylocain®, Xylocitin®-cor	
	Flecainid	Tambocor®, flecadura, Flecainid-ratiopharm® u. a.	–
	Propafenon	Rytmonorm®, Propafenon Heumann u. a.	–
Antiarrhythmika Klasse II	Propranolol	Dociton®, Propra-ratiopharm®	–
	Sotalol	Sotalex®, Sotagamma u. a.	Gefahr von lebensbedrohlichen Torsade-de-pointes-Arrhythmien, daher nicht bei VHF
Antiarrhythmika Klasse III	Amiodaron	Cordarex®, Amiodaron-ratiopharm® u. a.	Bei Komorbidität Herzinsuffizienz
	Dronedaron	MULTAQ®, Dronedaron-ratiopharm®	–
Antiarrhythmika Klasse IV	Diltiazem	Dilzem®, Diltiazem AL u. a.	Frequenzkontrolle bei VHF
	Verapamil	Isoptin®, Verapamil Henning® u. a.	
Herzglykoside	Digoxin	Lanicor®, Lenoxin®	Frequenzkontrolle bei VHF
	Digitoxin	Digimerck®, Digitoxin AWD	
	Beta-Acetyldigoxin	Novodigal®	

KAPITEL

5 Gefäßerkrankungen

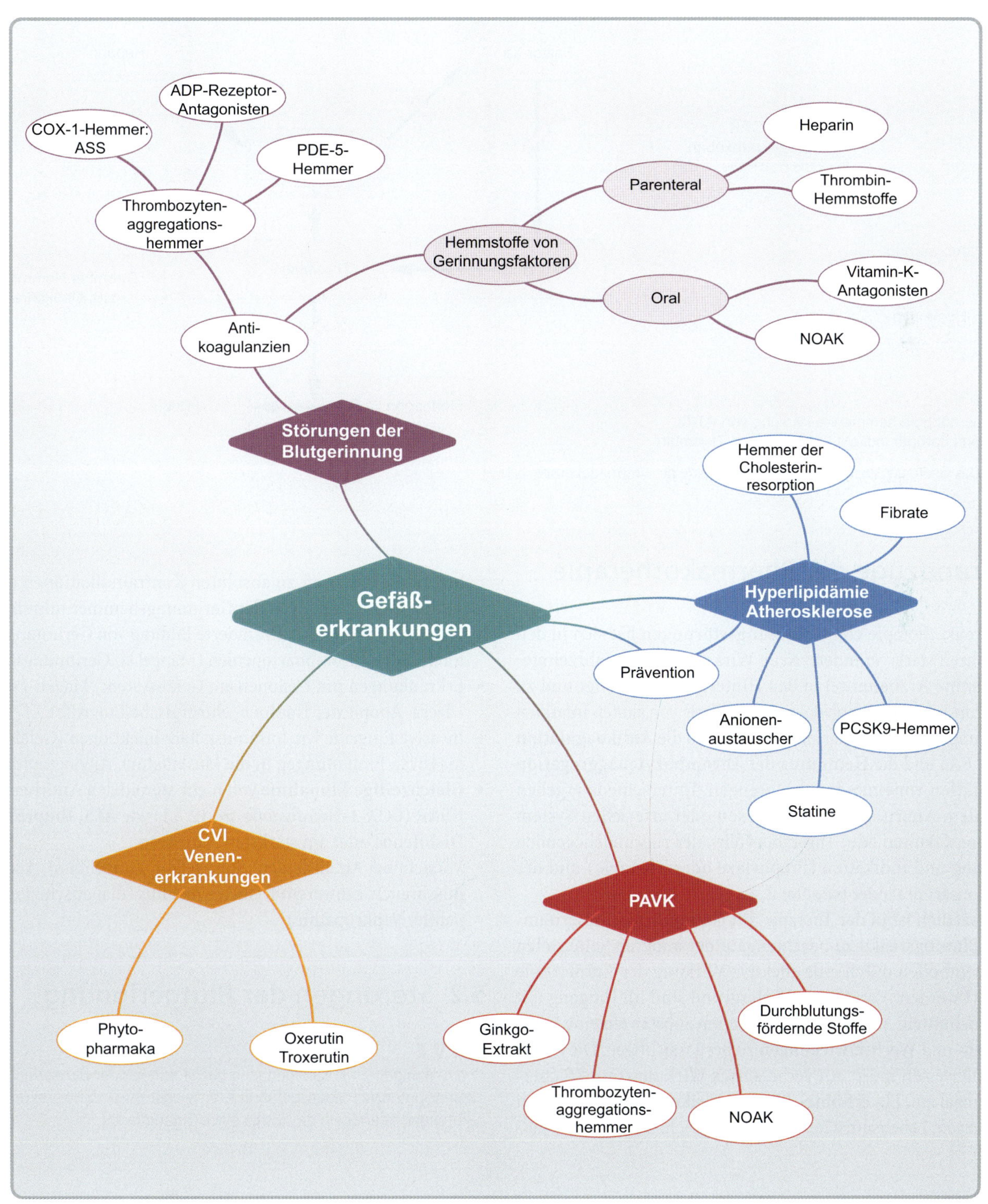

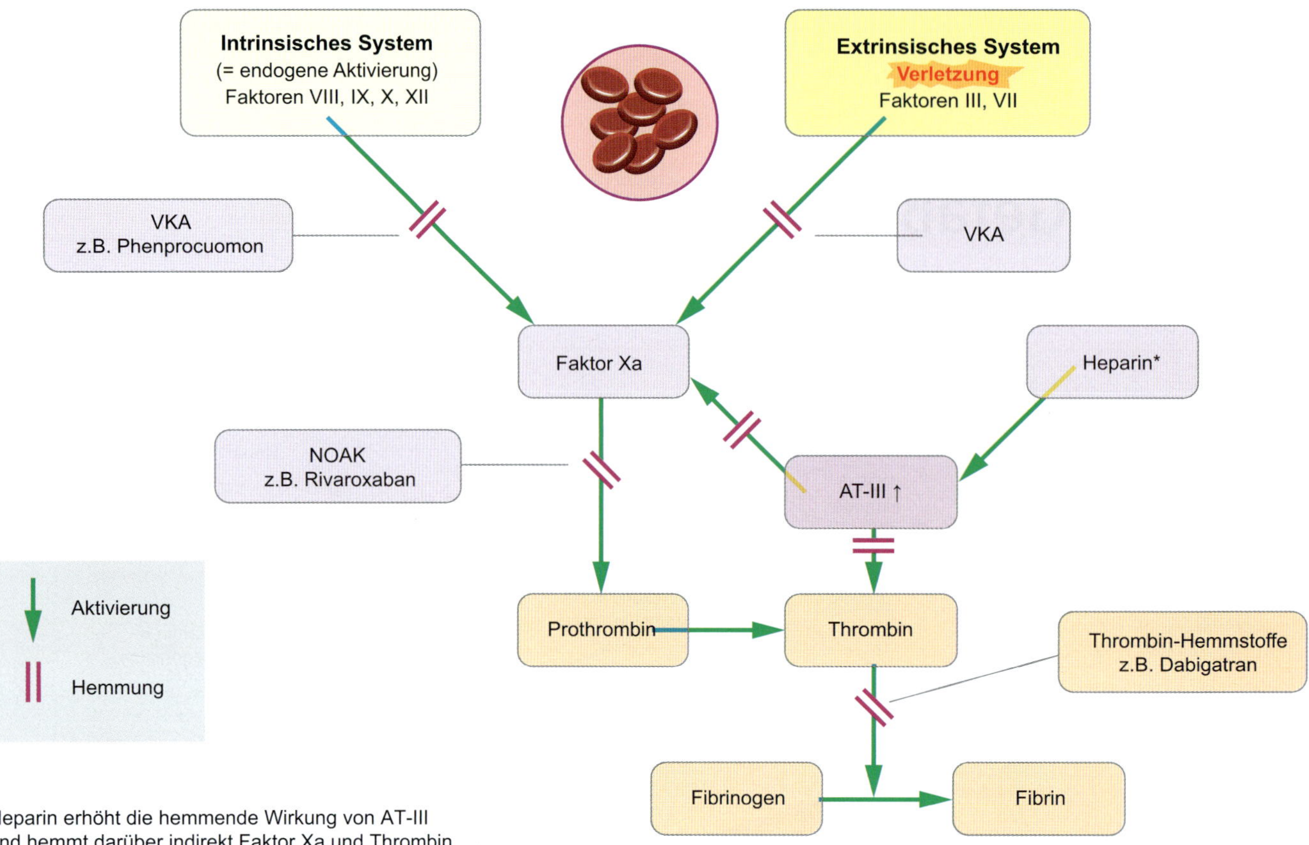

Abb. 5.1 Das Gerinnungssystem und die Ansatzpunkte der Antikoagulanzien. [L157]

5.1 Grundzüge der Pharmakotherapie

Die Pharmakotherapie von **Gerinnungsstörungen** hat sich in den letzten Jahren stark verändert. Neue Wirkstoffe haben jahrzehntelang bekannte Arzneimittel in den Hintergrund gedrängt und zu Verbesserungen in der Prophylaxe und Therapie von akuten Infarkten oder Blutungen geführt. Pharmakologisch sind die **Antikoagulation** (➤ Abb. 5.1) und die **Hemmung** der **Thrombozytenaggregation** bzw. -funktion voneinander abzugrenzen. Unterschiede ergeben sich aus dem Angriffspunkt im venösen oder arteriellen System (Gerinnungsfaktoren oder Thrombozyten), der zugrundeliegenden Erkrankung und Indikation (Prophylaxe oder Therapie) und der Applikationsart oral oder parenteral.

Grundsätzlich ist in der Therapie mit Gerinnungshemmern immer das Blutungsrisiko zu beachten, auf der anderen Seite sollen Thromboembolien durch eine effektive Wirkung der Arzneistoffe verhindert werden. Vor diesem Hintergrund sind im Umgang mit allen Arzneimitteln, v. a. aber mit den älteren Substanzen eine Reihe von **Neben-** und **Wechselwirkungen** zu berücksichtigen. Die neuen Wirkstoffe weisen meist ein verbessertes Wirkungs- und Sicherheitspotenzial auf. Ein **erhöhtes Blutungsrisiko** besteht bei einigen Erkrankungen, Lebensumständen oder zeitgleichen ärztlichen Maßnahmen, die daher oft zu absoluten Kontraindikationen oder Anwendungsbeschränkungen der Gerinnungshemmer führen:

- Lebererkrankungen (verminderte Bildung von Gerinnungsfaktoren) oder Thrombozytopenien (Mangel an Gerinnungsfaktoren)
- Erkrankungen mit Läsionen am Gefäßsystem (Magen-Darm-Ulzera, Apoplexie, Traumen, chirurgische Eingriffe)
- Invasive Eingriffe wie intramuskuläre Injektionen (Gefahr von massiven Einblutungen in die Muskulatur), Angiographien
- **Gleichzeitige Einnahme** von nicht-steroidalen Antirheumatika NSAR (COX-1-Hemmstoffe ➤ 12.2.1) wie **ASS, Ibuprofen, Diclofenac** oder am stärksten **Naproxen**
- Vorsicht bei Anfallsleiden (Sturzgefahr, Zungenbiss), Alkoholmissbrauch, schwerem Diabetes mellitus (diabetische Retinopathie, Nephropathie)

5.2 Störungen der Blutgerinnung

CAVE

Erkrankungen im Zusammenhang mit Störungen der Blutgerinnung sind immer potenziell lebensgefährlich, entweder durch schwere, unstillbare Blutungen oder durch das Risiko eines Organinfarkts.

KURZ UND KNAPP

- Thromben in **arteriellen Gefäßen** sind reich an Thrombozyten, sie werden mit **Thrombozytenaggregationshemmern** behandelt.
- Thromben in **venösen Gefäßen** sind fibrinreich, hier sind **Hemmstoffe der Gerinnungsfaktoren** angezeigt.
- Thromben aus dem Herzen (**Vorhofflimmern**) entstehen zwar im arteriellen System, aufgrund der Anatomie und Strömungsphysiologie (langsame Fließgeschwindigkeit bzw. Stase) liegen jedoch Bedingungen wie im venösen System vor. Daher werden **Hemmstoffe der Gerinnungsfaktoren** (z. B. von Faktor Xa, Thrombin) eingesetzt.
- Die rasche Auflösung von akuten Thromben (Lungenembolie, Tiefe Beinvenenthrombose) ist ausschließlich der **Notfall- und Intensivmedizin** vorbehalten! Hier werden **Fibrinolytika**, d.h. Plasminogen-Aktivatoren wie Alteplase (Actilyse®), Tenecteplase (Metalyse®) oder Enzyme (Urokinase) als Injektion oder Infusion gegeben.

WIRKSTOFFE

- **Antikoagulanzien** (alle Rp):
  - **Vitamin-K-Antagonisten:** Phenprocoumon, Warfarin
  - **Nicht Vitamin-K-abhängige orale Antikoagulanzien (NOAK)/ Direkte orale Antikoagulanzien (DOAK):** Apixaban, Endoxaban, Rivaroxaban (alle Faktor-Xa-Inhibitoren), Dabigatran (Thrombin-Inhibitor)
  - **Heparine/Heparinoide:** Certoparin, Dalteparin, Enoxaparin, Nadroparin, Tinzaparin, Heparin-Natrium
- **Thrombozytenaggregationshemmer** (Thrombozytenfunktionshemmer):
  - **Cox-1-Hemmer:** Acetylsalicylsäure
  - **ADP-Rezeptor-Antagonisten:** Clopidogrel, Ticlopidin, Prasugrel, Ticagrelor
  - **PDE-5-Hemmer** (Phosphodiesterase-Hemmer): Dipyridamol (nur in Kombination mit ASS)
- **Glykoprotein GP-IIb/IIIa-Antagonisten:** Tirofiban, Abciximab (monoklonaler Antikörper) nur Intensivmedizin

5.2.1 Klinische und physiologische Aspekte

- **Infarkte im arteriellen System:** Bei einem normotonen Blutdruck von 120/80 mmHg strömt das Blut mit hoher Fließgeschwindigkeit durch die Arterien. Daher besteht bei Verletzungen die Gefahr, dass schnell viel Blut verloren geht, weshalb eine sofort einsetzende Gerinnung lebensnotwendig ist. Arterien sind mit einem glatten Gefäßendothel ausgekleidet, in dem Gerinnungsfaktoren lokalisiert sind. Diese aktivieren Thrombozyten und sorgen für einen raschen Wundverschluss. Bei **kardiovaskulären Erkrankungen** wie z. B. der KHK oder beim metabolischen Syndrom ist das einschichtige Endothel in den Arterien durch atherosklerotische Ablagerungen geschädigt, zugleich verstärken krankheitsbedingte Störungen die Zusammenballung der Blutplättchen (**Thrombozytenaggregation**). Um die Ausbildung von Thromben und Embolien, die in einen Infarkt münden können zu verhindern, werden **Hemmstoffe** der **Thrombozytenaggregation** eingesetzt.
- **Thromboembolien im venösen System:** Die Venen sind mit vielen Klappen ausgestattet, die den Rückstrom des Blutes zum Herzen unterstützen. Die Strömungsgeschwindigkeit in den Kapillaren am Beginn des venösen Systems beträgt fast Null. Der Venendruck ist niedrig und das Blut wird nur mit der Muskelpumpe – oft gegen die Schwerkraft – zum Herz gebracht. Bereits nach kurzer Bettruhe sinkt die Strömungsgeschwindigkeit in den Venen ab; bei Immobilität (Krankenhausaufenthalt) oder erhöhtem Bauchdruck mit Abklemmung der Venen (langes Sitzen, Schwangerschaft) kann das langsam strömende Blut völlig zum Stillstand kommen. Jetzt kommen **plasmatische Gerinnungsfaktoren** auf den Plan. Durch Aktivierung des Faktor X zum Faktor Xa und nachfolgend von Prothrombin II zu Thrombin (Faktor IIa) wird Fibrin gebildet und es entstehen **fibrinreiche Thromben.** Zur Verhinderung oder Auflösung von Thromben und Embolien in den Venen sind daher **Hemmstoffe von Gerinnungsfaktoren** erforderlich.

CAVE

- Wirkungsverstärkung von Antikoagulanzien bei Verordnung/Selbstmedikation von **nicht verschreibungspflichtigen NSAR** → Kontraindikation bzw. Gebrauchsinformation beachten!
- Bei allen gerinnungshemmenden Arzneistoffen besteht ein erhöhtes Blutungsrisiko (Nasen-, Zahnfleischbluten, Blutungen am Auge, im Gastrointestinaltrakt, Einblutungen in die Darmwand, rektal), das durch die gleichzeitige Einnahme weiterer Gerinnungshemmer (**ASS, NSAR**) oder bestimmten Psychopharmaka (SSRI) verstärkt werden kann.
- Die Hemmung der Gerinnung kann oft zu **unbemerkten** Blutungen führen. So kann die Menstruationsblutung verstärkt oder länger anhalten, wenn gegen zeitgleich auftretende Kopfschmerzen ASS als Schmerzmittel eingenommen wird.

5.2.2 Pharmakotherapie: Orale Antikoagulanzien

DEFINITION

Antikoagulanzien: Gerinnungshemmende Wirkstoffe zur Vermeidung von arteriellen und venösen Thrombosen.

Antikoagulanzien greifen direkt in das Gerinnungssystem ein und blockieren verschiedene Faktoren und Abläufe innerhalb der Gerinnungskaskade. Hierzu gehören Vitamin-K-Antagonisten und Heparine, die gleich mehrere Ansatzpunkte (Gerinnungsfaktoren bzw. Thrombinbildung) haben, sowie die direkten oralen Antikoagulanzien (DOAK) als typische Faktor-Xa- bzw. Thrombin-Inhibitoren.

Die häufigste Indikation für eine **dauerhafte Antikoagulation** ist Vorhofflimmern, weitere Einsatzgebiete sind tiefe Beinvenenthrombose, Lungenembolie, kardiogener Schlaganfall, Thrombophilie oder längere Immobilisation.

Vitamin-K-Antagonisten

DEFINITION

Vitamin-K-Antagonisten: Wirkstoffe, welche die Wirkung von Vitamin K aufheben und damit die Gerinnungsneigung des Bluts reduzieren.

Das lipophile **Vitamin K** wird sowohl durch gemüsereiche Nahrung und pflanzliche Öle aufgenommen, als auch endogen durch Darmbakterien gebildet. Es ist ein Kofaktor im letzten Synthese-Schritt bestimmter Gerinnungsfaktoren wie z. B. Prothrombin (Faktor II) in der Leber. Die **Vitamin-K-Antagonisten** (VKA) Phenprocoumon und Warfarin hemmen die Bildung der Vitamin-K-abhängigen Gerinnungsfaktoren II, VII, IX und X. Trotz sehr guter Bioverfügbarkeit setzt ihre Wirkung mit einigen Tagen Verzögerung ein, da bereits vorhanden Gerinnungsfaktoren zuerst abgebaut werden müssen. Umgekehrt normalisiert sich die Gerinnung nach Absetzen der Arzneimittel erst nach Tagen; bei Phenprocoumon dauert die Bildung neuer intakter Faktoren sogar 7–14 Tage.

ÜBER DEN TELLERRAND

Vitamin-K-Antagonisten leiten sich von Cumarinen ab, deren chemischer Aufbau große Ähnlichkeiten mit Vitamin K zeigt. Cumarine sind Pflanzeninhaltsstoffe, die in vielen Pflanzenfamilien verbreitet sind. Aufgrund der Beobachtung, dass Rinder nach dem Verzehr von verdorbenem Steinklee massenweise an inneren Blutungen starben, wurde bereits 1939 Dicumarol (ein kondensiertes Produkt aus zwei Cumarin-Molekülen, das bei Vergärung entsteht) als aktive gerinnungshemmende Substanz aus Steinklee isoliert.

Vitamin-K-Antagonisten sind lebensrettende Arzneimittel. Bei etwa ⅔ der Patienten mit einer bestimmten Art von Vorhofflimmern, das u. a. durch hohen Blutdruck verursacht wird, reduzieren sie das Schlaganfallrisiko und verhindern bis zu 26 % der Todesfälle. Zu beachten sind jedoch vielfältige Neben- und Wechselwirkungen mit Arznei- und Nahrungsmitteln. Etwa ein Drittel der Blutungen unter Phenprocoumon, die zu einer Krankenhauseinweisung führen, sind auf Arzneimittelinteraktionen zurückzuführen. Daher ist bei der Anwendung eine **gute Mitarbeit des Patienten** unerlässlich.

Die Wirkung der VKA wird wesentlich vom **Vitamin-K-Blutspiegel** beeinflusst, der abhängig von genetischen und individuellen Faktoren des Patienten, der Ernährung oder gastrointestinalen Störungen (Durchfall, Antibiotikaeinnahme) stark schwanken kann. Die **Dosierung** muss daher **individuell** anhand der INR **eingestellt** (Kasten), regelmäßig **kontrolliert** und angepasst werden. Aus diesem Grund wurden VKA zunehmend durch NOAK (s. u.) verdrängt, die einfacher zu handhaben sind.

GUT ZU WISSEN

- Die INR (International Normalized Ratio) ist ein labormedizinischer Parameter, der die Funktion der Blutgerinnung kennzeichnet.
- Nachteil der VKA ist ihr schmales therapeutische Fenster und die schlechte Bioverfügbarkeit.

CAVE

- Bei der Einnahme von VKA zu beachten: Nicht zu viele Vitamin-K-haltige Nahrungsmittel – u. a. Broccoli, Fenchel, Grün- und Rosenkohl, Erbsen, Schnittlauch, Spinat, Sauerkraut, Weizenkeime und Multivitaminsaft – zuführen: Sie verstärken deren Wirkung und **erhöhen das Blutungsrisiko.**
- Dosierungsanpassungen der VKA wirken sich nur langsam aus. Daher sollten Patienten darauf achten, Lebensmittel mit **hohem Vitamin-K-Gehalt** möglichst **gleichmäßig** in den Ernährungsplan einzubauen und nicht von Woche zu Woche stark zu wechseln.
- Ein **Mangel an Vitamin-K** führt zum raschen Wirkungsverlust mit der **Gefahr von Thromboembolien.**
- Ein Vitamin-K-Mangel kann bei Unterernährung und gemüsearmer Ernährung auftreten, als Folge von Malabsorption bei Sprue oder chronisch-entzündlichen Darmerkrankungen. Auch Mukoviszidose, Leberzirrhose und die Entfernung der Gallenblase beeinträchtigen die enterohepatische Zirkulation und Funktion.
- Die Einnahme von **Antibiotika** zerstört die Darmflora und vermindert Darmbakterien als wichtige Produzenten von körpereigenem Vitamin K
- Vorsicht Wechselwirkung mit **Alkohol:** Akut kann Alkohol die Wirkung verstärken, hingegen schwächt chronischer Alkoholkonsum die Wirkung ab.

An erster Stelle der **Nebenwirkungen** stehen Blutungen (Nasen-, Zahnfleischbluten, Blutungen im Gastrointestinaltrakt und rektal), Hämatome nach Verletzungen, Gelenk- und Muskelschmerzen (durch Einblutungen). Weiter können Kopfschmerzen, Schwindel, Geschmacksveränderungen, aber auch Ausschlag, Juckreiz, lokale Hautnekrosen („Marcumarnekrose" meist zu Beginn der Behandlung) und reversibler Haarausfall vorkommen.

In **Notfällen** (Vitamin-K-Mangelblutungen bzw. Überdosierung der VKA) steht mit **Vitamin K** (Phytomenadion, z. B. Konakion®, KA-VIT®) ein **Antidot** zur Verfügung. Da seine Wirkung jedoch erst nach 6–12 Std. einsetzt, wird heute die intravenöse Gabe eines Prothrombin-Konzentrats mit Gerinnungsfaktoren (Beriplex®, Cofact®) bevorzugt, das die Wirkung der Vitamin-K-Antagonisten sofort aufhebt.

Nicht-Vitamin-K-antagonistische orale Antikoagulanzien

DEFINITION

Nicht-Vitamin-K-antagonistische orale Antikoagulanzien (NOAK): Substanzen mit gerinnungshemmender und antithrombotischer Wirkung, die unabhängig von Vitamin K erfolgt.

Therapeutisch werden die Nicht-Vitamin-K-antagonistischen oralen Antikoagulanzien **Apixaban, Endoxaban, Rivaroxaban** und **Dabigatran** immer häufiger eingesetzt. Im Gegensatz zu den VKA entsteht ihre gerinnungshemmende und antithrombotische Wirkung über einen **direkten** Eingriff in das Gerinnungsgeschehen, weshalb sie auch als **direkte orale Antikoagulanzien** (DOAK) bezeichnet werden. Rivaroxaban (Xarelto®), Apixaban (Eliquis®) und Edoxaban (Lixiana®) hemmen den Faktor-Xa, Dabigatran (z. B. Pradaxa®) ist ein Thrombin-Inhibitor (Faktor IIa). Zur Zeit konzentriert sich die Forschung auf Hemmstoffe weiterer Gerinnungsfaktoren als zukünftige Targets einer Antikoagulation.

NOAK sind in ihrer Wirksamkeit den Vitamin-K-Antagonisten vergleichbar, ihre Anwendung ist jedoch deutlich einfacher. Eine strikte Adhärenz ist wegen des erhöhten Blutungsrisikos in jedem Fall wichtig.

GUT ZU WISSEN

NOAK haben im Vergleich zu VAK bzw. Heparin folgende Vorteile:

- Sie werden oral angewendet (Gegensatz zu Heparin).
- Die Wirkung setzt schnell innerhalb von 2–4 Std. nach der ersten Einnahme ein und nimmt nach dem Absetzen auch schnell wieder ab.
- Die Einnahme einer festgelegten Dosis, Einstellung und Kontrolle anhand INR entfällt.
- NOAK beeinflussen nicht die Vitamin K-abhängige Synthese von Gerinnungsfaktoren → keine Wechselwirkungen mit Vitamin-K-reichen Lebensmitteln.
- Es besteht kein erhöhtes Osteoporose-Risiko (dreifach erhöht unter VKA).

Indikationen für NOAK sind die Prophylaxe von Schlaganfällen und systemischen Embolien bei Vorhofflimmern oder bestehenden Risikofaktoren (Hypertonie, Schlaganfall in der Anamnese), die Behandlung und (Rezidiv)-prophylaxe venöser Thromboembolien (VTE). Die (dauerhafte) Anwendung der NOAK reduziert die Rate an hämorrhagischen Schlaganfällen, sowie das operations- und VTE-bedingte Blutungsrisiko, z. B. nach Hüft- oder Kniegelenksoperationen.

ÜBER DEN TELLERRAND

Nicht-Vitamin-K-antagonistische orale Antikoagulanzien sind deutlich teurer als VKA. Aus diesem Grund verweisen Krankenkassen und kassenärztliche Vereinigungen immer wieder auf das Wirtschaftlichkeitsgebot, demzufolge primär Vitamin-K-Antagonisten verordnet werden sollten und ein Wechsel auf ein NOAK erst bei Komplikationen wie einem stark schwankenden INR-Wert vorzuziehen ist

Neben und Wechselwirkungen: NOAK sind im Allgemeinen gut verträglich, andererseits kann ihre Wirksamkeit und Sicherheit erheblich durch pharmakokinetische Prozesse und Wechselwirkungen mit starken Hemmstoffen oder Induktoren von Cytochrom-P450-Enzymen (CYP 450) oder des Effluxtransporters P-Glykoprotein (P-gp) beeinflusst werden. Dies gilt insbesondere für Rivaroxaban (z. B. Xarelto®).

CAVE

- Eine Verstärkung der antikoagulativen Wirkung kann zu schwerwiegenden Blutungen führen, deswegen soll der Patient die verordnete Dosierung exakt einhalten.
- Vorsicht mit **Acetylsalicylsäure ASS** oder **NSAR** (Diclofenac, Ibuprofen) in der Selbstmedikation. Bei einigen Patienten kann es zur Verstärkung der blutverdünnenden und antikoagulativen Wirkung kommen.
- Keine gleichzeitige Gabe von **Johanniskraut-Extrakt!** Johanniskraut aktiviert den Abbau über CYP-P-450 und kann die Plasmakonzentration von Rivaroxaban deutlich senken. Nimmt der Patient eigenständig Arzneimittel mit Johanniskraut ein, ist dringend auf Zeichen einer Thrombose zu achten!

5.2.3 Parenterale Therapie

Heparine

DEFINITION

Heparin: körpereigene Substanz mit gerinnungshemmender Wirkung.

Heparin ist ein körpereigenes Mucopolysaccharid, das im Organismus vielfältige physiologische Wirkungen übernimmt. Zusammen mit Histamin ist es in den Mastzellen gespeichert und an der Abwehr allergischer Reaktionen beteiligt. Maßgeblich ist sein Einfluss auf Gerinnungsfaktoren. Heparin bindet im Blut an Antithrombin III (AT III) und verstärkt dessen Hemmungsaktivität etwa auf das 1000-fache. Das bedeutet, Heparine hemmen das **lösliche Thrombin** sowie den Faktor F-Xa **indirekt** über eine Aktivierung von AT-III. Zusätzlich verhindert Heparin die Freisetzung von Gerinnungsfaktoren aus Thrombozyten und regt die Synthese von antikoagulatorischen Molekülen (z. B. Heparinoiden) an. Heparin wird im Magen-Darm-Trakt nicht resorbiert und muss **subkutan** oder **intravenös** verabreicht werden.

GUT ZU WISSEN

- Nach der i. v.-Gabe hemmt Heparin sofort und ohne Wirklatenz die Blutgerinnung.
- Heparin löst bestehende Thromben nicht auf, es verhindert lediglich deren Größenwachstum.
- Heparine werden vom Patienten häufig selbst s. c. injiziert

CAVE

Eine intramuskuläre Injektion von Heparin ist wegen schmerzhafter muskulärer Blutungen absolut kontraindiziert.

In Fertigarzneimitteln liegt Heparin als Gemisch unverzweigter Polysaccharide in Form von Natrium- oder Kalziumsalzen vor. Abhängig von ihrer Kettenlänge werden Heparine in **niedermolekulare (NMH)** oder **unfraktionierte höhermolekulare Heparine (UFH)** aus mindestens 18 Zuckereinheiten eingeteilt. Die Dosierung wird in Internationalen Einheiten I. E. angegeben, wobei 1 mg Standard-Heparin 170 I. E. entspricht. In der therapeutischen Anwendung wird zwischen der niedrigdosierten Thrombose-Prophylaxe (Low-dose-Heparinisierung mit 3000–5000 I. E. alle 6–12 h) und der hochdosierten therapeutischen Gabe (High-dose-Heparinisierung mit 20.000–30.000 I. E.) zur vollständigen Antikoagulation unterschieden.

- **NMH** wie Certoparin (Mono-Embolex®), Dalteparin (Fragmin®) oder Enoxaparin (Clexane®) sind Heparinfragmente, die durch enzymatische Spaltung aus tierischem Heparin gewonnen werden. NMH zeigen eine 2- bis 4-mal stärkere Wirkung auf F-Xa als auf Thrombin. Ein Vorteil ist ihre einfache Anwendung als gewichtsadaptierte, 1- bis 2-mal tägliche Injektion subkutan.
- Ein **vollsynthetisches NMH** ist Fondaparinux (Arixtra®). Es besteht ausschließlich aus einer bestimmten Abfolge von Pentasacchariden, die für eine rasche Aktivierung von AT-III mit nachfolgender selektiver Hemmung von F-Xa erforderlich sind. Unter Fondaparinux treten weder Heparin-induzierte Thrombozytopenien auf, noch sind relevante Arzneimittelinteraktionen zu befürchten.
- **UFH** (z. B. Heparin-Natrium) hemmen im Unterschied zu NMH Thrombin und F-Xa etwa gleich stark.

Aufgrund ihrer hohen Wirksamkeit mit geringen Nebenwirkungen und der einfachen Anwendbarkeit haben NMH und Fondaparinux in Deutschland die UHF verdrängt.

Heparinoide

DEFINITION

Heparinoide: synthetisch hergestellte Eiweiß-Zucker-Verbindungen mit hemmendem Einfluss auf Gerinnungsfaktoren.

Heparinoide sind Protein-Zucker-Komplexe (Proteoglykane) im Endothel, die als therapeutische Alternative zu den teuren Heparinen halb- oder vollsynthetisch hergestellt werden. Heparinoide wirken wie auch Heparine über eine Aktivierung von AT-III und anschließende Hemmung von Faktor X und/oder Thrombin. **Danaparoid** (Orgaran®) ist ein **Gemisch** aus den **drei Heparinoiden** Heparansulfat, Dermatansulfat, Chondroitinsulfat und ist zur Vorbeugung der tiefen Venenthrombose bei Patienten mit Heparin-induzierter Thrombozytopenie geeignet. Heparinoide werden auch lokal in Salben bei oberflächlichen Verletzungen angewendet.

Thrombin-Hemmstoffe

DEFINITION

Hirudin: Substanz im Drüsensekret des Blutegels mit gerinnungshemmender Wirkung. Wird nur noch als gentechnisch hergestelltes Analogum verwendet.

Hirudin, einer der stärksten Thrombin-Hemmstoffe, wurde erstmals aus dem Drüsensekret des Blutegels isoliert. Der Blutegel (Hirudo medicinalis) wurde zum Namensgeber, da er mit seinem Biss das Blut seines Opfers flüssig hält, um möglichst lange saugen zu können. Hirudin hemmt **irreversibel** nicht nur das gesamte **lösliche Thrombin** im Blut, sondern auch das **Fibrin-gebundene Thrombin.** Somit verhindert es eine Aktivierung von Gerinnungsfaktoren (F-V, F-VIII und F-XIII), ohne Antithrombin III (AT-III) zu beeinflussen. Therapeutisch wird Hirudin selbst nicht mehr eingesetzt, als einziger Wirkstoff ist nur noch das gentechnisch hergestellte Hirudin-Analogum Bivalirudin (Angiox®) zur Anwendung bei interventionellen Eingriffen am Herzen (Herzkatheter) im Handel.

Neue **direkte** und hochselektive **Thrombin-Hemmstoffe** blockieren die proteolytische Wirkung von löslichem und Fibrin-gebundenem Thrombin, sowie die von Thrombin ausgehende Aktivierung des Fibrinstabilisators F-XIII. Als einziger Wirkstoff ist **Dabigatran** (Pradaxa®) **oral** verfügbar (NOAK ➤ 5.2.2), Argatroban (Argatra®) hingegen wird als Infusion bei heparininduzierter Thrombozytopenie eingesetzt.

5.2.4 Hemmung der Thrombozytenaggregation

Thrombozytenaggregationshemmer (Thrombozytenfunktionshemmer) verhindern die Zusammenballung der Thrombozyten mit nachfolgender Thrombenbildung v. a. in Arterien. Ihr Einsatzgebiert sind die Prävention und Behandlung arterieller Gefäßischämien (Schlaganfall, Herzinfarkt, Periphere arterielle Verschlusskrankheit), die Reinfarktprophylaxe bzw. Nachsorge nach arteriellen Eingriffen (z. B. koronare Bypass-OP), sowie die Rezidivprophylaxe tiefer Beinvenenthrombosen.

COX-1 Hemmer

DEFINITION

COX-1 Hemmer: schmerz- und entzündungshemmende Wirkstoffe aus der Gruppe der nichtsteroidalen Antirheumatika (➤ NSAR 12.2.1), die therapeutisch auch als Thrombozytenaggregationshemmer eingesetzt werden.

Thrombozyten bilden Thromboxan-A2, das vasokonstriktorisch und gerinnungsfördernd wirkt und für die Aktivierung der Thrombozytenaggregation verantwortlich ist. Für die Synthese von Thromboxan-A2 benötigen sie das Enzym Cyclooxygenase-1 (COX-1). Hemmstoffe der COX-1 wie NSAR sind somit grundsätzlich in der Lage, die Thrombozytenaggregation zu verhindern und die Blutgerinnung abzuschwächen. Für eine **dauerhafte und klinisch relevante** Reduzierung der Thromboxanbildung ist aufgrund seiner chemischen Struktur jedoch nur **Acetylsalicylsäure ASS** geeignet.

ÜBER DEN TELLERRAND

Acetylsalicylsäure, genauer die Acetyl-Gruppe im Molekül, bewirkt eine irreversible Veränderung im Zentrum des Enzyms, die seine Funktion aufhebt. Thrombozyten sind nicht in der Lage, die funktionslosen Enzyme nachzubilden und verlieren somit für ihre gesamte Lebensdauer von 8–10 Tagen die Fähigkeit zur Aggregation. Mit allen anderen COX-1-Hemmstoffen (NSAR) wird nur eine vorübergehende, klinisch nicht nutzbare Abschwächung der Gerinnung erreicht, die aber als Nebenwirkung Blutungen verstärken kann.

GUT ZU WISSEN

- Zur Blutverdünnung wird ASS in deutlich geringerer Dosierung von (50)/100–300 mg täglich am besten in magenschonender Darreichungsform (z. B. Aspirin® Protect, ASS AbZ PROTECT) gegeben.
- ASS ist nicht verschreibungspflichtig, kann jedoch zur Thrombozytenhemmung in der Nachsorge und als Sekundärprophylaxe nach Herzinfarkt oder Schlaganfall zu Lasten der GKV ärztlich verordnet werden.

Nebenwirkungen: 50–100 mg/Tag ASS sind in der Regel gut verträglich. Obwohl gastrointestinale Störungen (Schleimhautschädigung durch Hemmung der COX-Enzyme) meist erst ab höherer Dosierung von 325–500 mg zu erwarten sind, können auch 100 mg nach monatelanger Einnahme Nebenwirkungen hervorrufen. Ab 150 mg ASS/Tag besteht ein erhöhtes Blutungsrisiko. In dieser Dosierung sind auftretende Magen-Darm-Blutungen im Allgemeinen nicht die Folge einer Schleimhautschädigung, sondern der Gerinnungshemmung. Leitlinien empfehlen daher zur langfristigen Behandlung in der Sekundärprävention eine Dosierung von (75–)100 mg ASS pro Tag.

CAVE

Vorsicht Wirkungsverlust von ASS durch gleichzeitige Einnahme von Ibuprofen in der Selbstmedikation!

TIPP

ASS 100 mg/Tag kann in Komedikation mit anderen NSAR (Ibuprofen, Diclofenac) zur Schmerzbehandlung das Risiko von Magenreizungen erhöhen. Die Einnahme von ASS mit einem großen Glas Wasser zu oder nach einer Mahlzeit ist verträglicher.

Adenosindiphosphat-Rezeptor-Antagonist

DEFINITION

Adenosindiphosphat-(ADP)-Rezeptor-Antagonist: Wirkstoffe zur Hemmung der Thrombozytenaktivierung.

Auf Thrombozyten befinden sich Rezeptoren für Adenosin, einem Hauptbestandteil der energiereichen Verbindungen ADP und ATP (Adenosindiphosphat bzw. Adenosintriphosphat). Eine **Aktivierung** von **ADP-Rezeptoren** erhöht die intrazelluläre Kalziumkonzentration und reduziert cAMP (➤ Kasten). Die dadurch hervorgerufene Änderung der Signalübertragung führt nachfolgend zur Aggregation und Adhäsion von Thrombozyten. **ADP-Rezeptor-Antagonisten** wie Clopidogrel und Ticlopidin (z. B. Tiklyd®, Ticlopidin ratiopharm) **hemmen irreversibel** die Signalübertragung und **reduzieren** damit die über ADP-Rezeptoren vermittelte Aktivierung und **Aggregationsfähigkeit** der Thrombozyten. Vorwiegend wird **Clopidogrel** verordnet, während Ticlopidin aufgrund möglicher Blutbildveränderungen kaum mehr eine Bedeutung hat.

ÜBER DEN TELLERRAND

Cyclisches Adenosinmonophosphat (cAMP) ist ein Second Messenger (sekundärer Botenstoff) in der zellulären Signaltransduktion. Seine Aufgabe ist die intrazelluläre Weiterleitung eines von außerhalb der Zelle kommenden primären Signals, das die Zellmembran nicht passieren kann. cAMP steht oft am Anfang einer Signalkette, die zur Aktivierung von Peptidhormonen oder Neurotransmittern führt.

ADP-Rezeptor-Antagonisten vermindern die Thrombozytenfunktion in ähnlicher Intensität wie ASS. Clopidogrel ist ASS weder hinsichtlich seiner Wirkung noch in Bezug auf die Blutungsgefahr überlegen. Daher wird es als Monotherapie in der Regel nur bei ASS-Unverträglichkeit eingesetzt oder als sog. duale Thrombozyten-Aggregationshemmung (TAH) kombiniert mit ASS (auch als fixe Kombination DuoPlavin®). Zwei neuere Wirkstoffe **Prasugrel** (Efient®) und **Ticagrelor** (Brilique®, ein selektiver Adenosindiphosphat-Rezeptorantagonist) bieten den Vorteil einer schnelleren und effektiveren Plättchenhemmung, allerdings ist auch die Blutungsgefahr für Risikopatienten höher.

Clopidogrel und Prasugrel sind **inaktive Prodrugs,** die erst im Körper durch verschiedene CYP450-Enzyme zum eigentlichen Wirkstoff metabolisiert werden. Die Umwandlung von Prasugrel verläuft jedoch über andere CYP-Enzyme, sodass es weniger anfällig für Wechselwirkungen ist. Die Enzymaktivität kann durch die gleichzeitige Anwendung von Statinen (z. B. Simvastatin), die bei Herz-Kreislauf-Erkrankungen häufig eingesetzt werden, oder Protonenpumpenhemmern (z. B. Omeprazol, Esomeprazol) beeinträchtigt werden. Das bedeutet, dass sowohl die Aktivierung von Clopidogrel, als auch die anschließende Thrombozytenaggregationshemmung nicht bei allen Patienten in ausreichendem Maße stattfindet.

CAVE

Clopidogrel wird durch bestimmte CYP-Enzyme (CYP2C19) in seine aktive Form überführt. Daher besteht die Gefahr eines Wirkungsverlustes bei Komedikation mit CYP2C19-Inhibitoren, wie z. B. dem Protonenpumpenhemmer **Omeprazol,** der auch als **nicht verschreibungspflichtiges** Arzneimittel verfügbar ist.

Ticagrelor ist kein Prodrug, es benötigt für seine Aktivierung keine Leberenzyme und hemmt den Rezeptor reversibel über eine andere Bindungsstelle auf den Thrombozyten. Der Wirkungseintritt erfolgt schneller und die Gefahr von Wirkungsschwankungen und Wechselwirkungen ist geringer als bei Clopidogrel. Ticagrelor steht auch als Schmelztablette zur Verfügung, die sich in Notfallsituationen bewährt: Auf die Zunge gelegt löst sie sich im Speichel schnell auf und kann ohne Wasser geschluckt werden.

Phosphodiesterase-Hemmer

DEFINITION

Phosphodiesterase-Hemmer/PDE-5-Hemmer: Wirkstoffe, die bestimmte Enzyme (Phosphodiesterasen) blockieren und somit gefäßerweiternd, blutdrucksenkend und gerinnungshemmend wirken.

PDE-5-Hemmer blockieren die Enzym-Aktivität der thrombozytären Phosphodiesterase (PDE) und verhindern den Abbau von cAMP. Außerdem reduzieren sie die Bereitstellung von ADP (s. o.) und die Freisetzung von Kalzium in den Thrombozyten. Auf diese Weise verstärken sie die Wirkung von gerinnungshemmenden Prostacyclin, dem Gegenspieler von Thromboxan. Einziger Wirkstoff ist **Dipyridamol,** das ausschließlich als Fixkombination mit ASS (Aggrenox®) zur Sekundärprophylaxe nach Schlaganfall zugelassen ist. Dipyridamol ist eines der ältesten Koronartherapeutika und hat durch die Entwicklung neuer Wirkstoffe an Bedeutung verloren.

Glykoprotein GP-IIb-/IIIa-Antagonisten

DEFINITION

Glykoprotein GP-IIb-/IIIa-Antagonisten: Wirkstoffe, welche die Thrombozytenaggregation blockieren.

Der Glykoprotein-GPIIb/IIIa-Rezeptor ist ein wichtiger Oberflächenrezeptor auf Thrombozyten und dient als Anker für Fibrinbrücken. GP-IIb/IIIa-Antagonisten wie Tirofiban (Aggrastat®) oder Abciximab (monoklonaler Antikörper ReoPro®) verhindern die Anlagerung von Fibrinogen blockieren somit die Thrombozytenaggregation vollständig. Beide Substanzen werden nur in der **Intensivmedizin** intravenös eingesetzt.

5.2.5 Übersicht: Arzneistoffe bei Störungen der Blutgerinnung im arteriellen und venösen System

In der nachfolgenden Tabelle (➤ Tab. 5.1) sind orale Antikoagulanzien, Heparine und Thrombozytenaggregationshemmer aufgeführt. Wirkstoffe, die ausschließlich der Intensivmedizin vorbehalten sind, sind nicht gelistet.

5.3 Periphere arterielle Verschlusskrankheit (pAVK)

KURZ UND KNAPP

- Die pAVK entsteht durch atherosklerotische Ablagerungen und Veränderungen in den Gefäßen und betrifft vorwiegend die Bein- und Beckenarterien.
- Die PAVK ist durch ihr hohes Risiko für kardiovaskuläre Erkrankungen (Herzinfarkt, Schlaganfall) eine gefährliche Erkrankung.
- Die Therapieadhärenz ist bei Patienten aufgrund fehlender Kenntnis oder Fehleinschätzung oft sehr gering.

5

Tab. 5.1 Verschreibungspflichtige Arzneistoffe bei Gerinnungsstörungen.

Wirkstoffgruppe/Wirkstoff	Handelsbeispiel	Hinweise	UAW/Interaktionen
Vitamin-K-Antagonisten (oral)			
Phenprocoumon	Marcumar®, Falithrom®, Phenprogamma®, Phenprocoumon acis®	Wirkungsverstärkung durch weitere Antikoagulanzien, auch **ASS!** erhöhte Blutungsgefahr **Antidot:** Vitamin K	Zahlreiche Neben- und Wechselwirkungen z. B. mit **Johanniskraut-Extrakt** beachten! Gerinnungsparameter engmaschig kontrollieren, Patienten müssen ärztlichen Ausweis über Antikoagulanzientherapie bei sich tragen
Warfarin	Coumadin®		
Nicht Vitamin-K-abhängige orale Antikoagulanzien NOAK (oral)			
Apixaban	Eliquis®	Direkte Faktor-Xa-Inhibitoren	Schwindel, Kopfschmerzen, Blutungen, gastrointestinale Beschwerden (Dyspepsie, Übelkeit, Verstopfung, Durchfall, Erbrechen)
Edoxaban	Lixiana®		
Rivaroxaban	Xarelto®		
Dabigatran	Pradaxa®	• Direkter Thrombin-Inhibitor • **Antidot:** Idarucizumab (Praxbind®)	
Heparine/Heparinoide (subcutan oder intravenös)			
Niedermolekulare Heparine	**Enoxaparin:** Clexane, Enoxaparin Becat, Inhixa **Dalteparin:** Fragmin® **Certoparin:** Mono-Embolex® **Nadroparin:** Fraxiparine®, FRAXODI® **Tinzaparin:** innohep®	• Nur s. c. oder i. v. • Wird oft vom Patienten selbst s. c. injiziert	Heparin-induzierte Thrombozytopenien (HIT), selten Allergien, Haarausfall oder Hautnekrosen
Standardheparine/UFH	Heparin-Natrium		
Danaparoid (= Gemisch aus 3 Heparinoiden)	Orgaran®	Antikoagulans mit Anti-Faktor Xa-Aktivität	
Thrombozytenaggregationshemmer (oral)			
Acetylsalicylsäure (Ap)	Aspirin® N 100, Aspirin® protect 100, Godamed®, ASS-AbZ 100, HerzASS-ratiopharm® u. v. a.	Vorzugsweise magensaftresistente Arzneiform	• **WW:** erhöhtes Blutungsrisiko bei gleichzeitiger Anwendung von VKA und Heparin, Verlängerung der Blutungszeit unter Clopidogrel, Wirkungsabschwächung bei langfristiger Anwendung von Ibuprofen möglich • Strenge Indikationsstellung im 1./2. Trimenon, kontraindiziert im 3. Trimenon
Clopidogrel	Plavix®, Iscover®, Clopidogrel Hennig® u. a.	• Fixe Kombination Clopidogrel + ASS DuoPlavin® • In Kombination mit ASS zur Prävention atherothrombotischer Ereignisse	Sehr häufig Blutungen, Schwindel, Kopfschmerzen, gastrointestinale Beschwerden (Übelkeit, Dyspepsie, Diarrhö, Verstopfung), subkutane oder dermale Blutungen, Hautausschlag, Juckreiz
Prasugrel	Efient®, Prasillt®, Prasugrel-ratiopharm®	–	
Ticagrelor	Brilique®	–	

WIRKSTOFFE

- **Statine:** Simvastatin, Atorvastatin Rp (➤ 5.4)
- **Thrombozytenfunktionshemmer:** ASS (Ap), Clopidogrel (➤ 5.1.2)
- **Orale Antikoagulazien:** Rivaroxaban (➤ 5.1.1)
- **Durchblutungsfördernde Wirkstoffe:** Ab Stadium II nach Fontaine (Claudicatio intermittens) zur Verbesserung der Gehstrecke: Cilostazol (Thrombozytenfunktionshemmer) und Naftidrofuryl
- **Phytopharmaka:** Ginkgoblätter-Spezial-Extrakt, EGb761 (Ap)

5.3.1 Ätiologische und klinische Aspekte

Unter der peripheren arteriellen Verschlusskrankheit PAVK versteht man eine zunehmende **Durchblutungsstörung** in den **die Extremitäten versorgenden Arterien,** seltener in der Aorta. In Deutschland sind rund 4,5 Millionen Menschen betroffen, darunter mehr Männer als Frauen, und die Prävalenz steigt altersabhängig. Zu den Ursachen zählen Diabetes mellitus, (unzureichend behandelte) arterielle Hypertonie, Hyperlipidämie und v. a. Nikotinabusus.

Fibröse, lipidhaltige Plaques schränken das Gefäßlumen immer mehr ein, sodass als Folge einer graduellen Verengung **(Stenose)** oder eines kompletten Verschlusses **(Okklusion)** das Gewebe hinter der Engstelle chronisch minderdurchblutet wird. Abhängig vom Schweregrad wird die PAVK in verschiedene Stadien eingeteilt. Typische Symptome sind **Schmerzen beim Gehen,** die zum Stehenbleiben zwingen, bis der Muskel wieder ausreichend mit Sauerstoff versorgt wird. Beträgt die schmerzfreie Wegstrecke weniger als 200 m, wird die PAVK als Claudicatio intermittens („Schaufensterkrankheit") be-

zeichnet. Im Endstadium kommt es zu erheblichen Einschränkungen des Gehens und einer deutlichen Verkürzung der Lebenserwartung. Die PAVK ist mit einem hohen Risiko für Herzinfarkt und Schlaganfall verbunden und erfordert eine ebenso intensive Behandlung wie diese Organischämien.
Die Symptome der PAVK werden durch „6 P" charakterisiert:

- Pain: plötzlicher peitschenartiger Schmerz
- Pale: kalte, blasse Extremität
- Pulselessness: Pulslosigkeit
- Paraesthesia: Missempfindung
- Paralysis: Lähmung
- Prostration: Erschöpfung bzw. Kraftlosigkeit, Schock

GUT ZU WISSEN

- Warnsignale einer symptomatischen Verschlechterung der PAVK, wie z. B. Schmerzen in der Wadenmuskulatur beim Gehen, werden von Patienten meist nicht beachtet oder fehlgedeutet.
- Hinweise auf ein fortgeschritteneres Stadium sind Wundheilungsstörung der Füße, Hyperkeratose an den Fußsohlen, Nageldystrophie und Haarausfall an den Beinen.

5.3.2 Pharmakotherapie

Wie bei allen Erkrankungen, die sich auf dem Hintergrund einer Atherosklerose entwickeln, gehören auch bei der PAVK Lebensstiländerungen, sowie eine gute Einstellung von Blutdruck und Diabetes zur (medikamentösen) **Basistherapie.** Ergänzt wird diese durch physikalische Maßnahmen (Gehtraining). Behandlungsziele sind die Risikoreduktion von vaskulären Komplikationen und die Verlangsamung der Progression. Äußerst wichtig ist eine Raucherentwöhnung, denn **Rauchstopp** beeinflusst nachweislich die Progredienz der PAVK

Die Pharmakotherapie verfolgt zwei Strategien:

- Vermeiden thrombotischer Verschlüsse mit **Thrombozytenfunktionshemmern** und **oralen Antikoagulanzien**
- Förderung der Perfusion bzw. Erhöhung der schmerzfreien Gehstrecke mit **durchblutungsfördernden** Wirkstoffen

Die aktuelle Leitlinie[1] betont den Stellenwert der **Statine** (➤ 5.4.2), die in der Sekundärprophylaxe unabhängig vom LDL-Ausgangswert eingesetzt werden sollen. Statine reduzieren Morbidität und Mortalität, verbessern nicht nur kardiovaskuläre Folgeschäden, sondern auch die schmerzfreie Gehstrecke. Laut Leitlinie bringen weder Nikotinsäure (im Vitamin-B-Komplex) noch Omega-3-Fettsäuren einen zusätzlichen Vorteil zu Statinen.

Thrombozytenfunktionshemmer und orale Antikoagulanzien

Kommt es bei PAVK-Patienten zu einer deutlichen Minderdurchblutung der Extremitäten, ist eine Revaskularisation (Wiederherstellung der Durchblutung) unabdingbar, um einen Gewebeverlust zu vermeiden. Diese Patienten sind besonders gefährdet für schwerwiegende kardiovaskuläre Komplikationen oder erneute Ischämien in den Beinen. **Acetylsalicylsäure** und **Clopidogrel** (➤ 5.2.4) reduzieren nachweislich die kardiovaskuläre Ereignisrate. Nach aktuellen Studienergebnissen profitieren Patienten mit einer stabilen atherosklerotischen Gefäßerkrankung von der zusätzlichen Behandlung mit **Rivaroxaban** (Xarelto®) zu Acetylsalicylsäure stärker als von einer Monotherapie mit ASS. Diese Ergebnisse haben 2018 zur Zulassungserweiterung von **Rivaroxaban** in Kombination mit ASS zur Prävention der PAVK geführt. Allerdings erhöht sich dadurch auch das Risiko von schwerwiegenden Blutungen.

Durchblutungsfördernde Wirkstoffe

Cilostazol ist ein Thrombozytenfunktionshemmer (➤ 5.2.4), der nur eine Zulassung bei PAVK im Stadium II nach Fontaine (Claudicatio intermittens) zur Verlängerung der Gehstrecke hat. Die Leitlinie nennt Cilostazol und **Naftidrofuryl** als Behandlungsoption bei Claudicatio intermittens, die jedoch nur bei erheblich verminderter Lebensqualität der Patienten gezielt eingesetzt werden sollten. Beide Wirkstoffe gelten als Alternative, wenn die maximale Gehstrecke unter 200 m liegt und ein Gehtraining nicht oder nur eingeschränkt durchgeführt werden kann. Wenn bei schweren Durchblutungsstörungen eine lumenerweiternde Therapie nicht möglich oder erfolglos ist (Stadium III und IV) wird ein Vasodilatator als Infusion eingesetzt.

Phytopharmaka

Zur Verbesserung der Gehstreckenleistung bei PAVK im Stadium II nach Fontaine eignen sich **Ginkgoblätterextrakte** begleitend oder als Therapieversuch. Eine Wirksamkeit ist nur bei Anwendung eines Ginkgoblätter-Spezialextrakts, standardisiert auf 22–27 % Flavonoidglykoside und 5–7 % Terpenlaktone, in der Dosierung 120–160 mg/Tag zu erwarten und setzt eine Behandlungsdauer von mindestens sechs Wochen voraus. Klinische Studien wurden fast ausschließlich mit dem Extrakt **EGb761** (Tebonin®) durchgeführt. Positive Therapieeffekte in den Hauptkriterien „schmerzfreie Gehstrecke" und „maximale Gehstrecke" wurden sowohl durch den Extrakt alleine als auch in Kombination mit physikalisch-therapeutischer Maßnahmen eines strukturierten Gehtraining erzielt. Je nach Dosierung (120–240 mg) und Behandlungsdauer (3–6 Monate) ergaben sich in beiden Parametern Verbesserungen von 40–120 % im Vergleich zu Placebo von 0–40 %. In einer Metaanalyse, in der die Ergebnisse von neun klinischen Studien zusammenfasst werden, dokumentieren sieben Studien einen signifikanten Vorteil von EGb 761.

5.3.3 Übersicht: Arzneistoffe bei pAVK

Folgende Arzneimittel (➤ Tab. 5.1) werden eingesetzt, um einer Blutgerinnselbildung in geschädigten Arterien vorzubeugen und die Durchblutung zu fördern.

[1] S3 Leitlinie Periphere arterielle Verschlusskrankheit (PAVK), Diagnostik, Therapie und Nachsorge. Deutsche Gesellschaft für Angiologie – Gesellschaft für Gefäßmedizin, Stand: 30.11.2015 (in Überarbeitung), gültig bis 29.11.2020.

5

Tab. 5.2 Arzneistoffe bei PAVK.

Wirkstoffgruppe/Wirkstoff	Beispiel	Hinweis	UAW/Interaktionen
Thrombozytenfunktionshemmer			
Cilostazol	Pletal®, Cilostazol-Elpen	Zur Verlängerung d. maximalen u. d. schmerzfreien Gehstrecke bei Pat. mit Claudicatio intermittens	–
Durchblutungsfördernde Wirkstoffe			
Naftidrofuryl	Dusodril®, Nafti-CT	Zur Verlängerung d. maximalen u. d. schmerzfreien Gehstrecke bei Pat. mit Claudicatio intermittens	–
Phytopharmaka			
Ginkgoblätter-Spezial-Extrakt EGb761 (Ap)	Tebonin® forte 40 mg/spezial 80 mg/intens 120 mg Filmtabletten 1 Filmtabl. enthält 40/80/120 mg Trockenextrakt aus Ginkgo-biloba-Blättern (35–67 : 1), Auszugsmittel Aceton 60 % (m/m)	Arzneimittel vor einer OP absetzen (einzelne Hinweise auf erhöhte Blutungsbereitschaft)	• **UAW:** evtl. leichte Magen-Darm-Beschwerden, allergische Hautreaktionen, Kopfschmerzen, Schwindel, Verstärkung bereits bestehender Schwindelbeschwerden • **WW:** Wirkungsverstärkung von gerinnungshemmenden Arzneimitteln (Phenprocoumon, Warfarin, Clopidogrel, Acetylsalicylsäure u. a.) nicht ausgeschlossen
Weitere Phytopharmaka mit Ginkgoblätter-Spezial-Extrakt: Ginkobil® ratiopharm, CRATON®, Binko® u. a. Diese haben zwar die gleiche Extrakt-Zusammensetzung, sind aber dem Extrakt EGb761 nicht identisch			

5

5.4 Hyperlipidämie/Atherosklerose

KURZ UND KNAPP

- Hyperlipidämie und Hypercholesterinämie gelten als Hauptursachen von kardiovaskulären Erkrankungen, die sich auf dem Boden einer Atherosklerose der Gefäßwand entwickeln.
- Zentrale Aufgabe der Prävention sind Änderungen der Lebensgewohnheiten mit fettarmer Ernährung, Verzicht auf Alkohol und Rauchen, mehr Bewegung und Vermeidung von Übergewicht.
- Die Pharmakotherapie orientiert sich am kardiovaskulären Gesamtrisiko, das durch Komorbiditäten wie Hypertonie, Diabetes und Übergewicht verstärkt wird.

WIRKSTOFFE

Eingesetzt werden lipidsenkende Arzneistoffe **(Rp)** mit unterschiedlichem Angriffspunkt.

- **HMG-CoA-Reduktasehemmer: Statine:** Atorvastatin, Simvastatin, Fluvastatin, Pravastatin, Rosuvastatin
- **Hemmstoffe der Cholesterin-Resorption:** Ezetimib
- **PCSK9-Inhibitoren:** Evolocumab, Alirocumab (monoklonale Antikörper)
- **Basische Anionenaustauscher:** Colestyramin, Colesevelam
- **Fibrate:** Gemfibrozil, Fenofibrat, Bezafibrat
- **Phytopharmaka** (begleitend): Artischockenblätterextrakt (**Ap**)

5.4.1 Ätiologische und klinische Aspekte

Kardiovaskuläre Erkrankungen – koronare Herzkrankheit KHK, Herzinfarkt, Gefäßischämien (PAVK) – sind eng mit Störungen im Lipidstoffwechsel und dem Ausmaß der zugrundeliegenden Atherosklerose verbunden. Mehr als die Hälfte aller Menschen über 40 Jahren in den westlichen Ländern hat zu hohe Blutfettwerte, wobei insbesondere die Erhöhung von Cholesterin in Form von LDL (Low-Density-Lipoprotein) und/oder VLDL (Very Low-Density-Lipoprotein) mit einem deutlich gesteigerten Risiko für pathologische Gefäßveränderungen einhergeht. Hauptursache ist das Zusammentreffen mehrerer beeinflussbarer (Rauchen, Ernährung, Lebensstil) und nicht beeinflussbarer (Familienanamnese, Alter, männliches Geschlecht) Risikofaktoren. In der Frühphase ist die Atherosklerose noch reversibel, geht jedoch durch Komorbiditäten wie Hypertonie, Dyslipoproteinämie, Diabetes und Übergewicht meist in ein chronisches Krankheitsbild über.

Ursache einer **genetisch bedingten Hypercholesterinämie** sind Mutationen der LDL-Rezeptoren an peripheren Zellen, wodurch LDL nicht mehr ausreichend in die Zellen aufgenommen wird. Es zirkuliert in hohen Konzentrationen im Blut und wirkt durch Ablagerung an den Gefäßwänden atherogen (➤ Abb. 5.2).

ÜBER DEN TELLERRAND

Die Atherosklerose beginnt mit einer vermehrten Invasion von Leukozyten in kleinste Verletzungen der inneren Endothelschicht der Arterien (Intima). Bilden sich diese Frühläsionen nicht zurück, kommt es durch Anlagerung von überschüssigem LDL zu Lipidansammlungen am Endothel und es entstehen zunächst „Fatty-Streaks" (Fettstreifen).

Reaktive Sauerstoffspezies (Superoxidradikale) oxidieren die LDL-Partikel, die in der oxidierten Form (o-LDL) Immunzellen anlocken und von Makrophagen phagozytiert werden. Übersteigt die Aufnahme von o-LDL eine bestimmte Menge, wandeln sich die Makrophagen zu pathologischen, lipidbeladenen Schaumzellen um. Diese treiben ihrerseits die Lipidperoxidation durch Freisetzung reaktiver Sauerstoffmoleküle weiter voran und stoßen eine gefäßwandschädigende Entzündungsreaktion an. Gleichzeitig werden Wachstumsfaktoren, Zytokine und Enzyme freigesetzt, welche die Zellproliferation und Thrombozytenaggregation fördern. Mit fortschreitendem Prozess bilden sich ausgedehnte Konglomerate von Schaumzellen und Fatty-Streaks, an denen vorbeiströmende Thrombozyten hängen bleiben.

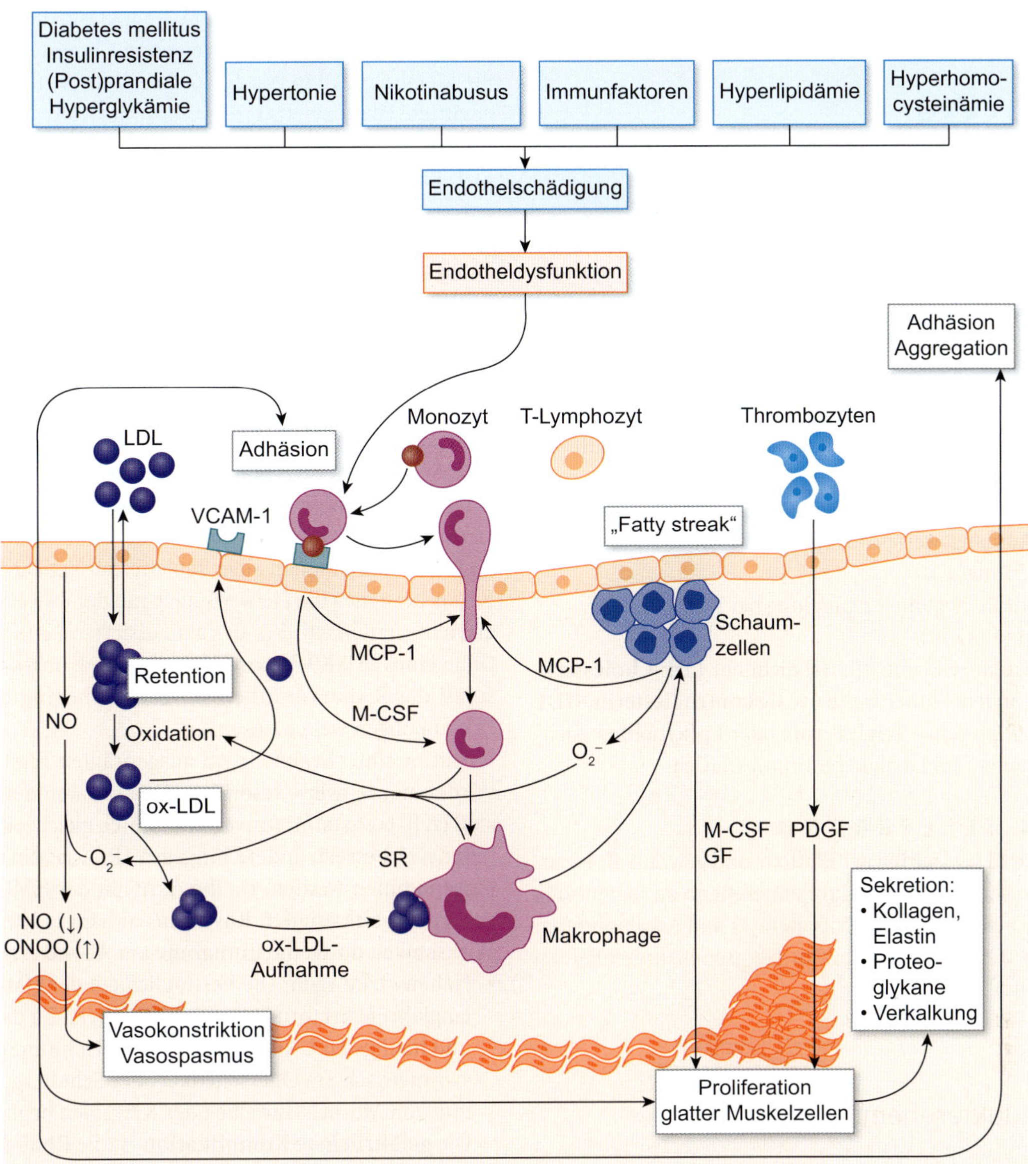

Abb. 5.2 Pathomechanismus der Atherogenese. NO: Stickstoffmonoxid; ONOO-: Peroxynitrit; M-CSF: Makrophagenkolonien-stimulierender Faktor; SR: Scavanger-Rezeptor; MCP-1: Monozyten-Chemoattraktorprotein-1; PDGF: Blutplättchen-Wachstumsfaktor; LDL: LDL-Cholesterol; oxLDL: Oxidiertes LDL-Cholesterol; O_2^-: Superoxidradikal; VCAM-1: vaskuläres Adhäsionsmolekül 1; (↑): gesteigert; (↓): vermindert. [L231]

Es entwickeln sich zunächst atherosklerotische Plaques aus Lipiden, Bindegewebswucherungen, Bestandteilen der extrazellulären Matrix (Kollagen, Elastin, Proteoglykane) und nekrotischen Zelltrümmern. Die neue Struktur ist an den Rändern nicht gefestigt und zugleich einer hohen mechanischen Belastung ausgesetzt. Auftretende Rupturen werden durch Thrombenbildung repariert, wodurch sich das Lumen des betroffenen Gefäßabschnitts zunehmend verengt.

Die Endphase der Atherogenese ist gekennzeichnet durch instabile Plaques, Ulzerationen und Verhärtungen der Gefäßwand durch Einlagerung von Kalzium. Lösen sich die fibrösen Plaques, kann eine lokale Gefäßthrombose zum vollständigen Verschluss des Gefäßes führen.

5.4.2 Pharmakotherapie

Die Gabe von Arzneistoffen, die den **LDL-Cholesterin-Spiegel senken,** steht mit dem Grundsatz „je tiefer, desto besser!" nach wie vor im Zentrum der Therapie kardiovaskulärer Erkrankungen. Die aktualisierte Version der Leitlinie[2] der Europäischen Gesellschaft für Kardiologie (ESC) und der Europäischen Atherosklerose-Gesellschaft (EAS) von 2019 betont erneut die Bedeutung des LDL-Cholesterins bei der Entstehung atherosklerotisch bedingter kardiovaskulärer Erkrankungen. Doch nicht nur Hochrisikopatienten stehen im Fokus, die Leitlinie richtet sich auch an Patienten mit leichtem oder mäßigem

[2] European Society of Cardiology (ESC) and European Atherosclerosis Society (EAS). 2019 ESC/EAS Guidelines for the management of dyslipidaemias

Herz-Kreislauf-Risiko und empfiehlt die **Aufklärung** und **Einhaltung** einer **gesunden Lebensweise.**

GUT ZU WISSEN

Die europäische Leitlinie betont die Bedeutung vorbeugender Maßnahmen:

- Gesunde Ernährung mit viel Obst, Gemüse, Fisch, wenig Fleisch und Wurst, Fertigprodukte, Süßigkeiten und Softdrinks, keine trans-Fettsäuren
- Verzicht auf Rauchen und (möglichst) Alkohol
- Vermehrte körperliche Aktivität (2,5–5 Stunden in der Woche)

Die Auswahl der Arzneistoffe wird entscheidend vom kardiovaskulären Gesamtrisiko des Patienten, das alle Risikofaktoren miteinschließt, bestimmt. Je höher das Risiko, desto intensiver sollte die Therapie sein. Angestrebt wird

- bei sehr hohem Risiko eine mindestens 50-prozentige Reduktion des LDL-Ausgangswertes mit einem LDL-Zielwert unter 1,4 mmol/l (< 55 mg/dl),
- bei geringem Risiko liegt die Empfehlung bei Werten unter 3,0 mmol/l (< 116 mg/dl).

Für das kardiovaskuläre Gesamtrisiko ist nicht nur **LDL-Cholesterin** ausschlaggebend, andere Blutfettwerte wie **Gesamtcholesterin, HDL** (High-Density-Lipoprotein), **Triglyzeride** oder **Lp(a)** sollten ebenfalls im Rahmen einer Lipidanalyse bestimmt werden.

ÜBER DEN TELLERRAND

Lipoprotein(a), kurz Lp(a) ist Teil der Blutfette und gewinnt als eigenständiger kardiovaskulärer Risikofaktor zunehmend an Bedeutung. Sein Proteinanteil besteht aus Apolipoprotein(a) und Apolipoprotein B-100; insgesamt weist es in seinem Aufbau große Ähnlichkeit zu LDL-Cholesterin auf.

HMG-CoA-Reduktasehemmer/Statine

DEFINITION

HMG-CoA-Reduktasehemmer (CSE-Hemmer, Statine): Wirkstoffe, die das Schlüsselenzym der Cholesterinbiosynthese hemmen. Sie sind an der Endsilbe **-statin** im Namen zu erkennen, woraus sich die Bezeichnung Statine ableitet.

Unter den Lipidsenkern sind **Statine** wie Atorvastatin, Simvastatin, Fluvastatin, Pravastatin und Rosuvastatin **Mittel der Wahl.** Sie reduzieren die körpereigene Cholesterin-Synthese in der Leber durch Hemmung des Enzyms HMG-CoA-Reduktase (3-Hydroxy-3-Methylglutaryl-Coenzym-A-Reduktase). Entscheidend für ihre Wirkung ist nicht nur die verminderte Cholesterin-Synthese allein, sondern auch der schnellere Abbau von LDL und seiner Vorstufen (Kasten). Des Weiteren wird durch Statine die Bildung von HDL erhöht.

ÜBER DEN TELLERRAND

Der erste therapeutisch eingesetzte Vertreter der HMG-CoA-Reduktasehemmer Lovastatin wurde aus dem Bodenpilz Aspergillus terreus isoliert und 1987 als Arzneimittel (Mevinacor®) zugelassen. Statine hemmen die HMG-CoA-Reduktase, die als Schlüsselenzym im ersten Schritt der körpereigenen Cholesterin-Biosynthese für die Metabolisierung von HMG-Coenzym A zu Mevalonsäure (eine gesättigte Hydroxyfettsäure) verantwortlich ist. Als Folge nimmt die intrazelluläre Cholesterin-Konzentration ab und es stehen vermehrt LDL-Rezeptoren zur Aufnahme von zirkulierendem LDL-Cholesterin zur Verfügung. LDL und seine Vorstufen VLDL und IDL (Intermediate Density Lipoprotein) werden beschleunigt abgebaut, zusätzlich werden Triglyzeride gesenkt und verstärkt HDL gebildet.

Statine können nachweislich die **Morbidität** und **Mortalität** von **kardiovaskulären Erkrankungen vermindern.** Aus diesem Grund sollen sie entsprechend der Leitlinie allen Patienten unabhängig vom Ausgangswert der Blutfettwerte verordnet werden. Bei sehr hohen LDL-Spiegeln werden Statine in der maximal verträglichen Dosierung empfohlen. Wird das Therapieziel mit Statinen alleine nicht erreicht, ist eine Kombination mit Ezetimib (s. u.) angebracht, evtl. als fixe Kombination in einer Tablette. Für Patienten mit sehr hohem Risiko, bei denen die Zielwerte auch mit der Zweierkombination nicht erreicht werden, wird in der aktualisierten Leitlinie die zusätzliche Gabe eines PCSK9-Hemmers (s. u.) ausdrücklich empfohlen, um somit das Risiko für atherosklerotisch bedingte kardiovaskuläre Erkrankungen weiter zu senken.

Statine unterliegen einem ausgeprägten First-pass-Effekt und werden nur teilweise resorbiert. Die Aufnahme wird je nach Wirkstoff (z. B. Lovastatin, Simvastatin) durch gleichzeitige Nahrungsaufnahme verbessert, andere hingegen (Pravastatin) sollten nüchtern eingenommen werden. Da die Aktivität der HMG-CoA-Reduktase von einem zirkadianen Rhythmus anhängig ist, wird die höchste Wirksamkeit durch die **Einnahme am Abend** erzielt.

- **Nebenwirkungen:** Die Verträglichkeit der Statine ist durch langjährige Erfahrung gut dokumentiert. Zu den bekanntesten und häufigsten UAW gehören **Muskelschmerzen,** die meist symmetrisch am Oberschenkel oder Schultergürtel auftreten und von Muskelschwäche oder Krämpfen begleitet sein können. Die **gefährlichste Komplikation** ist die **Rhabdomyolyse,** die einen Untergang von quergestreifter Muskulatur darstellt und durch eine exzessive Erhöhung der Kreatinphosphokinase-(CPK)-Konzentration im Blut bis zum Zehnfachen gekennzeichnet ist. Diese schwere, jedoch seltene UAW kommt v. a. bei sehr hoher Statin-Dosierung und bei Patienten mit weiteren Risikofaktoren vor. Das Spektrum an unerwünschten Arzneimittelwirkungen umfasst weiter gastrointestinale Beschwerden, Kopfschmerzen, Müdigkeit, Schlafstörungen, Juckreiz, Mundtrockenheit, sowie eine Erhöhung der Leberenzyme (Transaminasen).
- **Wechselwirkungen:** Nahezu alle Statine werden in der Leber über CYP-Enzyme metabolisiert und besitzen ein entsprechendes **Interaktionspotenzial.** Für Simvastatin, Lovastatin und Atorvastatin sind Wechselwirkungen mit Makrolid-Antibiotika (z. B. Clarithromycin), Kalziumkanalblocker (z. B. Amlodipin), Benzodiazepinen, **Johanniskraut** oder **Grapefruitsaft** möglich, auch sind Auswirkungen auf den Plasmaspiegel der Vitamin-K-Antagonisten Warfarin und Phenprocoumon nicht auszuschließen.

CAVE

Keine gleichzeitige Verordnung von Johanniskrautextrakt! Auf eine mögliche Selbstmedikation mit Johanniskraut und das Trinken von Grapefruitsaft achten!

Cholesterol-Resorptionshemmer

DEFINITION

Cholesterol-Resorptionshemmer: Wirkstoffe, die sowohl die Aufnahme von Cholesterin (engl. Cholesterol) aus der Nahrung, als auch die Resorption von körpereigenem Cholesterin hemmen.

Bisher einziger Vertreter aus der Gruppe der Cholesterol-Resorptionshemmer ist **Ezetimib** (Ezetrol®). Nach oraler Einnahme blockiert Ezetimib im oberen Dünndarm ein wichtiges Transportprotein für die Resorption von Cholesterin und pflanzlichen Fettbestandteilen aus der Nahrung. Zusätzlich wird die Wiederaufnahme von körpereigenem Cholesterol, das mit den Gallensäuren in den Darm gelangt vermindert. Ezetimib ist gut verträglich und hat den Vorteil, dass es im Gegensatz zu den basischen Anionenaustauschharzen (s. u.) die Resorption anderer Arzneistoffe und fettlöslicher Vitamine nicht beeinflusst. Ezetimib verstärkt die Wirkung von Statinen und kann in Kombination mit diesen die LDL-Cholesterin-Werte um 30–50 % senken.

Nebenwirkungen: Bei allen Wirkstoffen, die die Resorption von Nahrungsbestandteilen verhindern, treten belastende Nebenwirkungen am Darm auf, wie Übelkeit, übelriechende Fettstühle (Steatorrhö), Flatulenz bis hin zu Darmkrämpfen.

PCSK9-Inhibitoren

DEFINITION

PCSK9-Inhibitoren: lipidsenkende Wirkstoffe, die über eine Enzymhemmung den LDL-Spiegel senken.

Die monoklonalen Antikörper Evolocumab (Repatha®) und Alirocumab (Praluent®) hemmen die Aktivität des Enzyms Proprotein-Convertase Subtilisin/Kexin Typ 9 (PCSK9) und stehen nur als **Injektion** zur Verfügung. Mit der monatlichen Applikation wird bei Patienten eine weitere Senkung des LDL-Cholesterol-Spiegels erreicht, falls dieser mit Statinen oder anderen Lipidsenkern nicht auf den angestrebten Zielwert reduziert werden konnte.

Basische Anionenaustauscher

DEFINITION

Basische Anionenaustauscher: Wirkstoffe, die Gallensäuren binden und somit den Cholesterinspiegel senken.

Lipophile Kunststoff-Austauscherharze wie **Colestyramin** (z. B. Quantalan®) oder das Polymer **Colesevelam** (z. B. Cholestagel®) werden nicht resorbiert. Sie binden intestinale Gallensäuren im Darm, die anschließend mit dem Stuhl ausgeschieden werden. Dadurch gehen dem enterohepatischen Kreislauf zehnmal mehr Gallensäuren als im normalen Ablauf verloren, weshalb deutlich mehr Cholesterin für deren Neusynthese in der Leber verbraucht wird. Als Folge der reduzierten Cholesterin-Konzentration werden verstärkt LDL-Rezeptoren gebildet, was zu einer Senkung des LDL-Cholesterin-Spiegels führt. Zusätzlich wird die Fettresorption durch Abnahme der Gallensäuren vermindert. Die Resorptionsminderung betrifft jedoch auch fettlösliche Vitamine und Arzneistoffe, wie z. B. Vitamin-K-Antagonisten (Phenprocoumon), Kontrazeptiva, Schilddrüsenhormone und bestimmte Antibiotika. Basische Anionenaustauscher werden spezifisch bei heterozygoter familiärer Hypercholesterolämie oder chologener Diarrhöe eingesetzt.

Nebenwirkungen: Austauscherharze sind wegen ihrer schlechten Verträglichkeit mit einer geringen Patientenadhärenz verbunden. Als Nebenwirkungen treten Obstipation, Steatorrhö aufgrund der gestörten Fettresorption sowie weitere gastrointestinale Beschwerden (Meteorismus oder Völlegefühl). Das Auslösen oder Verschlimmern einer bestehenden Verstopfung kann insbesondere bei Patienten mit KHK und Angina pectoris durch die Anstrengung beim Stuhlgang das Herz weiter belasten.

Fibrate

DEFINITION

Fibrate: Substanzen, die v. a. den Blutspiegel an Triglyzeriden, weniger den LDL-Spiegel senken.

Fibrate wie Gemfibrozil, Fenofibrat oder Bezafibrat aktivieren einen bestimmten Rezeptor, über den sowohl die Synthese des Enzyms Lipoproteinlipase LPL als auch die Expression der HDL geregelt wird. LPL beschleunigt den Abbau von Triglyzeriden und LDL. Auf diese Weise reduzieren Fibrate v. a. die Triglyzerid-Konzentrationen und erhöhen den HDL-Spiegel, während nur eine geringfügige Senkung der LDL-Werte zu verzeichnen ist. Die lipidsenkende Wirkung der Fibrate ist gut dokumentiert, ihr Langzeitnutzen in Hinblick auf die kardiovaskuläre Mortalität fällt gegenüber den Statinen deutlich ab. Fibrate gelten nur als Mittel der zweiten Wahl und werden bei primärer familiärer Hypertriglyzeridämie, wenn Statine kontraindiziert sind oder nicht vertragen werden, oder bei Diabetes und metabolischem Syndrom eingesetzt.

- **Nebenwirkungen:** Als unerwünschte Wirkungen kommen gastrointestinale Beschwerden sowie ein Anstieg der Transaminasen vor, gelegentlich Potenzstörungen, Kopfschmerzen, Schwindel und Schlafstörungen. Beschrieben wird das evtl. vermehrte Auftreten von Gallensteinen.
- **Wechselwirkungen:** Als klinisch relevante Interaktion gilt das erhöhte Risiko für **Myalgien** bei alleiniger oder **gleichzeitiger Gabe von Statinen.** Trotz des bekannten Interaktionspotenzials ist eine Kombination mit Statinen möglich, sofern beim Patienten keine prädisponierenden Faktoren für Myopathien und keine eingeschränkte Nierenleistung vorliegen.

5.4.3 Begleitende Maßnahmen

Die jahre-, meist lebenslange medikamentöse Therapie erfordert eine hohe Adhärenz, die oft nicht durchgehalten wird. Basis jeder

Therapie sind Änderungen der Ernährungsgewohnheiten, Bekämpfung von Übergewicht und die Vermeidung von Risikofaktoren für kardiovaskuläre Erkrankungen (Rauchen, Alkohol in Maßen). Laut Therapieempfehlungen der Arzneimittelkommission der deutschen Ärzteschaft (AkdÄ) sollte eine **ballaststoffreiche, cholesterin-** und **fettarme Ernährung** mit reichlich ungesättigten Omega-3-Fettsäuren (Seefisch, pflanzliche Öle, Nüsse, Vollkornprodukten) und nur einem geringen Anteil gesättigter bzw. Trans-Fettsäuren eingehalten werden.

Unter den **Phytopharmaka** haben sich **Extrakte aus Artischockenblättern** mit cholesterin- und lipidsenkenden Eigenschaften als begleitende Maßnahme bei milder Hypercholesterinämie bewährt (z. B. Hepar-SL® 320 mg/640 mg). Der Extrakt reguliert die Enzymaktivität der HMG-CoA-Reduktase **indirekt,** indem hemmende Mechanismen angeregt und aktivierende Abläufe unterdrückt werden. Klinische Studien mit Artischockenblätterextrakt in der erforderlichen Dosierung von 1000–1500 mg/Tag zeigen eine leichte, aber signifikante Senkung des Gesamtcholesterins. Für eine generelle Empfehlung ist die Evidenzlage nicht ausreichend, auch existiert in Deutschland kein pflanzliches Arzneimittel mit einer expliziten Zulassung in der Indikation Hyperlipidämie.

5

Essentielle **Omega-3-Fettsäuren** (z. B. Zodin® Omega-3 Weichkaps. Rp) senken in hohen Dosierungen von 1–2(–4) g insbesondere die Lipid-Konzentration im Blut, indem sie die Triglyzerid-Synthese in der Leber hemmen. Ernährungsphysiologische Bedeutung in der Prävention und diätetischen Behandlung von Fettstoffwechselstörungen haben zusätzlich pflanzliche Substanzen wie Beta-Sitosterin, Phytosterine und pflanzliche Öle mit hohem Omega-3-Fettsäure-Gehalt (z. B. Perillaöl).

ÜBER DEN TELLERRAND

In letzter Zeit werden vermehrt Produkte aus Rotem Reis/Rotschimmelreis (red yeast rice, Angkak) zur Senkung der Blutfettwerte angeboten, die ausschließlich als **Nahrungsergänzungsmittel** vertrieben werden. Rotschimmelreis (nicht verwechseln mit roten bzw. rotschaligen Reissorten) ist ein Fermentationsprodukt, das durch Vergärung von gekochtem weißem Reis mit Schimmelpilzstämmen der Gattung Monascus gewonnen wird. In Asien wird er traditionell zur Behandlung von Magen-Darm-Beschwerden, bei Herz-Kreislauf-Erkrankungen, sowie zum Färben, Aromatisieren und Konservieren von Lebensmitteln verwendet. Während der Fermentation entstehen rote Farbstoffe und Inhaltsstoffe mit pharmakologischer Wirkung wie Monacoline. **Monacolin K** ist identisch mit dem HMG-CoA-Reduktasehemmer **Lovastatin,** wobei der Gehalt an Monacolin K je nach Fermentationsverfahren unterschiedlich ausfällt.

Studien mit verschiedenen Rotschimmelreis-Produkten zeigen bereits ab einer Dosierung von 5 mg Monacolin K pro Tag eine pharmakologisch relevante Wirkung. Kapseln können bis zu 18 mg Monacolin K enthalten, dementsprechend können sich auch die von Statinen bekannten UAW – Schädigungen der Skelettmuskulatur bis hin zur Rhabdomyolyse und der Leber – verstärken. Zu Überdosierungen von Lovastatin/Monacolin K kommt es v. a. bei gleichzeitiger Einnahme von Rotschimmelreis-Produkten und Statinen.

Bereits 2016 warnte das Bundesinstitut für Arzneimittel und Medizinprodukte (BfArM) vor Rotschimmelreis-haltigen Nahrungsergänzungsmitteln. Nach Aussage einer Expertenkommission sind Rotschimmelreis-Produkte ab einer Tagesdosis von 5 mg Monacolin K aufgrund ihrer pharmakologischen Wirkung als Arzneimittel einzustufen. Nach den gesetzlichen Regelungen dürfen Arzneimittel nur in Verkehr gebracht werden, wenn ihre Qualität, Wirksamkeit und Unbedenklichkeit in einem behördlichen Zulassungsverfahren belegt worden sind. Nahrungsergänzungsmittel unterliegen nicht der Zulassungspflicht und damit auch keiner gleichwertigen Qualitätskontrolle. Demgegenüber steht die EU-Verordnung Nr. 432/2012, die für eine Reihe von **Lebensmitteln gesundheitsbezogene Angaben** (sog. Health Claims) erlaubt. Hier ist auch Monascus purpureus (red yeast rice) mit folgendem Health Claim gelistet: „Monacolin K aus Rotem Reis trägt zur Aufrechterhaltung eines normalen Cholesterinspiegels im Blut bei". Ergänzend ist angefügt, dass dieser Claim nur für **Lebensmittel** verwendet werden darf, mit denen eine tägliche Zufuhr von 10 mg Monacolin K erreicht wird.

5.4.4 Übersicht: Lipidsenker

Es kommen folgende verschreibungspflichtigen Arzneistoffe (➤ Tab. 5.3) zur Senkung der Blutfettwerte zur Anwendung.

5.5 Venenerkrankungen, chronisch-venöse Insuffizienz (CVI)

KURZ UND KNAPP

- Venenerkrankungen sind durch einen progredienten Verlauf gekennzeichnet und erfordern in der Regel eine lebenslange Therapie.
- Hauptrisikofaktoren sind genetische Disposition, Alter und weibliches Geschlecht.
- Die primäre Varikosis (Krampfadererkrankung) ist eine degenerative Erkrankung der Venenwand im oberflächlichen Venensystem der Beine. Ursachen sind Veränderungen im Mikromilieu der Venenwand.
- Diese können sich mit zunehmendem Schweregrad weiter entwickeln bis zum Krankheitsbild der chronisch-venösen Insuffizienz CVI.

WIRKSTOFFE

Venentherapeutika (Ap):
- **Phytopharmaka/pflanzliche Ödemprotektiva:** standardisierte Extrakte aus Rotem Weinlaub (AS 195) und Rosskastaniensamen
- **Oxerutin, Troxerutin**

5.5.1 Ätiologische und klinische Aspekte

Venenerkrankungen können bereits im Kindesalter beginnen, existieren lebenslang und nehmen mit dem Alter deutlich zu. Frauen sind häufiger betroffen, da sich Varizen oft während der Schwangerschaft oder im Zusammenhang mit der Einnahme oraler Kontrazeptiva bzw. unter Hormonersatztherapie entwickeln. Auslöser sind die ungünstigen Strömungsverhältnisse des Blutes in den unteren Extremitäten, die durch Übergewicht, langes Stehen und sitzende Tätigkeiten zusätzlich verstärkt werden.

Tab. 5.3 Verschreibungspflichtige Lipidsenker.

Wirkstoffgruppe/Wirkstoff	Beispiele	Kombinationen	Hinweise
HMG-CoA-Reduktasehemmer (Statine)			
Atorvastatin	Sortis®, Atorvastatin Hennig® u.a.	• Evtl. Kombination mit Ezetimib, auch als fixe Kombination: • **Ezetimib + Atorvastatin:** Atozet®, Atorimib, Tioblis® • **Ezetimib + Simvastatin:** INEGY®, Ezetimib/Simvastatin-ratiopharm®	• Vor und während der Behandlung cholesterinsenkende Diät einhalten • **Achtung Wirkungsverlust** durch Wechselwirkungen mit **Johanniskraut** oder **Grapefruitsaft** • **Vorsicht Nebenwirkung:** auf (unerklärliche) Muskelschmerzen achten!
Simvastatin	ZOCOR®, Simva-Hennig®, Simvastatin AbZ u.a.		
Pravastatin	Pravasin® protect, Prava-Teva®, Pravastatin-CT u.a.	Fixe Kombination mit Fibrat: **Fenofibrat + Pravastatin:** Pravafenix	
Fluvastatin	LOCOL®, Fluvastatin-ratiopharm® u.a.	–	
Rosuvastatin	Crestor®, Rosuvastatin-Elpen u.a.	Kombination mit Kaziumkanalblocker: Rosuvastatin/**Amlodipin**-ratiopharm®	
Cholesterol-Resorptionshemmer			
Ezetimib	EZETROL®, Ezetimib Heumann u.a.	Kombination mit Statinen empfohlen (s.o.)	**NW:** Müdigkeit
Gallensäurebindende Mittel			
Colestyramin	Quantalan®, Lipocol-Merz®, Vasosan®	–	Sehr häufig Flatulenz, Obstipation, häufig Dyspepsie, Diarrhö, Übelkeit, Stuhlanomalien, Erbrechen, Abdominalschmerzen, Meteorismus
Colesevelam	Cholestagel®	–	
Fibrate			
Gemfibrozil	Gevilon®	–	• Unterstützend zu einer Diät oder anderen nicht medikamentösen Therapien • Auf Myopathien achten, insbesondere bei gleichzeitiger Einnahme von Statinen
Fenofibrat	Lipidil®, Fenofibrat 200 Heumann	Fixkombination mit Pravastatin (s.o.)	
Bezafibrat	Befibrat®, Bezafibrat AbZ	–	

Chronische Venenerkrankungen beginnen zunächst unbemerkt mit lokalen Entzündungen und Störungen im Mikrogefäßsystem in der Wand größerer Beinvenen. Unter dem Einfluss von Entzündungsmediatoren kontrahieren die Endothelzellen mikroskopisch kleiner Venen, sog. Venulen, und eröffnen weite Interzellularspalten. Gleichzeitig bilden sich in der Endothelschicht spezifische Adhäsionsproteine, an denen vorbeiströmende Granulozyten hängenbleiben. Gerinnungsfaktoren (Thrombin) werden aktiviert und es kommt zum thrombotischen Verschluss kleinster Venen. Die Endothelbarriere bricht zusammen und die **Mikrozirkulation** gerät **außer Funktion.** Die Permeabilität der Venenwand wird drastisch erhöht, Blutplasma und Wasser dringen ins umgebende Gewebe ein. Die zunächst lokalen entzündlichen **Mikroödeme** entwickeln sich zu ausgedehnten Entzündungsarealen. Der Ausfall nährstoffversorgender Gefäße löst einen tiefgreifenden Gefäßwandumbau aus, der zusammen mit dem stark erhöhten Stauungsdruck schließlich zu Klappeninsuffizienz (➤ Abb. 5.3), ausgeprägten Krampfadern und Geschwürsbildung, dem Krankheitsbild der CVI führt. Durch Abfluss des venösen Blutes aus den entzündeten Bereichen der Gefäßwand in die zugehörigen großen Beinvenen besteht bei fortschreitenden pathologischen Prozessen die Gefahr einer tiefen Beinvenenthrombose und der Spätkomplikation eines **postthrombotischen Syndroms.**

5.5.2 Pharmakotherapie

Die beste **Prophylaxe** bei Venenerkrankungen sind regelmäßige Bewegung mit Aktivierung der Wadenmuskelpumpe sowie alle Maßnahmen zur Entstauung der Beinvenen: Hochlagern der Beine, Vermeiden bzw. Abbau von Übergewicht, keine hohen Schuhe und enge Kleidung tragen, die den venösen Rückfluss behindern. Kältereize durch Wechselduschen oder Unterschenkelbäder tonisieren die Venenwände. Hilfreich ist eine spezielle Gefäßgymnastik, die wiederholt in den Tagesablauf eingebaut werden sollte. Schwimmen ist ideal, ungünstig sind Sportarten mit ruckartigen Bewegungsabläufen oder hohem Druck auf die Beine.

GUT ZU WISSEN

Grundregel „3L 3S": Lieber **L**aufen und **L**iegen **s**tatt **S**tehen und **S**itzen.

Kompressionstherapie

Basistherapie in allen Stadien der Erkrankung ist die Kompression. Kompressionsstrümpfe erhöhen die Effizienz der Muskelpumpe, verbessern die Klappenfunktion und fördern die endothelabhängigen Schutzmechanismen. Sie sind jedoch nicht sehr beliebt und bereiten insbesondere älteren Patienten Probleme beim Anlegen. Die Adhärenz ist dementsprechend wenig zufriedenstellend und deutlich vom Leidensdruck abhängig.

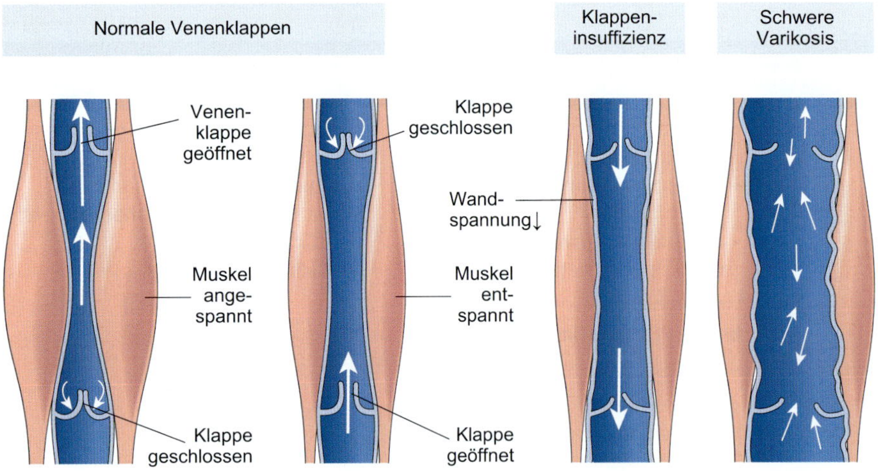

Normale Venenklappen | Klappen-insuffizienz | Schwere Varikosis

Venenklappe geöffnet — Muskel angespannt — Klappe geschlossen — Klappe geschlossen — Wandspannung↓ — Muskel entspannt — Klappe geöffnet

Abb. 5.3 Intakte Venenklappenfunktion (links), unvollständiger Klappenverschluss mit Blutrückstrom in die Körperperipherie (Mitte), Varikosis infolge einer länger bestehenden Klappeninsuffizienz. [L190]

Phytopharmaka

Für die orale medikamentöse Therapie haben pflanzliche Ödemprotektiva auch in der aktuellen Leitlinie[3] eine Neubewertung erfahren. Phytopharmaka auf der Basis standardisierter Extrakte stabilisieren die Venenwand und reduzieren die erhöhte Kapillarpermeabilität und -fragilität. In der Prävention und in den Anfangsstadien von Venenbeschwerden können sie physikalische Maßnahmen ersetzen oder sinnvoll ergänzen. Ihre Akzeptanz bei den Patienten ist im Vergleich zur Kompression zumindest in den Sommermonaten deutlich höher und verbessert entscheidend eine nachlassende Adhärenz.

Für die in Deutschland zugelassenen Phytopharmaka aus **Rotem Weinlaubextrakt** (AS 195), **Rosskastaniensamenextrakt** und **Oxerutin** liegen kontrollierte Studien vor, die sowohl eine signifikante Rückbildung von Ödemen, als auch die Linderung subjektiver Beschwerden – Schmerzen, Schwere- und Spannungsgefühl – dokumentieren.

GUT ZU WISSEN

Die Leitlinie bescheinigt folgenden Substanzen eine evidenzbasierte Wirksamkeit:

- Standardisierte Rosskastaniensamenextrakte
- Standardisierter Extrakt aus Rotem Weinlaub (AS 195)
- Oxerutin

Rosskastaniensamenextrakt

Hauptinhaltstoff der Rosskastaniensamen ist ein komplexes Gemisch schwer wasserlöslicher Triterpensaponine, das als **(β)-Aescin** bezeichnet wird. Aescin hemmt die Adhäsion von Leukozyten an die Venenwände und die Freisetzung von Entzündungsmediatoren. Es blockiert das Enzym Hyaluronidase, das für den Abbau der Hyaluronsäure, einem Hauptbestandteil der extravaskulären Matrix verantwortlich ist. Rosskastaniensamen bilden mit Cholesterin an der Grenzfläche zellulärer Membranen einen Komplex, der die Stabilität der Kapillarwände erhöht und die unkontrollierte Freisetzung lysosomaler Enzyme verhindert. Saponine können die Magenschleimhaut reizen, daher ist die Einnahme ausschließlich in Form eines **standardisierten ethanolisch-wässrigen Extrakts** in magensaftresistenter Darreichungsform zu empfehlen. Die Dosierung liegt bei 100 mg bzw. -mal tgl. 50 mg Aescin. Die HMPC-Monografie bewertet die klinische und präklinische Evidenz der **oralen** Anwendung von Rosskastaniensamen mit „well-established use", während die lokale Anwendung lediglich unter „traditional use" eingeordnet wird.

Extrakt aus Rotem Weinlaub (AS 195)

Rote Weinlaubblätter stammen ausschließlich von bestimmten Varietäten von Vitis vinifera, die rote Beeren mit rotem Fruchtfleisch entwickeln. Sie weisen einen hohen Gehalt an Flavonoiden (Quercetin) und Anthocyanen auf, der zur Erntezeit der Blätter während der Weinlese am höchsten ist. Die Flavonoide werden im Dünndarmepithel metabolisiert und in Form ihrer Glykoside bis zu den Venen und Venulen transportiert. Sie schützen das Endothel der Venenwände und verhindern die Öffnung von Interzellularspalten auch in Gegenwart von Entzündungsmediatoren. Quercetin regt die Reparatur beschädigter Endothelbarrieren an, hemmt die Aktivierung von Thrombozyten und kann somit einer Thrombosierung kleinster Venen bei langem Stehen oder Sitzen vorbeugen.

Für den standardisierten Extrakt aus **Weinlaubblättern AS195** gibt es eine aktuelle HMPC-Monografie in der Kategorie „well-established use" bei CVI.

GUT ZU WISSEN

Weinlaubblätter enthalten keine Saponine mit magenreizenden Eigenschaften und sind für magenempfindliche Personen meist besser verträglich als Rosskastaniensamen.

Oxerutin/Troxerutin

Das natürliche Flavonoid **Rutosid** wird bei oraler Anwendung schlecht resorbiert. Zur Verbesserung der Bioverfügbarkeit wird es halbsynthetisch verändert, wobei **Oxerutin** (O-[β-Hydroxyethyl]-

[3] S2k-Leitlinie 037–018, Diagnostik und Therapie der Varikose, Stand: 31.03.2019, gültig bis 30.03.2024.

rutosid) oder **Troxerutin** (Trihydroxyethylrutosid) entstehen. Die Wirkungen beider Substanzen entsprechen denen der Flavonoide im Roten Weinlaub und beruhen auf der Hemmung entzündungsfördernder und gefäßschädigender Enzyme. Oxerutin verbessert die venuläre Endothelfunktion und die Mikrozirkulation im Bereich der Venenwand und wirkt ödemprotektiv. Arzneimittel sind auf einen definierten Flavonoidgehalt eingestellt, die erforderliche Tagesdosierung liegt bei 2-mal 500 mg Oxerutin bzw. 3-mal 300 mg Troxerutin.

TIPP

Wichtige Hinweise für den Patienten:

- Orale Venentherapeutika sind regelmäßig anzuwenden. Sie wirken nur solange sie eingenommen werden!
- Die volle Wirksamkeit zeigt sich erst nach 2–4 Wochen.

Äußere Anwendung

Lokale Venentherapeutika lindern kurzfristig Spannungsgefühl und Schmerzen in den Beinen und können die orale Therapie unterstützen. Gele und Salben auf der Basis von Rosskastaniensamen bzw. Aescin (z. B. Venostasin® Creme/-Gel), Roten Weinlaubblättern (Antistax® Venencreme) oder Heparin (z. B. Hepathrombin®-Gel/-Salbe, Thrombophob® Gel/-Creme, Vetren® Gel/-forte Gel) werden bei oberflächlichen Verletzungen, Thrombophlebitis oder Krampfaderbeschwerden als effektive und hilfreiche Maßnahme wahrgenommen. Sie sind bei den Patienten beliebt und insbesondere Gele werden durch den kühlenden Effekt im Sommer als angenehm empfunden. Bei der Anwendung von lipophilen Cremes oder Salben transportiert die fetthaltige Salbengrundlage als Vehikel die Wirkstoffe in tiefere Hautschichten. In heparinhaltigen Zubereitungen ist ein Gehalt von 50.000 I. E. Heparin pro 100 g Salbe ausreichend, da das Gewebe nicht mehr resorbiert. Wichtiger als die Dicke oder Menge der aufgetragenen Salbe ist die regelmäßige Applikation – idealerweise alle vier Stunden! Zum Beleg der Wirksamkeit bei externer Anwendung fehlen Studien entsprechender Qualität.

TIPP

Zur Verstärkung des angenehm kühlenden Effekts ist es empfehlenswert, das Venen-Gel vor der Anwendung im Kühlschrank aufzubewahren.

5.5.3 Übersicht: Pflanzliche Ödemprotektiva

Die im Folgenden aufgeführten pflanzlichen Venenmedikamente (➤ Tab. 5.4) entfalten ihre Wirkung an den Gefäßwänden und verringern deren Permeabilität. Eine Ödembildung, die sehr häufig mit venösen Erkrankungen einhergeht, wird verhindert, bestehende Ödeme werden signifikant reduziert. Sie greifen direkt in das ungünstige hämostatische Geschehen in den Venenwänden ein.

Tab. 5.4 Pflanzliche apothekenpflichtige (Ap) Ödemprotektiva.

Phytopharmaka	Extraktzusammensetzung	NW/WW
Rosskastaniensamen		
Aescorin® forte	Trockenextrakt 146,52–202,43 mg (5–7 : 1) (entspr. 50 mg Triterpenglykoside, berechnet als Aescin), Auszugsmittel Ethanol 68 % (V/V)	• **NW:** Magen-Darm-Beschwerden, Kopfschmerzen, Schwindel, selten Überempfindlichkeitsreaktionen der Haut (Juckreiz, Hautausschlag) sehr selten schwere allergische Reaktionen • **WW:** Wirkung von Antikoagulanzien kann verstärkt werden. • **KI:** Schwangerschaft u. Stillzeit (bei Aescorin strenge Indikationsstellung)
Aescuven®	(5–7:1) 105,0–141,0 mg (entspr. 30 mg Triterpenglykoside, berechnet als wasserfreies β-Aescin) Auszugsmittel: Ethanol 50 % (m/m)	
Plissamur®	Trockenextrakt (5–8:1) 200–235 mg (entspr. 50 mg Triterpenglycoside, ber. als wasserfreies Aescin), Auszugsmittel: Methanol 80 % (v/v)	
Venoplant® retard S	Trockenextrakt 178,5–263,2 mg (entspr. 50 mg Triterpenglykoside, ber. als wasserfreies Aescin) Auszugsmittel: Ethanol 50 % m/m	
Rote Weinlaubblätter		
Antistax® extra	**Extrakt AS195** 360 mg Trockenextrakt (4–6 : 1), Auszugsmittel Wasser	Gelegentlich Übelkeit, Magenbeschwerden und andere Beschwerden des Verdauungstrakts, juckender Hautausschlag
ANTIVENO Heumann® Venentabletten	360 mg Trocken-extrakt (4–6 : 1) Auszugsmittel Wasser **Nicht** identisch mit **AS195**.	
Oxerutin/Troxerutin		
Veno SL® 300	Troxerutin 300 mg	Sehr selten: Allergische Reakt., wie Hautreaktion, Flush oder Kopfschmerzen (klingen nach Absetzen rasch ab); leichte Magen-Darm-Störungen
Venoruton Intens	Oxerutin 500 mg	–

KAPITEL

6 Erkrankungen des Verdauungstrakts

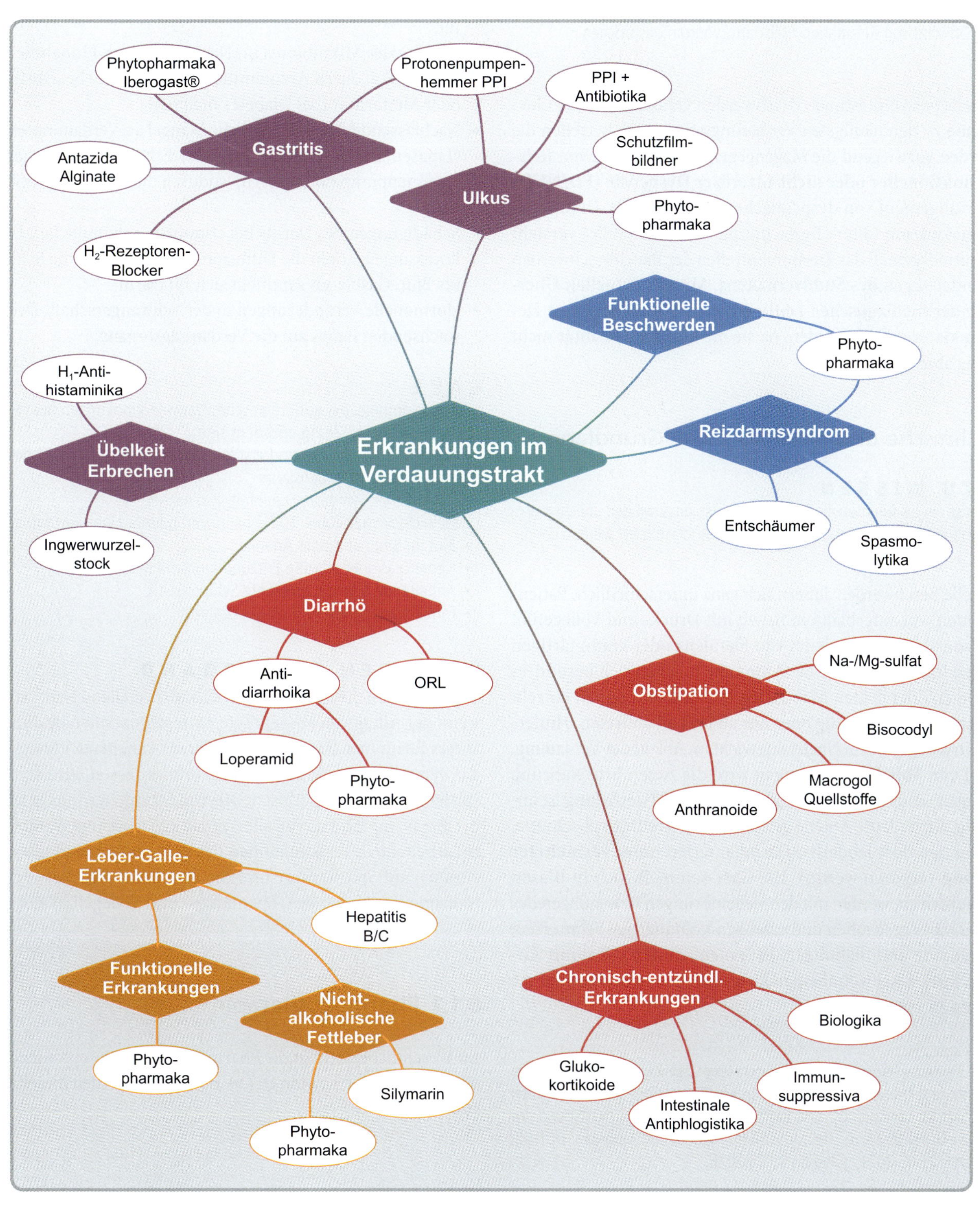

6.1 Funktionelle Magen-Darm-Beschwerden

KURZ UND KNAPP

- Funktionelle Magen-Darm-Beschwerden sind multifaktoriell und können in der Regel nicht exakt begrenzten Regionen des Verdauungstrakts zugeordnet werden.
- Die Beschwerden hängen mit Störungen im Weitertransport und/oder der Verstoffwechslung der Nahrung zusammen und führen zu vermehrten Gasansammlungen im Darm.
- Die Bezeichnungen für dieses Krankheitsbild sind nicht eindeutig definiert. Oft wird von Reizmagen-/Reizdarmsyndrom gesprochen.

Funktionelle gastrointestinale Beschwerden gehören in den Industrienationen zu den häufigsten Verdauungsstörungen. Betreffen die Beschwerden vorwiegend die Magengegend, spricht man von Reizmagen, **funktioneller oder nicht-ulzeröser Dyspepsie (FD/NUD)** oder ganz allgemein von dyspeptischen Beschwerden. Unter dem **Reizdarmsyndrom** (ältere Bezeichnung Colon irritabile) versteht man definitionsgemäß das Zusammentreffen der Bauchbeschwerden mit Veränderungen des Stuhlverhaltens. Mit der aktuellen Überarbeitung der medizinischen Leitlinien[1] sollen die bisherigen Definitionen klarer gefasst werden, da sie die klinische Realität nicht vollständig abbilden.

6

6.1.1 Klinische und physiologische Grundlagen

GUT ZU WISSEN

Charakteristisch für funktionelle Beschwerden ist, dass mit den üblichen diagnostischen Verfahren keine organische Ursache identifiziert werden kann.

Funktionelle Beschwerden äußern sich ganz unterschiedlich. Patienten berichten von aufgeblähtem Bauch mit Druck- und Völlegefühl (Meteorismus), häufig begleitet von Flatulenz oder krampfartigen Schmerzen im Oberbauch. Die Symptome machen sich besonders nach üppigen oder späten Mahlzeiten bemerkbar, können einzeln oder zusammen, regelmäßig oder nur ab und an auftreten. Hintergrund ist in jedem Fall ein Ungleichgewicht im Ablauf der Verdauung. Aufgrund von **Motilitätsstörungen** wird die zugeführte Nahrung nicht adäquat weitertransportiert oder ihre **Verstoffwechslung** ist unvollständig. Unverdaute Anteile gelangen in tiefere Darmabschnitte, wo sie von den dort lebenden Darmbakterien unter **vermehrter Gasbildung** vergoren werden. Die Gase sammeln sich in Blasen oder Schäumen an, werden mit den wellenförmigen Bewegungen des Darms vorwärts geschoben und erzeugen krampfartige Schmerzen, Darmgeräusche und Blähungen. Patienten können selbst mit Änderungen ihrer Essgewohnheiten dazu beitragen, eine übermäßige Gasbildung zu vermeiden.

Hauptursachen sind:

- Es wird zu viel Luft geschluckt durch hastiges Essen, kohlensäurehaltige Getränke, Kaugummi kauen, Zigarettenrauch inhalieren.
- Darmbakterien produzieren zu viel Gas, z. B. durch blähende Speisen (Zwiebel, Kohl, Hülsenfrüchte, Vollkorngetreide), Nahrungsmittelunverträglichkeiten (Lactose-/Fructose-Intoleranz).
- Obstipation, die als Begleitsymptom Blähungen verursacht.
- Übergewicht reduziert die Wandspannung der Bauchmuskulatur.
- Störung des Mikrobioms im Darm, z. B. nach Einnahme von Antibiotika, durch Arzneimittel wie Lactulose (bei Obstipation) oder Metformin (bei Diabetes mellitus).
- Nachlassende Aktivierung bzw. Mangel an Verdauungsenzymen (Lipasen, Proteasen) oder pH-Wert-Erhöhung bei Einnahme von Protonenpumpenhemmern, wodurch die Verdauung behindert wird.
- Schädigungen des Darms bei chronisch entzündlichen Darmerkrankungen stören die Diffusion der Gase durch die Schleimhaut ins Blut, Gasblasen sammeln sich im Darm.
- Hormonelle Veränderungen in der Schwangerschaft, Druck des wachsenden Babys auf die Verdauungsorgane.

CAVE

Alarmsymptome, die auf organische (Darm-)Erkrankungen hinweisen und eine ärztliche Abklärung erfordern sind:

- Beschwerden, die neu und erst kürzlich aufgetreten sind, insbesondere jenseits des 50. Lebensjahrs
- Zusätzliches Symptom Durchfall, v. a. nachts
- Gewichtsverlust (über 10 %) bei unveränderter Nahrungsaufnahme
- Blut im Stuhl und/oder Anämie
- Fieber und/oder erhöhte Entzündungsparameter
- Anhaltende oder progrediente Symptomatik
- Familienanamnese für Kolonkarzinome

ÜBER DEN TELLERRAND

Häufig werden die Beschwerden besonders quälend wahrgenommen, wenn der Alltag von ausgeprägten Stresssituationen bestimmt wird. Dieses Phänomen lässt sich gut erklären: Anhaltender Stress aktiviert das sympathische Nervensystem, infolgedessen wird sein Gegenspieler, das parasympathische Nervensystem, heruntergefahren. Da der Parasympathikus für alle Verdauungsvorgänge verantwortlich ist, arbeitet in Stresssituationen das gesamte Verdauungssystem sozusagen auf Sparflamme und die unvollständige Verwertung der Nahrung löst Blähungen, Spannungs- und Völlegefühl aus.

6.1.2 Pharmakotherapie

Im Wesentlichen erfolgt die Pharmakotherapie symptomenorientiert wie beim Reizdarmsyndrom (➤ 6.2) und es werden dieselben Wirkstoffe verabreicht.

[1] Update S3-Leitlinie Intestinale Motilitätsstörungen: Definition, Pathophysiologie, Diagnostik und Therapie der intestinalen Motilitätsstörung der Deutschen Gesellschaft für Verdauungs- und Stoffwechselkrankheiten (DGVS) und der Deutschen Gesellschaft für Neurogastroenterologie und Motilität (DGNM); beide Stand: 31.03.2021, gültig bis 30.03.2026.

6.2 Reizdarmsyndrom

WIRKSTOFFE

- **Entschäumer:** Dimeticon, Simeticon (evtl. kombiniert mit Pankreas-Enzymen)
- **Spasmolytika:** Pfefferminzöl, Butylscopolamin, Mebeverin
- **Obstipation betontes RDS:** Laxanzien – Macrogol, Prucaloprid, Linaclotid
- **Diarrhö betontes RDS:** Loperamid
- **Probiotika**

Das Reizdarmsyndrom (RDS) ist eine der häufigsten funktionellen Magen-Darm-Störungen, das allein in Deutschland etwa elf Millionen Menschen betrifft. RDS kann in allen Altersklassen auftreten, Personen zwischen 35 und 50 Jahren sind besonders häufig betroffen, Frauen etwa doppelt so oft wie Männer.

6.2.1 Klinische und physiologische Aspekte

Das Reizdarmsyndrom ist ein komplexes Krankheitsbild mit **multifaktorieller** Pathogenese (➤ Abb. 6.1), die nicht vollends geklärt ist. Als Entstehungsmechanismen spielen Beeinträchtigungen der **Magen-Darm-Motilität,** Störungen der Darmbarriere und des enterischen Nervensystems (ENS) eine Rolle. Hinzu kommt in vielen Fällen eine **viszerale Hypersensibilität.** Die Patienten nehmen das Zusammenziehen der Magenmuskulatur oder die Reaktion der entzündeten Magenschleimhaut auf die Säure schmerzhaft wahr. Es ist zu vermuten, dass Reizdarm-Patienten ein sensibleres enterisches Nervensystem besitzen und ihr Gehirn empfindlicher auf die Informationen des Verdauungstrakts reagiert. Zudem scheint auch das **Mikrobiom** im Darm einen größeren Einfluss zu haben als bisher angenommen. Darauf nimmt das Leitlinien-Update Bezug und räumt neuen wissenschaftlichen Erkenntnissen zu einem in Quantität und Qualität veränderten Darmmikrobiom einen größeren Raum ein.

Das Reizdarmsyndrom ist keine lebensbedrohliche Erkrankung, kann aber die Lebensqualität und Arbeitsfähigkeit stark einschränken. Patienten leiden unter Durchfallattacken oder Verstopfung, ein Drittel abwechselnd unter beidem. Hinzu kommen unangenehme Blähungen, die von einem Druckgefühl im Unterbauch und oftmals von Bauchkrämpfen begleitet sind. Meist verbessern sich die Beschwerden nach dem Stuhlgang. Das Reizdarmsyndrom ist nicht Ursache einer Entwicklung anderer schwerwiegender Erkrankungen des Gastrointestinaltrakts, kann jedoch mit Angststörungen und Depressionen, chronischer Müdigkeit, Migräne oder Fibromyalgie einhergehen.

ÜBER DEN TELLERRAND

Den gesamten Magen-Darm-Trakt umspinnt ein Netz aus mehr als 100 Millionen Nervenzellen, das sog. „Bauchhirn". Zwischen diesem enterischen Nervensystem ENS und dem ZNS findet ein regelmäßiger Austausch statt, der den Zusammenhang zwischen Magen und Psyche erklärt. In beiden Bereichen agieren dieselben Neurotransmitter Dopamin und v. a. Serotonin, das sich zu 95 % im Gastrointestinaltrakt befindet. Darüber hinaus sind auch das sympathische und das parasympathische Nervensystem an der Regulation des Darmes beteiligt. Bei vielen RDS-Patienten ist eine verstärkte Sympathikus-Aktivierung mit erhöhtem Kortisolspiegel nachweisbar, die eine höhere Stress-Empfindlichkeit mit sich bringt. Das Darmmikrobiom trägt ebenfalls zur Interaktion zwischen Darm und Gehirn bei, andererseits sammeln sich durch Veränderungen der Bakterienbesiedelung über-

6

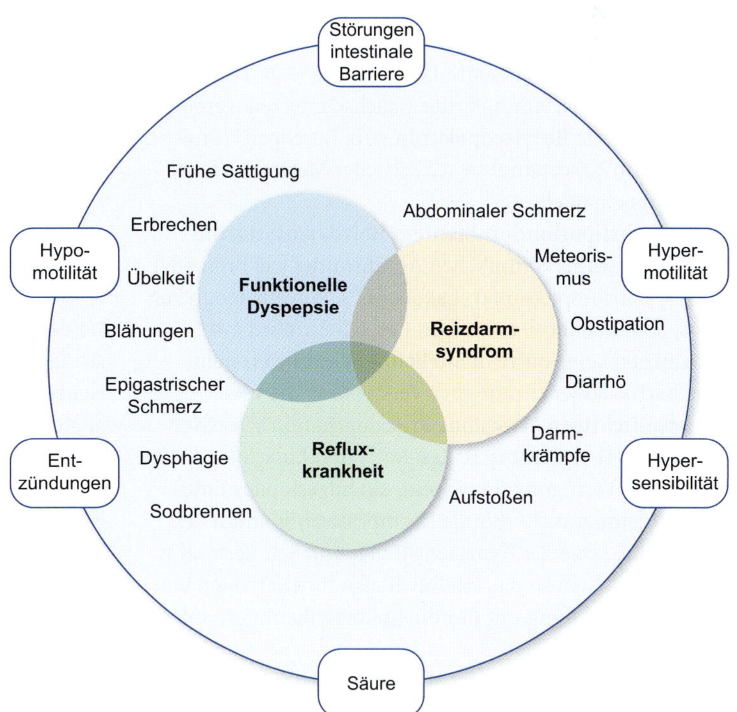

Abb. 6.1 Die geringe Spezifität des Reizdarmsyndroms lässt es nicht zu, andere Erkrankungen sicher abzugrenzen. Zudem überlappen sich Ursachen und Beschwerden z. B. von Refluxkrankheit, funktioneller Dyspepsie und Reizdarm. [L231]

mäßig viele Gase an, die den Darm dehnen und Schmerzen auslösen. In der Darmschleimhaut von RDS-Patienten ist die Dichte spezifischer Nervenzellen erhöht. Die gesteigerte Sensitivität bereits auf normale Darmbewegungen wird damit erklärt, dass durch die Schmerzreize größere und andere Hirnregionen angesprochen werden als bei gesunden Personen. Ein weiteres Merkmal ist die Veränderung der Permeabilität der intestinalen Barriere. Vermutet wird eine Zunahme der Aktivität von Proteasen, wodurch Proteine, welche die Zwischenräume der Schleimhautzellen abdichten, rascher abgebaut werden und die Epithelschicht durchlässiger für Bakterien oder Schadstoffe aus dem Darm wird. Regional begrenzte Entzündungen locken vermehrt Immunzellen an. Da bei Reizdarmpatienten häufig das Mikrobiom sowohl in der Zusammensetzung als auch hinsichtlich der Anzahl der Bakterienstämme verändert ist, fehlt eine wichtige Kontrollfunktion des Immunsystems. Sensible Neurone, Darmhormone, Neurotransmitter, Immunzellen und mikrobielle Metaboliten bilden zusammen die Informationsträger zwischen ENS und ZNS.

6.2.2 Pharmakotherapie

Einen allgemeingültigen Therapieansatz gibt es aufgrund der multiplen und wechselnden Krankheitssymptome beim Reizdarmsyndrom nicht. Die Behandlung erfolgt am besten individuell, symptomorientiert und richtet sich nach dem Schweregrad der Beschwerden.

6

Zur symptomorientierten Behandlung steht eine Reihe verschreibungspflichtiger und nicht verschreibungspflichtiger Arzneimittel zur Verfügung.

- Bei **diarrhödominantem Reizdarmsyndrom RDS-D** wird zur Verbesserung von Stuhlfrequenz und -konsistenz **Loperamid** (➤ 6.4.2) sowohl kurzfristig in der Selbstmedikation als auch zur Dauermedikation (verschreibungspflichtig) eingesetzt. Bei hartnäckigem Durchfall wird als Therapieversuch auch der selektive Serotonin-(5-HT3)-Antagonist Ondansetron (z. B. Zofran® **Rp**) off-label verordnet. Krampfartige Bauchschmerzen werden mit Spasmolytika wie **Butylscopolamin,** z. B. Buscopan®/Buscopan® plus (mit Paracetamol ➤ 12.2.2) oder Mebeverin (z. B. Duspatal® **Rp**) behandelt.
- Patienten mit **obstipationdominantem Reizdarmsyndrom RDS-O** können alle herkömmlichen Abführmittel wie Bisacodyl (Dulcolax®), Natriumpicosulfat (Laxoberal®), Polyethylenglykol (Macrogol) oder Lactulose anwenden (➤ 6.5.2). Wird mit diesen Laxanzien keine zufriedenstellende Wirkung erreicht, stehen bei hartnäckiger chronischer Verstopfung die **verschreibungspflichtigen** Wirkstoffe Prucaloprid (ein selektiver Serotonin-[5-HT4]-Agonist, z. B. Resolor®) und Linaclotid (Constella®) zur Verfügung. Linaclotid, ein hitzestabiles Enterotoxin, beschleunigt nicht nur die Darmpassage, sondern vermindert auch die viszerale Hypersensitivität und Schmerzwahrnehmung. Zu beachten ist das erhöhte Risiko für Diarrhöen bei gleichzeitiger Behandlung mit Protonenpumpenhemmern oder Laxanzien.

Das Leitlinien-Update unterscheidet allgemeine Behandlungsmaßnahmen, wie z. B. FODMAP-Diät (s. u.), symptomunabhängige und symptomorientierte medikamentöse Therapieansätze. Deutlich an Bedeutung gewonnen haben Probiotika, die nun als generelle positive Empfehlung dargestellt werden, jedoch ohne ein bestimmtes Produkt zu nennen. Unter den symptomorientierten Therapieoptionen empfiehlt die Leitlinie bei Schmerzen wie bisher Spasmolytika mit spezifischer Nennung von Pfefferminzöl. Steht Verstopfung im Vordergrund, berücksichtigt die Empfehlung verstärkt Macrogol, eine positive Bewertung erhielten Prucaloprid und Linaclotid.

Entschäumer

DEFINITION

Entschäumer: oberflächenaktive Verbindungen mit rein physikalischer Wirkung.

Werden die Symptome durch eine **übermäßige Gasansammlung** im Darm hervorgerufen, bringen sog. **Entschäumer** (➤ Tab. 6.1) schnelle Abhilfe. Die Wirkstoffe Dimeticon (Dimethylpolysiloxan) bzw. Simeticon (eine Verbindung von Dimeticon mit Siliciumdioxid) haben die Fähigkeit, die Oberflächenspannung herabzusetzen. Gasblasen im Darm werden zerstört, die freigesetzten Gase können resorbiert bzw. abtransportiert werden. Die Wirkung ist **rein physikalisch** und nicht pharmakologisch, d. h. die Substanzen unterliegen keinem Metabolismus und werden unverändert ausgeschieden. Außer evtl. Unverträglichkeiten der Bestandteile gibt es weder Nebenwirkungen noch Gegenanzeigen, in angepasster Dosierung und Darreichungsform sind sie für jedes Alter geeignet und können auch in der Schwangerschaft und Stillzeit eingesetzt werden. Die Einnahme erfolgt zu oder nach dem Essen.

Sind die Beschwerden Folge einer **unzureichenden Enzymbildung** in der Bauchspeicheldrüse, werden Entschäumer mit **Pankreas-Enzymen** kombiniert. Die Substitution der Enzyme unterstützt die Aufspaltung der Nahrung in verwertbare Bestandteile und kann somit Blähungen vorbeugen. Obwohl in (wenigen) Studien kein Nutzen nachgewiesen werden konnte, berichten Patienten von einer Linderung der Bauchbeschwerden und bewerten die Einnahme solcher Kombinationen positiv.

Übersicht: Entschäumer

Bei den in der Tabelle (➤ Tab. 6.1) aufgelisteten Entschäumern handelt es sich um Arzneimittel oder aufgrund ihrer rein physikalischen Wirkung um Medizinprodukte. Dies hat lediglich einen regulatorischen Hintergrund ohne Einfluss auf die Wirksamkeit.

CAVE

- Kombinationen mit Enzymen sind nicht geeignet für Patienten, die aus religiösen Gründen kein Schweinefleisch essen. Die Enzyme stammen aus Pankreasextrakt vom Schwein.
- Anwendungsbeschränkungen des Pankreas-Pulvers bestehen bei akuter Pankreatitis und akutem Schub einer chronischen Pankreatitis.

Tab. 6.1 Übersicht: Entschäumer (nicht verschreibungspflichtige Arzneimittel und Medizinprodukte).

Beispiele	Zusammensetzung	Hinweis
Monopräparate		
• **Espumisan**® Perlen, Emulsion • **Espumisan**® Kautbl. • **Espumisan**® Gold Weichkapss. (MP)	• 1 Perle/1 ml (25 Tr.) = 40 mg Simeticon • 1 Kautbl. = 42,33 mg • 1 Weichkaps. = 140 mg Simeticon	• Emulsion ab Säuglingsalter, vor Gebrauch schütteln • Perlen/Kautbl. ab 6 J. • Weichkaps. ab 14 J., unzerkaut schlucken
• **Lefax**® Pump-Liquid, Kautbl. • **Lefax**® extra Kautbl.	• 1 ml (2 Hübe) = 42,1 mg, 1 Kautbl. = 42 mg Simeticon • 1 Kautbl. Lefax® extra = 105 mg Simeticon	Pump-Liquid ab Säuglingsalter, vor Gebrauch schütteln! Kautbl. Kdr. ab 6 J. Lefax® extra Kautbl. ab 14 J.
• **Lefax® extra** Weichkaps. (MP) • **Lefax® intens** Flüssigkaps., Lefax® Lemon fresh Microgranulat (MP)	• 1 Weichkaps. = 125 mg Simeticon • 1 Flüssigkapsel/1 Beutel = 250 mg Simeticon	Für Jugendl. ab 14 J.
Sab simplex® Tr., Weichkaps.	• 1 ml = 69,19 mg • 1 Weichkaps. = 240 mg Simeticon	• Ab Säuglingsalter; vor Gebrauch schütteln • Weichkaps. ab 14 J., unzerkaut mit genügend Flüssigkeit schlucken
Sab simplex® Kautbl.	1 Kautbl. = 80 mg Dimeticon	Für Kdr. ab 6 J.
Simethicon-ratiopharm® (85 mg) Kautbl.	1 Kautbl.= 85 mg Simeticon	Für Kdr. ab 6 J.
Velgastin® Blähungen Suspension	1 ml (ca. 22 Tr.) = 41,2 mg Simeticon	Ab Säuglingsalter; vor Gebrauch schütteln
Kombinationen mit Enzymen		
Enzym-Lefax® Kautbl. (traditionelles Arzneimittel)	1 Kautbl. = 41,2 mg Simeticon und 50 mg Pankreas-Pulver vom Schwein	• Für Jugendl. ab 12 J. • Nicht in Schwangerschaft und Stillzeit (strenge Indikationsstellung)
Meteozym® Filmtbl.	1 Filmtbl. enthält Pankreas-Pulver vom Schwein (mit Lipase, Amylase, Proteasen) + 100 mg Simeticon	• Bei Störungen exokriner Pankreasfunktion mit Maldigestion, Meteorismus und Flatulenz • Aufgrund der Indikation ohne Altersangabe

6

Low-FODMAP-Diät

Ein relativ neuer Therapieansatz beim Reizdarmsyndrom mit Diarrhö und Blähungen wird mit der Low-FODMAP-Diät verfolgt. Sie beinhaltet die Verringerung fermentierbarer Oligo-, Di- und Monosaccharide sowie Polyole in der Nahrung, kurz FODMAP (**f**ermentable **o**ligo-, **d**i- and **m**onosaccharides **a**nd **p**olyols) genannt. Es sind kurzkettige Kohlenhydrate (Lactose, Fructose) und Zuckeralkohole (Mannitol, Sorbitol), die einen osmotischen Wassereinstrom in den Darm bewirken und durch bakterielle Fermentierung eine vermehrte Gasansammlung auslösen. Der ohnehin schon gereizte Darm wird zusätzlich belastet und reagiert mit Blähungen, Diarrhö und Schmerzen. FODMAP sind in vielen Lebensmitteln – Milchprodukte, verschiedene Getreidearten und deren Produkte (Mehl, Nudeln, Brot), Obst, Gemüse – enthalten. Im Rahmen einer Low-FODMAP-Diät wird zunächst für 6–8 Wochen auf alle FODMAP verzichtet, anschließend können kleine Mengen einzelner Lebensmittel wieder schrittweise eingeführt werden, um die individuelle Toleranz des Patienten zu testen. In vielen Fällen führt diese Vorgehensweise zu einer Verbesserung der Symptome. Da die Low-FODMAP-Diät v. a. zu Beginn kaum Ballaststoffe enthält, ist es empfehlenswert, gleichzeitig nicht fermentierbare Ballaststoffe wie Flohsamenschalen einzunehmen.

6.2.3 Phytopharmaka

Arzneidrogen und Phytopharmaka mit unterschiedlichen Inhaltsstoffen und Wirkeigenschaften ergänzen sich gegenseitig und bieten bei den sich oftmals überlappenden Krankheitsbildern mit ähnlicher Symptomatik eine erfolgversprechende und gleichzeitig gut verträgliche Behandlungsoption. Bei funktionellen, unkomplizierten Beschwerden sind sie als alleinige Therapie meist ausreichend, bei schwereren Verläufen stellen Phytopharmaka als ergänzende Maßnahme eine rationale Empfehlung dar. Abhängig vom Beschwerdebild werden Arzneidrogen mit **Bitterstoffen** (Amara) und/oder **ätherischen Ölen** aus der Gruppe der **Karminativa** (blähungstreibend), **Spasmolytika** (krampflösend) oder **Cholagoga** (choleretisch, gallewirksam) verwendet. Durch die funktionelle Verknüpfung der Verdauungsorgane ist eine Differenzierung therapeutisch nicht konsequent durchführbar. Auch die Zuordnung der Drogen entsprechend dem Leitsymptom ist aufgrund der heterogenen Zusammensetzung und des breiten pharmakologischen Wirkprofils nicht immer eindeutig vorzunehmen. So werden einige der Drogen (z. B. Wermutkraut) sowohl bei dyspeptischen Beschwerden als auch wegen ausgeprägt choleretischen Eigenschaften bei Dyskinesien der Gallenwege eingesetzt.

Bei funktionellen Krankheitsbildern, denen mehrere Pathomechanismen zugrundeliegen, ist die **Kombination verschiedener Drogen** von Vorteil:

- **Bitterstoffdrogen** (z. B. Enzianwurzel, Tausendgüldenkraut, Wermutkraut, Schafgarbenkraut/-blüten) regen die Sekretion der Verdauungssäfte an, wirken appetitanregend und verdauungsfördernd
- **Ätherisch-Öl-Drogen** (z. B. Anis-, Fenchel- und Kümmelfrüchte, Kamillenblüten, Melissenblätter, Pfefferminzblätter) wirken blähungstreibend oder krampflösend, entzündungshemmend und antimikrobiell.

Eine sinnvolle Zusammenstellung der Drogen normalisiert den Tonus und die Motilität der Verdauungsorgane, schützt die Schleimhaut bei Hypersekretion von Magensäure, lindert Oberbauchschmerzen, Völlegefühl, Blähungen und Krämpfe. Als Darreichungsformen werden je nach Schweregrad der Symptomatik Teemischungen oder Extrakte bzw. Phytopharmaka gewählt.

GUT ZU WISSEN

Anis-, Fenchel- und Kümmelfrüchte kurz vor der Teezubereitung „anstoßen", damit das ätherische Öl aus den Ölstriemen freigesetzt wird und in das Teewasser übergehen kann.

Pfefferminzöl

Pfefferminzöl wurde aufgrund der nachgewiesenen guten Wirksamkeit bei den für das Reizdarmsyndrom typischen Bauchkrämpfen, Schmerzen und Blähungen als spezielle Empfehlung in die Leitlinie aufgenommen. Das in hoher Konzentration enthaltene Menthol blockiert den Kalziumeinstrom in die Muskelzellen und wirkt spasmolytisch auf die glatte Darmmuskulatur. Die entblähende Wirkung von Pfefferminzöl vermindert Druckgefühl und Flatulenzen. Um ein unangenehmes Aufstoßen des ätherischen Öls zu vermeiden, werden entsprechende Phytopharmaka in **magensaftresistenter Darreichungsform** angeboten.

TIPP

Die gleichzeitige Einnahme von ätherischen Ölen (Pfefferminzöl) in magensaftresistenter Arzneiform mit Antazida kann zu einer vorzeitigen Auflösung des magensaftresistenten Überzugs führen. Die Einnahme sollte zeitversetzt im Abstand von mindestens 1 Stunde erfolgen, am besten mit kaltem Wasser.

Iberogast® (Extrakt STW 5)

Das lang bewährte pflanzliche Kombinations-Arzneimittel **Iberogast®** enthält als Hauptbestandteil einen ethanolischen Frischpflanzenauszug der Bitteren Schleifenblume, kombiniert mit acht ethanolischen Drogenauszügen von Angelikawurzel, Kamillenblüten, Kümmelfrüchten, Mariendistelfrüchten, Melissenblättern, Pfefferminzblättern, Schöllkraut und Süßholzwurzel. Die Extrakt-Kombination wirkt entzündungshemmend (Bittere Schleifenblume, Kamillenblüten, Süßholzwurzel), beeinflusst sekretorische, motorische und immunologische Funktionen und vermindert die viszerale Hypersensitivität. Kümmelfrüchte, Pfefferminzblätter und Schöllkraut wirken karminativ bzw. spasmolytisch, Melissenblätter zusätzlich beruhigend. Insgesamt hilft Iberogast® v. a. bei **Motilitätsstörungen** wie Völlegefühl und Übelkeit, lindert aber auch deutlich **säurebedingte Reizungen und Schmerzen.** Die vielfältigen Wirkeigenschaften und das Vorliegen klinischer Studien mit hohem Evidenzgrad haben dazu geführt, dass Iberogast® als einziges Arzneimittel eine Zulassung sowohl für die Therapie der **Gastritis** als auch des **Reizdarmsyndroms** besitzt und in die entsprechenden Leitlinien aufgenommen wurde.

Seit Oktober 2020 steht mit Iberogast® Advance (STW-5-II) eine zusätzliche Produktvariante zur Verfügung, die nur noch aus sechs statt neun Drogenauszügen besteht (Bittere Schleifenblume, Kamillenblüten, Kümmelfrüchte, Süßholzwurzel, Melissen- und Pfefferminzblätter), Schöllkraut ist nicht mehr enthalten. Gleichzeitig wurde die Dosierung bei vier Extrakten im Vergleich zur Neunfach-Kombination um jeweils 50–100 % erhöht. Im Vordergrund stehen schleimhautprotektive, antientzündliche und desensibilisierende Effekte, weshalb Iberogast® Advance eine Therapieoption für Patienten bietet, deren Beschwerden auf einer viszeralen Hypersensitivität sowie Mikroentzündungen und Reizungen im Bereich der Magen-Darm-Schleimhaut beruhen. Die Original-Neuner-Kombination hingegen enthält mehr motilitätsregulierende Komponenten mit krampflösenden oder tonussteigernden Wirkungen. Sie ist vorzugsweise für akute Magen-Darm-Krämpfe oder -schmerzen, Völlegefühl, Blähungen, Übelkeit und Sodbrennen geeignet.

ÜBER DEN TELLERRAND

Iberogast® beeinflusst die gestörte Motilität im Gastrointestinaltrakt regionenabhängig über ein duales Wirkprinzip. Je nach physiologischer Ausgangssituation wirkt es spasmolytisch oder tonisierend und prokinetisch (Förderung der Darmbeweglichkeit). Spasmolytisch wirksame Drogen (Angelikawurzel, Pfefferminzblätter) entspannen den Magenkorpus und -fundus. Der Magen kann sich ausdehnen, Druck- und Völlegefühl nehmen ab. Bittere Schleifenblume, Schöllkraut und Süßholzwurzel erhöhen den Tonus im Antrum und unteren Ösophagussphinkter. Die Antrumfunktion als Magenpumpe wird stimuliert, der Mageninhalt besser zerkleinert und die verzögerte Magenentleerung normalisiert. Die Tonussteigerung verbessert die Schließkraft des Ösophagussphinkters, der Reflux von Magensäure und Sodbrennen lassen nach. Zusätzlich fördert STW 5 die Bildung von schleimhautprotektivem Prostaglandin PGE2 und erhöht die Schleimproduktion der Nebenzellen. In der Darmschleimhaut werden kalziumabhängige Chloridkanäle aktiviert und die Sekretion von Wasser in das Darmlumen angeregt. Ein weiterer pharmakologischer Angriffspunkt sind spezifische Serotoninrezeptoren, welche die Sensitivität und Motorik im Magen-Darm-Trakt regulieren.

CAVE

Die Einnahme von Iberogast® in der Schwangerschaft und Stillzeit wird nicht empfohlen. Trotz langem Erfahrungswissen und der Unbedenklichkeit einzelner Drogen liegen zu den jeweiligen Extrakten/Phytopharmaka keine ausreichenden Daten vor.

Übersicht: Phytopharmaka bei funktionellen Beschwerden/RDS

In der folgenden Tabelle (➤ Tab. 6.2) sind Beispiele empfehlenswerter Phytopharmaka aufgeführt, die sowohl bei funktionellen Magen-Darm-Beschwerden als auch bei RDS zur Selbstmedikation und Verordnung durch den HP geeignet sind.

6.2.4 Beeinflussung des Darmmikrobioms

Das Mikrobiom im Darm ist nicht nur an der Reifung des Immunsystems und der Ausbildung von Autoimmunerkrankungen beteiligt. Die Bakterien und ihre Metaboliten scheinen auch Leber- und

Tab. 6.2 Phytopharmaka bei funktionellen Beschwerden/RDS.

Beispiel	Zusammensetzung	Wirkungsweise/Indikation	NW/KI/Hinweise
Iberogast® Flüssigkeit	Auszüge aus Bitterer Schleifenblume, Angelikawurzel, Kamillenblüten, Kümmelfrüchten, Mariendistelfrüchten, Melissenblättern, Pfefferminzblättern, Schöllkraut, Süßholzwurzel	Funktionelle und motilitätsbedingte Magen-Darm-Erkrank. wie Reizmagen und Reizdarm, Magen- und Darmspasmen und Gastritis	• **KI:** Kdr. < 3 J. (keine ausreich. Erfahr.), aktuelle Lebererkrank. oder in Vorgeschichte oder leberschädigende Arzneimittel • **NW:** Schöllkraut: Leberschädigung (Anstieg der Leberenzyme) möglich • Einnahme am besten 15–20 min v. d. E. • Vor Gebrauch schütteln!
Carmenthin® bei Verdauungsstörungen magensaftresistente Kaps.	Pfefferminzöl, Kümmelöl	Dyspeptische Beschwerden, v. a. mit leichten Krämpfen im Magen-Darm-Bereich, Blähungen, Völlegefühl	• **KI:** (Choleretika) schwere Leberfunktionsstörungen, Verschluss Gallenwege; Kdr. <12 J. • **WW:** Carmenthin und Antazida: zeitversetzt im Abstand v. mind. 1 Std. einnehmen., Carmenthin nicht 1–3 Std. nach Protonenpumpenhemmern
Buscomint® bei Reizdarm magensaftresistente Weichkapseln	Pfefferminzöl	Linderung von Bauchschmerzen, leichten Krämpfen im Magen-Darm-Trakt und Flatulenz, v. a. bei Reizdarmsyndrom	**KI:** Verschluss der Gallenwege, Gallenblasenentzündungen, schwere Leberfunktionsschäden. Kdr. < 12 J., Jugendl. < 40 kg KG
Gasteo® Flüssigkeit	Gänsefingerkraut, Kamillenblüten Süßholzwurzel Angelikawurzel, Benediktenkraut Wermutkraut	• Traditionelles Arzneimittel • Leichte Verdauungsbeschwerden (z. B. Völlegefühl, Blähungen), krampfartige Beschwerden	• **KI:** Verschluss des Gallengangs, Entzündungen der Gallenwege, Lebererkrankungen, Schwangerschaft, Stillzeit, Kdr. und Jgdl. < 18 J. • Überempfindlichkeit gegenüber Korbblütlern
Carminativum Hetterich	Extrakte aus Kamillenblüten, Pfefferminzblättern, Fenchel, Kümmel und Pomeranzenschalen	Traditionelles pflanzliches Arzneimittel zur Unterstützung der Verdauungsfunktion	**KI:** Gallensteinleiden
Gastrovegetalin® Weichkaps., Lsg.	Trockenextrakt aus Melissenblättern	Funktionelle Verdauungsbeschwerden, RDS	**KI:** Kdr. < 12 J. (keine spez. Daten)
Pascoventral® Flüssigkeit	Fluidextrakt aus Pfefferminzblättern, Kamillenblüten, Kümmelfrüchten	Dyspeptische Beschwerden, v. a. mit leichten Krämpfen im Magen-Darm-Bereich, Blähungen, Völlegefühl	**KI:** Gallensteinleiden. Kdr. < 12 J.; Überempfindlichkeit Korbblütler und Doldengewächse

entzündliche Darmerkrankungen, das metabolische Syndrom, Atemwegs-, Infektions- und Tumorerkrankungen sowie psychische Störungen zu beeinflussen.

Veränderte Zusammensetzung der Darmflora

Die Bedeutung des Mikrobioms für die Entwicklung eines Reizdarmsyndroms ist noch nicht abschließend geklärt. Auffallend ist, dass RDS-Patienten häufig ein verändertes Verhältnis bestimmter Bakterienstämme zueinander aufweisen. So ist der Anteil von Bifidobakterien erniedrigt, hingegen kommen Clostridien-Arten gehäuft vor. Insgesamt ist die Zusammensetzung der bakteriellen Darmflora bei Reizdarmpatienten weniger vielfältig und nicht so stabil wie bei gesunden Menschen. Mittlerweile ist bekannt, dass bakterielle Mikroorganismen nicht nur an der Regulation der Darmmotilität und viszeralen Empfindlichkeit beteiligt sind, sondern auch die Immunantwort beeinflussen und direkt mit dem Nervensystem kommunizieren. Es gibt Hinweise, dass einige der Bakterienstämme die Funktion der glatten Muskelzellen und der Neurotransmitter regulieren. Zudem können Endprodukte des bakteriellen Stoffwechsels direkt oder indirekt die Sekretion und Motilität im Darm beeinträchtigen.

In der Therapie des Reizdarmsyndroms zielen verschiedene Ansätze auf die Beeinflussung des Darmmikrobioms. Dazu gehören der Einsatz von Probiotika, spezielle Diäten oder die Transplantation fäkaler Bakterien. Beim Vorliegen einer Diarrhö-dominanten Variante oder starken Blähungen kommt auch eine Behandlung mit dem Breitbandantibiotikum Rifaximin (Xifaxan®) in Betracht. Da Rifaximin in Deutschland eine Zulassung zur Behandlung der Reisediarrhö, nicht aber zur Therapie des Reizdarmsyndroms besitzt, erfolgt der Einsatz off-label (außerhalb des zugelassenen Anwendungsgebietes).

Probiotika

DEFINITION

Probiotika: Zubereitungen mit lebenden Mikroorganismen wie Hefen, Milchsäurebakterien u. a., die als Arzneimittel oder Nahrungsergänzungsmittel im Handel sind.

Probiotika sollen den Wiederaufbau der gesunden Darmflora unterstützen, indem sie schädliche Bakterien verdrängen, antibakterielle Substanzen produzieren und die Immunabwehr stimulieren. Dazu steht eine Vielzahl von Produkten mit unterschieidlichen Bakterienstämmen zur Verfügung, die teilweise in klinischen Studien untersucht wurden. Eine generelle Empfehlung bestimmter Spezies ist wegen der unzureichenden Datenlage schwierig.

6

Die meisten Studien bestätigen eine Verbesserung der typischen Symptome und der Lebensqualität, insbesondere bei Blähungen wurden die **Arzneimittel** Pro-Symbioflor® (Escherichia coli, Enterococcus faecalis inaktiv), Symbioflor® 2 (E. coli), Mutaflor®/Mutaflor® mite (E. coli Stamm Nissle) oder Colibiogen® Kinder/Colibiogen® oral Lösung (E.Coli) positiv bewertet. Zudem sind Probiotika erhältlich als **Nahrungsergänzungsmittel,** z. B. Probielle® Balance (Bifidobacterium lactis, Lactobacillus acidophilus), MyBIOTIK®PROTECT (früher PROBIOTIK®PROTECT) mit stoffwechselaktiven Bakterienkulturen (Laktobazillen, Bifidobakterien, Enterokokken, Laktokokken) und Vitamin B2, **bilanzierte Diäten,** z. B. Alflorex® (Bifidobacterium infantis 35624®), MyBIOTIK®BALANCE RDS (früher PROBIOTIK ®BALANCE RDS) mit Lactobacillus plantarum. Stark umworben werden die **Medizinprodukte** Kijimea® Reizdarm (Bacterium bifidum MIMBb75) und seine Weiterentwicklung Kijimea® Reizdarm PRO (B. bifidum HI-MIMBb75). Nach Hersteller-Angaben lagert sich der Bifidobakterienstamm an die geschädigte Darmwand an und schützt sie „wie ein Pflaster" vor Reizungen.

GUT ZU WISSEN

- Alflorex® enthält den Bakterienstamm Bifidobacterium infantis 35624® und wird in der aktuellen S3-Leitlinie empfohlen.
- Für den durch **Hitze** inaktivierten patentierte Bakterienstamm B. bifidum **HI**-MIMBb75 (Kijimea® Reizdarm Pro) konnte in einer doppelblinden, placebokontrollierten Studie eine signifikante Reduktion sämtlicher Leitsymptome bei allen RDS-Subtypen nachgewiesen werden (*The Lancet Gastroenterology & Hepatology*).

6

6.3 Übelkeit und Erbrechen

WIRKSTOFFE

Eingesetzt werden Antiemetika – Arzneimittel gegen Erbrechen – und Antivertiginosa – Arzneimittel gegen Schwindel.

- **Serotonin-5-HT3-Rezeptorantagonisten (Setrone):** Granisetron, Ondansetron, Palonosetron
- **Neurokinin-1-Rezeptor-Antagonisten:** Aprepitant, Fosaprepitant, Netupitant
- **Dopamin-Antagonisten:** Metoclopramid, Domperidon
- **H_3-Antihistaminika:** Betahistin
- **H_1-Antihistaminika:** Diphenhydramin, Dimenhydrinat **(Ap)**
- **Phytopharmaka:** Iberogast (➤ 6.2.3)

6.3.1 Klinische und physiologische Grundlagen

Übelkeit (Nausea) und Erbrechen (Emesis) können als Symptom zahlreicher Erkrankungen vorkommen. Der Brechvorgang, der vom Brechzentrum im Hirnstamm ausgeht, kündigt sich durch Übelkeit, Blässe und vegetative Symptome (Schweißausbruch, vermehrter Speichelfluss) an. Wird der Brechreflex durch Störungen im Gleichgewichtsorgan wie bei **Reiseübelkeit** (Kinetosen) ausgelöst, spielt **Histamin** eine zentrale Rolle bei der Erregungsleitung, in geringerem Maß auch Acetylcholin. Toxische (Arznei)-Stoffe im Blut (z. B. Opioide) werden in der Chemorezeptor-Trigger-Zone (CTZ) der Area postrema registriert, die noch vor der Blut-Hirn-Schranke liegt. Hier sind die Neurotransmitter **Dopamin** und **Serotonin** für die Weiterleitung verantwortlich. Reize aus dem Magen-Darm-Trakt werden ebenfalls durch Serotonin-Freisetzung ins Brechzentrum übermittelt.

6.3.2 Pharmakotherapie

Die an den Übertragungswegen beteiligten Neurotransmitter-Rezeptoren bilden Angriffspunkte für wirksame (verschreibungspflichtige) Arzneistoffe (➤ Tab. 6.4), mit denen jede Art von Erbrechen therapiert werden kann.

Eine **ärztliche Abklärung** ist bei folgenden Symptomen unbedingt erforderlich:

- Anhaltendes Erbrechen (über mehrere Tage): Auslöser können ernsthafte Erkrankungen des Magen-Darm-Trakts sein
- Gleichzeitige Brustschmerzen (Verdacht auf Herzinfarkt, v. a. bei Frauen)
- Gleichzeitige starke Augenschmerzen (Verdacht auf akutes Glaukom)
- Übelkeit nach einem Sturz oder Unfall (Verdacht auf Gehirnerschütterung)
- Starkes Erbrechen kann zu gefährlicher Dehydrierung führen, daher sollten Senioren und Kinder < 6 Jahren grundsätzlich an den Arzt verwiesen werden
- Bei Schwangeren im dritten Trimenon ist an eine Präeklampsie zu denken, bei Diabetikern an eine Ketoazidose

H_1-Antihistaminika

DEFINITION

H_1-Antihistaminika (Histamin-H_1-Rezeptoren-Antagonisten): Wirkstoffe mit antiallergischen, antiemetischen (gegen Übelkeit/Erbrechen) oder beruhigenden Eigenschaften, die selektiv am Histamin-H_1-Rezeptor wirken.

Für die Verordnung durch den HP und die Selbstmedikation stehen die **H_1-Antihistaminika Diphenhydramin** und **Dimenhydrinat** zur Verfügung. Ihr Einsatzgebiet ist in erster Linie die Vorbeugung und Therapie von Kinetosen, sie sind aber auch bei Übelkeit und Erbrechen nach leichten Magen-Darm-Infektionen, als Folge einer ungeeigneten Mahlzeit oder nach übermäßigem Alkoholkonsum indiziert. Dimenhydrinat zerfällt nach der Einnahme in Diphenhydramin als die eigentlich wirksame Substanz und einen weiteren Bestandteil. Somit ist nur knapp 60 % des Wirkstoffs aktiv, was in der Dosierung berücksichtigt wird. Der Wirkungseintritt der H_1-Antihistaminika erfolgt je Darreichungsform innerhalb 15–30 Min. und hält 4–6 Std. an. Zwischen zwei Einzelgaben sollte ein Abstand von mindestens 4 Stunden (Retardtabletten mind. 8 Std.) eingehalten werden.

CAVE

- Kontraindikationen: schweres Bronchialasthma, Engwinkelglaukom, Epilepsie/Krampfanfälle, Phäochromozytom, Prostatahyperplasie mit Restharnbildung.
- Nur unter besondere Vorsicht anzuwenden bei Hypokaliämie (z. B. durch Diuretika), Hypomagnesiämie, Bradykardie, Arrhythmien, eingeschränkte Leberfunktion.

- Dimenhydrinat und Diphenhydramin können bei Kleinkindern Krampfanfälle auslösen. Keine Anwendung bei fiebrigen Erkrankungen, da sich hierbei das Risiko eines Krampfanfalles vervielfacht.
- H_1-Antihistaminika sind für Kinder < 3 Jahren nur unter strenger Indikation und sorgfältiger Beachtung der Dosierung anzuwenden! Die Tagesgesamtdosis darf oral oder rektal 5 mg/kg KG Dimenhydrinat nicht überschreiten!

Nebenwirkungen der H_1-Antihistaminika

H_1-Antihistaminika haben anticholinerge Nebenwirkungen wie Mundtrockenheit, Miktionsstörungen, Obstipation oder Sehstörungen. Aus diesem Grund sind sie für alte Menschen nicht geeignet!

CAVE

Bei H_1-Antihistaminika tritt zusätzlich eine ausgeprägte Sedierung mit Beeinträchtigung des Reaktionsvermögens auf, insbesondere bei gleichzeitigem Alkoholkonsum. Aus diesem Grund ist die Fähigkeit zur Teilnahme am Straßenverkehr oder zur Bedienung von Maschinen für circa 8 Stunden eingeschränkt.

6.3.3 Phytopharmaka

Iberogast® Flüssigkeit (➤ 6.2.3) gilt als „Allrounder" bei Magen-Darm-Beschwerden aller Art und ist v. a. bei Übelkeit und Völlegefühl ein bewährtes Mittel der Selbstmedikation. Für die Indikation Reiseübelkeit sind Zintona® Kapseln mit 250 mg Ingwerwurzelstockpulver pro Kapsel bekannt, sie werden jedoch auch bei Übelkeit oder Erbrechen anderer Genese eingesetzt. Ingwerwurzelstock regt die Speichel- und Magensaftsekretion an und steigert die Peristaltik im Darm. Die enthaltenen Scharfstoffe (Gingerole, Shogaole) überwinden die Blut-Hirn-Schranke und wirken antiemetisch über antagonistische Effekte an Serotonin-5 HT3-Rezeptoren. Als Antiemetikum wird eine Dosierung entsprechend 2–4 g frisch zerkleinerte Droge empfohlen, die der Wirkung von 100 mg Diphenhydramin vergleichbar ist. Da Shogaole jedoch kaum wasserlöslich sind, ist der Wirkstoffgehalt einer Teezubereitung hierfür nicht ausreichend.

TIPP

- Die HMPC-Monografie bewertet Ingwerwurzelstock zur Prophylaxe der Reisekrankheit für Erwachsene ab 18 Jahren in einer Dosierung von 1–2 g mit well-established use.
- In Form traditioneller Arzneimittel wird die symptomatische Behandlung zur Linderung von Übelkeit und Erbrechen bei Kindern ab 6 Jahren befürwortet.
- Ein beliebtes Hausmittel bei Übelkeit jeglicher Ursache und zur Vorbeugung von Reiseübelkeit ist „Ingwerwasser". Dazu ein grob geschnittenes Stück Ingwerwurzel mit kochendem Wasser übergießen und 5–10 Min. ziehen lassen.

6.3.4 Übersicht: Nicht verschreibungspflichtige Antiemetika/Antivertiginosa

Die nachfolgende Tabelle (➤ Tab. 6.3) führt Beispiele **nicht** verschreibungspflichtiger (Ap) Arzneimittel auf, die bei Übelkeit und Erbrechen eingesetzt werden.

6.3.5 Übersicht: Verschreibungspflichtige Antiemetika/Antivertiginosa

Die in nachfolgender Tabelle (➤ Tab. 6.4) aufgelisteten **verschreibungspflichtigen** (Rp) Antiemetika werden in erster Linie zur Prävention und Behandlung von Übelkeit und Erbrechen im Zusammenhang mit einer Chemotherapie oder als Prokinetika zur Therapie eines Migräneanfalls eingesetzt.

6

Tab. 6.3 Nicht verschreibungspflichtige Antiemetika/Antivertiginosa.

Wirkstoffe	Beispiel	KI/NW Hinweis
H_1-Antihistaminika		
Dimenhydrinat	• Vomex A® • Vomacur® 50 • Vertigo-Vomex® SR Retardkaps. • Reisetabletten-ratiopharm®, Reisefit Hennig® Tbl., Superpep® Reise Kaugummi-Drgs.	• **KI:** ➤ Cave – Kinder < 6 kg KG – Letzte Wochen der Schwangerschaft – Strenge Indikationsstellung im 1./2. Trimenon • Darreichungsformen speziell für Kinder: Sirup oder Suppositorien in unterschiedlicher Dosierung • Vertigo-Vomex® SR: zur symptomatischen Therapie von älteren Patienten mit Schwindel unterschiedlicher Genese
Diphenhydramin	Emesan® Tbl.	Kdr. > 6 J.
Phytopharmaka		
Extrakt-Kombination STW5 Hauptkomponente Bittere Schleifenblume	Iberogast® Flüssigkeit	➤ 6.2.3 • **KI:** Kdr. < 3 J., Lebererkrankung, leberschädigende Arzneimittel • 15–20 Min v. d. E. einnehmen
Ingwerwurzelstock	Zintona® Kapseln	• **KI:** Kdr. < 6 J., Gallensteine • **NW:** Sodbrennen durch Scharfstoffe • Ingwerwurzel kann Blutgerinnung hemmen, daher einige Tage vor OP absetzen

Tab. 6.4 Verschreibungspflichtige Antiemetika/Antivertiginosa.

Wirkstoffe	Beispiel	Anwendungsgebiet
Serotonin-5-HT3-Rezeptorantagonisten (Setrone)		
Granisetron Filmtbl., Injektionslsg.	Ribosetron®, Kevatril® SANCUSO® Wirkstoffpflaster, Generika	Prävention und Behandlung von Übelkeit und Erbrechen infolge Chemo- oder Strahlentherapie
Ondansetron Filmtbl., Schmelztbl., Injektionslsg.	Zofran®, Generika	
Palonosetron Weichkaps., Injektionslsg.	Aloxi®, Generika	
Neurokinin-1-Rezeptor-Antagonisten		
Aprepitant Hartkaps., Suspension zum Einnehmen	Emend®, Generika	Akut und verzögert auftretendes Erbrechen nach moderat und stark ematogener Chemotherapie
Fosaprepitant	Ivemend® Infusionslösung	
Rolapitant	Varuby® Filmtabletten	
Netupitant	kombiniert mit Palonosetron: Akynzeo® Hartkaps., Infusionslsg.	
Dopamin-Antagonisten (Prokinetika)		
Metoclopramid	Paspertin® Filmtbl., Tr.; Gastrosil® Tbl.; MCP-ratiopharm® Tbl., Supp, Lsg. Generika	• Symptomatische Behandlung von Übelkeit und Erbrechen • Erbrechen bei Migräneattacken, Kombination mit oralen Schmerzmitteln
Metoclopramid + Paracetamol	Migränerton® Hartkaps., Migraeflux® MCP Filmtbl.	Erbrechen bei Migräneattacken
Domperidon	Motilium® Tbl., Tr.; Domperidon-ratiopharm® Filmtbl. u. a.	Zur Besserung der Symptome Übelkeit und Erbrechen
Alizaprid	Vergentan® Injektionslsg., Tbl.	• Prävention und Therapie von Erbrechen bei Zytostatikatherapie, nach Strahlentherapie • Prä- und postoperatives Erbrechen
H_3-Antihistaminika		
Betahistin	Aequamen®, Aequamen® forte, Betavert®, Betavert® N, Vasomotal® Tbl., Tr.	Schwindelzustände verschiedener Ursache
H_1-Antihistaminika als Kombination		
Dimenhydrinat + Cinnarizin	Arlevert® Tbl., Cinna/Dimen-neuraxpharm, Cinnarizin Dimenhydrinat Hennig®, Vertigo-Vomex plus Cinnarizin Tbl.	Dimenhydrinat als Injektionslsg. und in Kombination mit Cinnarizin (Antivertiginosum) verschreibungspflichtig (Rp)

6.4 Diarrhö

WIRKSTOFFE

- **Orale Rehydratationslösungen (ORL)**
- **Antidiarrhoika (Durchfallmittel):**
  - Chemisch definierte Antidiarrhoika: Loperamid, Racecadotril, Tannin-Eiweiß, Medizinische Kohle, Siliciumdioxid
  - Pflanzliche Antidiarrhoika: Gerbstoffe, Pektine
- **Antidiarrhoika aus Mikroorganismen:** Saccharomyces boulardii, Lactobacillus-Arten

KURZ UND KNAPP

- Eine akute Durchfallepisode kann bis zu 14 Tage andauern, die Behandlung in der Selbstmedikation ist auf 2–3 Tage beschränkt.
- Wichtigste Maßnahme und Grundlage jeder Therapie ist ein rascher Flüssigkeits- und Elektrolytersatz, am besten mit oralen Rehydratationslösungen (ORL).

6.4.1 Klinische und physiologische Grundlagen

Im Durchschnitt erkrankt jeder dritte Deutsche 1,7-mal pro Jahr an einer akuten Durchfallepisode. Normalerweise werden im Darm unter physiologischen Bedingungen innerhalb von 24 Stunden nur 100 ml Wasser ausgeschieden, aber 8,4 l Flüssigkeit – davon 6,5 l im Dünndarm und 1,9 l im Dickdarm – sowie 50–100 g Elektrolyte resorbiert und zurückresorbiert. Wird dieses Gleichgewicht zwischen Sekretion und Resorption gestört, entsteht Durchfall. Ursachen sind verschiedene pathogenetische Mechanismen, die einzeln oder als Mischformen auftreten können. Eine **osmotische Diarrhö** wird ausgelöst, wenn vermehrt osmotisch aktive Substanzen – wie z. B. Magnesium in hoher Dosierung, die Zuckeralkohole Sorbitol und Xylit – im Darm vorhanden sind, aber auch durch Intoleranzen wie Lactoseunverträglichkeit oder Zöliakie. Typisch für diese Art von Durchfall ist eine deutliche Besserung bzw. ein Stillstand nach 24–48-stündiger Nahrungskarenz, manchmal genügen bereits wenige Stunden fasten. Eine **sekretorische Diarrhö** kommt oft auf Reisen vor als Folge einer Infektion mit bakteriellen Toxinen (Salmonellen, Escherichia coli,

Cholera), Noro- oder Rota-Viren oder Parasiten. Sie ist durch aktive Sekretion von Chlorid-Ionen und/oder Resorptionsstörungen von Elektrolyten charakterisiert. Verzicht auf Nahrung bessert in diesem Fall die Symptome nicht. Hintergrund einer **exsudativen Diarrhö** sind Chronisch-entzündliche Darmerkrankungen (Morbus Crohn, Colitis ulcerosa), Kolonkarzinome oder invasive Bakterien (z. B. Campylobacter), die mit einer erhöhten Permeabilität der Enterozyten im Dünndarmepithel einhergehen. Sie kann von einer Ausscheidung von Blut, Schleim und Eiweiß, sowie Bauchkrämpfen, Fieber oder Gewichtsverlust begleitet sein. Häufig sind **Motilitätsstörungen** die Ursachen von Durchfall, die auf Reizdarmsyndrom, diabetischer Enteropathie, Hyperthyreose oder psychischen Faktoren wie Aufregung, (Prüfungs-)Stress u. ä. basieren. In diesem Fall ist die Transitzeit im Dünn- und Dickdarm verkürzt oder es liegen Störungen der Sekretion mit verminderter Wasserresorption vor.

Ein weiterer – oft nicht beachteter – Auslöser von Durchfall sind **unerwünschte Arzneimittelwirkungen.** Folgende Arzneimittel können Durchfall auslösen:

- Antidiabetika: Metformin, v. a. zu Behandlungsbeginn
- Antibiotika: Cephalosporine (z. B. Cefixim, Cefpodoxim), Penicilline (Penicillin V), Fluorchinolone (z. B. Ciprofloxacin) → Schädigung der physiologischen Darmflora
- Magen-Darm-Therapeutika: Metoclopramid (Prokinetikum ➤ 6.3.5) verkürzt die Transitzeit und vermindert die Resorption von Wasser aus dem Darmlumen
- Mineralstoffe: Magnesium
- Laxanzien: Lactulose, Bisacodyl, Natriumpicosulfat
- Antihypertonika: ACE-Hemmer (z. B. Ramipril), Kalziumkanalblocker (z. B. Amlodipin)
- Zytostatika: Methotrexat
- Herzglykoside: Digoxin, Digitoxin
- Antiparkinsonmittel: Levodopa

GUT ZU WISSEN

Akute, unkomplizierte Verläufe einer Diarrhö sind in der Regel selbstlimitierend und dauern 2–3 Tage. In 90 % der Fälle liegt eine sekretorische und somit eine durch E. coli, Salmonellen oder Viren verursachte infektiöse Diarrhö vor.

CAVE

Ein Arztbesuch ist anzuraten bei Verdacht auf einen komplizierten Verlauf sowie zur Abgrenzung einer diagnosebedürftigen Diarrhö:

- Durchfall länger als 2–3 Tage (keine Selbstmedikation)
- Fieber über 39 °C, Beimengungen von Blut und Schleim
- Starke Bauchschmerzen und -krämpfe
- Durchfall nach Aufenthalt im Ausland
- Wechsel von Diarrhö und Obstipation
- Einnahme von Antibiotika (in den vorangegangenen 2 Monaten)
- Verdacht auf unerwünschte Arzneimittelwirkungen

6.4.2 Pharmakotherapie

Grundlage jeder therapeutischen Maßnahme bei akutem Durchfall ist ein rascher Flüssigkeits- und Elektrolytersatz, um einer Dehydratation vorzubeugen. Am besten gelingt dies mit fertigen **Glukose-Elektrolytlösungen** nach den Empfehlungen der WHO. Die Patienten fühlen sich rasch besser, allerdings haben orale Rehydratationslösungen weder einen Einfluss auf die Stuhlkonsistenz noch auf die Stuhlfrequenz.

Um den meist hohen Leidensdruck der Patienten zu verringern und die Durchfalldauer zu verkürzen, sollte eine zusätzliche symptomatische Therapie mit **Antidiarrhoika** erfolgen.

Eine Antibiotikabehandlung der unkomplizierten **infektiösen Gastroenteritis** ist der aktuellen S2k Leitlinie[2] der GPGE entsprechend in der Regel nicht angebracht. Der Verlauf ist meist selbstlimitierend und die Kinder erholen sich nach einigen Tagen auch ohne spezifische antimikrobielle Therapie. Zudem ist der Einsatz eines Antibiotikums bei den häufig viral bedingten Durchfallerkrankungen nicht sinnvoll und Antibiotika können selbst Ursache von schweren Diarrhöen sein. Sie zerstören die gesunde Darmflora, wodurch sich gefährliche Erreger (Clostridium difficile, Campylobacter) ausbreiten können.

CAVE

- Risikogruppen für eine Dehydratation sind Säuglinge/Kleinkinder unter zwei Jahren, Schwangere, Stillende, Patienten mit Grunderkrankungen bzw. über 65 Jahren.
- Die kritische Grenze eines Flüssigkeitsverlusts beträgt bei Erwachsenen 5 %, bei Kindern 3 % des Körpergewichts.

Orale Rehydratationslösung

Orale Rehydratationslösung (ORL, Oral Rehydratation Solution [ORS]): Salzlösung nach den Vorgaben der WHO zum Ausgleich des Wasser- und Elektrolytverlustes.

Die Weltgesundheitsorganisation WHO empfiehlt seit 2002 eine hypoosmolale orale Rehydratationslösung mit maximal 75 mmol Natrium und einer Gesamtosmolalität von 245mosmol/l (Normwert Blutplasma: 275–320 mosmol/l). Die Gesellschaft für Pädiatrische Gastroenterologie und Ernährung (GPGE) hat in der aktuellen Leitlinie[2] den Natrium-Gehalt weiter auf 60 mmol/l reduziert, da bei viral bedingten Durchfallerkrankungen im Vergleich zu Cholera-Infektionen der Salzverlust geringer ausfällt. Bei den im Kindesalter häufigen Infektionen mit Rota-Viren haben sich Lösungen mit einem Natrium-Gehalt von 40–60 mmol/l bewährt, daher sollten speziell bei Kindern Lösungen mit hohem Natriumgehalt nicht mehr verwendet werden.

ORL sind als Fertigprodukte in Form von Portionsbeuteln mit Pulver zur Herstellung einer Trinklösung in abgestimmter Elektrolytzusammensetzung im Handel.

Die nachfolgende Tabelle (➤ Tab. 6.5) vergleicht die Zusammensetzung bzw. den Ionen-gehalt unterschiedlicher im Handel angebotener ORL.

ÜBER DEN TELLERRAND

Die **Osmolalität** gibt die Molalität der osmotisch aktiven Teilchen (z. B. Na-Ionen, Glukose) in einer Lösung an. Sie wird gebildet aus dem Quotienten aus n_{osm} (Stoffmenge osmotisch aktiver Teilchen) : $m_{Lösungsmittel}$ (**Masse** Lösungsmittel, meist Wasser). Die Maßein-

[2] S2k Leitlinie Akute infektiöse Gastroenteritis im Säuglings-, Kindes- und Jugendalter. Gesellschaft für Pädiatrische Gastroenterologie und Ernährung (GPGE) Registernummer 068–003 Stand: 31.03.2019, gültig bis 31.05.2023.

6

Tab. 6.5 Vergleich Zusammensetzung/Ionengehalt von ORL.

Ionen-Gehalt	Elotrans®*	Saltadol®**	Oralpädon®***
Natrium	90 mmol/l	75 mmol/l	60 mmol/l
Kalium	20 mmol/l	20 mmol/l	20 mmol/l
Chlorid	80 mmol/l	65 mmol/l	60 mmol/l
Glukose	111 mmol/l	75 mmol/l	90 mmol/l
Osmolarität der fertigen Lösung	311 mosm/l	245 mOsml/l	240 mosm/l
Dosierung	• Arzneimittel • Sgl. und KK: 3–5 (ggf. auch mehr) Beutel in 24 Std. • Kdr.: 1 Beutel, Erw. 1–2 Beutel nach jedem Stuhlgang	Bilanzierte Diät, keine Angabe der Dosierung	• Arzneimittel • Sgl. und KK: 3–5 Beutel in 24 Std., entsprechend dem 1–1,5-fachen der tgl. Trinkmenge • Kdr.: 1 Beutel, Erw.: 1–2 Beutel nach jedem Stuhlgang

* Empfehlung WHO vor 2002
** Empfehlung WHO nach 2002
*** Empfehlung GPGE, es gibt die Varianten Neutral, Erdbeere/Apfel-Banane

heit der Osmolalität ist osmol/kg, in der klinischen Chemie wird für die Bestimmung von Urin, Serum und Plasma die Bezeichnung mosmol/l verwendet. Der ältere Begriff Osmolarität bezieht sich auf das **Volumen** der Lösung.

TIPP

- ORL enthalten Natrium und Zucker in einem optimalen Verhältnis. Sie sollten in Wasser gelöst und nicht mit Milch, Limonade, Cola oder Säften gegeben werden.
- Der Salzgeschmack kann Brechreiz bzw. Erbrechen auslösen. Er wird von Kindern besser toleriert, wenn die Lösung in kleinen Mengen (5 ml-Spritze oder Teelöffel) verabreicht wird. Auch Geschmacksstoffe und leichte Kühlung verbessern die Akzeptanz.
- Das altbekannte Hausmittel Cola und Salzstangen ist nicht zu empfehlen. Diese Kombination enthält viel Zucker (≥ 110 g/l), wenig Natrium-Ionen, keine Kalium-Ionen und keine Citrate. Die Osmolalität ist so hoch, dass Durchfall sogar verstärkt werden kann.

Antidiarrhoika

DEFINITION

Antidiarrhoika: Arzneimittel gegen Durchfall zur Verminderung der Sekretion und Motilität der Darmschleimhaut.

Motilitätshemmende Arzneistoffe: Loperamid

DEFINITION

Motilitätshemmer: Wirkstoffe, welche die Darmpassage verlangsamen und somit die Flüssigkeitsresorption erhöhen.

Loperamid bindet an periphere Opioid-Rezeptoren der Dünndarmwand und hemmt die Freisetzung von Acetylcholin und Prostaglandinen. Die propulsive Peristaltik des Darms und häufige Stuhlentleerungen nehmen ab. Als Folge einer **verlängerten Transitzeit** können Wasser und Elektrolyte verstärkt resorbiert und die Hypersekretion normalisiert werden. Ein positiver Nebeneffekt von Loperamid ist die Steigerung des Analsphinkter-Tonus, die Stuhldrang und evtl. Inkontinenz reduziert. Loperamid wirkt rasch innerhalb von 30–60 Min. und kann je nach Dosierung bis zu 72 Std. (bei Einnahme von 16 mg) anhalten. Bei (infektiösen) Reisediarrhöen ist Loperamid weniger geeignet, da die Hemmung der Peristaltik das Keimwachstum begünstigt und durchfallauslösende Erreger langsamer ausgeschieden werden.

Häufige **Nebenwirkungen** sind Kopfschmerzen, Schwindel und gastrointestinale Beschwerden wie Übelkeit, Flatulenz, Bauchschmerzen oder Obstipation. Da Loperamid über CYP-Enzyme abgebaut wird, sind v. a. bei Polymedikation Wechselwirkungen möglich.

CAVE

Loperamid ist in der Selbstmedikation für Kinder unter 12 Jahren kontraindiziert. bei. Es darf bei Kindern zwischen 2–12 Jahren nur nach ärztlicher Verordnung angewendet werden.

Sekretionshemmer Racecadotril

DEFINITION

Sekretionshemmer: Wirkstoffe, welche die vermehrte Sekretion von Flüssigkeit ins Darminnere vermindern.

Racecadotril (z. B. Vaprino®) ist ein Prodrug, das in seiner aktiven Form bestimmte Enzyme der Zellmembran (Enkephalinasen) im Dünndarmepithel hemmt. Die Hypersekretion von Wasser und Elektrolyten normalisiert sich, während die basale Sekretion sowie die Transitzeit nicht beeinflusst werden. Das heißt, Racecadotril wirkt im Darm antisekretorisch ohne die Darm-Motilität zu hemmen. Bakterien und Toxine werden schneller ausgeschieden, was bei infektiösen Reisediarrhöen vorteilhaft ist. Die Wirkung tritt ähnlich wie bei Loperamid innerhalb von 30 Minuten ein und hält bei 100 mg Dosierung etwa acht Stunden an. Im Vergleich zu Loperamid verursacht Racecadotril weniger sekundäre Obstipationen und ist aufgrund der beschleunigten Erregerausscheidung besser verträglich. Wechselwirkungen sind nicht zu beachten, sodass Racecadotril auch bei Polymedikation mit anderen Arzneimitteln geeignet ist.

Medizinische Kohle

DEFINITION

Medizinische Kohle: Aus pflanzlichem Material gewonnene Kohle mit großer Oberfläche zur Absorption von Bakterien und Giftstoffen.

Medizinische Kohle hat aufgrund ihrer großen Oberfläche ein sehr gutes Absorptionsvermögen. Sie bindet (Bakterien)toxine und wird in sehr hohen Dosierungen – das Zehn- bis Dreißigfache der bei Durchfall empfohlenen Dosierung – als Notfallmedikament bei Vergiftungen mit bestimmten Arzneistoffen (Carbamazepin, Phenobarbital u. a.) gegeben. Die Toxinbindung ist relativ schwach, sodass gebundene Toxine leicht von Substanzen höherer Affinität verdrängt werden.

Zur Therapie **akuter Diarrhöen** hat medizinische Kohle **allein** heute keine Bedeutung mehr, da sie weder Dehydrierung noch Elektrolytverlust verhindert. Für eine effektive Erregerbindung ist die übliche Dosierung auch nicht ausreichend.

6.4.3 Pflanzliche Antidiarrhoika

Gerbstoffe kommen in vielen Pflanzenfamilien vor. Charakteristisch ist ihre adstringierende und gewebeverdichtende Eigenschaft, wodurch sie die Darmschleimhaut mit einer Protein-Schutzschicht abdecken. Auf diese Weise wirken Gerbstoffe entzündungs-, sekretions- und keimhemmend, vermindern den Flüssigkeitsverlust und die Toxinresorption im Darm.

Schwarzer oder Grüner (unfermentierter) Tee eignen sich in den ersten Tagen bis zum Abklingen der akuten Entzündung auch zur Flüssigkeitssubstitution. Teeblätter enthalten neben einem Gerbstoffanteil von 5–20 % zusätzlich geringe Konzentrationen an Theophyllin, das die tubuläre Rückresorption vermindert und die Resorptionsrate von Flüssigkeit aus dem Darm erhöht. Gerbstoffdrogen wie Gänsefingerkraut, Heidelbeerfrüchte, Odermenningkraut oder Tormentillwurzelstock werden einzeln, als Teemischung (z. B. Sidroga® Durchfalltee N mit Odermeningkraut) oder (halbsynthetische) Tannine, teilweise mit antiseptisch/bakteriostatisch wirksamen Substanzen kombiniert eingesetzt.

ÜBER DEN TELLERRAND

Gerbstoffe wurden früher zum Gerben von Leder verwendet, woher sich ihr Name ableitet. Sie vernetzen die Eiweißmoleküle der obersten Haut- und Schleimhautschicht und bilden eine schützende, kapillarabdichtende Membran.

Pektine sind pflanzliche Polysaccharide aus der Schale verschiedener Früchte, deren Grundgerüst aus Galakturonsäure besteht. Pektinzusammensetzung und -gehalt variieren von Pflanze zu Pflanze, besonders reich an Pektinen sind Zitrusfrüchte, **Äpfel** oder **Karotten.** Pektine binden überschüssiges Wasser durch Gelbildung und verfestigen den Darminhalt. Das Gel legt sich als Schutzfilm auf die Schleimhaut im Dünndarm, wirkt reizmildernd und antimikrobiell, indem es die Adhäsion von Erregern verhindert. Im Dickdarm wird beim Abbau der Pektine Galakturonsäure freigesetzt und es entstehen kurzkettige Fettsäuren, die lokal den pH-Wert absenken und das Wachstum pathogener Keime hemmen. Zudem fördert Galakturonsäure – ähnlich wie Glukuronsäure bei der körpereigenen Glukuronidierung – die Elimination toxischer Substanzen.

TIPP

- Für Kinder sind **getrocknete** Heidelbeeren eine gute Empfehlung. Sie schmecken angenehm, werden als ganze Früchte gekaut (mehrmals tgl. 5–10 Beeren) oder als Abkochung über den Tag verteilt getrunken. **Keine frischen** Heidelbeeren verwenden, da Schalen und Kernbestandteile die Darmschleimhaut reizen und Fruchtsäuren im Saft abführend wirken.
- Pektine aus **geriebenem** Apfel, Bananenbrei oder Karottensuppe nach Moro sind beliebte, auch für **Kleinkinder** geeignete Hausmittel.
- Saccharomyces boulardii: **Für Kinder** Pulver oder Kapselinhalt in Speisen (zerdrückte Banane) oder kalte Getränke einrühren. Nicht in heißen Tee oder Fruchtsäfte geben; dies verringert die Lebensfähigkeit der Mikroorganismen.

Uzarawurzel

Uzarawurzel enthält Gerbstoffe mit antisekretorischer Wirkung und Glykoside mit ähnlichem Aufbau wie die herzwirksamen Glykoside. Extrakte der Uzarawurzel verhindern den Übergang von Wasser und Elektrolyten ins Darmlumen und **verringern** die **gesteigerte Peristaltik** im Gastrointestinaltrakt.

Die Motilitäts- und Sekretionshemmung beruhen auf einer Erhöhung der Adrenalin-Empfindlichkeit der sympathischen Nervenendigungen und einer Anregung der Sympathikusfasern im Bereich des N. splanchnicus. Häufige Entleerungen werden reduziert, ohne dass der Darm gelähmt wird. Auf diese Weise unterstützt Uzarawurzel die physiologischen Mechanismen der Darmtätigkeit und die Darmflora wird nicht geschädigt. Zusätzlich werden Übelkeit und Erbrechen vermindert, die oft den Durchfall begleiten. Gute Erfahrungen sind sowohl bei Brechdurchfällen, als auch in der Anwendung bei Kindern dokumentiert. Bei Reisediarrhö wirkt Uzarawurzel vermutlich nicht rasch und breit genug für eine allgemeine Empfehlung zur Prävention und Therapie.

CAVE

Uzarawurzel nicht gleichzeitig anwenden mit Chinidin oder herzwirksamen Glykosiden (zur Behandlung von Herzrhythmusstörungen), Kalzium (z. B. in Nahrungsergänzungsmitteln), Saluretika (z. B. bei Hypertonie) oder zu einer Langzeittherapie mit glukokortikoidhaltigen Arzneimitteln (z. B. bei Entzündungen bzw. rheumatischen Erkrankungen). Eine Verstärkung der Herzwirkung und das Auftreten von Nebenwirkungen am Herzen (unregelmäßiger Puls, Herzrhythmusstörungen) sind nicht auszuschließen.

Kombination aus Myrrhe, Kamillenblüten und Kaffeekohle

Myrrhe, der Hauptbestandteil in Myrrhinil® Intest, besteht aus dem gehärteten Harz von Stamm und Ästen verschiedener Bäume (Commiphora-Arten) sowie einem Anteil ätherischen Öls. Kamillenextrakt wirkt entzündungshemmend, spasmolytisch und immunmodulierend, Harz und ätherisches Öl wirken adstringierend, analgetisch, entzündungshemmend und antimikrobiell, die Kaffeekohle absorbiert Gase, Bakterien und Toxine. Myrrhinil® Intest hilft bei Durchfall alleine und bei Reizdarmbeschwerden mit Diarrhö-assoziierter Symptomatik.

6.4.4 Probiotika

DEFINITION

Probiotika: Zubereitung mit lebenden Mikroorganismen wie Milchsäurebakterien und Hefen, die das darmassoziierte Immunsystem unterstützen.

Probiotika verändern die mikrobielle Darmflora durch Verdrängung pathogener Erreger und stärken das darmassoziierte Immunsystem. Ihre Wirkung ist Stamm-spezifisch und hängt von der Dosierung sowie dem Beginn der Einnahme ab. Probiotika reduzieren die Dauer und Intensität intestinaler Symptome. Sie sind sinnvoll zur Prophylaxe vor und während einer Reise, ebenso adjuvant bzw. im Anschluss an eine Antibiotikabehandlung zum Aufbau der geschädigten Darmflora. Zu bevorzugen sind Probiotika, deren Wirksamkeit und Unbedenklichkeit in klinischen Studien belegt ist, wie dies bei **Saccharomyces boulardii** und **Lactobacillus rhamnosus** der Fall ist. So kann Lactobacillus rhamnosus die Durchfalldauer bei Rota-Virusinfektionen um bis zu 25 Stunden reduzieren. Eine generelle Empfehlung von Probiotika für Erwachsene und Kinder wird aufgrund der hohen Diversität der eingesetzten Stämme und der Inhomogenität vorhandener Studien kontrovers diskutiert.

TIPP

Bei leichtem Durchfall im Zusammenhang mit einer Einnahme von Antibiotika kann bereits probiotischer Joghurt die Symptome abschwächen.

6

6.4.5 Übersicht: Antidiarrhoika

Zur Behandlung einer akuten oder chronischen Diarrhö werden chemisch-synthetische, pflanzliche oder Antidiarrhoika aus der Gruppe der Probiotika eingesetzt. Beispiele sind in der Tabelle (➤ Tab. 6.6) aufgeführt.

6.5 Obstipation

KURZ UND KNAPP

- Mit einer Prävalenz von 5–15 % ist Obstipation mehr als eine Befindlichkeitsstörung. Frauen sind nahezu doppelt so häufig betroffen wie Männer.
- Ab 65 Jahren zeigt sich eine altersabhängige Zunahme der Häufigkeit, beeinflusst durch Immobilität und Instabilität, Inkontinenz, Demenz, Multimorbidität und Polymedikation.
- Die allgemein bekannten Gründe für eine seltene oder erschwerte Darmentleerung – ballaststoffarme Kost, geringe Flüssigkeitsaufnahme, zu wenig Bewegung – sind eher begünstigende Faktoren bei Obstipationsneigung, als die eigentliche Ursache selbst.

WIRKSTOFFE

Eingesetzt werden **Laxanzien (Abführmittel)** mit unterschiedlicher Wirkungsweise

- **Osmotisch wirksame Laxanzien:**
  - Macrogol (Polyethylenglykol PEG)
  - Zucker, Zuckerstoffe: Laktose, Laktulose, Lactitol, Sorbit
  - Salinische Laxanzien: Magnesiumsulfat (Bittersalz), Natriumsulfat (Glaubersalz)
- **Antiresorptive/hydragoge Laxanzien:**
  - Bisacodyl, Natriumpicosulfat
  - Anthranoiddrogen (Aloe, Sennesblätter/-früchte, Faulbaumrinde, Rhabarberwurzel)
- **Quellmittel/Quellstoffdrogen:** Indische Flohsamen(schalen), Leinsamen
- **Gleitmittel/Defäkationsauslöser:** Glycerin, Sorbitol
- **Periphere Opioidrezeptor-Antagonisten:** Naloxegol (**Rp**)

6.5.1 Klinische und physiologische Grundlagen

Eine regelmäßige Verdauung ist wie Atmen, Schlafen, Essen und Trinken eine grundlegende Körperfunktion. Jede (krankhafte) Veränderung im natürlichen Ablauf wird sehr bewusst wahrgenommen und schränkt die Lebensqualität deutlich ein. Wie kaum ein anderes Symptom ist die Verstopfung vom subjektiven Eindruck des Patienten geprägt, der nach Häufigkeit, Menge oder Beschaffenheit unbefriedigende Stuhlentleerungen verspürt. Die Situation wird als sehr belastend erlebt und es besteht der Wunsch nach einer raschen und erfolgreichen Behandlung.

- Eine **akute Obstipation** kommt häufig auf Reisen durch Veränderungen im Tagesrhythmus und fremdländischer Kost, durch Ernährungsumstellung oder Stress vor. Sie dauert nur kurz und ist vorübergehend.
- Bei einer **chronischen Obstipation** hingegen bestehen mindestens zwei Leitsymptome nach den sog. „Rom-Kriterien" (festgelegt auf einer internationalen Konferenz führender Gastroenterologen in Rom) seit mindestens drei Monaten:
  - Starkes Pressen
  - Klumpiger oder harter Stuhl
  - Subjektives Empfinden einer unvollständigen Entleerung und/oder Obstruktion
  - Manuelle Manöver zur Erleichterung der Defäkation bei mehr als jeder vierten Stuhlentleerung
  - Weniger als drei Stuhlentleerungen pro Woche

Die **Motilität des Dickdarms** wird maßgeblich durch ein kompliziertes Zusammenspiel von Zellsystemen des enterischen Nervensystems (ENS), der glatten Darmwandmuskulatur und interstitialen spezialisierten Muskelzellen, den sog. Cajal-Zellen (interstitial cells of Cajal ICC) innerhalb der Darmwand gesteuert. Cajal-Zellen erzeugen als eine Art Schrittmacherzellen spontane Depolarisationen („slow waves"), die als unregelmäßige Potenzialwellen auf die unmittelbar angrenzende glatte Muskulatur übertragen werden und Kontraktionen auslösen. Neurone und Muskulatur bilden zusammen das für den Dickdarm charakteristische Bewegungsmuster. Die Botenstoffe Acetylcholin und Substanz P wirken motilitätsfördernd, Stickstoffmonoxid NO und Adenosintriphosphat ATP motilitätshemmend.

Die **Kolontransitzeit** beträgt durchschnittlich 33 Std. bei Männern und 47 Std. bei Frauen, sie kann sich aber auch bis auf 70 Std. verlängern. Die Transitzeit wird von der Nahrungszusammensetzung (Art und Menge der Ballaststoffe), sowie von individuellen Faktoren (z. B. Ausdauersport, Stuhlverhalten, Arzneimitteleinnahme) bestimmt.

- Obwohl Ballaststoffarme Kost, geringe Flüssigkeitsaufnahme und Bewegungsmangel als Ursachen einer **primären, idiopathischen Obstipation** gelten, sind sie eher als begünstigende Faktoren einer bestehenden Neigung zur Verstopfung einzustufen.

Tab. 6.6 Antidiarrhoika.

Wirkstoff	Beispiel	Hinweis	KI/WW
Chemisch definierte Antidiarrhoika			
Loperamid	• Imodium® akut, Lopedium® akut, Loperamid-ratiopharm u. a. • Abhängig von der Konzentration/Dosierung **Rp** (ohne Zusatz **akut**)	• Schmelztbl. „lingual" Einnahme ohne Wasser praktisch für die Reise • **Kombination** mit Dimeticon (Entschäumer): z. B. IMODIUM® akut N duo	**KI:** • Kdr. < 12 J. (Kdr. 2–12 J. nur nach ärztlicher Verordnung), • (Toxisches) Megakolon, bakterielle Darmentzündung (z. B. durch Salmonellen, Shigellen, Campylobacter), chronische Durchfallerkrankungen (nur nach ärztlicher Verordnung)
Racecadotril	• Vaprino® Gegen akuten Durchfall, DiaVerde® beide **Ap** • Tiorfan® **Rp**	Ab 18 J.	• **KI:** Diarrhö mit Fieber, Blut oder Schleim, Diarrhö nach Antibiose • **WW:** ACE-Hemmer (z. B. Enalapril, Lisinopril, Ramipril): Risiko eines Angioödems erhöht
Tannin-Eiweiß + Ethacridin	Tannacomp®	Gelbliche Färbung des Darminhalts (durch Ethacridin)	• **KI:** Kdr. < 5 J. nur nach Rücksprache mit Arzt • Schwangerschaft und Stillzeit: strenge Indikationsstellung
Medizinische Kohle	Kohle-Compretten®, Kohle-Hevert®	• Schwarzfärbung des Stuhls • Notfall Arzneimittel bei oralen Vergiftungen: 2–4 Tbl. pro kg KG, Kdr. 3–4 Tbl. pro kg KG	• **KI:** Vergiftungen mit ätzenden Stoffen (starke Säuren und Laugen), fieberhafte Diarrhö • **WW:** Nicht gleichzeitig mit anderen AM einnehmen (Hemmung der Resorption)
Siliciumdioxid, hochdispers	Entero-Teknosal®	Medizinprodukt	–
Smektit (Ton-Mineral)	Colina®	In Kombination mit ORS	**WW:** andere AM nicht gleichzeitig einnehmen, große Adsorptionsfähigkeit
Pflanzliche Antidiarrhoika			
Getrocknetes Apfelpulver	Aplona® Pulver	In 1 Tasse (ca. ⅛ l) trinkwarmes, abgekochtes Wasser oder dünnen Tee	–
Pektin + Kamillenblüten	diarrhoesan® Saft	Traditionelles Arzneimittel: unterstützende Behandl. von leichten akuten (unspezif.) Durchfällen	**KI:** Neugeborene, Sgl.
Uzarawurzel	UZARA® Tbl./Lsg./Saft	• Saft alkoholfrei • UAW: evtl. Übelkeit und Erbrechen, selten allergische Reaktionen	• **KI:** gleichzeitige Therapie mit herzwirksamen Glykosiden, Chinidin, Saluretika; Hypomagnesiämie, Hypokaliämie, Schwangerschaft, Stillzeit • Tbl. Kdr. < 12 J. • Saft Kdr. < 2 J.
Kombination aus Myrrhe, Kaffeekohle, Kamillenblüten	Myrrhinil-Intest®	Traditionelles Arzneimittel: unterstützende Behandlung bei Magen-Darm-Störungen mit unspezifischem Durchfall, begleitet von leichten Krämpfen und Blähungen.	**KI:** Kdr. <6 J.
Antidiarrhoika aus Mikroorganismen/Probiotika			
Saccharomyces boulardii	Perenterol®, Eubiol®, Yomogi®	• Vorbeugung und symptomatische Behandlung von Reisediarrhöen, Diarrhöen unter Sondenernährung • Auf Flüssigkeits- u. Elektrolytersatz achten!	• Sgl. > 6 Mon. • Bei Sgl. und KK zwischen 6 Mon. und 2 J. nur nach Rücksprache mit Arzt • Kaps. ab 2 J.
Lactobacillus rhamnosus	Infecto Diarrstop®	In Kombination mit ORS 60 mmol/l	**WW:** Antibiotika (z. B. Penicillin, Erythromycin) können Wirksamkeit vermindern
Kombination aus Lactobacillus fermentum und Lactobacillus delbrueckii	Lacteol®	Auf Ersatz von Flüssigkeit und Elektrolyten v. a. bei Kdr. achten	

- **Sekundäre Obstipationen** können **organische Ursachen** haben oder durch **Arzneimittel** bzw. deren Nebenwirkungen ausgelöst werden. Etwa 60 % der Patienten mit Multipler Sklerose, Morbus Parkinson oder Demenz leiden mit fortschreitendem Krankheitsverlauf an Verstopfung. Sowohl der Verlust dopaminerger Neurone als auch eine Störung der neuronalen Kontrolle wie z. B. bei diabetischer Polyneuropathie beeinflussen die Dickdarmmotilität. Hormonelle Veränderungen während der Schwangerschaft und der Prämenopause gehen ebenfalls häufig mit Obstipation einher.

Tab. 6.7 Arzneistoffe als Auslöser einer Obstipation.

Wirkstoffgruppe	Beispiele
Opioide (sehr häufig)	Schmerztherapie mit Morphin, Fentanyl, Oxycodon u. a. (oral und Wirkstoffpflaster)
Anticholinergika und Wirkstoffe mit anticholinergen Nebenwirkungen	• Trizyklische Antidepressiva: Amitriptylin, Imipramin • Neuroleptika: Haloperidol, Olanzapin • Antihypertonika: Betarezeptorenblocker (z. B. Atenolol), Kalziumkanalblocker (z. B. Nifedipin) • Antiepileptika: Carbamazepin • Timolol (Betarezeptorenblocker in Augentropfen) • Oxybutynin (urologisches Spasmolytikum)
Diuretika	Furosemid, Hydrochlorothiazid (häufig kombiniert mit Blutdrucksenkern)
Antazida	Kalziumkarbonat
Eisenhaltige Arzneimittel	Eisen (II)-gluconat, Eisen (II)-sulfat

- **Arzneimittelbedingte Obstipation:** An erster Stelle der für Arzneimittel-Nebenwirkungen verantwortlichen Substanzen stehen **Opioide** und **Anticholinergika** (➤ Tab. 6.7). Wirkstoffe mit anticholinergen Eigenschaften hemmen Muskarin-Rezeptoren und unterdrücken die Wirkung von Acetylcholin im enterischen Nervensystem. Opioide vermindern peristaltische Reflexe durch Interaktion mit Rezeptoren (s. u.) und erhöhen den Ruhe-Tonus im Darm. Die gastrointestinale Sekretion nimmt ab und es bildet sich ein trockener, harter Stuhl. **Diuretika** begünstigen eine Verstopfung durch vermehrte Wasserausscheidung und Veränderungen der Elektrolytkonzentrationen.

6

CAVE

Eine ärztliche Abklärung der Ursache einer Obstipation ist erforderlich bei folgenden Patientengruppen oder Symptomen:
- Säuglinge und Kleinkinder
- Obstipation im Wechsel mit Diarrhö
- Länger bestehende Obstipation
- Plötzliche Verstopfung mit Fieber, Übelkeit und Erbrechen
- Starke abdominale Schmerzen
- Blut im Stuhl, Verdacht auf Kolonkarzinom (Ausschlussdiagnose bei Personen über 50 Jahren)
- Sehr hoher Leidensdruck
- Vorsicht mit der Flüssigkeitszufuhr für Patienten mit Herzinsuffizienz und/oder Niereninsuffizienz, die auf eine definierte Trinkmenge achten müssen.

6.5.2 Pharmakotherapie

Ziel der Therapie ist die Verminderung des gesamten Beschwerdekomplexes einer unbefriedigenden Entleerung, und nicht allein das Erreichen einer regelmäßigen Stuhlfrequenz. Vor diesem Hintergrund empfiehlt die Leitlinie Chronische Obstipation[3] bei Erwachsenen ein stufenweises Vorgehen, das als Basis jeder Obstipationstherapie **Allgemeinmaßnahmen** – ballaststoffreiche Ernährung, ausreichende Flüssigkeitsaufnahme, Bewegung – miteinschließt.

Empfohlen wird eine tägliche Trinkmenge von 1,5–2 l, eine höhere Flüssigkeitszufuhr hat keinen zusätzlichen therapeutischen Effekt. Ballaststoffe sollen als Füll- und Quellmittel in Form von Weizenkleie, Leinsamen, Flohsamen oder Flohsamenschalen eingenommen werden. Die Toleranz gegenüber Ballaststoffen ist wegen störenden Begleitsymptomen wie Blähungen und abdominale Krämpfe allerdings sehr gering, sodass die empfohlene Tagesmenge von 30 g von 68 % der Männer und 75 % der Frauen nicht erreicht wird.

GUT ZU WISSEN

- Als normal gilt eine Stuhlfrequenz zwischen dreimal täglich und dreimal pro Woche.
- Fehlen Ballaststoffe, die Wasser binden und wird zusätzlich zu wenig Flüssigkeit aufgenommen, kommt es zu einer Verlängerung der Passagezeit und einem Eindicken des Darminhalts.
- Nur eine ausreichende Füllung des Darms löst einen Dehnungsreiz an der Darmwand aus und regt die Peristaltik an.
- Wichtiger Hinweis für den Patienten: Keine Unterdrückung des Stuhldrangs!

Laxanzien

DEFINITION

Laxanzien/Abführmittel: Wirkstoffe zur Förderung und Erleichterung der Darmentleerung.

Laxanzien erleichtern die Darmentleerung durch Quellung, Zunahme des Stuhlvolumens und Dehnungsreiz auf die Darmwand, durch Steigerung der Darmperistaltik oder durch Hemmung der Wasserrückresorption. Die kurzzeitige Einnahme verursacht nur selten schwerwiegende Nebenwirkungen, eine chronische (missbräuchliche) Anwendung kann mit Ausnahme der Quellstoffe zu Elektrolytstörungen, insbesondere zu Kaliumverlust bei gleichzeitiger Einnahme von Diuretika führen. Die grundsätzliche **Kontraindikation** für Laxanzien – bestehender oder drohender Darmverschluss – ist selbsterklärend. **Mittel der 1.Wahl** sind laut Leitlinie **Macrogol, Bisacodyl** und **Natriumpicosulfat,** als 2. Wahl gelten **Zuckerstoffe** und **Anthrachinone.**

[3] S2k-Leitlinie Chronische Obstipation: Definition, Pathophysiologie, Diagnostik und Therapie der Deutschen Gesellschaft für Neurogastroenterologie und Motilität (DGNM) und der Deutschen Gesellschaft für Verdauungs- und Stoffwechselkrankheiten (DGVS): 021/019, Stand: 28.02.2013 gültig bis 28.02.2018 (in Überarbeitung).

Osmotisch wirksame Laxanzien

DEFINITION

Osmotisch wirksame Laxanzien: Verbindungen, die Wasser aufnehmen und auf physikalischem Weg das Stuhlvolumen vergrößern.

Zu den osmotisch wirksamen Laxanzien zählen Polyethylenglykole mit hoher Molekülmasse (3350–4000 Dalton), Zuckerstoffe und Mineralsalze. Ihr Wirkprinzip besteht darin, Wasser im Darmlumen zu binden, die Konsistenz zu verbessern und das Volumen des Darminhalts zu erhöhen. Es sind schwer resorbierbare Stoffe, die entsprechend ihrem osmotischen Druck die Wasserresorption aus dem Darm senken oder umgekehrt den Wassertransport ins Darmlumen steigern.

Macrogol (Polyethylenglykol PEG)

Macrogol ist mit reichlich Flüssigkeit (mind. 125 ml, bis 250 ml) einzunehmen, denn es bindet die Menge an Wasser, mit der es verabreicht wird. PEG wird nur minimal resorbiert und gelangt unverändert in den Dickdarm. Das Stuhlvolumen nimmt zu, regt über neuromuskuläre Aktivierung die propulsive Darmperistaltik an und verbessert den Transport des aufgeweichten Darminhalts, ohne Blähungen und Bauchkrämpfe zu verursachen. Macrogol ist Lactulose (s. u.) hinsichtlich Stuhlfrequenz, Beschaffenheit und Milderung abdomineller Schmerzen überlegen. Eine Begrenzung der Einnahmedauer ist nicht erforderlich, Störungen des Flüssigkeits- und Elektrolythaushalts sind nicht zu erwarten.

TIPP

- Macrogol in der Selbstmedikation bzw. ohne ärztlichen Rat nicht länger als 2 Wochen anwenden.
- Trinklösung frisch zubereiten, Produkte mit einem Zusatz von Elektrolyten möglichst nicht mit anderen Getränken/Zusätzen mischen, damit die Elektrolytzusammensetzung nicht verändert wird.
- Zu Therapiebeginn oder bei zu hoher Dosierung ist Durchfall möglich.

Macrogol gibt es als Darreichungsformen für Erwachsene und Kinder, in Kombination mit Elektrolyten, aromafrei oder mit Schokogeschmack. Es ist gut verträglich und eignet sich sowohl zur längerfristigen Einnahme bei chronischer Obstipation, als auch während Schwangerschaft und Stillzeit. Zur Behandlung der Obstipation ist ein Zusatz von Elektrolyten nicht notwendig, zur Darmentleerung und -reinigung vor einer Koloskopie ist er hingegen erwünscht.

Zucker und Zuckerstoffe

Lactose (Milchzucker) ist ein Disaccharid aus **Glukose** und Galaktose. Im Dünndarm wird Lactose durch das Enzym Lactase (β-Galactosidase) in ihre Monosaccharide gespalten, die resorbiert werden. Säuglinge und Kleinkinder bilden meist ausreichend Lactase, bei Erwachsenen hingegen nimmt ihre Aktivität ab oder das Enzym fehlt ganz. Resultat ist eine mit dem Alter zunehmende Lactoseintoleranz, die sich bei Einnahme von Milchzucker oder Milchprodukten durch abdominelle Beschwerden, Flatulenz und Diarrhö bemerkbar macht. Ungespaltene Lactose wird im Darm kaum resorbiert und bindet Wasser. Sie wird durch Bakterien im Dickdarm zu kurzkettigen Säuren vergoren, die den pH-Wert senken und die Peristaltik zusätzlich anregen. Lactose ist in Säuglingsnahrung als einziges („Pre") oder Hauptkohlenhydrat („1") enthalten, zur Unterstützung der Darmtätigkeit ist sie als Edelweiss® Milchzucker im Handel. Die Dosierung für (Klein-)Kinder liegt bei 10–20 g/Tag. Vor der Anwendung bei Erwachsenen sollte eine Lactose-Intoleranz ausgeschlossen werden.

Lactulose, ein Disaccharid aus **Fruktose** und Galaktose, wird durch Disaccharidasen im Darm nicht gespalten, auch nicht durch das Enzym Lactase. Sie wird nur schwer resorbiert und verringert entsprechend dem osmotischen Druck die Resorption von Wasser aus dem Darm. Der Stuhl wird weicher und voluminöser. Lactulose wird wie Lactose von Darmbakterien zu kurzkettigen Fettsäuren mit peristaltikanregender Wirkung abgebaut. Da sich hierbei Gase bilden, kommt es insbesondere in den ersten Tagen der Einnahme dosisabhängig zu abdominellen Beschwerden, Meteorismus und Flatulenz. Der Wirkeintritt erfolgt innerhalb von 2–48 Std.

TIPP

Bei der Anwendung von Lactulose ist eine niedrige Erstdosierung (morgens 1-mal 5 ml tgl.) zu beachten. Anschließend folgt eine langsamen Dosissteigerung (auf bis zu 3-mal 10 ml tgl.), bis das gewünschte Ergebnis erreicht wird.

Lactitol, ein synthetischer Zuckeraustauschstoff, ist in seiner Wirkungsweise weitgehend mit Lactulose vergleichbar (30 ml Lactulose entsprechen 20 ml Lactitol). Voraussetzung für eine Wirkung ist ähnlich wie bei Lactulose das Fehlen einer speziellen intestinalen Disaccharidase mit der Fähigkeit zur Spaltung von Zuckermolekülen.

Lactitol und Laktulose werden im Dickdarm durch Kolonbakterien zu niedermolekularen Fettsäuren (Milch-, Essig-, Buttersäure) und Gasen abgebaut. Neben der Erhöhung des osmotischen Drucks und der pH-Wertveränderung, kommt es durch die Säureeinwirkung zu einer Reizung sensorischer Neurone mit Anregung der Peristaltik.

Nachteile der Therapie sind Blähungen, Flatulenz, Darmgeräusche und abdominale Schmerzen. Bei längerer Transitzeit geht die Wirkung von Lactitol bzw. Lactulose verloren.

Salinische Abführmittel

Magnesiumsulfat (Bittersalz) und **Natriumsulfat** (Glaubersalz) sind stark hygroskopisch (wasserbindend). Der Wirkungseintritt hängt von der Menge und Konzentration der Salzlösung ab. Da beide Salze bereits im Dünndarm wirken, kommt es bei der Anwendung, v. a. bei Überdosierung häufig zu durchfallähnlichen Entleerungen und Elektrolytstörungen.

Salinische Laxanzien sollten wegen der Gefahr potenziell unerwünschter Wirkungen nur akut und kurzfristig (z. B. zur Darmentleerung vor dem Heilfasten) angewendet werden. Bei Überdosierung besteht die Gefahr eines **paralytischen Ileus.**

Antiresorptive/hydragoge Laxanzien

DEFINITION

Antiresorptive/hydragoge Laxanzien: stimulierende, dickdarmwirksame Substanzen, die nicht resorbiert werden.

Laxanzien dieser Gruppe hemmen die Natrium- und Wasserrückresorption in die Epithelzellen der Darmschleimhaut sowohl durch Blockade der Na^+/K^+-ATPase (antiresorptive Wirkung), als auch durch Steigerung der Wasser- und Elektrolytsekretion (hydragoge Wirkung).

Bisacodyl und Natriumpicosulfat

Bisacodyl und Natriumpicosulfat sind **Prodrugs,** die nach oraler Einnahme im Dickdarm durch Darmbakterien in ihre aktive Wirkform (freies Diphenol) überführt werden. Diphenol erhöht das Darmvolumen durch Hemmung der Resorption von Wasser und Natrium, vermindert die Stuhlkonsistenz durch Steigerung der Sekretion von Wasser und Kalium. Zusätzlich stimuliert es als Kontaktlaxans die reflektorische Peristaltik. Der Kaliumspiegel wird bei bestimmungsgemäßem Gebrauch nicht verändert, ein Kaliummangel kann nur bei Missbrauch mit durchfallartigen Entleerungen eintreten. Schwere Hypokaliämien wurden nicht beobachtet.

Entgegen dem Hinweis „zur kurzfristigen Anwendung" in der Gebrauchsinformation der meisten Arzneimittel, ist für Bisacodyl und Natriumpicosulfat nach neueren Erkenntnissen unter **Einhaltung der Dosierung und Einnahmehäufigkeit** eine Beschränkung der Einnahmedauer nicht in jedem Fall erforderlich.

6

GUT ZU WISSEN

Die Anwendung von Bisacodyl und Natriumpicosulfat sollte in der Regel auf 1- bis 2-mal pro Woche begrenzt werden.

Anthranoide/Anthranoiddrogen

DEFINITION

Anthranoide/Anthranoiddrogen: Pflanzeninhaltsstoffe, die in der Pflanze mit Zucker gebunden als Anthrachinonglykoside vorliegen. Die abführende Wirkung ist an bestimmte Strukturmerkmale gebunden, daher weisen nur die Anthranoide von Aloe, Sennesblätter/-früchten, Faulbaumrinde und Rhabarberwurzel laxierende Eigenschaften auf.

Anthrachinonglykoside werden nach der Einnahme nicht resorbiert und gelangen unverändert in den Dickdarm, wo sie durch β-Glukosidasen der Darmbakterien gespalten und in ihre eigentliche Wirkform überführt werden. Diese hemmt die Natrium- und Wasserrückresorption in die Epithelzellen der Darmschleimhaut (antiabsorptive Wirkung) und steigert die aktive Sekretion in das Kolon durch Erhöhung der Durchlässigkeit der Kittleisten zwischen den Endothelzellen (sekretagoge Wirkung). Durch Stimulation lokaler Rezeptoren werden die für die Darmentleerung nötigen propulsiven Kontraktionen der glatten Darmmuskulatur verstärkt und die Passagezeit verkürzt. Volumenzunahme, Steigerung des Füllungsdrucks und die Anregung der Peristaltik lösen den Defäkationsreflex aus. Die Wirksamkeit der Anthranoiddrogen nimmt in aufsteigender Reihenfolge von Rhabarberwurzel, Faulbaumrinde, Cascararinde über Sennesfrüchte und -blätter bis Aloe zu. Rhabarberwurzel enthält zusätzlich Gerbstoffe mit antisekretorischen und antidiarrhoischen Eigenschaften, die bei niedriger Dosierung die abführende Wirkung abschwächen. Die Dosierung der Anthranoiddrogen wird entsprechend ihrer Wirkstärke so gering wie möglich gewählt, um einen weichen, geformten Stuhl zu erreichen. Höhere Dosierungen lösen durch Reizung der Darmschleimhaut krampfartige, durchfallähnliche Beschwerden aus. Eine Daueranwendung kann zu Störungen im Elektrolyt- und Wasserhaushalt führen und über eine Zunahme der Kaliumausscheidung die Obstipation verstärken. Der Wirkungseintritt erfolgt innerhalb von 8–10 Stunden, weshalb sich eine abendliche Einnahme empfiehlt.

CAVE

Für alle stimulierenden, dickdarmwirksamen Laxanzien gilt:

- Nur kurzzeitig, nicht länger als 1–2 Wochen anwenden.
- Bei Dauereinnahme drohen z.T. schwerwiegende Nebenwirkungen, wie Elektrolytverlust, v.a. Hypokaliämie mit Verstärkung der Obstipation, Kalium-assoziierte Störungen im Herz-Kreislauf-System, Muskelschwäche, erhöhte Kaliumverluste bei gleichzeitiger Einnahme von Diuretika.
- Bei Anthranoiddrogen kann zusätzlicher eine Pseudomelanosis coli (reversible Pigmenteinlagerungen in der Darmschleimhaut) auftreten.

Füll- und Quellmittel

DEFINITION

Füll- und Quellmittel: Ballaststoffe, die kaum verdaut und nicht resorbiert werden. Sie quellen unter Aufnahme von Wasser und vergrößern das Stuhlvolumen.

Füll- und Quellmittel sind natürlich vorkommende pflanzliche Ballaststoffe (Hafer- und Weizenkleie) oder partialsynthetisch veränderte quellfähige, nicht verdaubare Polysaccharide. Wichtigste Vertreter sind die **Quellstoffdrogen** Indische Flohsamen/-schalen, Flohsamen und Leinsamen. Sie enthalten lösliche, osmotisch wirksame Schleimpolysaccharide mit hohem Wasserbindungsvermögen, die nicht oder nur zu einem geringen Teil von der Dickdarmflora verstoffwechselt und unverdaut ausgeschieden werden. Wasserbindungsvermögen und Quellungszahl werden wesentlich vom Grad der Abbaufähigkeit bestimmt. Indische Flohsamen können das 10–15-fache des Eigengewichts an Wasser aufnehmen, Indische Flohsamen**schalen** sogar bis zum 40-fachen. Leinsamen enthalten zusätzlich 30–45 % fettes Öl, weshalb auf die erhöhte Kalorienzufuhr zu achten ist. Durch Wasseraufnahme wird der Darminhalt weicher, Dehnungsreize stimulieren reflektorisch die Darmperistaltik und verkürzen die Transitzeit.

Quellstoffdrogen verursachen weniger Blähungsbeschwerden als Nahrungsballaststoffe, sie sind für die Langzeiteinnahme geeignet und bei länger bestehender **chronischer Obstipation Mittel der ersten Wahl.** Bei einmaliger Applikation ist ein Wirkungseintritt frühestens nach 12–24 Stunden zu erwarten, ein Maximaleffekt wird erst nach längerer und konsequenter Anwendung innerhalb von 3–4 Wochen erreicht.

TIPP

- Quellstoffdrogen immer mit ausreichend Flüssigkeit, mindestens im Verhältnis 1 : 10 am besten zwischen den Mahlzeiten einzunehmen.
- Leinsamen nicht vorquellen lassen – im Gegensatz zur Herstellung einer Schleimzubereitung bei Gastritis. Bei Obstipation soll die Volumenzunahme erst im Dickdarm erfolgen.
- Geschroteten/zerkleinerten Leinsamen kühl lagern und innerhalb einer Woche verbrauchen, um die Oxidation der ungesättigten Fettsäuren mit Luftsauerstoff und ein Ranzigwerden des Leinöls zu vermeiden.

GUT ZU WISSEN

Lösliche Quellstoffe, v. a. Indische Flohsamen(schalen), sind speziell beim Reizdarmsyndrom mit wechselnder Symptomatik sowie bei chronisch-entzündlichen Darmerkrankungen abhängig vom Schweregrad eine empfehlenswerte (adjuvante) Maßnahme.

- Besteht vorwiegend Diarrhö, verfestigen sie den Darminhalt durch Wasserbindung,
- bei Obstipation machen sie den Stuhl voluminöser und gleitfähiger.

Gleichzeitig dienen die Abbauprodukte der Quellstoffe den Darmbakterien als Nahrung und tragen zu einer gesunden Darmflora bei.

Gleitmittel

DEFINITION

Gleitmittel: Substanzen, die durch einen lokalen Gleiteffekt im Rektum die Ausscheidung erleichtern.

Für die **rektale Anwendung** eignen sich Zäpfchen oder (Mini-) Klistiere auf der Basis von Glyzerin (engl. Glycerol, z. B. Babylax®, Glycilax®) oder Sorbitol (in Microlax® Rektallösung zusammen mit Natriumcitrat, Natriumlaurylsulfoacetat). Nach dem Osmoseprinzip kommt es zur Volumenzunahme und Erweichung des Darminhalts. Die hypertone Lösung wirkt dehydrierend auf die Schleimhaut im Rektum, steigert den Defäkationsreiz und erleichtert durch ihren „Gleiteffekt" eine rasche Entleerung, wenn sich harter Stuhl im Rektum angesammelt hat. Die Wirkung tritt bei Glycerin meist binnen 90 Minuten ein. Eine weitere Möglichkeit der rektalen Applikation sind Lecicarbon®-Suppositorien. Sie enthalten Natriumhydrogencarbonat und Natriumdihydrogenphosphat in altersabgestufter Dosierung und sind auch für Säuglinge, Schwangere und Stillende geeignet. Der osmotische Effekt zusammen mit der Freisetzung von Kohlendioxid bewirkt eine Volumenzunahme und regt die Darmmotilität an. Das Zäpfchen sollte 15 Minuten im Rektum verbleiben, bis zum Wirkeintritt können 30 Min. vergehen.

Die Anwendung **mineralölhaltiger Gleitmittel** wie Paraffinöl wird nicht mehr empfohlen. Trotz gutem Gleitmitteleffekt überwiegt bei versehentlicher Einatmung die Gefahr einer Aspirationspneumonie. Die **orale Applikation** von Mineralölen (z. B. Obstinol® M) gilt heute in der Obstipationsbehandlung als **obsolet.**

6.5.3 Pharmakotherapie bei opioidinduzierter Obstipation

Opioide repräsentieren eine Gruppe stark wirksamer Analgetika (➤ 12.2.6), die über eine Bindung an Opioid-μ-Rezeptoren wirken. Als wichtiger Bestandteil einer intensiven Schmerztherapie werden sie in erster Linie Tumorpatienten mit schweren chronischen Schmerzen verordnet. Fast immer tritt als **Nebenwirkung** die oft schwer zu behandelnde **opioidinduzierte Obstipation** (Opioid Induced Constipation OIC) auf, nach Angaben der Deutschen Gesellschaft für Schmerzmedizin sind bis zu 87 % der Schmerzpatienten betroffen.

Alle Opioid-Analgetika blockieren koordinierte Bewegung der Darmwandmuskulatur und peristaltische Funktionen, was zu Störungen der Darmmotilität, Sekretion und Resorption führt. Daher ist nicht nur die Verstopfung alleine sehr belastend, viele Patienten leiden zusätzlich unter Blähungen und Völlegefühl, Bauchschmerzen, Sodbrennen, saurem Reflux sowie Übelkeit und Erbrechen.

Die OIC ist der häufigste Grund für den Abbruch einer Opioid-Therapie mit schwerwiegenden Folgen für den Patienten. Im Gegensatz zu einer habituellen Obstipation ist diese Form der Verstopfung nicht mit den beschriebenen Laxanzien behandelbar. Konventionelle Abführmittel erhöhen direkt oder indirekt das Stuhlvolumen und regen die Peristaltik an. Diese Reaktion unterbleibt bei der OIC durch die Aktivität der Opioid-Rezeptoren.

Wirksame Arzneimittel sind **Peripher aktive μ-Opioid-Rezeptorantagonisten (PAMORA)**. Sie blockieren μ-Opioid-Rezeptoren im Bereich des enteralen Nervensystems und vermindern die negative Wirkung der Opioid-Analgetika auf den Gastrointestinaltrakt. Sie wirken kausal gegen die OIC, ohne die analgetische Wirkung der Opioide zu beeinträchtigen. Einziger oral verfügbarer **verschreibungspflichtiger** Wirkstoff ist Naloxegol (Moventig®). Studien zeigen, dass Naloxegol bei OIC nicht nur einen signifikanten Anstieg der Stuhlfrequenz bewirkt, sondern auch die Begleiterscheinungen Übelkeit und Sodbrennen reduziert. Insgesamt wird die Lebensqualität, sowie das körperliche und seelische Wohlbefinden von Schmerzpatienten deutlich verbessert. Dies erhöht die Leistungsfähigkeit der Betroffenen und die Compliance mit der Opioid-Therapie. Als UAW treten abdominale Schmerzen, Flatulenz, Diarrhö, Übelkeit oder Erbrechen auf, häufig sind auch Kopfschmerzen, Nasopharyngitis oder Hyperhidrose.

CAVE

Während der Therapie ist das Trinken von Grapefruitsaft in größeren Mengen kontraindiziert.

6.5.4 Übersicht: Laxanzien

Die nachfolgende Tabelle listet nicht verschreibungspflichtige Arzneimittel auf (➤ Tab. 6.8) die bei Obstipation zur Beschleunigung und Verbesserung der Darmentleerung eingesetzt werden.

6.6 Aspekte säureassoziierter Erkrankungen

KURZ UND KNAPP

- Sodbrennen ist keine eigenständige Krankheit. Es beschreibt die Beschwerden, die durch den Reflux des stark sauren Mageninhalts in die Speiseröhre ausgelöst werden.
- Eine akute Gastritis ist durch Schmerzen in der Magengegend, Übelkeit, Erbrechen und Appetitlosigkeit gekennzeichnet.
- Eine chronische Gastritis kann symptomlos oder mit unspezifischen Oberbauchbeschwerden verlaufen.
- Typisch für ein Ulkus sind lokalisierte epigastrische Schmerzen.
- Hauptursachen einer chronischen Gastritis und gastroduodenalen Ulkuserkrankungen sind eine Infektion mit Helicobacter pylori und die Einnahme von NSAR.

Etwa 30–40 % der erwachsenen Bevölkerung in Deutschland leiden gelegentlich oder regelmäßig an saurem Aufstoßen oder **Sodbrennen.** Als Risikofaktoren gelten fett- und zuckerreiche, „säurelockende"

Tab. 6.8 Nicht verschreibungspflichtige Laxanzien.

Wirkstoff/Wirkstoffgruppe	Beispiel	Hinweis	KI/WW/NW
Antiresorptiv und hydragog wirkende Laxanzien			
Bisacodyl Wirkungseintritt • Oral, nüchtern: 6 Std. nach Einnahme, ansonsten 6–12 Std. • Rektal: 15–30 Min.	Bekunis Drgs., Dulcolax Drgs., Supp., Laxans-ratiopharm®, Mediolax®, Tirgon® u. a.	• Obstipation und Erkrankungen, die erleichterte Defäkation erfordern • Zur Darmentleerung bei diagnostischen und therapeutischen Eingriffen am Darm • Anwendung auf 1- bis 2-mal pro Woche beschränken	• **KI:** Darmverschluss, Kinder < 2 J. • **WW:** Herzglykoside: Verstärkung der Herzglykosidwirkung durch Kaliumverluste • Diuretika: Wirkungsverstärkung durch Kaliumverlust
Natriumpicosulfat Wirkungseintritt nüchtern: 4–6 Std. nach Einnahme, ansonsten 8–12 Std.	Agiolax® Pico, Dulcolax® N Perlen, Tr.; Laxans-ratiopharm® 7,5 mg/ml Pico Tr.; Laxoberal® Tr.		• Ileus, starke abdominale Beschwerden, schwere Dehydration • Kinder < 4 J.
Kombinationen			
Natriumpicosulfat, Magnesiumoxid, Citronensäure Wirkungseintritt: keine Anwendung als routinemäßiges Laxans	Picoprep® Pulver, CitraFleet® Pulver	• Zur Darmreinigung vor diagn. Untersuch., z. B. Koloskopie • Picoprep® für Kinder ab 1 Jahr	**KI:** Dekompens. Herzinsuffizienz, toxisches Megakolon, Hypermagnesiämie, aktive entzündl. Darmerkrank., stark eingeschr. Nierenfunkt.
Pflanzliche antiresorptiv und hydragog wirkende Laxanzien			
Sennesblätter, -früchte Wirkungseintritt: nach 8–10 Std.	Alasenn®, Bekunis, Midro Abführtbl./ Midro Tee, Neda® Früchtewürfel	Nur kurzzeitig und nicht länger als 1–2 Wo.	**KI:** Ileus, Atonie, Kinder < 10/(12) J., Dehydration mit Wasser- und Elektrolytverlust
Aloe-Extrakt Wirkungseintritt: nach 6–12 Std.	Kräuterlax®		
Osmotisch wirkende Laxanzien			
Lactulose Wirkungseintritt: nach 2–10/(48) Std.	Bifiteral®, Lactuflor®, Lactulose-saar® u. a.	• Bei ungenügender Dosierung Wirkung erst nach 24–48 Std. • Diabetiker: Kohlenhydratgehalt berücksichtigen	• **KI:** Ileus, Darmperforation • **NW:** Dosisabhängig abdominelle Beschwerden, Meteorismus und Flatulenz
Lactitol Wirkungseintritt: nach 2–10 Std.	Importal®	Sgl., KK, ältere und kranke Menschen: Anwendung erst nach ärztl. Rücksprache	Ileus, künstlicher Darmausgang
Macrogol Wirkungseintritt: nach 24–48 Std.	Laxbene, Laxofalk®	• Chronische Obstipation • Fertige Lsg. bis zu 24 Std. im Kühlschrank haltbar • Auch während Schwangerschaft und Stillzeit	Ileus, schwere entzündliche Darmerkrankungen.
Kombinationen mit Macrogol			
+ Kaliumchlorid, Natriumchlorid, Natriumhydrogencarbonat	• Endofalk® Classic, Tropic • MovicoL® aromafrei, Schoko • Movicol® flüssig Orange; Movicol® Junior aromafrei, schoko, Macrogol-ratiopharm® u. a.	Infolge Dehydratation evtl. Schwindel und Müdigkeit, mit evtl. Einfluss auf Verkehrstüchtigkeit und Fähigkeit zum Bedienen von Maschinen	Ileus, schwere entzündliche Darmerkrankungen.
+ Natriumsulfat, Natriumchlorid, Kaliumchlorid, Ascorbinsäure	Moviprep®, Moviprep® Orange, Plenvu		
+ Natriumsulfat, Natriumhydrogencarbonat, Natriumchlorid, Kaliumchlorid	Klean-Prep® Pulv.		
Salinische Laxanzien			
Magnesiumsulfat Wirkungseintritt: nach 30 Min. bis 2 Std.	F. X. Passage® SL Pulv.	Kurzfristige Anwendung bei Verstopfung, zur Darmentleerung vor Heilfasten, vor diagnostischen und therapeutischen Maßnahmen	• **KI:** Ileus, eingeschränkte Nierenfunktion • Kinder unter 6. J. • **NW** bei exzessivem Gebrauch: Natriumsulfat: Hypernatriämie, Flüssigkeitsretention, Hypertonie. Magnesiumsulfat: Muskelschwäche, Blutdruckabfall
Natriumsulfat Wirkungseintritt: Nach 30 Min. bis 2 Std.	Glaubersalz Bombastus®		

Tab. 6.8 Laxanzien. (*Forts.*)

Wirkstoff/Wirkstoffgruppe	Beispiel	Hinweis	KI/WW/NW
Andere chemisch-definierte Laxanzien (Defäkationsauslöser)			
Glycerol Wirkungseintritt: innerhalb 90 Min.	Babylax®	Miniklistier (Rectiole)	**KI:** Ileus
	• Glycilax® • Nene-Lax 0,5 für Sgl.; Nene-Lax 1,0 für KK, Kdr.; Nene-Lax 1,5 für Schulkdr., Erw.	Zäpfchen	
Natriumhydrogencarbonat + Natriumdihydrogenphosphat Wirkungseintritt: innerhalb 30 Min.	Lecicarbon® S/K/E CO_2-Laxans Supp.	• Zäpfchen • Geeignet auch während Schwangerschaft und Stillzeit	Erkrankungen im Anal- und Rektalbereich, bei denen Gefahr des übermäßigen Übertritts von CO_2 besteht
Quellmittel			
Indische Flohsamenschalen Wirkungseintritt: meist innerhalb von 12–24 Std., maximale Wirksamkeit evtl. erst nach 2–3 Tagen	Flosine® Balance, Metamucil, Mucofalk® (Apfel/Fit/Orange) Granulat, Pascomucil®	–	**KI:** Darmverschluss, Akut-entzündliche Erkrankungen des Darmes, z. B. Morbus Crohn, Colitis ulcerosa, Appendizitis, abdominale Schmerzen unbekannter Ursache
Kombinationen			
Indische Flohsamenschalen Sennesblätter, -früchte Wirkungseintritt: nach 8–12 Std.	Agiolax® Granulat	–	**KI:** Ileus

Lebensmittel, Alkohol, Nikotin, die Einnahme Nicht-steroidaler Antirheumatika (NSAR) sowie chronischer Stress, da die Magensäure-Produktion vegetativ gesteuert wird. Normalerweise besteht an der Magenschleimhaut ein Gleichgewicht zwischen aggressiven (Salzsäure, Verdauungsenzyme) und protektiven (hydrogencarbonathaltiger Schleim, Prostaglandin PGE2) Mechanismen (> Abb. 6.2). Wird dieses Gleichgewicht auf die Seite der aggressiven Faktoren verschoben, sind Reizungen und Entzündungen der Magenschleimhaut die Folge. Liegt zusätzlich eine Insuffizienz des unteren Ösophagussphinkters vor, werden durch einen Reflux der stark sauren Magensäure die empfindlichen Schmerzrezeptoren im Epithel der Speiseröhrenschleimhaut gereizt bis hin zu einer Schädigung der Schleimhaut. Säurebedingte **Symptome** sind Schmerzen und Brennen hinter dem Brustbein, das bis in den Hals und Rachen reichen und sich mit Heiserkeit, belegter Stimme und häufigem Räusperzwang äußern kann. Häufig kommt ein Druckgefühl im Oberbauch hinzu, das v. a. nachts durch die horizontale Liegeposition und den Rückfluss des Speisebreis in die Speiseröhre unangenehm verstärkt wird.

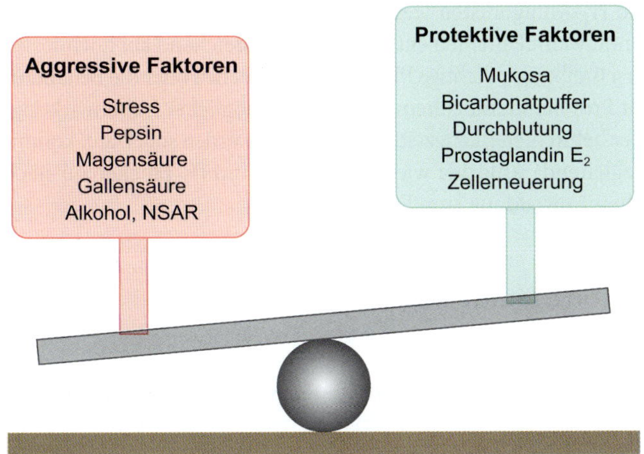

Abb. 6.2 Faktoren, die zur Ulkusentstehung beitragen oder die Schleimhaut davor schützen. [L157]

Zu den säureassoziierten Erkrankungen gehören die Krankheitsbilder Gastroösophageale Refluxkrankheit durch den Reflux von saurem Mageninhalt in die Speiseröhre, Gastritis und Ulkus (> 6.7). Häufiger Auslöser einer **akuten Gastritis** ist die Einnahme von NSAR, die über eine Hemmung der COX-1 die Bildung von Prostaglandin PGE2 und damit die Produktion der schützenden Schleimschicht reduzieren. Primäre Ursache einer **chronischen Gastritis,** die sich zu einem **peptischen Ulkus** weiterentwickeln kann, ist neben der Dauermedikation mit NSAR eine Infektion mit dem Bakterium Helicobacter pylori (H. pylori). Das Risiko für gastrointestinale Komplikationen durch NSAR steigt nach dem 60. Lebensjahr durch Polymedikation, z. B. einer Kombination mit oralen Antikoagulanzien, deutlich an. Charakteristisch für das Beschwerdebild des peptischen Ulkus sind bohrende oder kolikartige Schmerzen, häufig begleitet von Blähungen, Völlegefühl, Übelkeit und Erbrechen, Appetitlosigkeit und Gewichtsverlust. Schmerzen treten beim Ulcus duodeni meist nüchtern und in den frühen Morgenstunden auf, bei einem Ulcus ventriculi hingegen bevorzugt nach oder während der Mahlzeit. Bei etwa einem Drittel der älteren Patienten verläuft ein Ulcus symptomlos, insbesondere wenn gleichzeitig schmerzlindernde Arzneimittel (NSAR) eingenommen werden.

GUT ZU WISSEN

Auslöser einer übermäßigen Säureproduktion bzw. säurebedingten Beschwerden:

- Reichhaltige, scharf gewürzte oder sehr fetthaltige Mahlzeiten, v.a. spät am Abend.
- Süße Speisen, säurehaltiges Obst/Fruchtsäfte sind „Säurelocker" und verbrauchen zur Verdauung viel Magensäure.
- Alkohol und Nikotin reizen die Magenschleimhaut, stimulieren die Magensäure-Produktion und vermindern den Tonus des Speiseröhren-Schließmuskels.
- Stress, Hektik oder seelische Belastungen verzögern die Magenentleerung und den Verdauungsprozess, sodass mehr Säure benötigt wird.
- Eine zu geringe Trinkmenge verdünnt die Magensäure nicht ausreichend.
- Die Funktion des Speiseröhren-Schließmuskels kann durch verschiedene Arzneimittel – z. B. Schmerzmittel, Blutdrucksenker, Hormonpräparate, Asthmamittel, Mittel gegen Harninkontinenz – beeinträchtigt werden.

ÜBER DEN TELLERRAND

Die Magensäure wird von den Belegzellen des Magens gebildet. Für den aktiven Transport der Säure ins Mageninnere ist als sog. Protonenpumpe das Enzym H+/K+-ATPase verantwortlich. Die Magenschleimhaut selbst produziert einen hydrogencarbonathaltigen Schleim, der sich als Schutzschicht auf die Schleimhaut legt und durch seine Pufferfunktion die Epithelzellen des Magens vor der aggressiven Säure schützt. Diese Fähigkeit fehlt der Speiseröhrenschleimhaut, allerdings verhindert im Normalfall der Schließmuskel (Ösophagussphinkter) einen Rückfluss des sauren Mageninhalts in die Speiseröhre. Voluminöse Mahlzeiten, die den Druck auf den Sphinkter verstärken, Schwangerschaft oder Übergewicht erhöhen die Gefahr für einen vermehrten Reflux. Auch Motilitätsstörungen im oberen Gastrointestinaltrakt, eine schwache Schließmuskulatur oder Arzneimittel wie Anticholinergika und Kalziumkanalblocker (Antihypertonika) können den Sphinktertonus senken.

6

6.7 Gastroösophageale Refluxkrankheit, Gastritis und Ulkuserkrankungen

6.7.1 Klinische und physiologische Grundlagen

Laut Definition der Leitlinie[4] liegt eine gastroösophageale Refluxkrankheit (GERD) (**g**astro**e**sophageal **r**eflux **d**isease) vor, wenn der Reflux von Mageninhalt störende Symptome und/oder Komplikationen verursacht. Sie schließt den pathophysiologischen Prozess, eine symptombasierte Definition zur klinischen Anwendung und die Beeinträchtigung des gesundheitsbezogenen Wohlbefindens (Lebensqualität) des Patienten mit ein. Eine GERD ohne endoskopisch nachweisbare Läsionen wird als **n**icht-**e**rosive gastroösophageale **R**efluxkrankheit NERD definiert.

[4] S2k-Leitlinie Gastroösophageale Refluxkrankheit der Deutschen Gesellschaft für Gastroenterologie, Verdauungs- und Stoffwechselkrankheiten (DGVS) Stand: 31.05.2014 (in Überarbeitung), gültig bis 31.05.2019.

CAVE

Beschwerden, die regelmäßig 1- bis 2-mal pro Woche auftreten oder sich außerhalb des Gastrointestinaltrakts bemerkbar machen, erfordern eine ärztliche Abklärung. Sie deuten auf eine gastroösophageale Refluxkrankheit mit erhöhtem Risiko für Komplikationen hin:

- Chronischer Husten und Heiserkeit → Entzündung der Speiseröhrenschleimhaut (Ösophagitis)
- Räusperzwang/Globusgefühl im Hals → erosive Veränderungen der Schleimhaut, Stenosen → Barrett-Ösophagus (Zellveränderungen der Schleimhaut, gilt als Präkanzerose)
- Zahnschädigungen durch die Säureeinwirkung

6.7.2 Pharmakotherapie

Die Pharmakotherapie verläuft bei allen drei Krankheitsbildern in ähnlicher Weise nach dem Prinzip, die verstärkte Säureproduktion und -sekretion zu reduzieren oder die bereits gebildete Säure zu neutralisieren.

Bei **akuter Gastritis** besteht die erste Maßnahme im Absetzen der auslösenden Noxen durch Nahrungskarenz, Kaffee-, Alkohol- und Nikotinverzicht. Wenn möglich, sollte eine bestehende Schmerztherapie mit ASS oder NSAR unterbrochen werden. Eine akute Gastritis heilt üblicherweise in kurzer Zeit von selbst aus. Zur Überbrückung und Symptomlinderung helfen Antazida, (kurzfristig) Protonenpumpenhemmer in niederer Dosierung, H_2-Rezeptorenblocker oder Phytopharmaka.

Wichtigstes Ziel der Prophylaxe und Therapie von **Ulkuserkrankungen** ist die effektive Verminderung der Säureproduktion und -sekretion. Dies gewährleistet das möglichst schnelle Abheilen der Schleimhautschäden und hilft Komplikationen (Blutungen, Ulkusperforation, Rezidivbildung) zu vermeiden. Beim H.-pylori-induzierten Ulkus steht aufgrund fehlender Präventionsstrategien die medikamentöse Behandlung bzw. die Eradikation von Helicobacter pylori mit einer Kombination aus Protonenpumpenhemmern und Antibiotika im Vordergrund. Bei gelegentlichen säurebedingten Beschwerden eignen sich Histamin-Rezeptor-Antagonisten oder Antazida zur Neutralisation der zu viel gebildeten Magensäure.

Auch die **Leitlinie „Gastroösophageale Refluxkrankheit"** stellt Protonenpumpenhemmer in den Mittelpunkt der Therapie. Antazida und H_2-Antagonisten werden als mögliche Bedarfsmedikation genannt, wenn Patienten entweder nicht ausreichend auf hochdosierte verschreibungspflichtige PPI-Gaben ansprechen oder die Behandlung mit Protonenpumpenhemmern wegen möglicher Nebenwirkungen oder befürchteter Langzeitfolgen beendet werden soll. Dann kommen (begleitend) Antazida wie z. B. Alginate und H_2-Blocker zur nächtlichen Anwendung zum Einsatz.

Protonenpumpenhemmer

DEFINITION

Protonenpumpenhemmer (Protonenpumpenhemmer-Inhibitoren [PPI]): Wirkstoffe, die ein Enzym in den Belegzellen der Magenschleimhaut blockieren und die Abgabe von Protonen (H^+-Ionen) in das Magenlumen hemmen.

Protonenpumpenhemmer (Protonenpumpen-Inhibitoren **PPI**) sind Mittel der ersten Wahl bei Refluxösophagitis und peptischen Ulzera. Es sind Prodrugs, die durch den magensaftresistenten Überzug der Tablette/Kapsel erst nach der Magenpassage im Dünndarm resorbiert und auf dem Blutweg in die Belegzellen der Magenschleimhaut transportiert werden. Im sauren Milieu werden sie in ihre Wirkform umgewandelt, die das Enzym H+/K+-ATPase (sog. Protonenpumpe) irreversibel blockiert und die Säuresekretion fast vollständig unterdrückt. Die Wirkung der PPI ist am effektivsten, wenn sie mind. 60 Minuten vor einer Mahlzeit, möglichst vor dem Frühstück auf nüchternen Magen eingenommen werden. Die anschließende Nahrungsaufnahme stimuliert die Belegzellen, sodass besonders viele aktive Enzyme für eine Hemmung zur Verfügung stehen. Eine Wiederherstellung dieser Protonenpumpe ist nur durch eine Enzymneubildung möglich, die zwischen 1–3 Tagen dauert. Um die Mehrzahl der Protonenpumpen zu deaktivieren und säurebedingte Beschwerden nachhaltig zu lindern, sollten PPI kontinuierlich 2–3 Tage eingenommen werden. PPI neutralisieren nicht die bereits vorhandene Säure, daher ist nicht mit einem sofortigen Wirkungseintritt zu rechnen. Zur Überbrückung der Latenzzeit wird die Einnahme von Antazida empfohlen.

Protonenpumpenhemmer werden zur Ulkus-Rezidivprophylaxe sowie den medizinischen Leitlinien entsprechend auch prophylaktisch als Magenschutz bei einer (Langzeit)Therapie mit NSAR verordnet. Durch die langanhaltende Säureblockade erleichtern sie die Eradikation von Helicobacter pylori und werden adjuvant zur Säurehemmung in der Behandlung des sehr seltenen Zollinger-Ellison-Syndrom eingesetzt.

GUT ZU WISSEN

Protonenpumpenhemmer liegen als Prodrugs vor. Wesentlich für ihre Wirksamkeit ist der magensaftresistente Überzug der Arzneiform, der nicht zerstört werden darf, damit der Wirkstoff unbeschadet das saure Milieu der Belegzellen erreicht. PPIs sind 1 Std. vor dem Essen, vorzugsweise 1 Stunde vor dem Frühstück einzunehmen.

PPI sind abhängig von der Dosierung und der Anwendungsdauer verschreibungspflichtig oder rezeptfrei erhältlich. Die Wirkstoffe **Omeprazol, Pantoprazol** und **Esomeprazol** stehen auch als nicht verschreibungspflichtige Arzneimittel – oft mit dem Zusatz „protect“ oder „bei Sodbrennen“ – in der Stärke 20 mg pro Tablette für die **kurzzeitige** Anwendung bei **Erwachsenen ab 18 Jahren** zur Verfügung. Die maximale Therapiedauer in der Selbstmedikation beträgt für Omeprazol und Esomeprazol 14 Tage, für Pantoprazol 28 Tage. Bessern sich die Beschwerden in diesem Zeitraum nicht oder verschlechtern sich sogar, sollte der Patient unbedingt an einen Arzt verwiesen werden.

Beispiele für nicht verschreibungspflichtige Arzneimittel in der Stärke 20 mg in einer Packungsgröße für 7 oder 14 Tage:

- Esomeprazol 20 mg TAD bei Sodbrennen, Esomeprazol Heumann 20 mg
- Omeprazol Al bei Sodbrennen, Omeprazol Dura S, Omeprazol ratio SK, Omeprazol Stada protect u. a.
- Pantoprazol Beta 20 mg acid, Pantoprazol ABZ bei Sodbrennen, Pantoprazol Al bei Sodbrennen u. a.

CAVE

- PPI dürfen Patienten unter HIV- oder oraler Zytostatika-Therapie nicht verordnet werden! Diese Arzneistoffe benötigen für eine ausreichende Bioverfügbarkeit einen niedrigen pH-Wert, die Säurehemmung durch PPI würde ihre Wirksamkeit wesentlich abschwächen.
- Omeprazol und Esomeprazol hemmen ein bestimmtes Cytochrom-P450-Isoenzym, das u. a. für den Umbau des Thrombozytenaggregationshemmers Clopidogrel (➤ 5.2.4) in seine wirksame Form verantwortlich ist. Pantoprazol ist in Bezug auf Interaktionen weniger problematisch. In der Kurzzeitanwendung sind Wechselwirkungen jedoch nur von geringer Bedeutung.

Histamin-H_2-Rezeptor-Antagonisten

DEFINITION

Histamin-H_2-Rezeptor-Antagonisten (H_2-Antihistaminika, H_2-Blocker): Wirkstoffe, welche in den Belegzellen der Magenschleimhaut die histaminvermittelte Magensäuresekretion reduzieren.

Histamin-H_2-Rezeptor-Antagonisten **blockieren kompetitiv H_2-Rezeptoren** in den Belegzellen der Magenschleimhaut und reduzieren systemisch sowohl die basale, vagus- und gastrininduzierte Säurefreisetzung, als auch die Histamin- und nahrungsstimulierte Magensäuresekretion. In geringerem Maß werden auch der Pepsingehalt und das Volumen des Magensaftes vermindert. Als Säureblocker sind H_2-Antihistaminika den PPI deutlich unterlegen, sodass ihre Bedeutung in der Behandlung von Refluxerkrankungen und der Rezidivprophylaxe von Ulkuserkrankungen stark zurückgegangen ist.

Die wichtigsten Substanzen sind **Ranitidin** und **Famotidin,** die auch als verschreibungsfreie Arzneimittel in niedriger Dosierung (Ranitidin 75 mg bzw. Famotidin 10 mg pro Tablette) erhältlich sind. Der älteste Wirkstoff dieser Gruppe Cimetidin (z. B. Cimetidin Acis®) wird wegen zahlreicher Neben- und Wechselwirkungen (z. B. antiandrogene Wirkung bei Männern mit Potenzstörungen und Gynäkomastie, Leber- und Nierenfunktionsstörungen) kaum mehr eingesetzt. In der Selbstmedikation eignet sich Ranitidin zur Kurzzeitbehandlung (maximale Anwendungsdauer 14 Tage) von Sodbrennen v. a. bei nächtlichen Beschwerden, da die Säurehemmung zur Nacht effektiver ist als am Tag. Wirkungseintritt erfolgt nach etwa 30–60 Minuten und hält etwa 6–8 Std. an.

CAVE

Der Ausschuss für Humanarzneimittel (CHMP) der EMA hat am 30.04.2020 das Ruhen aller Zulassungen ranitidinhaltiger Arzneimittel in der EU empfohlen. Es wurden geringe Mengen einer Verunreinigung mit Nitrosamin (N-Nitrosodimethylamin NDMA) nachgewiesen, das von der Internationalen Agentur für Krebsforschung der WHO und der EU als vermutlich krebserregend beim Menschen eingestuft. Solange die Überprüfung läuft sind Arzneimittel mit dem Wirkstoff Ranititdin nicht erhältlich.

Antazida

DEFINITION

Antazida: Wirkstoffe, die lokal die bereits gebildete Magensäure neutralisieren, jedoch keinen Einfluss auf die Säureproduktion haben.

Antazida sind lokal wirksame Substanzen, die ein Übermaß an bereits gebildeter **Magensäure binden** oder **neutralisieren.** Sie hemmen nicht die Säureproduktion im Magen, daher sind sie hinsichtlich

6

der Abheilung eines Ulkus sowohl den PPI als auch den H_2-Blockern unterlegen. Bei akuter Gastritis oder leichten Anzeichen einer nicht-erosiven gastroösophagealen Refluxkrankheit lindern sie rasch säurebedingte Symptome und sind v. a. dann geeignet, wenn Sodbrennen oder saures Aufstoßen gelegentlich auftreten und spontan wieder verschwinden, wie z. B. nach einem üppigen Mahl oder zu viel Alkohol. Antazida werden im Bedarfsfall eingenommen; eine deutliche Schmerzlinderung tritt bereits nach wenigen Minuten bis max. einer halben Stunde ein. Ein wesentlicher Nachteil ist ihre kurz anhaltende Wirkung, die lediglich 1–3 Std. beträgt und bei Einnahme auf nüchternen Magen noch kürzer ausfällt. Die Wirkstoffgruppe umfasst basische Magnesium-, Aluminium- oder Kalzium-Salze (z. B. Carbonate), sog. Schichtgitter-Antacida (z. B. Hydrotalcit, Magaldrat), sowie pflanzliche Substanzen (Alginate). Die Verträglichkeit der Antazida ist in der Regel sehr gut. Aufgrund ihrer lokalen Wirkung werden sie nur in sehr geringen Mengen resorbiert.

Aluminium- und **Magnesiumverbindungen** reagieren mit der überschüssigen Salzsäure im Magen unter Bildung neutraler Salze und Wasser. **Carbonate** setzen bei der Neutralisation zusätzlich **Kohlendioxid** frei, wodurch sich unangenehmes Aufstoßen oder Blähungen als Nebenwirkung erklären. Bei häufiger Anwendung ist eine erhöhte Aluminium-Belastung des Körpers nicht auszuschließen, daher sollten entsprechende Arzneimittel nicht in der Schwangerschaft eingenommen werden.

6

Schichtgitter-Antazida (Hydrotalcid, Magaldrat) bestehen ebenfalls aus Magnesium- und Aluminium-Verbindungen, die zu einem Schichtgitter mit sehr großer Oberfläche vernetzt sind. Die Wirkstoffe lösen sich pH-abhängig aus der Gitterstruktur, woraus sich eine langanhaltende Pufferwirkung durch Neutralisation der Magensäure ergibt. Sie sind als Kautablette oder Magen-Gel erhältlich, wobei v. a. das Gel besonders schnell innerhalb von Minuten wirkt, die Speiseröhre schützt und eine hohe Säurebindungskapazität besitzt. Vorteil der Kautabletten ist, dass sie den Speichelfluss anregen und ohne Wasser eingenommen werden können.

TIPP

- Empfehlenswert ist eine Einnahme der Antazida zwischen den Mahlzeiten – für eine längere Verweilzeit im Magen mindestens eine Stunde nach dem Essen – und zusätzlich vor dem Schlafengehen, da nachts viel Magensäure gebildet wird.
- Magnesium-Ionen wirken über osmotische Eigenschaften laxierend, Aluminiumhydroxid hingegen schwach obstipierend. Die Kombination aus Magnesium- und Aluminiumverbindungen in einer Tablette hebt die gegenteiligen Effekte auf.
- Antazida werden oft als Kautabletten angeboten. Diese sind möglichst gut zu zerkauen, damit die Wirkstoffe in feiner Zerteilung eine große Oberfläche für die Säurebindung ergeben.

CAVE

- Antazida können die Resorption von Bisphosphonaten (bei Osteoporose), bestimmten Antibiotika (Tetracycline, Gyrasehemmer) oder Eisensalzen durch Adsorption oder Komplexbildung herabsetzen. Daher ist unbedingt ein Einnahmeabstand von mind. 1, besser 2–3 Std. zu diesen Arzneimitteln einzuhalten.
- Aluminiumhaltige Antazida nicht gleichzeitig mit säurehaltigen Getränken (Fruchtsäfte, Wein, Brausetabletten mit Fruchtsäuren) einnehmen. Die Aluminium-Aufnahme aus dem Darm wird erhöht.

Schutzfilmbildner (schleimhautschützende Substanzen)

DEFINITION

Alginate: Substanzen mit rein physikalischer Wirkung, die mit der vorhandenen Magensäure eine mechanische Barriere bilden und den sauren Reflux verhindern.

Alginate bzw. Natriumalginat (Natriumsalz der Alginsäure) sind pflanzliche Naturstoffe aus der Braunalge. Sie wirken rein physikalisch, werden nicht resorbiert und unverdaut wieder ausgeschieden. Unmittelbar nach der Einnahme bildet sich mit der Magensäure ein stabiler **Alginsäure-Gelschaum** von nahezu **neutralem pH-Wert.** In den Arzneimitteln ist zusätzlich Hydrogencarbonat enthalten, das CO2 freisetzt. Durch den Gas-Auftrieb lagert sich der Schaum oben auf dem Mageninhalt ab und verhindert als mechanische Barriere den sauren Rückfluss in die Speiseröhre. Dies führt innerhalb von Minuten zur Linderung der Symptome und hält bis zu 4 Std. lang an. In schweren Fällen von Reflux steigt die Schaumschicht anstatt des Mageninhaltes in die Speiseröhre und bildet eine Schutzschicht gegenüber der Säure. Alginate sind als rezeptfreie Arzneimittel (Gaviscon® Advance Suspension, Gaviscon® Dual Suspension/Kautabletten) erhältlich, die auch in der Schwangerschaft und Stillzeit eingenommen werden können. Sie werden als Kautablette oder Suspension (Beutel) angeboten.

TIPP

Seit Dezember 2019 gibt es ein neues Gaviscon® Liquid speziell für Schwangere. Nicht nur das Design (Babybauch) und der Schriftzug „bei Sodbrennen in der Schwangerschaft" deuten auf die spezielle Zielgruppe hin, auch die Zusammensetzung mit 160 mg statt 250 mg Kalziumkarbonat in 10 ml Suspension sind angepasst.

Sucralfat, ein basisches Aluminium-Saccharose-Sulfat (z. B. Sucrabest® **Rp**), ist zugelassen zur Rezidivprophylaxe und Therapie von Ulkuserkrankungen. Im sauren Milieu bildet es mit Proteinen Komplexverbindungen, die sich als Schutzschicht auf die Magenschleimhaut lagen und sie vor dem Angriff aggressiver Faktoren (Säure, Pepsin, Gallenflüssigkeit) abschirmen.

Anticholinergika

DEFINITION

Anticholinergika: Substanzen, welche die Wirkung von Acetylcholin im parasympathischen Nervensystem unterdrücken.

Anticholinergika bzw. Parasympatholytika wie Pirenzepin (Gastrozepin® **Rp**) werden speziell zur Behandlung von Magen- und Zwölffingerdarmgeschwüren verordnet. Sie hemmen selektiv bestimmte Acetylcholinrezeptoren, wodurch im Magen weniger Histamin ausgeschüttet wird und die Säureproduktion sinkt. Durch den vermehrten Einsatz von PPI und aufgrund häufiger Nebenwirkungen (Mundtrockenheit, Herzrasen) haben sie sehr an Bedeutung verloren.

6.7.3 Phytopharmaka

Einziges pflanzliches Fertigarzneimittel mit einer expliziten Zulassung für die Therapie der Gastritis ist Iberogast® (➤ 6.2.3).

Eine lang bekannte pflanzliche Droge zur Behandlung der Gastritis und von Ulkuserkrankungen ist die **Süßholzwurzel.** Sie enthält das Saponin-Gemisch **Glycyrrhizin** mit ausgeprägt entzündungshemmenden und schleimhautprotektiven Eigenschaften, sowie spasmolytisch wirkendes Liquiritin. Die Wirkung der Süßholzwurzel beruht auf einer Inaktivierung von Enzymen, die am Metabolismus der Glukokortikoide beteiligt sind und entspricht einer indirekt kortikoiden Wirkung. Glycyrrhizin unterstützt die Funktion protektiver Prostaglandine, normalisiert die Schleimsekretion und fördert die Abheilung von Magengeschwüren. Die maximale Dosierung von Süßholzwurzel beträgt 600 mg Glycyrrhizin/Tag. Als Fertigarzneimittel ist Süßholzwurzel zur Zeit (07/2021) nur als Kombination zusammen mit Algeldrat und Magnesiumcarbonat (Liquirit® Kautabletten) im Handel. Bei längerer Anwendung und in höherer Dosierung (Tagesdosis über 600 mg Glycyrrhizin) können mineralokortikoide Effekte (reversible Natrium- und Wasserretention, Kaliumverlust, Ödeme im Gesicht und Knöchelbereich) und Nebenwirkungen wie Hyperprolaktinämie, Amenorrhö, Herzinsuffizienz, Herzrhythmusstörungen, Hypertonie, selten Myoglobinurie auftreten.

TIPP

Bewährte „Notfall"-Maßnahmen bei akuten Beschwerden:

- Ein großes Glas stilles Wasser trinken, um die Säure zu verdünnen.
- Kaugummi kauen (ohne Pfefferminz!), dies regt die Bildung von bicarbonathaltigem Speichel an, der die Säure neutralisiert.
- Stärkehaltige Lebensmittel wie z. B. trockenes Weißbrot, Kartoffelsaft, Haferflocken, sehr gut zerkaute Nüsse oder ein Teelöffel Heilerde in Wasser gerührt können die überschüssige Säure aufsaugen.
- Teezubereitungen aus Kamillenblüten, Süßholzwurzel, Anis- oder Fenchelfrüchte beruhigen den Magen. Keinen Pfefferminztee! Pfefferminzblätter setzen den Muskeltonus am Speiseröhren-Schließmuskel herab.
- Ein Verdauungsspaziergang nach dem Essen fördert die Magenentleerung, verringert das Völlegefühl und den Druck auf den Ösophagussphinkter.
- Bei nächtlichen Beschwerden hilft ein Hochstellen des Bett-Kopfendes.

Antibiotika (➤ Anhang) werden in der Ulkustherapie zur Eradikation von Helicobacter pylori in Kombination mit einem Protonenpumpenhemmer PPI eingesetzt. Die Infektion mit H. pylori ist für die meisten Patienten eine benigne Erkrankung, zu deren Behandlung entsprechend der medizinischen Leitlinie[5] gut verträgliche und komplikationsarme Schemata als festgelegte Dreifach- bzw. Vierfachkombinationen zur Verfügung stehen.

Weltweit sind 2 Standard-Therapieschemata etabliert: die französische Tripletherapie aus zwei verschiedenen Antibiotika, eines aus der Gruppe der Penicilline (Amoxicillin), eines aus der Gruppe der Makrolide (Clarithromycin) (➤ 13.2) zusammen mit einem PPI, sowie die italienische Tripletherapie, die anstelle von Amoxicillin Metronidazol (ein Nitroimidazol-Derivat) mit Clarithromycin und PPI kombiniert. Zur Säurehemmung sind alle o. g. PPI geeignet, als Antibiotikum wird in Deutschland fast ausschließlich die französische Kombination mit Amoxicillin bevorzugt. Laut Leitlinie erfolgt die Erstlinientherapie zunächst als Dreierkombination über 7–14 Tage. Mit der fixen Kombination (Zacpac®), die 7 Blisterstreifen mit je zwei Tabletten Pantoprazol, Amoxicillin und Clarithromycin für die 2-mal tägliche Einnahme (morgens und abends) enthält, lässt sich die Patienten-Adhärenz deutlich verbessern. Die Wirksamkeit wird jedoch durch zunehmende Clarithromycin-Resistenzen begrenzt, sodass bei hohen Resistenzraten oder nach erfolglosem Einsatz der Dreierkombination bereits als Erstlinientherapie eine Vierfachkombination empfohlen wird. Diese sog. Quadrupeltherapie setzt sich aus einem PPI, einem Bismut-Kalium-Salz, Tetracyclin und Metronidazol zusammen und steht seit einigen Jahren mit dem PPI Omeprazol auch als fixe Kombination zur Verfügung (Pylera®).

ÜBER DEN TELLERRAND

Nach Schätzungen sind weltweit mehr als 50 % aller Menschen mit Helicobacter pylori infiziert. Die Prävalenz variiert mit der geografischen Verteilung (Industrienationen oder Entwicklungsländer) und hängt mit sozioökonomischen Faktoren innerhalb der Gesellschaft zusammen. In Deutschland liegt die Prävalenz bei etwa 30 %. Die Infektion erfolgt zumeist im Kindesalter mit einem lebenslang persistierenden Erreger, Erwachsene scheinen resistent zu sein. H. pylori verursacht erregerspezifische zytotoxische Effekte und Entzündungsreaktionen, die neben akuten Beschwerden eine chronisch-aktive Gastritis induzieren. Am bedeutsamsten ist die Produktion des Enzyms Urease, das Harnstoff spaltet. Die Bildung von Ammoniak führt zur pH-Wert-Neutralisation und zum Schutz von H. pylori durch den sog. „Ammoniakmantel". Bei einem Teil der Patienten kommt es zu einer Progression, die über eine chronisch-atrophische Gastritis und schwergradige Neoplasien schließlich zu einem Magenkarzinom führt. 20 % der H.-pylori-Patienten leiden zudem an Refluxbeschwerden.

6.7.4 Übersicht: Arzneimittel bei Refluxkrankheit, Gastritis und Ulkuserkrankungen

Die nachfolgende Tabelle (➤ Tab. 6.9) führt verschreibungspflichtige und nicht verschreibungspflichtige Arzneimittel verschiedener Wirkstoffgruppen auf: Antazida, Protonenpumpenhemmer, H_2-Rezeptorenblocker, Schutzfilmbildner sowie Kombinationen zur Eradikation von Helicobacter-pylori.

6.8 Magen-Darm-Beschwerden bei bestimmten Personengruppen

6.8.1 Sodbrennen bei Schwangeren

Über die Hälfte der schwangeren Frauen leidet v. a. im letzten Drittel der Schwangerschaft unter säurebedingten Beschwerden. Auslöser

[5] S2k-Leitlinie „Helicobacter pylori und gastroduodenale Ulkuskrankheit" der Deutschen Gesellschaft für Gastroenterologie, Verdauungs- und Stoffwechselkrankheiten e. V. (DGVS) Stand: 05.02.2016 (in Überarbeitung), gültig bis 03.07.2020 Registernummer 021–001

Tab. 6.9 Arzneimittel bei Refluxkrankheit, Gastritis und Ulkuserkrankungen.

Wirkstoffe	Beispiel	Hinweis	KI/NW/WW
Antazida Einzelsubstanzen (Ap)			
Hydrotalcit	Talcid® Kautbl., Liquid; Hydrotalcit-ratiopharm® (500 mg) Kautbl.	Suspension im Beutel vor Gebrauch kräftig durchkneten, unverdünnt einnehmen	• Ab 12 J. • **NW:** in höherer Dosierung weicher Stuhl, erhöhte Stuhlfrequenz (magnesiumhaltig) • Schwangerschaft und Stillzeit: nur kurzfristig in möglichst niedriger Dosierung
Magaldrat	Riopan® Magen Gel, Tbl.; Magaldrat-ratiopharm® (800 mg) Kautbl.		
Natriumhydrogencarbonat	Alkala® T Tbl.; bicaNorm® Tbl.	Häufig Völlegefühl und Aufstoßen (Carbonat)	• Ab 12 J. • **KI:** Schwangerschaft u. Stillzeit (keine Untersuchungen)
Carbaldrat (Natrium-Aluminium-carbonat-Verbindung)	Kompensan® Tbl.	Enthält reichlich Natrium, bei kochsalzarmer Diät berücksichtigen	• **KI:** eingeschränkter Nierenfunktion, Obstipation, Kdr. < 12 J. • **NW:** Aluminium-Verbindung: in höherer Dosierung Obstipation • **WW**: Säurehaltige Getränke erhöhen die Resorption von Aluminium
Antazida Kombinationen (Ap)			
Natriumalginat, Natriumhydrogencarbonat, Kalziumkarbonat	Gaviscon® Dual Kautbl., Suspension; Gaviscon® Liquid, Suspension; Gaviscon® Advance Pfefferminz Suspension Btl. (ohne Kalziumkarbonat)	Einnahme in Schwangerschaft und Stillzeit möglich	• Resorption anderer Arzneimittel kann beeinträchtigt werden • Einnahmeabstand von 2 Std. einhalten zu Antibiotika, H_2-Antihistaminika, Eisensalzen, Schilddrüsenhormonen, Ketoconazol (Antimykotikum) Neuroleptika, β-Blocker (Atenolol, Metoprolol, Propranolol), Glukokortikoiden, Bisphosphonaten
Kalziumkarbonat Magnesiumcarbonat	Rennie® Kautbl.	Häufig Völlegefühl und Aufstoßen (Carbonat!)	**KI:** Hyperkalzämie
Algeldrat (wasserhaltiges Aluminiumoxid), Magnesiumhydroxid	Maaloxan® Kautbl., Liquid, Suspension	1–2 Std nach jeder Mahlzeit und unmittelbar vor Schlafengehen	**KI:** schwere Niereninsuffizienz
Algeldrat, Magnesiumcarbonat, Süßholzwurzel	Liquirit® Kautbl.	Algeldrat kann zu Obstipation führen	• **KI:** Süßholzwurzel: cholestatische Lebererkrank., Hypertonie, Hypokaliämie, Niereninsuff., Hypophosphatämie, Kdr. < 12 J. • Schwangerschaft u. Stillzeit • **WW:** Kaliumverluste durch andere Arzneimittel (z. B. Thiazid- und Schleifendiuretika) können verstärkt werden
Natriumcitrat, Kaliumhydrogencarbonat, Natriumhydrogencarbonat	Alkala® N Pulv.	–	• Kdr. < 12 J. • Schwangerschaft und Stillzeit (keine ausreichenden Untersuchungen)
Histamin-H2-Rezeptor-Antagonisten (H_2-Blocker) Rp			
Ranitidin	Ranidura T, Ranitidin AbZ u. a.	Einschränkung Reaktionsvermögen (Teilnahme am Straßenverkehr, Bedienen von Maschinen) möglich, v. a. mit Alkohol	**NW:** gastrointestinale Symptome (Diarrhö oder Obstipation), Müdigkeit, Kopfschmerzen und Schwindel, Gelenk- und Muskelschmerzen
Cimetidin	Cimetidin acis®		
Famotidin	Pepdul®, Famotidin-CT u. a.		
Protonenpumpenhemmer (Rp)			
Esomeprazol	Nexium® Granulat/Nexium® mups Tbl., Esomeprazol TAD®	Mind. 30–60 Min. v. d. E. – am besten vor dem Frühstück – auf nüchternen Magen einnehmen	**NW:** gastrointestinale Symptome (Diarrhö, Obstipation, Übelkeit), Schwindel, Kopfschmerzen, Müdigkeit, Erhöhung der Leberenzymwerte
Omeprazol	Antra MUPS® Tbl., Omeprazol dura S® Kaps., Omeprazol Hennig® u. a.		
Pantoprazol	rifun® Tbl., Pantozol®, Pantoprazol NYC® u. a.		
Rabeprazol	Pariet® Tbl., Rabeprazol-ratiopharm®		
Lansoprazol	Agopton® Kaps., Lansoprazol-ratiopharm®		

Tab. 6.9 Arzneimittel bei Refluxkrankheit, Gastritis und Ulkuserkrankungen.(*Forts.*)

Wirkstoffe	Beispiel	Hinweis	KI/NW/WW
Schutzfilmbildner (Rp)			
Sucralfat	Sucrabest® Granulat/Tbl.	Einnahme 30–60 Min. v. d. E.	• **NW:** Obstipation • **WW:** Sucralfat beeinträchtigt als Filmbildner die Resorption zahlreicher Arzneistoffe (u. a. Antibiotika, L-Thyroxin, Warfarin). Bei Einnahme anderer Arzneimittel Abstand von 2 Std. einhalten
Kombinationen zur H. pylori-Eradikation (Rp)			
Bismut(III)-oxid, Metronidazol, Tetracyclin	Pylera®	Einschränkung des Reaktionsvermögens und der Verkehrstüchtigkeit möglich	–
Pantoprazol, Amoxicillin, Clarithromycin	ZacPac®		

ist einerseits der erhöhte Druck des wachsenden Kindes auf den Magen, andererseits wird der Tonus des Ösophagus-Schließmuskels durch hormonelle Einflüsse geschwächt. Erste Abhilfe bringt die Vermeidung typischer säurelockender Nahrungsmittel. Auch die Größe der Mahlzeiten sollte an die beengten Raum-Verhältnisse im Magen angepasst werden. Reichen die o. g. Maßnahme als Notfallhilfe nicht aus, sind v. a. Alginate (z. B. Gaviscon® Liquid) empfehlenswert. Auch einige weitere Antazida sind für die Anwendung in der Schwangerschaft zugelassen (➤ Tab. 6.9). Die Anwendung von Protonenpumpenhemmern in der Schwangerschaft ist möglich, jedoch nur nach ärztlicher Verordnung.

6.8.2 Magen-Darm-Beschwerden bei Senioren

Der Alltag vieler älterer Menschen wird regelmäßig von Verdauungsbeschwerden begleitet, die das Allgemeinbefinden und die Lebensqualität stark beeinträchtigen. Ursache sind eine Vielzahl altersbedingter physiologischer Veränderungen im Körper. Das sind zum einen die verminderte Sekretion von Speichel, Magensäure und Verdauungsenzymen, der Schwund der Muskulatur im Bereich von Speiseröhre, Magen und Darm, aber auch eine langsamere Magenentleerung und die Abnahme der Resorptionsfähigkeit des Dünndarms. Der ältere Organismus verträgt blähende, scharfe, fette und säurehaltige Speisen oder Alkohol schlechter. Er reagiert sensibler auf seelische Belastungen wie Ärger, Angst oder Trauer mit Obstipation oder Durchfall. Appetitlosigkeit wird bei Senioren zusätzlich durch ein Naschlassen von Geschmacks- und Geruchsempfinden verstärkt. Aber auch Kau- und Schluckbeschwerden sowie eine Verringerung der Schließmuskelkoordination und eine Beckenbodeninsuffizienz tragen dazu bei, dass Senioren besonders gefährdet sind, eine Mangelernährung zu entwickeln.

GUT ZU WISSEN

Mangelernährung und ein Verlust an Muskelmasse können für ältere Menschen schwerwiegende Folgen haben. Erhöhte Gebrechlichkeit und Sturzgefahr verringern die Selbständigkeit, führen zu Isolation und ebnen den Weg in eine Depression oder Demenz.

Viele Arzneimittel, die im höheren Lebensalter verordnet werden, haben Nebenwirkungen auf den Gastrointestinaltrakt: z. B. starke Schmerzmittel/Schmerzpflaster (Opiate, z. B. Fentanyl), Antidepressiva, Parkinson-Medikamente.

Bei unklaren Magen-Darm-Beschwerden ist an das erhöhte Krebsrisiko im Seniorenalter zu denken. Das mittlere Erkrankungsalter liegt bei gastrointestinalen Tumoren (Magen-, Bauchspeicheldrüsen- und Darmkrebs) bei Frauen und Männern über dem 70. Lebensjahr.

H_1-Antihistaminika gegen Übelkeit und Erbrechen wie Dimenhydrinat (z. B. Vomex® A) sind in der Priscus-Liste aufgrund von Wechselwirkungen (z. B. mit zentral dämpfenden Arzneimitteln) und anticholinergen Nebenwirkungen (z. B. Mundtrockenheit) als potenziell ungeeignete Arzneimittel für ältere Menschen aufgeführt.

Sodbrennen und saures Aufstoßen

Im Alter erschlafft die Muskulatur des Speiseröhren-Schließmuskels, dadurch steigt vermehrt Magensäure in die Speiseröhre auf und löst Sodbrennen aus. Am wirksamsten sind Protonenpumpenhemmer, die jedoch bei längerfristiger Einnahme mit zahlreichen Nebenwirkungen verbunden sind. So kann gerade bei älteren Patienten ein erhöhtes Osteoporose- und Frakturrisiko oder ein Vitamin-B12-Mangel weitreichende Folgen haben. Aluminium-haltige Antazida sind aufgrund der im Alter eingeschränkten Nierenfunktion ebenfalls wenig geeignet. Eine gute Empfehlung für Senioren sind Arzneimittel auf Natriumalginat-Basis (z. B. Gaviscon Advance®), die nicht in den Blutkreislauf aufgenommen werden. Allerdings ist der Einnahmeabstand von zwei Stunden zu anderen Arzneimitteln besonders zu beachten (Polymedikation!).

CAVE

Eine Abklärung der Diagnose ist erforderlich, wenn Sodbrennen und saures Aufstoßen öfter als 2- bis 3-mal pro Woche auftreten und von weiteren Symptomen wie Übelkeit und Erbrechen, Schmerzen und Appetitlosigkeit begleitet sind. Ursachen können schwerwiegendere Erkrankungen wie Gastritis bzw. Magenulcus, gastroösophageale Refluxkrankheit (GERD), Infektion mit Helicobacter pylori oder ein Magentumor sein.

Diarrhö und Obstipation

Durchfall ist bei Senioren wegen des geringeren Durstgefühls mit einem potenziell höheren Risiko für eine Dehydratation verbunden. Anzeichen eines Flüssigkeitsmangels sind u. a. trockene Lippen, Schluckbeschwerden und Konzentrationsprobleme. Orale Rehydratationslösungen sind nur eingeschränkt geeignet, da nachlassende Nierenfunktion, Herzschwäche oder Hypertonie die Anwendung begrenzen. Empfehlenswert ist der Sekretionshemmer Racecadotril (z. B. Vaprino®). Auch Loperamid (z. B. Imodium® akut) ist unter Beachtung der Kontraindikationen geeignet. Fertige oder selbst zusammengestellte Durchfalltees auf der Basis von Gerbstoffdrogen (z. B. Sidroga® Durchfalltee N mit Odermeningkraut) bieten den Vorteil einer zusätzlichen Flüssigkeitszufuhr.

Obstipation ist im höheren Lebensalter meist nicht nur eine temporäre Störung. Schätzungen zufolge leiden zwischen 20 und 40 % der über 60-Jährigen unter chronischer Verstopfung. Die Erschlaffung der Kolonmuskulatur bedingt eine längere Transitzeit, wodurch dem Darminhalt mehr Flüssigkeit entzogen wird. Aber auch typische Erkrankungen des höheren Lebensalters können eine Obstipation zur Folge haben. Morbus Parkinson beeinträchtigt die Nervenzellen im Magen-Darm-Trakt, Demenz und Depressionen sind mit negativen Auswirkungen auf das Ess- und Trinkverhalten verbunden. Zusätzlich verstärken zahlreiche Arzneistoffe (Opiate, Anticholinergika, Diuretika, Sedativa, Eisen) die Verstopfung. Hier eignen sich Wirkstoffe mit hohem Quellvermögen (Makrogole, z. B. Movicol®, Flohsamenschalen, z. B. Mucofalk®) oder Lactulose (z. B. Bifiteral® Sirup), die bedenkenlos über längere Zeit eingenommen werden können. Zu beachten ist eine ausreichende Flüssigkeitsaufnahme (mindestens zwei Liter pro Tag) und eine einschleichende Anfangsdosierung zur Vermeidung von Blähungen und Krämpfen. Nach neuesten Erkenntnissen ist eine Begrenzung des Einnahmezeitraums bei den antiresorptiven Wirkstoffen Bisacodyl und Natriumpicosulfat ebenfalls nicht in jedem Fall nötig.

CAVE

Bei Senioren ist eine ärztliche Diagnoseabklärung beim Auftreten folgender Beschwerden unbedingt erforderlich:
- Länger als drei Tage anhaltender Durchfall → Veränderungen der Elektrolytzusammensetzung können schwere neurologische, renale oder kardiale Komplikationen zur Folge haben.
- Akute Verstopfung mit zusätzlichen Symptomen wie Schmerzen, starkes Druckgefühl im Bauch, Übelkeit, Blähungen und/oder Blut im Stuhl

6.9 Chronisch-entzündliche Darmerkrankungen (CED)

KURZ UND KNAPP
- Chronisch-entzündliche Darmerkrankungen (CED) wie Morbus Crohn und Colitis ulcerosa verlaufen chronisch und sind derzeit weder medikamentös noch operativ heilbar.
- Morbus Crohn ist eine systemische Erkrankung. Der Verlauf ist gekennzeichnet durch akute Schübe mit individuell sehr unterschiedlicher Krankheitsaktivität und symptomfreien Phasen, die als Remission bezeichnet werden.
- Ziel der Therapie ist die Verringerung der Entzündungsaktivität und die Vermeidung von Rückfällen.
- Symptome betreffen vorwiegend den Magen-Darm-Trakt, können aber auch außerhalb der Verdauungsorgane auftreten

WIRKSTOFFE
- **Intestinale Antiphlogistika:** Mesalazin, Olsalazin, Sulfasalazin
- **Immunsuppressiva:** Azathioprin, Methotrexat
- **Glukokortikoide** mit lokaler Wirkung: Budesonid, Prednison, Prednisolon, Hydrokortisonacetat
- **Biologika:** monoklonale Antikörper: Adalimumab, Infliximab, Tofacitinib, Ustekinumab

6.9.1 Klinische und physiologische Grundlagen

Die Inzidenz chronisch-entzündlichen Darmerkrankungen mit den beiden Hauptkrankheitsbildern **Morbus Crohn** und **Colitis ulcerosa** nimmt insbesondere in den industrialisierten Ländern weltweit zu. In Deutschland sind schätzungsweise bis zu 400.000 Menschen betroffen, in Europa geht man von ca. 2,5–3 Millionen aus. Jeder fünfte Patient mit Morbus Crohn erkrankt vor dem 20. Lebensjahr, am häufigsten manifestiert sich die Erkrankung im dritten Lebensjahrzehnt. Bei Colitis ulcerosa wird der Erkrankungsgipfel mit einem Alter von 30–40 Jahren etwas später angegeben. Beide Krankheitsbilder sind durch akute und chronische, in Schüben verlaufende Entzündungen der intestinalen Schleimhaut charakterisiert, die sich in ihrer Ausdehnung und Lokalisation unterscheiden (➤ Abb. 6.3): Bei **Morbus Crohn** können alle Abschnitte des gesamten Verdauungstrakts vom Mund bis zum After betroffen sein, wobei sich gesunde Areale in direkter Nachbarschaft zu erkrankten Bereichen befinden. Und die Entzündung erstreckt sich auf alle Schichten der Darmwand. Das Entzündungsgeschehen bei **Colitis ulcerosa** bleibt auf den Dick- und Enddarm begrenzt und bezieht nur die Darmschleimhaut mit ein.

Die Pathogenese ist komplex und wird vermutlich auch von der Ernährung mitbestimmt. So scheint der Krankheitsverlauf von Morbus Crohn positiv beeinflusst zu werden, wenn bestimmte Nahrungsmittel vom Speiseplan gestrichen werden. Ebenso werden akute Schübe bei Colitis ulcerosa mit dem Verzehr bestimmter Nahrungsmittel in Zusammenhang gebracht. Empfohlen wird sowohl bei Morbus Crohn als auch bei Colitis ulcerosa eine Einschränkung von gesättigten und trans-Fettsäuren, bei Colitis ulcerosa sollte möglichst auf rotes und unverarbeitetes Fleisch verzichtet werden. Eine verstärkte Einnahme von Omega-3-Fettsäuren hingegen verbessert den Verlauf beider Krankheitsbilder. Da viele Patienten unter einem gleichzeitig vorhandenen Reizdarmsyndrom leiden, könnte eine Reduktion von FODMAPs (fermentierbare Oligo-, Di-, Monosaccharide und Polyole ➤ 6.2.2) sinnvoll sein.

GUT ZU WISSEN
- Typische Beschwerden der CED sind abdominellen Oberbauchschmerzen und – insbesondere bei Colitis ulcerosa auch blutige – Durchfälle, die mindestens sechs Wochen anhalten und 5- bis 20-mal pro Tag (auch nachts) auftreten
- Häufig kommen Fieber, Gewichtsverlust, Stenosen, Fisteln und erhöhte Entzündungsparameter hinzu.
- Ebenfalls möglich sind extraintestinale Symptome wie Haut- und Augenentzündungen, Aphthen, Arthritis.
- Raucher sollten darauf hingewiesen werden, dass Nikotinabusus den Krankheitsverlauf bei M. Crohn erheblich verschlechtert.

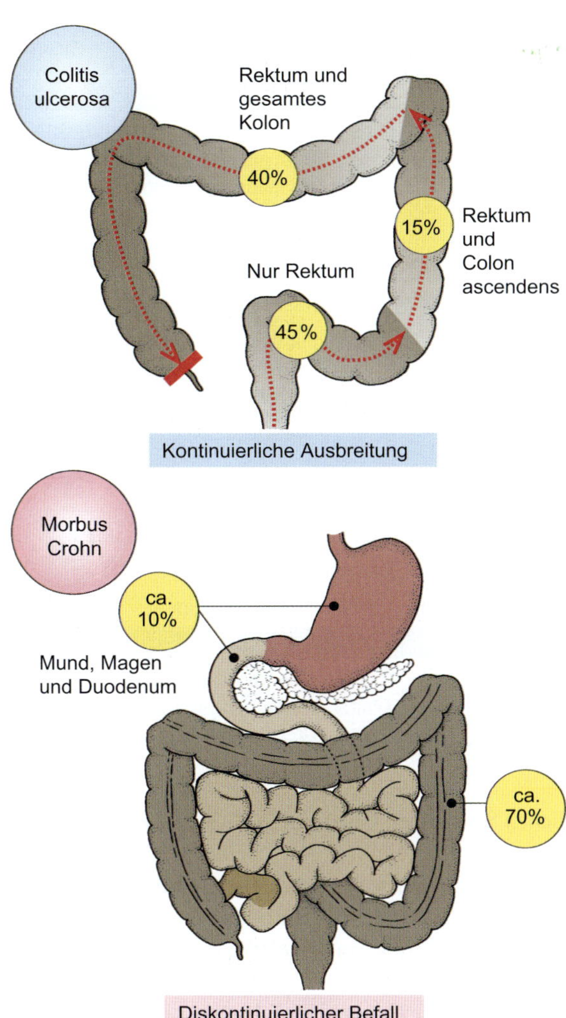

Abb. 6.3 Die beiden häufigsten Formen der chronisch entzündlichen Darmerkrankungen betreffen die verschiedenen Abschnitte des Verdauungstrakts. [L157]

6.9.2 Pharmakotherapie

Es gibt eine Vielzahl an Therapiestrategien, die alle dasselbe Ziel anstreben: das Erreichen und die möglichst langfristige Erhaltung einer Remission **ohne die Einnahme von Glukokortikoiden,** sowie die Prävention von Komplikationen im Erkrankungs- oder Therapieverlauf. Hilfestellung zur Diagnose und Therapie geben in Deutschland drei Leitlinien der höchsten Evidenzstufe[6]. Eingesetzt werden **intestinale Antiphlogistika** wie Mesalazin, Olsalazin oder Sulfasalazin, wenn nötig ergänzt durch **Glukokortikoide** mit vorwiegend **lokaler Wirkung** als orale, magensaftresistente oder topische Darreichungsformen (Suppositorien, Klysmen, Schäume), Injektionen und Infusionen. Voraussetzung für den Erfolg ist in jedem Fall eine hohe Patienten-Adhärenz.

Morbus Crohn und Colitis ulcerosa zählen zu den häufigsten immunologisch vermittelten Erkrankungen im Gastrointestinaltrakt. Neben entzündungshemmenden Substanzen und **Immunsuppressiva** wie Azathioprin und Methotrexat sind eine Reihe hocheffektiver und neu entwickelter Arzneistoffe aus dem Bereich der **Biologika** (➤ 12.5.2), die auf Komponenten des Immunsystems zielen, wesentlicher Bestandteil der Therapie (➤ Abb. 6.4). Es sind hochspezifische monoklonale Antikörper mit immunsuppressiver Wirkung, die nur als Injektion bzw. Pulver zur Herstellung einer Infusionslösung verfügbar sind. Hierzu zählen Interleukin-Inhibitoren (Ustekinumab, z. B. STELARA®), Tumornekrosefaktor-(TNF)-alpha-Inhibitoren (Infliximab, z. B. Flixabi, REMICADE®, Zessly®, Adalimumab, z. B. Humira®, Hyrimoz®, Imraldi und Golimumab, z. B. Simponi®), Integrin-Inhibitoren (Vedolizumab, z. B. ENTYVIO®) und Januskinasen-(JAK-)-Inhibitoren (Tofacitinib, z. B. XELJANZ®). Integrin ist ein Transmembranprotein, d. h. ein in der Zellmembran verankertes Eiweißmolekül. Januskinasen sind spezielle im Zytoplasma

[6] S3-Leitlinie Diagnostik und Therapie des Morbus Crohn (Stand 01/2014; gültig bis 31. Dezember 2018; derzeit in Überarbeitung). S3-Leitlinie Diagnostik und Therapie der Colitis ulcerosa (Stand Mai 2018; gültig bis 15. Mai 2022). S3-Leitlinie Klinische Ernährung in der Gastroenterologie (Teil 4) – Chronisch-entzündliche Darmerkrankungen (Stand Juli 2014; gültig bis 31. Juli 2019).

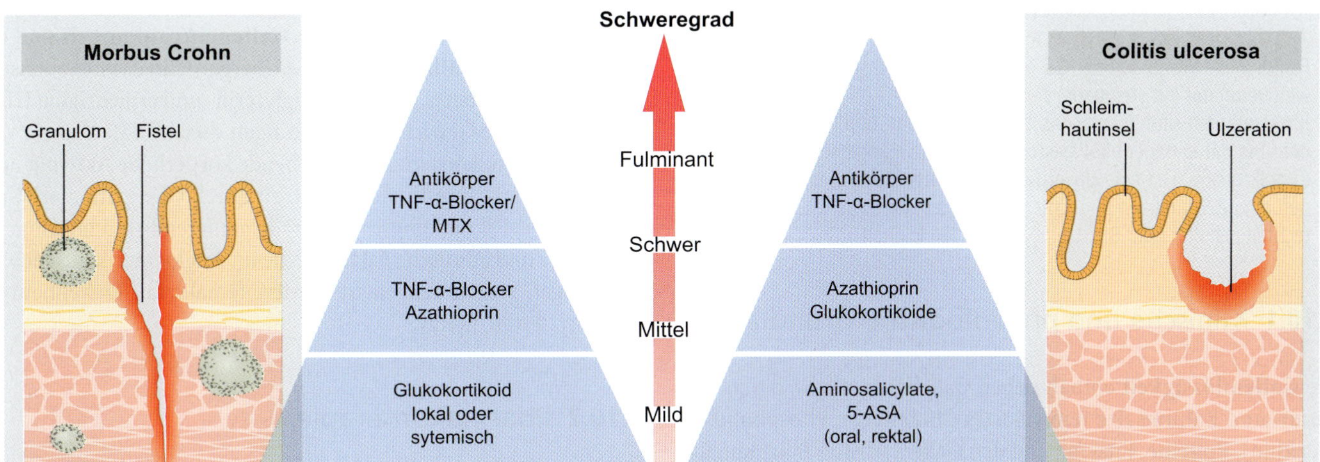

Abb. 6.4 Behandlungsmöglichkeiten der Colitis ulcerosa und des Morbus Crohn in Abhängigkeit von der Schwere der Erkrankung. [L157]

lokalisierte Enzyme, die von Zytokin-Rezeptoren benötigt werden, um eine Signalkette auszulösen.

GUT ZU WISSEN

Immunologisch aktive Biologika bewirken eine Immunsuppression. Durch die Hemmung von Entzündungsmediatoren (z. B. Interleukine, TNF-α) erhöhen sie das Risiko für Infektionen oder können latente Infektionen reaktivieren.

6.9.3 Begleitende Maßnahmen

Bei CED-Patienten besteht im Schub, aber auch in Phasen der Remission die Gefahr eines Vitamin-D_3-Mangels. Dieser erhöht nicht nur das Osteoporoserisiko, sondern verstärkt zusätzlich die Krankheitsaktivität der chronisch-entzündlichen Darmerkrankung selbst. Daher sollte der Vitamin-D_3-Blutspiegel regelmäßig überwacht und ein Mangelzustand ausgeglichen werden. Verschiedene Daten deuten darauf hin, dass die Häufigkeit akuter Schübe durch eine **Vitamin-D3-Supplementierung** herabgesetzt werden kann.

Ein häufiges Begleitsymptom chronisch-entzündlicher Darmerkrankungen sind Schmerzen. Neben Abdominalschmerzen, Kopf- und Rückenschmerzen sind extraintestinale Schmerzen, v. a. in den Gelenken mit einer großen Auswirkung auf die gesundheitsbezogene Lebensqualität verbunden. Die Anwendung von nichtsteroidalen Antirheumatika NSAR ist durch das Risiko der Krankheitsverschlimmerung (Exazerbation) und Auslösung akuter Schübe begrenzt. Als Alternative bietet sich **Paracetamol** (Ap) oder (ärztlich verordnet) Metamizol (Rp) an.

6.9.4 Übersicht: Verschreibungspflichtige Arzneimittel bei CED

Bei chronisch entzündlichen Darmerkrankungen kommen verschiedene Arzneimittel von unterschiedlichen Wirkstoffgruppen (➤ Tab. 6.10) zum Einsatz.

Tab. 6.10 Arzneimittel bei CED.

Wirkstoffe	Beispiele
Intestinale Antiphlogistika	
Mesalazin	• Claversal® Zäpfchen, magensaftresistente Tbl., Micropellets, Rektalschaum, Klysmen • Salofalk® magensaftresistente Tbl., Supp., Rektalschaum, Klysmen • Salofalk® Granu-Stix® Granulat • Asacol® magensaftresistente Tbl.
Olsalazin	Dipentum
Sulfasalazin	• Azulfidine® magensaftresistente Filmtbl., Tbl. • Colo-Pleon® magensaftresistente Filmtbl.
Glukokortikoide mit lokaler Wirkung (entzündungshemmend)	
Budesonid	Budenofalk® magensaftresistente Hartkaps.; Budenofalk® Uno magensaftresistentes Granulat, Rektalschaum
Prednison	Decortin®, Prednison GALEN® u. a.
Prednisolon	Decortin® H, Prednisolon acis® u. a.
Hydrocortisonacetat	Colifoam® Rektalschaum
Immunsuppressiva	
Azathioprin	Azafalk® Filmtbl., Imurek Filmtbl., Zytrim® Filmtbl. Azathioprin-ratiopharm® u. a.
Methotrexat ➤ 12.5	Lantarel®, metex®, Methotrexat-GRY® u. a.

6.10 Funktionelle Störungen von Gallenblase und Gallenwegen

KURZ UND KNAPP

- Funktionelle Störungen der Gallenwege und Gallensteinleiden sind weit verbreitet mit steigender Tendenz.
- Risikofaktoren sind hochkalorische, kohlenhydrat- und fettreiche Ernährung mit geringem Ballaststoffanteil sowie mangelnde Bewegung.
- Charakteristisch ist eine Unverträglichkeit fetter Speisen mit Druckgefühl und Schmerzen im rechten Oberbauch, die in den Rücken bis zur rechten Schulter oder Brustseite ausstrahlen können.

6.10.1 Klinische und physiologische Grundlagen

Die **Gallenflüssigkeit** enthält neben Gallensäuren bzw. deren Natrium- und Kaliumsalze fein gelöstes Cholesterin, Phospholipide (Lezithin), Proteine, Enzyme und den Gallenfarbstoff Bilirubin. Sie emulgiert Nahrungsfette und aktiviert Lipasen, wodurch sie eine wichtige Funktion bei der Verdauung und Resorption von Fetten und fettlöslichen Substanzen (Vitamine A, D, E und K) übernimmt. Des Weiteren ist sie für die biliäre Ausscheidung nicht nierengängiger Arznei- und Fremdstoffe verantwortlich. **Gallensteine** sind kristalline Gebilde, die sich bei Übersättigung der Gallenflüssigkeit mit Cholesterin oder Bilirubin unter Beteiligung von Kalziumionen und Glykoproteinen als Cholesterin-, Pigmentsteine (Kalzium-Bilirubinat) oder gemischte Steine abscheiden. Faktoren, die das biliäre Konzentrationsverhältnis in Richtung Cholesterin verschieben (**lithogener Index)** begünstigen ihre Entstehung. Dazu zählen eine verminderte Produktion von Gallensäuren in der Leber, eine unzureichende intestinale Rückresorption (z. B. bei Morbus Crohn) oder eine Cholesterin-Hypersekretion durch drastisches und schnelles Abnehmen. Auch bestimmte Arzneistoffe (Ciclosporin, Fibrate) fördern die Bildung von Gallensteinen.

Wesentliche Risikofaktoren für **Gallenerkrankungen** und die **Entstehung von Gallensteinen** sind Übergewicht, das metabolische Syndrom mit Diabetes, erhöhten Triglyzerid- und erniedrigten HDL-Spiegeln, starke Gewichtsschwankungen durch Diäten sowie vermehrter Alkoholkonsum. Unzureichende körperliche Aktivität oder eine verlängerte intestinale Transitzeit durch Obstipation erhöhen ebenfalls das Erkrankungsrisiko. Prädisponierend sind hormonelle, genetische und ethnische Faktoren, die im Angloamerikanischen als „6-F-Regel" zusammengefasst werden: female, fair (= hellhäutig), fat, forty, fertile, family.

6.10.2 Pharmakotherapie

Einen hohen Stellenwert haben ernährungstherapeutische Maßnahmen wie die Vermeidung von fetthaltigen, scharf gewürzten und schwerverdaulichen Nahrungsmitteln (z. B. Hülsenfrüchte), Alkohol und Kaffee. Faserreiche Kost und ausreichend Bewegung verkürzen die intestinale Transitzeit und reduzieren die Bildung lithogener Substanzen (Desoxycholsäure) im Darm. Zur Anregung des Gallenflusses, zur Vorbeugung einer Steinbildung oder zur Auflösung von Cholesterinsteinen eignet sich die choleretisch wirkende Gallensäure **Ursodesoxycholsäure** (z. B. Ursochol®, Ursofalk®). Sie hemmt das Schlüsselenzym HMG-CoA-Reduktase der Cholesterinsynthese, verringert die biliäre Sekretion und die intestinale Absorption von Cholesterin. **Chenodesoxycholsäure** (z. B. Chenodesoxycholsäure Leadiant) wird zur Behandlung angeborener Störungen der primären Gallensäuresynthese eingesetzt. Zur Therapie der primären biliären Cholangitis steht **Obeticholsäure** (Ocaliva®) zur Verfügung, die oft auch mit Ursodesoxycholsäure kombiniert wird.

6.10.3 Phytopharmaka

Klassisches Einsatzgebiet für Arzneidrogen und Phytopharmaka sind funktionelle gastrointestinale Störungen, bei denen eine mangelnde Fettverdauung im Vordergrund steht. Geeignet sind Drogen mit ätherischen Ölen und/oder Bitterstoffen, wie z. B. Angelikawurzel, Pfefferminzblätter/-öl, Löwenzahnkraut mit -wurzel, Schafgarbenkraut/-blüten und Wermutkraut. **Artischockenblätter, Curcumawurzelstock und Javanische Gelbwurz** werden vorwiegend in Form von **Extrakten/Phytopharmaka** angewendet. Sie stimulieren die Produktion von Gallenflüssigkeit in den Leberzellen und fördern die Entleerung der Gallenblase. Somit eignen sie sich sowohl zur **Prophylaxe von Gallensteinen,** als auch beim **Postcholezystektomie-Syndrom,** das auf einem Mangel an Gallenflüssigkeit beruht.

GUT ZU WISSEN

Gallenwirksame Arzneidrogen werden unter dem (älteren) Begriff Cholagoga zusammengefasst. Heute wird eine Einteilung in **Choleretika,** welche die Produktion von Gallenflüssigkeit in den Leberzellen erhöhen, und **Chole(zysto)kinetika,** welche die Kontraktion und Entleerungsmechanismen von Gallenblase und Gallengängen stimulieren, bevorzugt. Allerdings ist der Übergang zwischen choleretischer und cholekinetischer Wirkungsweise oft fließend oder beide Effekte sind gemeinsam vorhanden.

CAVE

- Ätherisches Wermutöl kann bis zu 40 % Thujon enthalten, das in hoher Dosierung degenerative Erscheinungen im ZNS hervorruft (Absinthismus).
- Höchstmengen für Thujon in Lebensmitteln und Spirituosen sind in der Aromenverordnung abhängig vom Alkoholgehalt festgelegt.
- Wässrige Zubereitungen aus Wermutkraut sind thujonarm und in der üblichen Dosierung von 2–3 Tassen Tee täglich unbedenklich. Zudem entwickelt sich bei längerer Einnahme eine ausgeprägte Abneigung gegen den stark bitteren Geschmack, sodass eine Überdosierung praktisch ausgeschlossen ist.

6.10.4 Übersicht: Gallenwirksame Phytopharmaka

In der Behandlung von Leber- und Gallenwegserkrankungen hat die Phytotherapie einen hohen Stellenwert. Die nachfolgende Tabelle (➤ Tab. 6.11) enthält Beispiele bewährter Phytopharmaka mit jeweiliger Angabe zum Extrakt.

6.11 Infektiös-entzündliche Erkrankungen der Leber

KURZ UND KNAPP

- Lebererkrankungen werden in viral oder nicht viral bedingte Infektionen bzw. Entzündungen (Hepatitis) und toxisch-metabolische Schädigungen eingeteilt.
- Nicht-alkoholische Fettlebererkrankungen entwickeln sich mit zunehmender Tendenz im Zusammenhang mit dem metabolischen Syndrom.
- Risikofaktoren sind Adipositas, periphere Insulinresistenz, Bluthochdruck und Fettstoffwechselstörungen (Dyslipidämie).

Die häufigsten Ursachen einer Entzündung der Leber sind **Infektionen** mit spezifischen Hepatitisviren, die zu den Krankheitsbildern der Hepatitis A-E führen. Hepatitis A verläuft immer akut, unkompliziert und heilt spontan aus, Hepatitis B geht in 5–10 % der Fälle in eine chronische Form über. Gegen beide Arten ist eine Impfung möglich.

Hepatitis B kann primär chronisch verlaufen oder sich im Anschluss an eine (oft symptomlose) akute Form chronisch entwickeln. Zur Therapie stehen Immunstimulanzien, v. a. Interferon Alpha (INFα)

Tab. 6.11 Gallenwirksame Phytopharmaka.

Arzneidroge/Extrakt	Beispiel	KI/NW
Artischockenblätter		
1 Hartkaps./1 Tbl. = 320/400/600/640 mg Artischockenblätter-Trockenextrakt (4–6 : 1), Auszugsmittel Wasser	• Hepar-SL® 320 mg Hartkaps.; Hepar-SL® 640 mg Filmtbl. • Ardeycholan® (400 mg) Natu·hepa® (600 mg)	• **KI:** Bekannte Allergie gegen Korbblütler, Verschluss der Gallenwege, Kdr. ≤ 12 J. • **NW:** sehr selten leichte Durchfälle, Oberbauchbeschwerden, Übelkeit, Sodbrennen, allergische Reaktionen wie Exantheme • Schwangerschaft und Stillzeit: keine ausreichenden Daten
1 Filmtbl. = 320 mg Trockenextrakt aus frischen Artischockenblättern (15–30 : 1), Auszugsmittel Wasser	Hepacyn® Frischpflanzen-Artischocke	
Curcumawurzelstock		
1 Hartkaps. = Curcumawurzelstock-Trockenextrakt (13–25:1) 81 mg – Auszugsmittel: 96 % (V/V) Ethanol	Curcu-Truw® Hartkaps.	• **KI:** Verschluss der Gallenwege • Anwendungsbeschränkung: Gallensteine, Kdr. ≤ 12 J.

für die parenterale Anwendung oder orale Nukleosid- bzw. Nukleotidanaloga zur Verfügung. **Interferon-alpha** (INF-α) wird bevorzugt in der pegylierten Form (Peginterferon alpha-2a, z. B. Pegasys®) einmal wöchentlich gespritzt. Es hemmt die virale Proteinsynthese und die Vermehrung der Viren. Zudem stimuliert es aufgrund immunmodulierender Eigenschaften T-Lymphozyten und Natürliche Killerzellen zur Erkennung und Abwehr körperfremder Zellen. Allgemeine **Nebenwirkungen** der Interferone sind grippeähnliche Symptome mit Fieber, Verschlechterung des Allgemeinzustands, Depressionen, Angst- und Konzentrationsstörungen, Leuko- und Thrombozytopenien. INFα kann Haarausfall, Hypo- und Hyperthyreose, sowie eine Verschlimmerung von Autoimmunerkrankungen auslösen.

Nukleosid- und Nukleotidanaloga wie z. B. Adefovir (Hepsera®), Entecavir (BARACLUDE®, Generika), Lamivudin (Zeffix) und Tenofovir (Vemlidy®, Viread®) werden v. a. Patienten mit fortgeschrittener Zirrhose verabreicht. Sie greifen in die Transkription der viralen RNA ein und behindern das Virus in seiner Vermehrung.

ÜBER DEN TELLERRAND

Bei der **Peg**ylierung wird der Wirkstoff an Polyethylenglycol (**PEG**) gekoppelt, wodurch sowohl die antivirale Aktivität gesteigert, als auch die Halbwertszeit auf das 10fache verlängert wird. Auf diese Weise wird eine Anwendung nur 1-mal wöchentlich ermöglicht.

6

Hepatitis C hat sowohl weltweit, als auch in Deutschland eine große medizinische, epidemiologische und gesundheitsökonomische Bedeutung. Nach Schätzungen der WHO sind derzeit 130–150 Millionen Menschen chronisch mit dem HCV-Virus infiziert, jährlich werden 3–4 Millionen Infektionen gemeldet. Hepatitis C verläuft meist **chronisch,** geht mit **schweren Folgeerkrankungen** einher und ist mit einer deutlich erhöhten Sterblichkeit verbunden. Oft wird sie erst diagnostiziert, wenn bereits Langzeitschäden aufgetreten sind. Beachtenswert sind die großen Fortschritte der letzten Jahre, die die Pharmakotherapie wie in kaum einer anderen Indikation erzielt hat. Es wurden hochwirksame, spezifisch antivirale Substanzen gegen das Hepatitis-C-Virus entwickelt, die entsprechend als **direkte antivirale Agenzien DAA** (directly acting antivirals) bezeichnet werden. Damit ist die Heilungsrate der Hepatitis C auf nahezu 100 % angestiegen und Interferon-alpha spielt in der aktuellen HCV-Therapie keine Rolle mehr. Zugleich sind die neuen Therapien besser verträglich und ihre Anwendungszeit deutlich kürzer.

GUT ZU WISSEN

Eine akute Hepatitis-C-Infektion wird oft nicht bemerkt. Beklagt werden eher unspezifische Symptome, wie grippeähnliche Beschwerden, Abgeschlagenheit, Müdigkeit, Übelkeit oder Druckgefühl im Oberbauch. Nur ein geringer Teil der Patienten entwickelt ausgeprägte klinische Symptome, die Anlass zu diagnostischen Laboruntersuchungen geben.

Direkte antivirale Agenzien DAA werden nach ihren jeweiligen Angriffspunkten unterschieden:

- **HCV-Protease-Hemmer** (NS3-Protease-Hemmer), Endung **-previr** (z. B. Grazoprevir, Glecaprevir, Voxilaprevir alle zur Zeit nur als Kombinationen) verhindern die Aufspaltung großer Proteine in kleinere Funktionsproteine und die Neubildung von Viren.
- **NS5B-Polymerase-Hemmer,** Endung **-buvir** (z. B. Sofosbuvir: Sovaldi®). Das Enzym NS5B-Polymerase ist für die Vervielfältigung der Virus-RNA zuständig.
- **NS5A-Hemmer,** Endung **-asvir** (z. B. Elbasvir, Pibrentasvir, Velpatasvir alle nur als Kombinationen). NS5A ist ein Protein, das ebenfalls eine wichtige Aufgabe bei der RNA-Replikation von HCV-Viren übernimmt.
- Nucleosid-Antimetaboliten: Endung **-virin** (z. B. Ribavirin: REBETOL®)

Die Wirkstoffe der einzelnen Substanzgruppen werden vorwiegend als Fixkombination eingesetzt, wodurch dem Patienten eine Einnahme von meist nur 1 Tablette/Tag ermöglicht wird. Beispiele für solche Kombinationen sind

- Epclusa®: Sofosbuvir + Velpatasvir,
- Harvoni®: Ledipasvir + Sofosbuvir,
- Maviret® Glecaprevir, Pibrentasvir,
- Vosevi®: Sofosbuvir + Velpatasvir + Voxilaprevir,
- ZEPATIER®: Elbasvir + Grazoprevir.

TIPP

Die mit DAA erreichte kurzzeitige Therapie ist mit der Gefahr einer nachlassenden Patienten-Adhärenz mit gravierenden Folgen für den Therapieerfolg verbunden. Daher ist es besonders wichtig ist, den Patienten während der meist nur zwei oder drei Monate dauernden Therapie maximal zu motivieren!

6.12 Toxisch-metabolische Lebererkrankungen: Nichtalkoholische Fettleber

Der Begriff Nichtalkoholische Fettlebererkrankung NAFLD (Nonalcoholic Fatty Liver Disease) steht für Leberkrankheiten, die durch eine vermehrte Fetteinlagerung in den Leberzellen gekennzeichnet sind. Hierzu zählen Steatose (Fettleber), Steatohepatitis, Steatofibrose und Zirrhose. Als gemeinsames Merkmal gilt, dass Alkohol als Ursache ausgeschlossen ist. In Deutschland sind etwa 20–30 % der Bevölkerung von einer NAFLD betroffen. Bei rund 20 % der Patienten entwickelt sich daraus eine nichtalkoholische Fettleberentzündung (**n**ich**t**alkoholische **S**teato**h**epatitis NASH), die bei weiteren 20 % im Laufe des Lebens in eine Leberzirrhose und schließlich in einem Leberzellkarzinom münden kann. Es kommt zum Umbau der Leberarchitektur, wobei Bindegewebe die untergegangenen Hepatozyten ersetzt (Fibrose) und den Blutfluss, den Stoffwechsel und die Entgiftungsfunktion der Leber beeinträchtigt.

6.12.1 Klinisch und physiologische Grundlagen

Pathophysiologisch bedeutsam für die NAFLD ist neben einer genetischen Prädisposition der Zusammenhang mit den **typischen Faktoren eines metabolischen Syndroms:** ungesunder Lebensstil (falsche Ernährung, mangelnde körperliche Aktivität) geht mit Adipositas, hohem Blutdruck, peripherer Insulinresistenz und Fettstoffwechselstörungen einher. Die Fettleber ist durch Insulin nicht mehr zu kontrollieren. Sie gibt nüchtern ständig zu große Mengen Glukose an das Blut ab und ist somit für den hohen Nüchternblutzucker bei Menschen mit (Prä-)Diabetes verantwortlich. Folge der **Insulinresistenz** ist ein Anstieg der Lipolyse im Fettgewebe, bei der vermehrt freie Fettsäuren entstehen. Diese reichern sich in der Leber an und tragen zusammen mit einer gesteigerten hepatischen Triglyzerid-Synthese zur Ausbildung einer **Steatose** bei. Der hohe Gehalt an freien Fettsäuren, Cholesterin und anderen Lipiden ist mit einer erhöhten Lipotoxizität verbunden und löst Leberzellschäden und entzündliche Reaktionen aus. Es entwickelt sich eine **Steatohepatitis,** die langfristig in eine Fibrose bzw. Zirrhose übergehen kann.

Als sekundäre Ursachen einer Fettleber kommen die Einnahme bestimmter Arzneimittel (z. B. Glukokortikoide, Östrogene, Methotrexat), chronische Virusinfektionen (HIV, Hepatitis C), Mangelernährung (rascher Gewichtsverlust, gastrointestinale Bypass-Chirurgie) und andere metabolische Erkrankungen (Lipodystrophie, Weber-Christian-Syndrom) in Frage.

GUT ZU WISSEN

NAFLD wird als hepatische Manifestation des metabolischen Syndroms angesehen, kann aber auch unabhängig davon auftreten (Definition laut Leitlinie[7]).

[7] S2k-Leitlinie Nicht-alkoholische Fettlebererkrankungen. Deutsche Gesellschaft für Gastroenterologie, Verdauungs- und Stoffwechselkrankheiten e. V. (DGVS). Stand: 28.02.2015 (in Überarbeitung), gültig bis 27.02.2020

Das wichtigste Therapieziel bei der Behandlung der nichtalkoholischen Fettleber ist es, die Ausbildung einer Steatohepatitis zu verhindern bzw. bei bereits vorliegender Entzündung ein weiteres Fortschreiten in Richtung Fibrose und Zirrhose zu vermeiden. Aktuell wird eine Reihe von Substanzen auf ihre Wirksamkeit und Verträglichkeit in Studien untersucht. Bisher (Mitte 2020) ist noch kein Arzneimittel mit einer spezifischen Zulassung für die Indikation NAFLD im Markt, daher sind **nichtmedikamentöse Therapiestrategien** – Änderung des Lebensstils mit Umstellung der Ernährung und gesteigerter körperlicher Aktivität – **Mittel der Wahl.** Bei diesen Maßnahmen, die in gleicher Weise dem **metabolischen Syndrom** und seinen Folgen entgegenwirken, gilt es insbesondere, dem Patienten individuelle und realistische Ziele vorzugeben und seine Motivation durch ein positives Feedback zu unterstützen.

GUT ZU WISSEN

- Hilfreiche Behandlungsstrategien bei NAFLD:
  - Moderate Gewichtsabnahme von 7–10 %
  - Hypokalorische Diät: 500–700 kcal pro Tag weniger
  - Mediterrane Ernährungsform (Gemüse, Fisch, Hülsenfrüchte, Nüsse, Olivenöl), bevorzugt komplexe Kohlenhydrate
  - Zucker, fetthaltige Milchprodukte, rotes Fleisch, Fertigprodukte reduzieren
  - Moderate körperliche Aktivität von 150–200 Min. pro Woche
- Möglichst zu vermeiden sind:
  - Monodiäten, v. a. fettbetonte Diäten (z. B. Atkins-Diät)
  - Fruktose-/Sucrose-haltige Nahrungsmittel und Getränke
  - Fast Food, gesättigte und Trans-Fette
  - Alkohol

6.12.2 Pharmakotherapie

Im Vordergrund steht die **Behandlung der Komorbiditäten** Adipositas, Diabetes und Fettstoffwechselstörungen. Unter den verschiedenen Substanzen, die hinsichtlich einer Therapie der NAFLD überprüft werden, bietet Obeticholsäure die bereits zur Therapie der primären biliären Cholangitis eingesetzt wird (Ocaliva®, ➤ 6.10.2), eine aussichtsreiche Option für eine Zulassung. Obeticholsäure reguliert die Gallensäurekonzentration in den Hepatozyten, wodurch sich positive Effekte auf entzündliche und fibrotische Prozesse in der Leber ergeben können. Die Datenlage für einen Einsatz von **Ursodesoxycholsäure, Silymarin** oder **Nahrungsergänzungsmitteln** bei NAFLD wird als nicht ausreichend beurteilt und in der Leitlinie nicht empfohlen.

6.12.3 Phytopharmaka

Leberwirksame Drogen in Form standardisierter **Extrakte** in **ausreichender Dosierung** eignen sich zur **Prophylaxe** oder **(begleitenden)** Therapie von Lebererkrankungen. Sie wirken symptomlindernd, fördern die Zellregeneration bei metabolisch-toxischen Leberschäden und können die Funktion der Leber bei Infektionen oder Leberparenchymveränderungen durch Chemotherapeutika und Zytostatika unterstützen.

- **Artischockenblätter** (➤ 6.10.3) regen den Leberstoffwechsel an, wirken anticholestatisch, hepatoprotektiv und regen Reparaturmechanismen der Hepatozyten an. Sie reduzieren entzündungsbedingte Zellschädigungen und schützen die Hepatozyten vor Lebergiften.
- **Mariendistelfrüchte** enthalten als wirksame Komponente **Silymarin,** ein Gemisch aus sechs Flavonoiden mit Silibinin als Hauptbestandteil. Silymarin ist schwer wasserlöslich, daher sind für die Therapie von Lebererkrankungen ausschließlich mit organischen Lösungsmitteln (Aceton, Ethylacetat, Methanol, Ethanol) gewonnene **Extrakte der Mariendistelfrüchte** geeignet. Silymarin wirkt entzündungshemmend und verhindert die Lipidperoxidation. Es schützt die Hepatozyten vor einer Schädigung durch freie Radikale, die bei Entzündungsreaktionen oder dem oxidativen Abbau von Alkohol entstehen. Es lagert sich an Proteine der Hepatozyten an, stabilisiert die Zellmembranen und reduziert die Membranpermeabilität. Dadurch wird sowohl das Eindringen von Lebergiften und Viren als auch ein Verlust von Zellbestandteilen (Transaminasen) verhindert. Silymarin steigert die Proteinbiosynthese und die Regeneration von geschädigtem Lebergewebe. Studien mit Silymarin (Legalon®) zeigen Erfolge bei alkohol- und arzneimittelbedingten toxischen Leberschäden, eine Besserung subjektiver Beschwerden und eine Senkung der Leberfunktionswerte. Für die Wirksamkeit ist eine Initialdosierung von 400–420 mg Silymarin zu empfehlen, die Erhaltungsdosierung liegt bei 210–280 mg Silymarin/Tag.
- **Sojaphospholipide:** Wirksamkeitsbestimmend ist ein Phospholipidgemisch (73–79 % Phosphatidyl-cholin) natürlicher Herkunft mit einem hohen Gehalt ungesättigter Fettsäuren (ca. 70 % Linolsäure, 6–8 % Linolensäure, 6–12 % Ölsäure). Phospholipide

Tab. 6.12 Phytopharmaka bei toxisch-metabolischen Lebererkrankungen.

Arzneidroge	Extrakt pro Tablette	Beispiel	KI/NW
Artischockenblätter	1 Hartkaps./1 Tbl. = 320/400/600/640 mg Artischockenblätter-Trockenextrakt (4–6 : 1), Auszugsmittel Wasser	• Hepar-SL® 320 mg Hartkaps.; Hepar-SL® 640 mg Filmtbl. • Ardeycholan® (400 mg) Natu·hepa® (600 mg)	• **KI:** bekannte Allergie gegen Korbblütler, Verschluss der Gallenwege, Kdr. ≤ 12 J. • **NW:** sehr selten leichte Durchfälle, Oberbauchbeschwerden, Übelkeit, Sodbrennen, allergische Reaktionen wie Exantheme • Schwangerschaft und Stillzeit: keine ausreichenden Daten
	1 Filmtbl. = 320 mg Trockenextrakt aus frischen Artischockenblättern (15–30 : 1), Auszugsmittel Wasser	Hepacyn® Frischpflanzen-Artischocke	
Mariendistelfrüchte, Trockenextrakt	(20–35:1) 162,5–250 mg (entspr. 105 mg Silymarin, ber. als Silibinin) Auszugsmittel: Ethylacetat	Ardeyhepan® Filmtbl.	• **KI:** Schwangerschaft und Stillzeit • **NW:** gastrointestinale Beschwerden, Übelkeit, leicht laxierend; sehr selten: Überempfindlichkeitsreaktionen, z. B. Hautausschlag, Atemnot oder Juckreiz.
	(25–40:1) 150–163 mg (entspricht 83 mg Silymarin, berechnet als Silibinin), Auszugsmittel: Aceton	HepaBesch® Hartkaps.	
	(24–27:1) 170–239 mg (entspr. 140 mg Silymarin, ber. als Silibinin), Auszugsmittel: Aceton	Silimarit® Weichkaps.	
	177,4–240,4 mg (entspr. 108,2 mg Silymarin, berechnet als Silibinin [HPLC]), Auszugsmittel: Aceton 95 % (V/V).	Silymarin-Loges Hartkaps.	• **KI/NW:** s. o. • Ab 18 J. (keine ausreichenden Erfahrungen)
Phospholipide aus Sojabohnen	300 mg	Essentiale® Kaps.	• Anwendungsbeschränkung • Kdr. < 12 J. (keine ausreichende Erfahr.). • **NW:** evtl. Magenbeschwerden, weicher Stuhl und/oder Diarrhö
	350 mg	Lipidavit® SL Weichkaps.	**KI:** Schwangerschaft und Stillzeit, Kdr. < 12 J
	300 mg	Lipopharm® Pflanzlicher Cholesterinsenker Weichkaps.	Ab 12 J.

sind Bestandteil von Biomembranen und regulieren membranabhängige Stoffwechselprozesse. Sie vermindern die Lipidperoxidation und wirken hepatoprotektiv durch Stabilisierung und Regeneration geschädigter Hepatozytenmembranen. Sojaphospholipide werden bei Erkrankungen der Leber unterschiedlicher Ursache ausschließlich als Fertigarzneimittel (EPL-Substanz) in einer Tagesdosierung von 1,5–2,7 g mit 73–79 % 3-sn-Phosphatidyl-cholin eingesetzt.

6.12.4 Übersicht: Drogen-Extrakte/Phytopharmaka bei toxisch-metabolischen Lebererkrankungen

Die folgenden Zubereitungen (➤ Tab. 6.12) aus Artischockenblättern, Mariendistelfrüchten und Phospholipiden werden zur Behandlung von toxisch-metabolischen Lebererkrankungen eingesetzt. Die jeweiligen Angaben zum Extrakt gelten nur für das genannte Handelsbeispiel.

KAPITEL

7 Stoffwechselerkrankungen

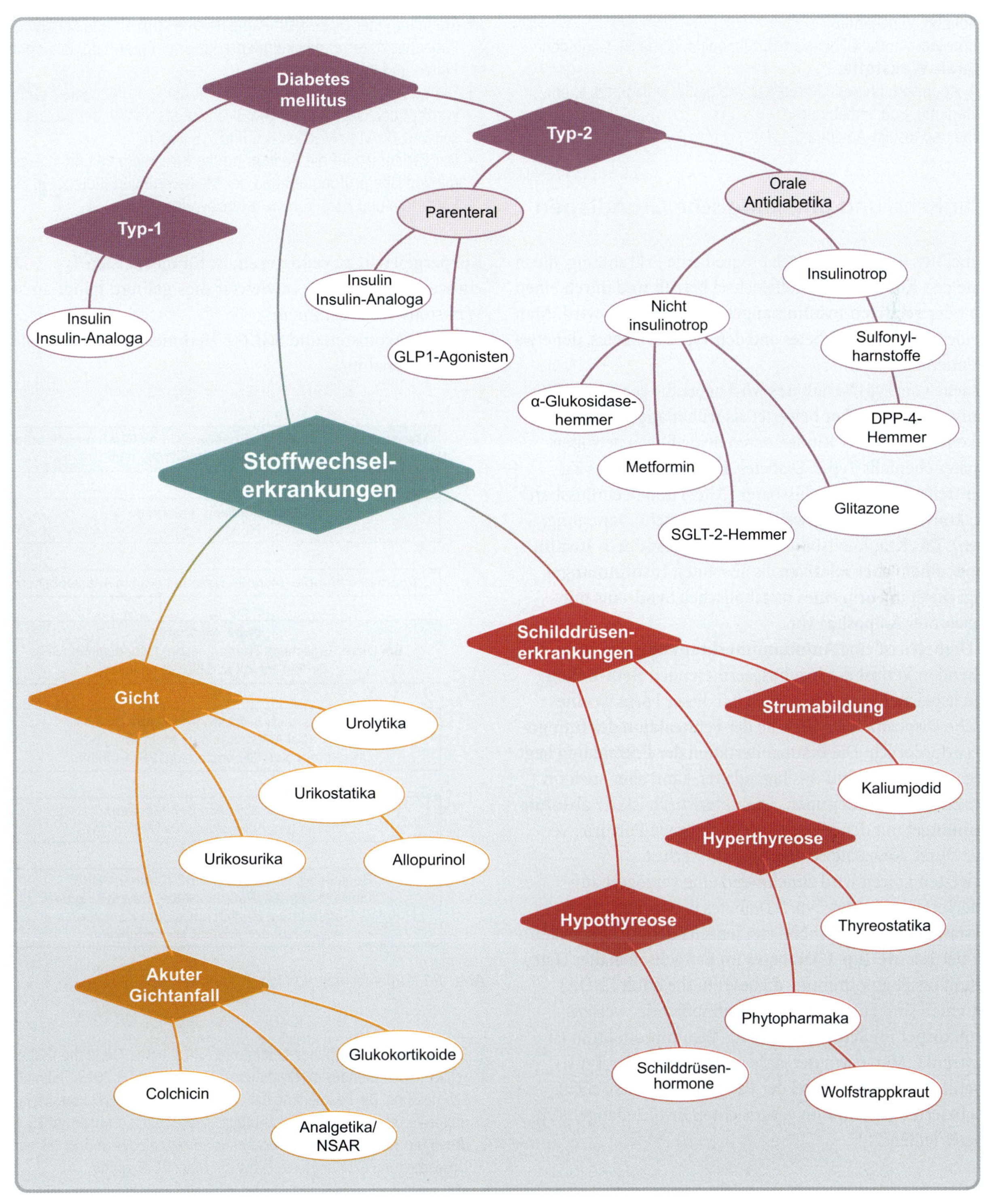

7.1 Diabetes mellitus

WIRKSTOFFE

- **Orale Antidiabetika:**
  - **Nicht-insulinotrope Substanzen:**
    - Alpha-Glukosidasehemmer: Acarbose
    - Biguanide: Metformin
    - Glitazone: Pioglitazon
    - SGLT-2-Inhibitoren: Dapagliflozin, Empagliflozin
  - **Insulinotrope Substanzen:**
    - Dipeptidyl-Peptidase-4-Inhibitoren (DPP-4-Inhibitoren): Saxagliptin, Sitagliptin, Vildagliptin
    - Sulfonylharnstoffe: Glibenclamid, Glimepirid, Gliclazid, Gliquidon
- **Parenterale Wirkstoffe:**
  - GLP-1-Agonisten (Inkretin.Mimetika): Albiglutid, Dulaglutid, Exenatid, Liraglutid, und Semaglutid
  - Insuline und Insulin-Analoga

7.1.1 Klinische und physiologische Grundlagen

Diabetes mellitus ist eine chronisch progrediente Erkrankung, die in erster Linie den Kohlenhydratstoffwechsel betrifft und durch einen absoluten oder relativen Insulinmangel hervorgerufen wird. Man unterscheidet den Typ-1-Diabetes und den Typ-2-Diabetes, der etwa 95 % der Patienten betrifft.

- Als Ursache von **Typ-2-Diabetes** wird heute die genetische Vorbelastung deutlich stärker bewertet als früher angenommen. So entwickeln 70–80 % der Kinder, deren beide Eltern betroffen sind, später ebenfalls Typ-2-Diabetes. Hinzu kommt das Zusammentreffen nicht beeinflussbarer (Alter) und beeinflussbarer Risikofaktoren (Ernährungsweise, Körpergewicht, Bewegung, Rauchen). Das Krankheitsbild ist charakterisiert durch **Insulinresistenz,** einem eher **relativen** als absoluten **Insulinmangel** und liegt meist in Form eines metabolischen Syndroms mit stammbetonter Adipositas vor.
- **Typ-1-Diabetes** ist eine **Autoimmunerkrankung,** die zum weitgehenden Verlust der insulinsezernierenden **Beta-Zellen** der Bauchspeicheldrüse führt. Auch bei dieser Form ist eine genetische Disposition als Ursache der Fehlreaktion des Immunsystems erforderlich. Die Erstmanifestation der Erkrankung liegt vorwiegend im Kleinkind- bis Jugendalter, kann aber auch im Erwachsenenalter vorkommen. Charakteristisch ist der **absolute Insulinmangel** mit den klassischen Symptomen Polyurie, vermehrter Durst, Ketoazidose und Gewichtsverlust.
- In den letzten Jahren wird zunehmend eine verzögert auftretende Sonderform des Typ-1-Diabetes beobachtet, deren Manifestation eher schleichend erst jenseits des 30. Lebensjahrs erfolgt: der **latente Typ-1-Diabetes** im Erwachsenenalter (**l**ate bzw. latent onset **a**utoimmune **d**iabetes in the **a**dult LADA). Die Patienten sind zunächst nicht insulinpflichtig, weisen aber Antikörper im Serum auf und die Insulinproduktion ist eingeschränkt. Man vermutet, dass in der Menge der Typ-2-Diabetiker etwa ein Zehntel der Patienten an einem nicht diagnostizierten autoimmun verursachten Insulinmangel-Typ-1-Diabetes leiden.

7.1.2 Pharmakotherapie bei Typ-2-Diabetes

Die Praxisempfehlungen der Versorgungs-Leitlinie[1] der Deutschen Diabetes Gesellschaft (DDG) stellen ein individuell vereinbartes Ziel in den Mittelpunkt der Therapie. Die Individualisierung berücksichtigt nicht nur zusätzliche Erkrankungen, sondern bezieht Vorlieben des Patienten hinsichtlich Lebensstiländerungen, seine psychosoziale Situation und Gesundheitskompetenz mit ein.

GUT ZU WISSEN

- Standard jeder Diabetestherapie ist eine strukturierte Schulung des Patienten zu fettarmer, kalorienreduzierter Ernährung, Bewegungsverhalten und Rauchverzicht.
- Die Basistherapie (➤ Abb. 7.1) stellt die 1. Stufe in jedem Therapiekonzept dar. Nach Ablauf von 3–6 Monaten sollte der Blutzucker-Langzeitwert HbA1c zwischen 6,5 und 7,5 liegen.
- Der Patient ist auf die Bedeutung der Basistherapie und ihre regelmäßige Überprüfung anhand der Messwerte von Blutzucker, Blutdruck, Blutfetten und Körpergewicht hinzuweisen.

Körpergewicht zu reduzieren, ist für die meisten Typ-2-Diabetiker ein wesentliches Ziel. Inwieweit dies gelingt, hängt auch mit der Wirkstoffwahl zusammen:

- GLP-1-Agonisten und SGLT-2-Hemmer unterstützen die Gewichtsabnahme.

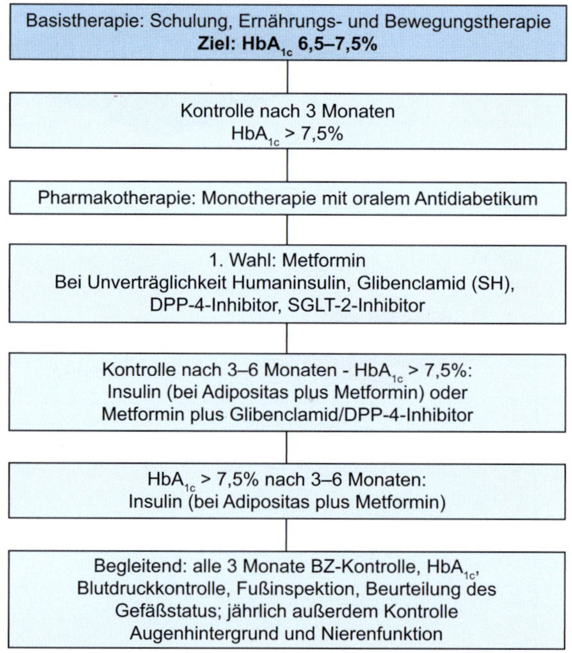

Abb. 7.1 Stufentherapie von Typ-2-Diabetes. [M539]

[1] S3-Nationale Versorgungs-Leitlinie Typ-2-Diabetes. Deutsche Diabetes Gesellschaft (DDG), Bundesärztekammer u. a. Stand: 30.09.2013. Teilpublikation der Langfassung. Die Bearbeitung der weiteren Kapitel folgt sukzessive im Anschluss an die Veröffentlichung der 2. Auflage. Diese Leitlinie wurde am 25. März 2021 durch die Träger des NVL-Programms verabschiedet und ist bis zur nächsten Überarbeitung bzw. spätestens bis 25. März 2026 gültig.

- Acarbose, Metformin und DPP-4-Hemmer verhalten sich neutral in Bezug auf das Körpergewicht.
- Bei Sulfonylharnstoffen und Pioglitazon ist Gewichtszunahme als häufige Nebenwirkung bekannt.

Entsprechend der Leitlinie wird die oben genannte Basistherapie in einer **zweiten Stufe** mit einem **oralen Antidiabetikum** ergänzt. Als **dritte Stufe folgt Insulin** alleine oder eine Zweifachkombination verschiedener Antidiabetika bzw. Insulin plus oralem Antidiabetikum. Führt die Primärtherapie mit oralen Antidiabetika nicht zum Erfolg, ist an einen latenten Typ-1 Diabetes im Erwachsenenalter (LADA) zu denken (Antikörperbestimmung!). In der Pharmakotherapie unterscheidet man Insulinotrope Substanzen (Sulfonylharnstoffe, Glinide, DDP-4-Hemmer), welche die Insulinausschüttung der Betazellen steigern, Nicht-insulinotrope Substanzen (Biguanide, α-Glukosidasehemmer, Glitazone, SGLT-2-Inhibitoren) und parenterale Wirkstoffe (GLP-1-Agonisten).

Biguanide: Metformin

DEFINITION

Metformin: Wirkstoff, der die Bildung und Freisetzung von Glukose in der Leber sowie intestinale Resorptionsprozesse hemmt. Er wird v. a. bei Patienten mit Übergewicht eingesetzt.

Metformin (ein sog. Biguanid) vereint mehrere Vorteile der Diabetestherapie und gilt als **Mittel der ersten Wahl.** Unabhängig vom Körpergewicht wird es jedoch erst eingesetzt, wenn Ernährung und Bewegung den Blutzucker-Langzeitwert HbA1c nicht in erhofften Maß senken. Metformin verbessert die Wirkung von körpereigenem Insulin (➤ Abb. 7.2), indem es die Glukoneogenese in der Leber und die Freisetzung von Glukose hemmt. Der Blutzucker wird nicht zu tief gesenkt, gefährliche Hypoglykämien sind praktisch ausgeschlossen. Metformin bringt keine Gewichtszunahme mit sich und senkt die Sterblichkeit durch positive Effekte auf das Herz-Kreislauf-System. Belastend sind v. a. zu Beginn der Therapie häufig auftretende **gastrointestinale Nebenwirkungen** (Übelkeit, Erbrechen, Diarrhö, Abdominalschmerzen, Appetitverlust). Hier hilft in den meisten Fällen eine einschleichende Dosierung über zwei Wochen und die Einnahme unmittelbar nach dem Essen. Patienten, die Metformin nicht vertragen, werden alternativ mit Sulfonylharnstoffen (s. u.) behandelt.

CAVE

Eine gefährliche, aber selten auftretende Komplikation ist die Laktatazidose (lebensbedrohliche Übersäuerung des Blutes), die infolge Akkumulation von Metformin auftreten kann. Hinweise sind zunehmende Übelkeit, Erbrechen und/oder allgemeines Unwohlsein. Alkoholkonsum steigert die Gefahr! Bei Verdacht auf eine metabolische Azidose ist Metformin sofort abzusetzen und der Patient in eine Klinik einzuweisen. Risikofaktoren sind u. a. schwere Diarrhö, Erbrechen, Fieber.

Sulfonylharnstoffe

DEFINITION

Sulfonylharnstoffe: Wirkstoffe zur Anregung der glukoseinduzierten Insulinproduktion und -freisetzung. Sie sind mit einer deutlichen Hypoglykämiegefahr verbunden.

Sulfonylharnstoffe (Glibenclamid, Glimepirid) blockieren bestimmte Ionen-Kanäle an der Oberfläche der Betazellen, wodurch nachfolgend vermehrt Kalzium in die Zellen einströmt (➤ Abb. 7.2). Die Betazellen werden angeregt, Insulin auszuschütten. Ein **Nachteil** ist, dass

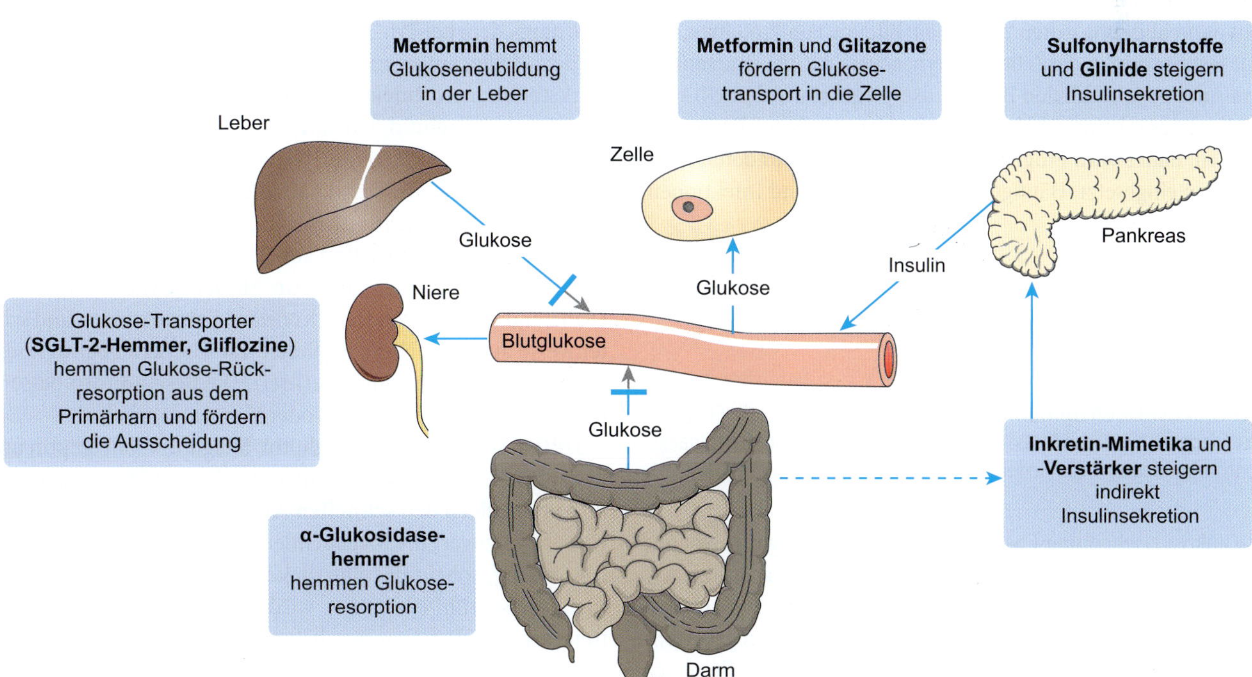

Abb. 7.2 Wirkungen von Insulin und oralen Antidiabetika. [L157]

die Insulinsekretion nicht gestoppt wird, wenn der Blutzucker ausreichend gesenkt wurde. Daher können sich schwere, anhaltende Unterzuckerungen ergeben und die Bauchspeicheldrüse erschöpft sich schneller. Hypoglykämien und Gewichtszunahme (v. a. durch ungesundes viszerales Bauchfett) sind häufige UAW, gelegentlich kommen gastrointestinale Beschwerden und allergische Hautreaktionen vor.

Glinide

DEFINITION

Glinide: Wirkstoffe, die schnell und kurz wirkend die Insulinfreisetzung in Abhängigkeit von der Höhe des Blutzuckerspiegels steigern.

Glinide (Repaglinid, Nateglinid) wirken ähnlich wie Sulfonylharnstoffe, jedoch mit rascherem Wirkungseintritt und kürzerer Wirkungsdauer (➢ Abb. 7.2). Da sie hinsichtlich UAW (Hypoglykämien, Gewichtszunahme), Lebensqualität und Therapiezufriedenheit keinen Vorteil bieten, wurden Glinide vom Gemeinsamen Bundesausschuss **negativ bewertet.** Nateglinid (z. B. STARLIX®) soll nicht mehr verordnet werden, Repaglinid (NovoNorm®) nur noch in Ausnahmefällen.

Glitazone

DEFINITION

Glitazone (Insulinsentisizer): Wirkstoffe, die verschiedene Abläufe im Kohlenhydrat- und Fettstoffwechsel regulieren und die Empfindlichkeit der Körperzellen gegenüber Insulin erhöhen.

Glitazone (Pioglitazon) verbessern die Insulinwirkung (➢ Abb. 7.2) an den Zellen und vermindern die Insulinresistenz. In der Leber wird die Glukoseneubildung gehemmt und die Bildung von Proteinen, die den Zuckertransport in die Zellen fördern, angeregt. Glitazone senken den prä- und postprandialen Blutglukosespiegel sowie den HbA1c-Wert. Allerdings scheint sich das Risiko für Herz-Kreislauf-Ereignisse zu erhöhen, daher wird Pioglitazon nur noch in begründeten Ausnahmefällen eingesetzt. Häufige Nebenwirkungen sind Infektionen der oberen Atemwege.

Alpha-Glukosidasehemmer

DEFINITION

Alpha-Glukosidasehemmer: Wirkstoffe, die zuckerspaltende Enzyme (Disaccharidasen) im Dünndarm hemmen und den Blutzuckeranstieg nach Kohlenhydrataufnahme vermindern.

Alpha-Glukosidasehemmer (➢ Abb. 7.2) mit dem einzig verfügbaren Wirkstoff Acarbose verhindern den steilen Blutzuckeranstieg nach einer Mahlzeit. Sie hemmen das kohlenhydratspaltende Enzym α-Glucosidase im Darm, weshalb weniger Zuckerbausteine ins Blut gelangen. Hypoglykämien sind mit Acarbose nicht zu befürchten. Zu Therapiebeginn leiden Patienten häufig unter gastrointestinalen Beschwerden (Völlegefühl, Flatulenz, Bauchkrämpfe), die sich bei einschleichender Dosierung vermeiden lassen. Eine Acarbose-ähnliche Wirkung mit langsamem, gleichmäßigem Übergang von Glukose in die Blutbahn kann auch mit reichlich ballaststoffreichen Nahrungsmitteln gelingen.

Wirkstoffe, die eine Inkretinwirkung imitieren oder verstärken

DEFINITION

Inkretin-Mimetika, sog. Glucagon-like-Peptid-1 [GLP-1]-Agonisten: Wirkstoffe, die glukoseabhängig die Insulinsekretion erhöhen, indem sie die Wirkung des blutzuckersenkenden Darmhormons GLP-1 imitieren. Sie lösen keine Hypoglykämien aus.

Dipeptidyl-Peptidase-4-(DPP-4)-Inhibitoren (DDP-4-Hemmer): Wirkstoffe, die den enzymatischen Abbau der Inkretinhormone verhindern und damit deren Wirkung (vermehrte Insulinausschüttung unter GLP-1) verstärken.

Unter dem **Inkretin-Effekt** versteht man die Beobachtung, dass bei gleichen Blutzuckerspiegeln die intravenöse Injektion von Glukose eine deutlich geringere Insulin-Ausschüttung auslöst als die orale Zufuhr von Glukose. Verantwortlich hierfür sind Hormone (sog. Inkretine), die in der Darmschleimhaut als Reaktion auf Glukose gebildet werden. Am bedeutsamsten für den Inkretin-Effekt ist das Peptidhormon GLP-1 (Glucagon-like Peptide 1).

Glucagon-like-Peptid-1 (GLP-1) stimuliert die Insulinausschüttung aus den Beta-Zellen in Abhängigkeit von der Nahrung und vermindert den Appetit. Zudem reguliert es die Glukagon-Sekretion aus den α-Zellen der Bauchspeicheldrüse. GLP-1 wird innerhalb von Minuten von dem Enzym Dipeptidylpeptidase-4 (DPP-4) abgebaut und muss ständig neu gebildet werden. Für den therapeutischen Einsatz wurden **Inkretin-Mimetika** (GLP-1-Agonisten) entwickelt (➢ Abb. 7.2), die wie physiologisches Inkretin an den GLP-1-Rezeptor binden, aber länger wirken. Mit dieser Therapie verbindet sich gleichzeitig die Hoffnung, dem bei Typ-2-Diabetikern pathophysiologischen Verlust an Beta-Zellen entgegenzuwirken. Derzeit sind in Deutschland fünf Wirkstoffe zur s. c. **Injektion,** teilweise als Fertigpen auf dem Markt: Albiglutid, Dulaglutid, Exenatid, Liraglutid, und Semaglutid. GLP-1-Agonisten unterstützen die Gewichtsabnahme und lösen **keine Hypoglykämien** aus. Der deutlich gewichtsmindernde Effekt von Liraglutid führte sogar zu einer EU-Zulassung des Arzneimittels Saxenda® als Antiadipositum zur „Gewichtsregulierung bei übergewichtigen Erwachsenen". Inkretin-Mimetika verbessern bei Typ-2-Diabeter das Risiko von Herz-Kreislauf-Erkrankungen und schützen teilweise auch vor Nierenschäden. Zu Therapiebeginn kommt es vermehrt zu Übelkeit und Brechreiz. Die Beschwerden bessern sich rasch innerhalb weniger Tage oder klingen gänzlich ab.

DPP-4-Hemmer wie Saxagliptin, Sitagliptin, Linagliptin und Vildagliptin (sog. Gliptide) hemmen das Enzym **D**i**p**eptidyl**p**eptidase und **verhindern** den **schnellen Abbau von GLP-1.** Es kann länger wirken, verzögert die Magenentleerung und stimuliert die Insulinfreisetzung, sobald der Blutzucker ansteigt. Zudem stellt sich ein Sättigungsgefühl ein und es wird weniger Glukose aus der Leber freigesetzt. DPP-4-Hemmer haben keinen Einfluss auf das Körpergewicht und sind nicht mit einem Risiko für Hypoglykämie behaftet. Sie sind sehr gut verträglich und werden bevorzugt als Kombinationspartner von Metformin eingesetzt.

SGLT-2-Inhibitoren

DEFINITION

SGLT-2-Inhibitoren (SGLT-2-Hemmer, Gliflozine): Wirkstoffe, die bestimmte Transporter für Glukose hemmen und somit die Glukose-Rückresorption aus dem Primärharn verhindern.

SGLT-2-Inhibitoren (**S**odium dependent **gl**ucose **t**ransporter): sog. Gliflozine wie Dapagliflozin und Empagliflozin hemmen den Natrium-Glukose-Transporter in den Nieren-Kanälchen, über den Glukose aktiv aus dem Primärharn in den Körper zurückbefördert wird (➤ Abb. 7.2). Unter SGLT-2-Inhibitoren wird Glukose vermehrt über den Urin ausgeschieden und der Blutzucker sinkt. Ihre Wirkung ist insulinunabhängig, daher besteht nur ein geringes Risiko für Hypoglykämien. Weil Glukose aufgrund ihrer hygroskopischen Eigenschaften bei der Ausscheidung Wasser mitzieht, verbessern sich oft auch die Blutdruckwerte. Ein Effekt, der bei Menschen mit metabolischem Syndrom von Vorteil ist. Auf Empfehlung der EMA im Jahr 2019 hin hat Dapagliflozin in der Dosierung 5 mg (**Forxiga® 5 mg**) seit kurzem als erster SGLT2-Hemmer eine Zulassung als **orales Add-on-Therapeutikum für Typ-1-Diabetiker** erhalten. Forxiga® 10 mg und die Fix-Kombination mit Metformin (Xigduo®) sind weiterhin ausschließlich bei Typ-2-Diabetes zugelassen.

CAVE

- Hohe Glukosekonzentration im Urin können vermehrt Infektionen im Urogenitalbereich hervorrufen.
- SGLT-2-Hemmer können (selten) eine atypische diabetische Ketoazidose auslösen. Die Ursache ist nicht in überhöhten Blutzuckerwerten begründet, daher sind auch keine Ketonkörper im Urin nachweisbar.
- Mögliche Ursachen sind Änderungen im Gleichgewicht von Insulin und Glukagon, Effekte an der Bauchspeicheldrüse selbst oder eine vermehrte renale Rückresorption von Ketonkörpern.
- Symptome, die auf eine Ketoazidose hinweisen, sind Erbrechen, Bauchschmerzen, starker Durst, Schwierigkeiten beim Atmen, Verwirrtheit oder Schläfrigkeit.

ÜBER DEN TELLERRAND

Gliflozine sind potenziell kardio- und nephroprotektiv. Daher hat 2019 die amerikanische Arzneimittelbehörde FDA dem bisher ausschließlich bei Diabetes mellitus eingesetzten Dapagliflozin die Zulassung zur Behandlung von Typ-2-Diabetikern mit **manifester kardiovaskulärer Erkrankung** oder mehreren kardiovaskulären Risikofaktoren erteilt. Seither wird Dapagliflozin 10 mg in den USA als erster und einziger SGLT-2-Inhibitor bei Herzinsuffizienz NYHA II-IV eingesetzt, auch wenn der Patient kein Diabetiker ist. Seit November 2020 ist Forxiga® auch in Deutschland für Patienten mit symptomatischer, chronischer Herzinsuffizienz mit reduzierter Ejektionsfraktion zugelassen.

Aufgrund verbesserter Therapiemöglichkeiten erreichen immer mehr Diabetes-Patienten ein höheres Lebensalter mit dem zusätzlichen Risiko für das Auftreten kognitiver Funktionsstörungen. **Demenz** gilt mittlerweile als Komorbidität eines (schlecht eingestellten) Diabetes, der zu Atherosklerose und damit zu zerebrovaskulären Schäden führen kann. **Kognitive Einschränkungen** erschweren die Mitarbeit der Patienten hinsichtlich der in allen Therapiestufen erforderlichen Basistherapie. Das gilt insbesondere für folgende Bereiche:

- Ernährung: Die Patienten sind nicht fähig, einen Essensplan zusammenzustellen, den Kohlenhydratanteil einzuschätzen und zu beachten.
- Regelmäßige Bewegung: Die Patienten sind hinsichtlich der Orientierung beeinträchtigt und finden nach einem Spaziergang nicht mehr zurück.
- Blutzuckerkontrolle: Die Patienten haben Schwierigkeiten bei der Handhabung von Teststreifen und Gerät. Gefahr der Stoffwechselentgleisung (Hyper-/Hyoglykämien).
- Arzneimitteltherapie: Die Patienten vergessen die regelmäßige Einnahme oraler Antidiabetika bzw. den erforderlichen Insulin-Spritz-Zeitpunkt.

Hypoglykämien erkennen und vermeiden

Betreuer und Angehörige sollen aufmerksam beobachten und besonders darin geschult sein, Hypoglykämien zu vermeiden, zu erkennen und zu behandeln:

- Schwitzen, Blässe, Zittern sind Hinweise auf eine Unterzuckerung.
- Im weiteren Verlauf können Sprachschwierigkeiten, Benommenheit und Desorientierung deutlicher hervortreten und die bereits vorhandene Verwirrtheit überlagern.
- Patienten mit Kognitionseinschränkungen sind nicht in der Lage, entsprechende Symptome richtig wahrzunehmen und/oder zu verbalisieren. Eine eigenständige Problemlösung ist nicht möglich.

7.1.3 Übersicht: orale Antidiabetika und parenterale Therapie (ohne Insulin)

In der Tabelle (➤ Tab. 7.1) sind in erster Linie orale Antidiabetika aufgeführt, nur GLP-1-Agonisten sind nicht für die orale Therapie geeignet und werden – meist als Fertigpen – vom Patienten selbst subkutan injiziert. Alle Arzneimittel sind verschreibungspflichtig.

7.1.4 Insulin und Insulin-Analoga

DEFINITION

Humaninsuline: menschlichem Insulin identische Insuline, die vorwiegend gentechnisch oder enzymatisch hergestellt werden. Unterschiede bestehen im Wirkungseintritt und der Wirkdauer. Mit lang und intermediär wirkenden Insulinen lässt sich der Grundbedarf decken, mit schnellwirkenden Normalinsulinen der erhöhte Bedarf zu den Mahlzeiten.

- **Normalinsuline (früher Altinsuline):** Wirkungseintritt 30–45 Min. nach s.c Injektion, Wirkdauer ca. 4–6 Std.
- **Verzögerungsinsuline:** Wirkungseintritt 60–120 Min. nach s.c. Injektion, Wirkdauer 8–12 Std.
- **Mischinsuline:** Mischungen aus Verzögerungs- und Normalinsulin

Tab. 7.1 Orale Antidiabetika und GLP-1-Agonisten zur Injektion.

Wirkstoffe	Beispiele	Hinweis	KI/NW/WW
Alpha-Glukosidasehemmer			
Acarbose	Glucobay®, Acarbose AbZ u. a.	• Mit ersten Bissen der Mahlzeit einnehmen • Zuckerhaltige Nahrungsmittel Können zu Darmbeschwerden und Durchfall führen	Sehr häufig Flatulenz, häufig Diarrhö, gastrointestinale und abdominale Schmerzen, evtl. Übelkeit, Erbrechen
Biguanid-Derivate			
Metformin	Glucophage®, Metfogamma®, Metformin-CT u. a.	• Bei Übergewicht, (wenn Diät u. Bewegung nicht zur Gewichtsabnahme ausreichen) • Kombination mit anderen oralen Antidiabetika oder Insulin möglich • Bei Kdr. ab 10 J. als Monother. oder in Komb. mit Insulin	• Häufig Geschmacksveränderung, gastrointestinale Symptome (Übelkeit, Erbrechen, Diarrhö, Schmerzen, Appetitverlust) • NW geringer, wenn Metformin z. E. oder n. d. E. • Erhöhtes Risiko einer Laktatazidose durch Alkoholkonsum
Sulfonylharnstoffe			
Glibenclamid	Amglidia Suspension, Glibratiopharm S, Glibenclamid AbZ	–	Häufig Hypoglykämien, Gewichtszunahme
Glimepirid	Amaryl®, Glimepirid AbZ u. a.	–	
Gliclazid	Diamicron Uno®	–	
Dipeptidyl-Peptidase-4-Inhibitoren (DPP-4-Inhibitoren)			
Saxagliptin	Onglyza®	Fixkombination mit Metformin: Komboglyze®	**NW:** Infektionen der oberen Atemwege und der Harnwege, Kopfschmerzen, Magen-Darm-Beschwerden
Sitagliptin	JANUVIA®, Xelevia®	Fixkombination mit Metformin: Janumet®, Velmetia®	**NW:** Häufig: Hypoglykämie, Kopfschmerzen, gelegentlich Schwindel, Obstipation, Pruritus.
Vildagliptin	Galvus®, Jalra®	Fixkombination mit Metformin: Eucreas®, Icandra®	**NW:** Häufig Tremor, Kopfschmerzen, Schwindel, Übelkeit, Asthenie. Gewichtszunahme möglich
Linagliptin	Bisher nur als fixe Kombination mit SGLT-2-Hemmern	➤ Empagliflozin	–
SGLT-2-Hemmer			
Dapagliflozin	Forxiga®	Fixkombination mit Metformin: Xigduo®	• Häufig Hypoglykämie, v. a. in Kombination mit Insulin oder Sulfonylharnstoffen • Infektionen im Urogenitalbereich, Dysurie, Polyurie, Schwindel, Hautausschlag • Selten Ketazidose
Empagliflozin	Jardiance®	Empagliflozin + Linagliptin (DPP-4-Inhibitor): Glyxambi®	
Ertugliflozin		Nur als Fixkombination mit Sitagliptin: Steglujan®	
GLP-1-Agonisten			
Albiglutid	Eperzan®	s. c. Inj. je nach Wirkstoff 1–2 -mal tgl. bis 1-mal wöchentlich	Verhindern eine Gewichtszunahme durch Insulin
Exenatid	Byetta® (kurzwirksam) Bydureon®, (langwirksam)		
Dulaglutid	Trulicity®		
Liraglutid	Victoza®, Saxenda®		
Semaglutid*	Ozempic®		

DEFINITION

Insulinanaloga: dem menschlichen Insulin sehr ähnliche Insuline, die jedoch gegenüber Humaninsulin eine veränderte Pharmakokinetik haben. Sie werden ausschließlich gentechnisch hergestellt und gelten als besser steuerbar. Insulin-Analoga werden ebenfalls in kurz und lang wirkende Insuline eingeteilt, auch Mischungen sind erhältlich.

Die Applikation von Insulin kann nur parenteral erfolgen, da es als Peptidhormon im Magen zerstört wird. Zur Therapie werden zwei Gruppen von Insulinen eingesetzt, die sich in ihrem Wirkungseintritt, dem Wirkmaximum und der Wirkdauer unterscheiden. **Humaninsuline** werden mit gentechnisch veränderten Mikroorganismen oder enzymatisch aus Schweineinsulin hergestellt; sie unterscheiden sich nur durch eine Aminosäure im Molekül und sind menschlichem Insulin praktisch identisch. **Insulinanaloga** sind menschlichem Insulin zwar sehr ähnlich (veränderte Aminosäuresequenz im Protein), können jedoch im Wirkungseintritt und -verlauf abweichen.

- Kurzwirkende Analoga sind z. B. Insulin lispro, Insulin aspartat und Insulin glulisin. Durch ihren schnellen Wirkeintritt von ca. 25 Min. ist kein bzw. nur ein kurzer Spritz-Essabstand (<15 Min.) notwendig.
- Lang wirkende Insulinanaloga sind z. B. das Basalinsulin glargin, Basalinsulin detemir und das Basalinsulin degludec. Durch die lange Wirkdauer von 20–40 Stunden müssen sie weniger häufig verabreicht werden.

Häufig nehmen Diabetiker zu Beginn einer Insulintherapie an Gewicht zu. Das lässt sich leicht erklären: Der Körper versucht die hohen Blutzuckerwerte durch vermehrte Ausscheidung von Glukose und Wasser mit dem Urin auszugleichen. Normalisieren sich die Zuckerwerte unter der Gabe von Insulin, pendeln sich auch Wasser- und Energiehaushalt wieder auf ein normales Niveau ein und das Gewicht steigt. Wichtigste Gegenmaßnahmen bei Neigung zu Übergewicht sind bewusste Ernährung und Bewegung.

Bei der Insulintherapie ist besonders zu achten auf eine **Hypoglykämie:**

- Die Gefahr einer Unterzuckerung steigt bei Kombination mehrerer Wirkstoffe im Vergleich zur Monotherapie. Das Risiko ist besonders hoch, wenn Insulin zur oralen Therapie mit Sulfonylharnstoffen oder Gliniden hinzukommt. Diabetiker sollten über die Symptome einer Hypoglykämie aufgeklärt werden und für den Notfall Traubenzucker bei sich haben.
- Ältere Menschen können Traubenzucker in Gelform besser handhaben als Täfelchen, für deren Öffnen eine gute Feinmotorik erforderlich ist.
- Das Umfeld von Diabetes-Patienten sollte zur Ersten Hilfe bei Hypoglykämien gut geschult sein.

CAVE

- Leichte Hypoglykämie: Selbsttherapie durch Einnahme von 15–20 g schnell resorbierbarer Kohlenhydrate, vorzugsweise in Form von Glukose
- Schwere Hypoglykämie (das Bewusstsein ist noch vorhanden, eine Selbsttherapie aber nicht möglich): Gabe von 30 g KH in Form von Glucose
- Schwere Hypoglykämie mit Bewusstlosigkeit: mind. 50 ml 40-prozentige Glukose i. v. oder 1 mg Glucagon i. m. oder s. c. (z. B. GlucaGen® HypoKit Fertigpen)
- Seit 1. März 2020 ist mit Baqsimi® Nasenpulver in einem Einzeldosisbehältnis ein Nasenspray mit 3 mg Glukgon zur Behandlung schwerer Hypoglykämien bei Erwachsenen und Kindern ab 4 J. im Handel.

7.1.5 Pharmakotherapie des Typ-1-Diabetes

Typ-1-Diabetiker sind durch den progredienten und unwiederbringlichen Verlust an Beta-Zellen nicht mehr in der Lage, selbst Insulin zu produzieren. Sind 80–90 % der Betazellen zerstört, entgleist der Stoffwechsel und die Patienten sind lebenslang auf eine **Substitution** von **Insulin** angewiesen. Orale Antidiabetika hingegen scheiden aufgrund ihres Wirkmechanismus für die Therapie von Typ-1-Diabetes aus.

Eingesetzt werden Humaninsuline und Insulinanaloga mit Unterschieden im Wirkungseintritt und der Wirkdauer. Um gefäßbedingte Folgeschäden möglichst hinauszuzögern wird in der Regel eine **intensivierte Insulintherapie** durchgeführt. Diese Therapieform stellt den Behandlungsstandard der Leitlinie[2] dar und besteht in mindestens drei strikt getrennten Insulininjektionen pro Tag nach dem Basal-Bolus-Prinzip: Der basale Insulinbedarf wird 1–2 mal täglich mit einem langwirkenden Basalinsulin abgedeckt, zusätzlich wird nahrungsabhängig ein kurzwirksames Bolus-Insulin gegeben, das dem prandialem Insulinbedarf entspricht. Mittlerweile werden v. a. Kinder und Jugendliche mit **Insulinpumpen** behandelt: Als Basalversorgung werden kleinste Mengen eines schnell und kurz wirksamen Insulins kontinuierlich aus einem Reservoir über einen Katheter abgegeben. Für den prandialen Bedarf steuert ein Minicomputer die Pumpe zur Abgabe desselben Insulins als Bolusapplikation. Die sehr kostenintensive Pumpentherapie steht bisher nur ausgewählten Typ-1-Diabetikern zur Verfügung. Zum Beleg der medizinischen Notwendigkeit ist in Deutschland in der Regel ein Gutachten und die Prüfung durch den medizinischen Dienst erforderlich.

Bei einigen Typ-1-Diabetikern gelingt es trotz zahlreicher Fortschritte in der Insulintherapie nicht, den Blutzuckerspiegel ausreichend zu kontrollieren. Sie leiden unter Hypo- und Hyperglykämien, zudem ist ihre Lebenserwartung wegen des erhöhten kardiovaskulären Risikos geringere als die der Allgemeinbevölkerung.

7.1.6 Übersicht: Insuline und Insulinanaloga

Patienten mit Typ-1-Diabetes oder schwer einstellbarem Typ-2-Diabetes sind auf die parenterale Substitution von Insulin angewiesen. In der Tabelle (➤ Tab. 7.2) sind verschiedene Insuline aufgelistet, die sich im Wirkungseintritt und ihrer Wirkungsdauer unterscheiden.

7.1.7 Arten der Insulintherapie

- Insulintherapien für **Typ-1-Diabetiker** (in einigen Fällen auch bei Typ-2-Diabetes):
  - ICT = Intensivierte konventionelle Therapie: Ein- oder zweimal täglich wird (strikt getrennt) ein lang wirkendes Basalinsulin gespritzt, ergänzt durch ein kurz und schnell wirkendes Insulin als Bolus abhängig von der Nahrungszufuhr (prandiale Gabe). Regelversorgung bei Typ-1-Diabetes nach dem Basis-Bolus-Konzept. Die intensivierte Insulintherapie ermöglicht dem Patienten, Zeitpunkt und Größe der Mahlzeiten individuell festzulegen. Korrekturen des Blutzuckers und die Insulindosierung erfolgen eigenverantwortlich durch den Patienten.
  - CSII = Kontinuierliche subkutane Insulin Infusion (Pumpentherapie): Aus einem Reservoir gelangt kontinuierlich kurzwirksames Insulin über einen Katheter in das Unterhautfettgewebe und von dort in die Blutbahn. Zu den Mahlzeiten werden jeweils Boli desselben Insulins berechnet und abgegeben.
- Insulintherapien für **Typ-2-Diabetiker:**
  - CT = Konventionelle Insulintherapie: zweimal tägliche Gabe (vor dem Frühstück und vor dem Abendessen) eines Mischin-

[2] S3-Leitlinie Therapie des Typ-1-Diabetes der Deutschen Diabetes Gesellschaft DDG. Stand: 28.03.2018, gültig bis 27.03.2023.

Tab. 7.2 Insuline zur Behandlung von Typ-1- und Typ-2-Diabetes.

Insulin-Gruppe*	Beispiel	NW/Hinweis
Humaninsuline		
Humaninsulin mit Verzögerungsprinzip (NPH-Insulin**) Basalinsulin	Protaphane®, Insulatard®, Huminsulin Basal®, Insuman® Basal, Berlinsulin® H Basal	Lokale **NW:** an Injektionsstelle Lipodystrophien, v.a. Lipohypertrophie, selten Lipoatrophie
NPH-Mischinsulin (fertige Mischungen aus kurz- und langwirkenden Insulinen)	Huminsulin Profil®, Actraphane® (50/30), Insuman® Comb (50/25)	
Normalinsulin kurzwirkend	Actrapid®Flexpen®, Actrapid® Penfill®, Huminsulin® Normal, Huminsulin® KwikPen, Insuman® Rapid; Insuman® Rapid SoloStar®	
Insulinanaloga		
Langwirkende Basalinsuline	• Insulin Glargin: Lantus® SoloStar®, Toujeo® • Insulin detemir: Levemir® FlexPen®, Levemir® Penfill® • Insulin degludec: Tresiba®	Lokale **NW:** an der Injektionsstelle Lipodystrophien, v.a. Lipohypertrophie, selten Lipoatrophie
Kurzwirkende Analoga	• Insulin Aspart: Fiasp®, NovoRapid® FlexPen®, Penfill® • Insulin Glulisin: Apidra®, Apidra® SoloStar® • Insulin Lispro: Humalog® KwikPen Insulin lispro Sanofi® SoloStar Biosimilar (➤ 9.7.3, ➤ 12.5) • Lyumjev® KwikPen	
Analoga-Mischinsuline	Humalog® Mix, Novo®	

* Insuline sind als Fertigpen (z.B. FlexPen®, InnoLet®, SoloStar®) oder Patrone (z.B. Penfill®) im Handel
** NPH-Insulin: der Verzögerungseffekt wird durch Bindung an Eiweiß (**N**eutrales **P**rotamin **H**agedorn = NPH) erreicht.

sulins, alternativ dreimal täglich zu den Hauptmahlzeiten. Einfache Methode bei regelmäßigen Tagesabläufen hinsichtlich Nahrungsaufnahme und Bewegung.
– BOT = Basal unterstützte orale Therapie: Zusätzlich zu einem oralen Antidiabetikum wird ein- oder zweimal täglich ein Basalinsulin oder langwirkendes Insulinanalogum gespritzt.
– SIT = Supplementäre Insulintherapie: Zu den Mahlzeiten spritzen die Patienten ein schnell und kurz wirkendes Mahlzeiteninsulin (Analoginsulin). Diese Methode wird eingesetzt, wenn der Nüchternblutzucker im Zielbereich liegt, jedoch postprandial Blutzuckerspitzen auftreten.

7.2 Schilddrüsenerkrankungen

KURZ UND KNAPP

- Hypothyreose ist die häufigste Schilddrüsenfunktionsstörung. Zu erkennen ist sie an erhöhten TSH (Thyreotropin)-Werten.
- Symptome sind Kälteempfindlichkeit, Müdigkeit, Gewichtszunahme, verlangsamte Reflexe und depressive Verstimmungen.
- Zeichen einer Hyperthyreose (Schilddrüsenüberfunktion) sind erhöhte Herzfrequenz (Herzklopfen), starkes Schwitzen, Heißhungerattacken und Gewichtsabnahme, Reizbarkeit und v.a. bei Frauen Unfruchtbarkeit.
- Hyperthyreose ist mit einem erhöhten Risiko für Osteoporose verbunden.

WIRKSTOFFE

- **Hypothyreose:** Schilddrüsenhormone (Rp) Levothyroxin (T4), Triiodthyronin (Liothyronin, T3)
- **Phytopharmaka** (Ap): Wolfstrappkraut
- **Hyperthyreose:** Thyreostatika – Carbimazol, Propylthiouracil, Thiamazol (alle RP); Phytopharmaka – Wolfstrappkraut (Ap)
- **Strumabildung:** Kaliumjodid (Ap)

7.2.1 Klinische und physiologische Grundlagen

Die häufigste Schilddrüsendysfunktion ist die **Hypothyreose,** die eine Unterversorgung des Organismus mit Schilddrüsenhormonen beschreibt. Diagnostisch ist sie durch eine erhöhte Konzentration des Thyreoidea-stimulierenden Hormons (TSH) gekennzeichnet. Ursachen können beispielsweise Jodmangel-Zustände (abhängig von der Jodversorgung in der jeweiligen Wohnregion), Hashimoto-Thyreoiditis, eine Radiojod-Therapie oder bestimmte Arzneistoffe (z.B. das Antiarrhythmikum Amiodaron oder Lithium) sein. Die **Hyperthyreose** kommt seltener vor. Sie ist wegen der häufigen Beteiligung des Immunsystems und der teils schwer einstellbaren Dosierung der Arzneistoffe schwieriger zu therapieren. Bekannt ist eine latente Form der Hyperthyreose, bei der einzelne Organe (z.B. das Herz) sensitiver auf Schilddrüsenhormone reagieren als die Hypophyse, sodass trotz euthyreoter Hormonwerte ein typisches Beschwerdebild vorliegen kann.

Die wichtigsten Hormone der Schilddrüse **Triiodthyronin T3** und **Thyroxin T4** unterscheiden sich in ihrem Jodierungsgrad. Sie werden im Regelkreis Hypothalamus-Hypophysen-Schilddrüsen-Achse gebildet greifen auf diesem Weg in viele physiologische Prozesse ein. Schilddrüsenhormone beeinflussen die Herzfrequenz, den Lipid-Haushalt, die Anfälligkeit für eine Fettleber und Übergewicht. Im weißen und braunen Fettgewebe stimulieren sie die Proliferation und Differenzierung der Adipozyten, im braunen Fettgewebe auch die Thermogenese. In der Bauchspeicheldrüse sind sie an der Funktion der Beta-Zellen beteiligt, in den Skelettmuskeln am vermehrten Umbau von Muskelfasern, der Regeneration und dem Energieverbrauch. Das erklärt die vielschichtige Symptomatik von Funktionsstörungen, die oft mit hohem Leidensdruck der Patienten verbunden sind. Zudem wird die Notwendigkeit einer engmaschig überwachten Therapie ersichtlich.

7.2.2 Pharmakotherapie

Die **Hypothyreose** lässt sich gut mit den Schilddrüsenhormonen Levothyroxin (L-Thyroxin, T4) und/oder Triiodthyronin (Liothyronin, T3) behandeln, die alleine oder kombiniert mit Kaliumjodid eingesetzt werden. Die Therapie der **Hyperthyreose** erfolgt mit Thyreostatika (Arzneimittel zur Hemmung der Schilddrüsenfunktion) wie Carbimazol, Propylthiouracil und Thiamazol. Carbimazol ist ein Prodrug, das im Körper rasch zu seinem aktiven Metaboliten Thiamazol verstoffwechselt wird. Zu **Vorbeugung** der endemischen **Strumabildung,** zur Rezidivprophylaxe von Jodmangelstrumen und in der Schwangerschaft wird Jod in Form von **Kaliumjodid** gegeben. Eine euthyreote Strumabildung wird mit einer Kombination aus Kaliumjodid und L-Thyroxin in niedriger Dosierung behandelt.

Unter den **Phytopharmaka** hat Wolfstrappkraut als einzige pflanzliche Droge ausgeprägte antigonadotrope und antithyreotrope Eigenschaften. Es reduziert die TSH-vermittelte Stimulierung der Schilddrüse, beeinflusst den Jodmetabolismus und den Jodtransport in der Schilddrüse und hemmt die extrathyreoidale T4-Dejodierung. Wolfstrappkraut kann die Folgen einer durch Thyroxin induzierten Hyperthyreose (erhöhte Körpertemperatur, Herzrasen bzw. Herzklopfen durch Zunahme der Betarezeptordichte am Herzen) deutlich vermindern. Es reduziert die Schilddrüsensymptome, ohne den Hormonspiegel zu beeinflussen. Wolfstrappkraut wird nur als standardisierter Extrakt in einer Tagesdosierung entsprechend 20 mg Droge eingesetzt. Es eignet sich als alleinige Therapiemaßnahme v. a. bei jüngeren Patienten zur Überbrückung der Wartezeit bis zur Operation bzw. Radiojodtherapie oder bei Patienten mit prälatenter Hyperthyreose. Bei plötzlichem Absetzen ist eine Verstärkung der Beschwerden möglich.

7.2.3 Übersicht: Schilddrüsentherapeutika

Die in der Tabelle (➤ Tab. 7.3) genannten Beispiele für Schilddrüsenhormone und Thyreostatika sind verschreibungspflichtig. Phytopharmaka und Kaliumjodid sind zwar ohne ärztliches Rezept erhältlich, die Schilddrüsenfunktion sollte jedoch regelmäßig kontrolliert werden.

Tab. 7.3 Verschreibungspflichtige Schilddrüsentherapeutika.

Wirkstoffe	Beispiele	Dosierung/Hinweis	NW/KI
Schilddrüsenhormone (Rp)			
Levothyroxin	Euthyrox®, L-Thyroxin Henning® u. a.	Einnahme nüchtern, am besten direkt nach Aufstehen und mind. 30 Min. v. d. Frühstück	• **WW**: Antazida, Orlistat (zur Gewichtsabnahme), **Eisensulfat und Milchprodukte** sowie Sojaprodukte vermindern die Resorption von Levothyroxin • ASS und orale Antikoagulanzien können Wirkung steigern
Liothyronin	Thybon®		
Levothyroxin + Liothyronin	Novothyral®, Prothyrid®		
Schilddrüsenhormone + Kaliumjodid			
Levothyroxin + Kaliumiodid	Jodthyrox®, Thyronajod® L-Thyroxin Henning®plus, L-Thyrox Jod Hexal	Einnahme nüchtern, am besten direkt nach Aufstehen und mind. 30 Min. v. d. Frühstück	• **WW:** Antazida, Orlistat (zur Gewichtsabnahme), **Eisensulfat und Milchprodukte** sowie Sojaprodukte vermindern die Resorption von Levothyroxin • ASS und orale Antikoagulanzien können Wirkung steigern
Thyreostatika (Rp)			
Thiamazol	Methizol® SD, Thyrozol®, Thiamazol Henning®	Empfehlung einer sicheren Kontrazeption	**NW:** gastrointestinale Beschwerden, Gelenkschmerzen, Pruritus, Hautreaktionen
Carbimazol	Carbimazol Henning u. a.		
Propylthiouracil	Propycil®		
Phytopharmaka (Ap)			
Wolfstrappkraut	Thyreogutt® mono Tbl., Tr. thyreo-loges® Tabletten	• Einnahme von Schilddrüsenhormonen vermeiden, Kdr. < 12 J. • Erw. u. Kdr. ab 12 J.: 3-mal tgl. 1 Tbl. bzw. 9–10 Tr.	• **KI:** Hypothyreose, Schilddrüsenvergrößerung, auch ohne Funktionsstörung • Wolfstrappkraut kann Schilddrüsendiagnostik mit Radioisotopen stören
Arzneimittel zur Jodtherapie (Ap)			
Kaliumjodid	Jodetten®, Jodetten® Henning 1-mal wöchentlich, Jodid Hexal® u. a.	• Sgl. u. Kdr.: tgl. 50–100 µg Iod • Jugendl. u. Erw.: tgl. 100–200 µg Iod • Schwangerschaft und Stillzeit: tgl. 100–200 µg Iod	• **KI:** manifeste und latente Hyperthyreose, autonome Adenome • **WW:** vermindert Wirkung von Thyreostatika

7.3 Gicht

KURZ UND KNAPP

- Gicht ist eine erbliche Stoffwechselstörung, die durch eine erhöhte Harnsäure-Konzentration im Blut (Hyperurikämie) gekennzeichnet ist.
- Harnsäure ist das Endprodukt des Purinstoffwechsels und wird überwiegend über die Niere ausgeschieden.
- Eine Hyperurikämie begünstigt das Ausfällen von Harnsäure-Kristallen, die sich in Gelenken oder Geweben ablagern.
- Harnsäure-Kristalle rufen eine entzündliche Immunreaktion hervor und sind ursächlich für einen akuten Gichtanfall.

WIRKSTOFFE

- **Akuter Gichtanfall:** Colchicin, NSAR (Naproxen, Indometacin), Glukokortikoide (Prednisolon)
- **Urikostatika** (Arzneimittel zur Hemmung der Harnsäurebildung): Allopurinol und Febuxostat Mittel der ersten Wahl
- **Urikosurika** (Arzneimittel zur Steigerung der renalen Harnsäureausscheidung): Benzbromaron, Probenecid
- **Urolytika** (Arzneimittel, die den Abbau der Harnsäure ermöglichen): Uricase

7.3.1 Klinische und physiologische Grundlagen

Die Gicht (Arthritis urica) entwickelt sich zu 99 % auf dem Boden einer genetisch bedingten primären Hyperurikämie infolge einer renalen Ausscheidungsschwäche. Sie entsteht nicht wie lange Zeit angenommen durch falsche Ernährung. Eine sekundäre Hyperurikämie kann als Folge von Erkrankungen, bei denen die Harnsäureausscheidung behindert ist (z. B. Niereninsuffizienz, Diabetes) oder nach Arzneimittel-Gabe (z. B. Diuretika, Zytostatika) auftreten. Die Erkrankung betrifft überwiegend Männer und nimmt bei den über 65-Jährigen zu. Bei Frauen tritt sie meist erst nach der Menopause auf, da Östrogene die Ausscheidung der Harnsäure über die Niere begünstigen.

ÜBER DEN TELLERRAND

Harnsäure entsteht im letzten Schritt des Purinstoffwechsels durch den Abbau von Xanthin und Hypoxanthin mithilfe des Enzyms Xanthinoxidase. Purine sind wichtige Bausteine der Nukleinsäuren (DNA) und kommen reichlich in tierischen Nahrungsmitteln mit hoher Zelldichte (Fleisch, Innereien, Fisch, Meeresfrüchte) vor. Vegetarier oder Veganer sind nicht von vorherein vor hohen Harnsäure-Werten geschützt, da diese Ernährungsformen zur Deckung des Eiweißbedarfs zum großen Teil auf purinreiche Hülsenfrüchte zurückgreifen.

Bei einem **akuten Gichtanfall** kommt es meistens nachts zu blitzartig einsetzenden Schmerzen im Großzehengrundgelenk, begleitet von Schwellung und starker Rötung. Die Löslichkeit der Harnsäure ist temperaturabhängig. In der Nacht sinkt die Körpertemperatur und ist in der Großzehe aufgrund der Entfernung von der Körpermitte besonders niedrig. Es bilden sich scharfkantige Harnsäurekristalle, die eine Entzündungsreaktion auslösen. Das Abwehrsystem wird aktiviert, Leukozyten wandern ins Gewebe ein und es kommt zur Ausschüttung von entzündungsfördernden Zytokinen. Treten die Beschwerden nach ausgiebigem Alkoholgenuss und einer opulenten Mahlzeit (z. B. nach einem Grillfest) nur an einem Gelenk ohne vorangegangenes Trauma wie heftiges Anstoßen der Zehe auf, ist die Diagnose Gicht ausreichend gesichert.

Schnelle Fastenkuren oder Nulldiäten können ebenfalls einen Gichtanfall verursachen. Während der Diät werden Ketonkörper gebildet, die eine Ausscheidung der Harnsäure über die Nieren verhindern. Übergewicht sollte daher langsam abgebaut werden, höchstens 2–3 kg im Monat. Dies gilt insbesondere für Übergewicht im Zusammenhang mit Diabetes, da Hyperurikämie einen Risikofaktor für das metabolische Syndrom darstellt.

GUT ZU WISSEN

- Erhöhte Harnsäurespiegel entstehen entweder durch eine behinderte Ausscheidung über die Nieren, durch vermehrte Zufuhr Purin-reicher Nahrung oder durch den Abbau körpereigener Zellen.
- Purinhaltige Nahrungsmittel, übermäßiger Alkoholgenuss oder schnelle Gewichtsabnahme können Auslöser eines akuten Gichtanfalls sein.
- Im akuten Gichtanfall soll der Patient 3 l/Tag trinken (Mineralwasser, Kräuter- und Früchtetees), um die Harnsäurekonzentration im Urin zu verringern.
- Alkoholische Getränke, v. a. Bier sind zu meiden. Bier (auch alkoholfreies) enthält das Ribonukleosid Guanosin, das zu Purinen abgebaut wird.

CAVE

Keine Acetylsalicylsäure als Schmerzmittel für Gichtpatienten! ASS hemmt den tubulären Harnsäure-Transporter in der Niere und reduziert deren Ausscheidung.

7.3.2 Pharmakotherapie

Die Pharmakotherapie gliedert sich in eine **symptomatische antientzündliche Behandlung** des **akuten Gichtanfalls** und die **kausale langfristige Therapie der Hyperurikämie.** Primäres Ziel bei einem akuten Gichtanfall ist die schnelle Linderung der starken Schmerzen und der auftretenden Entzündungsreaktion. In jedem Fall sollte die Beratung des Patienten über den Zusammenhang mit dem Lebensstil (Alkohol, Ernährung) mit einbezogen werden, um ein wiederholtes Auftreten der Anfälle zu vermeiden. Ratsam ist, das betroffene Gelenk hoch zu lagern und zu kühlen. Die medikamentöse Therapie umfasst NSAR/COX-2-Hemmer, insbesondere Naproxen (➤ 12.2.1) und Indometacin, Glukokortikoide wie Prednisolon zur Entzündungshemmung und das Alkaloid der Herbstzeitlose Colchicin. Für Patienten mit rezidivierenden Gichtanfällen (≥ 3 Anfälle im Jahr), bei denen Kontraindikationen gegen Colchicin, NSAR oder Glukokortikoide bestehen oder diese nicht ausreichend wirksam sind, steht der monoklonale, humane IL-1β-Antikörper **Canakinumab** (Ilaris® Injektionslösung) zur Verfügung.

Akuter Gichtanfall

Colchicin ist ein Alkaloid der Herbstzeitlose. Es wird nur als Reinsubstanz, die nicht zu den Phytopharmaka zählt, oder in Form eines exakt eingestellten Extrakts der Samen, Knollen oder Blüten der Herbstzeitlose mit definiertem Alkaloid-Gehalt eingesetzt, Colchicin ist bereits in kleinen Mengen giftig und muss exakt dosiert werden, daher sind beide Zubereitungen **verschreibungspflichtig.** Es wirkt mitosehemmend, indem es die Ausbildung der Mikrotubili und die Zellteilung stört. Colchicin reduziert die Phagozytoseaktivität der Leukozyten, verhindert die Chemotaxis und das Auskristallisieren von Harnsäure. Es wirkt antiphlogistisch, aber nicht analgetisch, daher empfiehlt sich im akuten Gichtanfall die zusätzliche Gabe von NSAR.

CAVE

- Colchicin ist ein Mitosehemmstoff mit einer sehr geringen therapeutischen Breite (letale Dosis für Erwachsene etwa 20 mg) und kann bereits in geringen Mengen schwere, lebensgefährliche Vergiftungen hervorrufen. Ursache ist die vermehrte Bildung nicht funktionsfähiger Zellen, deren Beseitigung das Immunsystem überlastet.
- Die max. TD von 8 mg Colchicin darf nicht überschritten werden. Im akuten Gichtanfall ist eine Dauertherapie nicht erforderlich.
- Vorsicht bei alten und geschwächten Patienten, insbesondere mit Herz-Kreislauf- oder Nierenerkrankungen.

Hyperurikämie

Eine Hyperurikämie kann dauerhafte Schäden hervorrufen (Harnsäure-Ablagerungen in den gelenknahen Weichteilen, sog. Tophi, irreversible Gelenkveränderungen) und erfordert eine konsequente und jahrelange Reduktion des Harnsäurespiegels.

Eine Senkung des Harnsäurespiegels wird mit **Urikostatika** erreicht. Mittel der ersten Wahl sind **Allopurinol** und **Febuxostat,** die beide das Enzym Xanthinoxidase hemmen und somit den Abbau der Purine zu Harnsäure verringern. Wird mit diesen Wirkstoffen keine ausreichende Senkung der Harnsäurekonzentration erreicht, besteht mit **Urikosurika** wie **Benzbromaron** oder **Probenecid** eine weitere Behandlungsoption. Urikosurika fördern die Ausscheidung der Harnsäure und können aufgrund des unterschiedlichen Wirkmechanismus zur Steigerung der Effektivität auch mit Urikostatika kombiniert werden.

GUT ZU WISSEN

Um einer Bildung von Harnsäuresteinen vorzubeugen, ist bei der Einnahme von Urikosurika auf eine ausreichende Flüssigkeitszufuhr zu achten.

Als sog. Reservemedikamente für Patienten mit schwerem, kompliziertem Verlauf der Gicht oder bei denen die genannten Arzneimittel nicht ansprechen, werden sog. **Urolytika** eingesetzt. Das Enzym **Uricase** baut Harnsäure in die besser wasserlösliche Substanz Allantoin um und senkt auf diese Weise den Harnsäure-Spiegel. Rasburicase (FASTURTEC®), eine rekombinante Uricase, ist zugelassen zur Behandlung und Prophylaxe einer akuten Hyperurikämie, um ein akutes Nierenversagen nach einer Chemotherapie zu verhindern.

TIPP

Neben den bekannten purinreichen Nahrungsmitteln gilt auch der übermäßige Konsum von **Fruktose** als Risikofaktor für Gicht. Fruktose kommt natürlich in vielen Obstsorten vor und wird aufgrund seines niedrigen glykämischen Index gerne **Light-Produkten** zugesetzt. Die vermehrte Zufuhr von Fruktose aktiviert ein Enzym, das einen verstärkten Abbau von Purinen einleitet. Somit ist Fruktose der einzige Zucker, dessen Metabolismus einen Anstieg des Harnsäurespiegels zur Folge hat. Zutreffend ist dies für Lebensmittel, die mit Saccharose (Haushaltszucker, Disaccharid aus Glukose und Fruktose), Glukose-Frukose-Sirup (high fructose corn syrup) oder Frucose gesüßt werden.

7.3.3 Übersicht: verschreibungspflichtige Gichtmittel und Phytopharmaka

Alle Arzneimittel der Tabelle (➤ Tab. 7.4) – auch Colchicin als Extrakt – sind verschreibungspflichtig. Sie werden im akuten Gichtanfall oder dauerhaft zur Senkung der Harnsäurekonzentration im Blut eingesetzt.

7

Tab. 7.4 Verschreibungspflichtige Gichtmittel.

Wirkstoff	Beispiel	Hinweis	NW/WW
Urikostatika			
Allopurinol	Allopurinol-ratiopharm® u. a.	Einnahmeabstand von 3 Std. zu Aluminiumhydroxid (Antazidum, schwächt die Wirkung ab)	• **NW:** Gastrointestinale Beschwerden • **WW:** verstärkt die Wirkung von Antikoagulantien vom Cumarin-Typ
Febuxostat	Adenuric®, Febuxostat Ab Z u. a.	Mit viel Flüssigkeit einnehmen	Gastrointestinale Beschwerden (Übelkeit, Brechreiz, Durchfall)
Urikosurika			
Probenecid	Probenecid Biokanol®/ Probenecid Weimer®	• Harntreibende Wirkung wird durch Salicylate und Mädesüßblüten als Teeaufguss abgeschwächt • Zu Beginn Behandlung Gichtanfall möglich • Kann Reaktionsvermögen beeinträchtigen	• Ausscheidung von Harnsäurekristallen kann zum Austritt von Blut und Beschwerden beim Harnlassen führen • **NW:** Häufig: Magen-Darm-Beschwerden, Haut-Rötung, Hautjucken, Nesselsucht, Zahnfleischentzündung, Haarausfall
Benzbromaron	Narcaricin® mite	Fixe Kombination mit Allopurinol: Allopurinol-ratiopharm®comp	Gastrointestinale Beschwerden wie Übelkeit, Brechreiz, Völlegefühl und Durchfall; Gichtanfall, vermehrter Harndrang, temporäre Impotenz
Phytopharmaka			
Colchicin	Colchicin Tiofarma, Colchysat® Bürger Flüssigkeit	Sichere Empfängnisverhütung erforderlich (bis 3 Mon. nach der Behandlung)	**NW:** Durchfall, Übelkeit, Erbrechen, Bauchschmerzen; bei längerem Gebrauch Hautveränderung, Myopathie und Alopezie

KAPITEL

8 Erkrankungen im Urogenitaltrakt

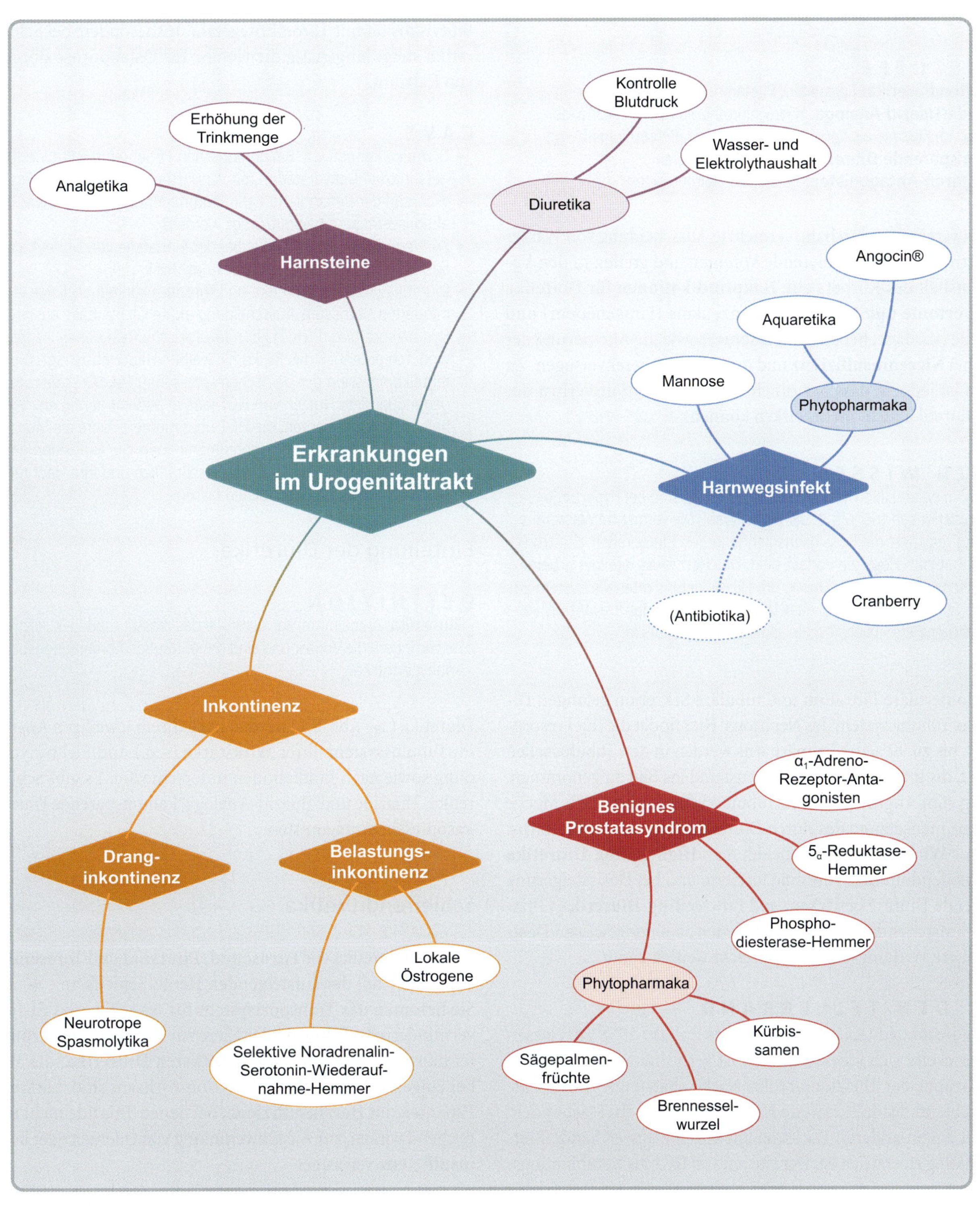

8.1 Regulation von Blutdruck, Wasser- und Elektrolythaushalt

KURZ UND KNAPP

- Die Nieren stehen im Mittelpunkt der Blutdruckregulation. Ihre primäre Aufgabe besteht darin, durch Ausscheidung und Rückresorption von Natriumionen den Wasser- und Salzhaushalt zu kontrollieren.
- Diuretika sind Arzneimittel zur Anregung der renalen Flüssigkeits- und Elektrolytausscheidung. Sie verringern die Vorlast bei Bluthochdruck, weshalb Hypertonie und Herzinsuffizienz zu den Hauptindikationen gehören. Alle Diuretika erhöhen die Ausscheidung von Natrium.

WIRKSTOFFE

- **Schleifendiuretika:** Furosemid, Piretanid, Torasemid
- **Thiazide/Thiazid-Analoga:** Hydrochlorothiazid (HCT), Chlortalidon, Indapamid, Xipamid als Kombination: Bemetizid, Bendroflumethiazid
- **Kaliumsparende Diuretika:** Amilorid, Triamteren
- **Aldosteron-Antagonisten:** Eplerenon, Spironolacton

Diuretika verringern durch die vermehrte Ausscheidung von Wasser und Elektrolyten das zirkulierende Volumen und greifen in den Volumenhaushalt des Körpers ein. **Hauptindikationen** für Diuretika sind **Hypertonie und Herzinsuffizienz,** akute (Lungenödem) und chronische (kardiale, hepatische) **Ödeme,** sowie die Aktivierung der Diurese bei **Niereninsuffizienz** und drohendem Nierenversagen. Zu beachten ist jedoch, dass bei zunehmendem Funktionsverlust der Nieren Diuretika nicht mehr wirken können.

GUT ZU WISSEN

Diuretika, in erster Linie Hydrochlorothiazid (HCT), sind bei Hypertonie v. a. als Kombinationspartner Mittel der ersten Wahl. Die vermehrte Wasserausscheidung reduziert die Flüssigkeitsmenge in den Blutgefäßen. Es strömt weniger Blut zum Herz, die Vorlast sinkt. Das Herz muss weniger arbeiten und es reicht ein geringerer Druck, um Flüssigkeit ins arterielle System zu pumpen. Es ist anzunehmen, dass Diuretika auch in der Prävention von Herzinsuffizienz effektiver sind als andere Antihypertonika.

8

Durch glomeruläre Filtration und tubuläre Sekretion gelangen Diuretika ins Tubulussystem des Nephrons. Hier findet die Rückresorption statt; bis zu 99 % des Primärharns werden in den Tubuluszellen resorbiert, ins Interstitium ausgeschleust und ins Blut aufgenommen. Abhängig vom Angriffspunkt im Tubulussystem ändern sich Menge und Zusammensetzung des durch Diurese ausgeschiedenen Harns. Nach ihrer **Wirkstärke** unterscheidet man **High-ceiling-Diuretika** (z. B. Schleifendiuretika), die eine forcierte und bei Dosissteigerung zunehmende Diurese bewirken, und **Low-ceiling-Diuretika** (Thiazide, kaliumsparende Diuretika), bei denen ab einer gewissen Dosis keine weitere Wirkungszunahme erreicht werden kann.

ÜBER DEN TELLERRAND

Hydrochlorothiazid (HCT) wurde bereits im Jahr 1958 zugelassen und entwickelte sich schnell zum meist verordneten Arzneimittel aus der Gruppe der Thiaziddiuretika. Nach Schätzungen wird heute in Deutschland fast jeder zweite Hypertoniker mit HCT behandelt, wenn mit einem anderen Wirkstoff allein keine ausreichende Blutdrucksenkung zu erzielen ist. Der Nutzen von HCT als Kombinationspartner ist groß: Sinkt der systolische Blutdruck um 10 mmHg, verringert sich die Sterblichkeit um 13 %; das relative Risiko, einen Schlaganfall zu erleiden oder eine Herzinsuffizienz zu entwickeln, nimmt sogar um 30 % ab.

Die häufigsten **UAW** der Diuretika sind Folge des erhöhten Flüssigkeits- und Elektrolytverlusts: Störungen im Wasser- und Salzhaushalt, insbesondere **Hypokaliämie,** Mundtrockenheit, Durst, trockene Haut, Urtikaria, Müdigkeit, Schläfrigkeit, Schwäche, Schwindel, Kopfschmerzen, orthostatische Hypotonie mit Reflextachykardie, erhöhte Blutviskosität mit Thrombosegefahr. Insbesondere bei Schleifendiuretika steigt langfristig die Gefahr für Osteoporose durch Verlust von Kalzium.

CAVE

- Diuretika können v. a. bei geriatrischen Patienten die Entwicklung einer gefährlichen Dehydratation mit Verwirrtheitszuständen begünstigen.
- Während der Behandlung kann Benommenheit auftreten und das Reaktionsvermögen beeinträchtigt werden!
- Zur Vermeidung von UAW ist bei der Einnahme von Diuretika auf eine ausreichende Flüssigkeitszufuhr zu achten!
- Diuretika (Schleifendiuretika und Thiazide) können als Folge einer verminderten Harnsäure-Ausscheidung akute Gichtanfälle auslösen.
- Hydrochlorothiazid (HCT) kann fototoxische Reaktionen auslösen, wodurch potentiell das Risiko für weißen Hautkrebs steigt. Die Arzneimittelkommission der Deutschen Ärzteschaft (AkdÄ) schätzt das Risiko gegenüber dem Nutzen von HCT jedoch äußerst gering ein. Vorsichtshalber sollten Patienten, die HCT über mehrere Jahre als Mono- oder Kombinationspräparat eingenommen haben, die Exposition gegenüber Sonnenlicht und UV-A-Strahlen einschränken und ihre Haut regelmäßig auf Veränderungen untersuchen lassen.

Einteilung der Diuretika

DEFINITION

Diuretika: Arzneimittel zur Kontrolle des Wasser- und Elektrolythaushalts. Sie verringern die Vorlast und sind daher häufige Kombinationspartner von Antihypertonika.

Diuretika (➤ Abb. 8.1) werden nach ihrem jeweiligen Angriffspunkt im Tubulussystem, ihrer Wirkstärke (s. o.) und Elektrolytausscheidung sowie nach Indikationen unterschieden. Es gibt Schleifendiuretika, Thiazide und Thiazid-Analoga, kaliumsparende Diuretika und Vasopressin-Antagonisten.

Schleifendiuretika

Schleifendiuretika wie **Furosemid, Piretanid** und **Torasemid** greifen am dicken Teil der aufsteigenden Henle-Schleife an (➤ Abb. 8.1). Sie hemmen das Transportsystem für Na+, K+ und Cl-Ionen und vermindern die Fähigkeit der Niere zur Harnkonzentrierung. Schleifendiuretika gehören zu den **stärksten Diuretika,** die auch noch bei eingeschränkter Nierenfunktion wirksam sind. Sie werden v. a. Patienten mit **Herzinsuffizienz,** bei denen Thiazide nicht mehr ausreichend wirken, zur Ausschwemmung von Ödemen oder bei **Niereninsuffizienz** verordnet.

GUT ZU WISSEN

Bei akuter Linksherzinsuffizienz senken Schleifendiuretika den Druck im linken Vorhof, bevor die diuretische Wirkung einsetzt.

Thiazide und Thiazid-Analoga

Thiazide wie Hydrochlorothiazid (HCT), Bendroflumethiazid und Bemetizid, sowie **Thiazid-Analoga** (thiazidähnliche Diuretika) wie Chlortalidon, Indapamid und Xipamid setzen am frühdistalen Tubulus an (➤ Abb. 8.1). Sie steigern die Ausscheidung von Natrium-, Chlorid-, Kalium- und Magnesiumionen durch Hemmung der Rückresorption. Die erhöhte Kaliumausscheidung beruht zusätzlich auf einem vermehrten Natrium-Kalium-Austausch im spätdistalen Tubulus und im Sammelrohr. Im Gegensatz zu Schleifendiuretika **senken** Thiazide die Kalziumausscheidung durch Rückresorption im spätdistalen Tubulus und somit die **Kalziumkonzentration** im **Harn.** Dies wird therapeutisch zur Prophylaxe von Kalzium-Konkrementen in den Harnwegen oder mit der Anwendung speziell bei Patienten mit Osteoporose genutzt.

Die akute Wirkung der Thiazide ist geringer und setzt langsamer ein als die der Schleifendiuretika, im längerfristigen Verlauf sind sie jedoch nicht schwächer wirksam.

Kaliumsparende Diuretika

Kaliumsparende Diuretika greifen am spätdistalen Tubulus und Sammelrohr an (➤ Abb. 8.1). Sie blockieren Natriumkanäle, hemmen die Rückresorption von Natrium und steigern seine Ausscheidung. Die älteren Substanzen **Triamteren** oder **Amilorid** bewirken eine Depolarisation der Tubuluszellmembran. Dadurch gelangen Kalium-Ionen sowohl aus der Zelle über Kaliumkanäle als auch aus dem Interstitium vermehrt ins Lumen des Tubulus. Sie verstärken die Wirkung anderer Diuretika und werden nur noch als **fixe Kombination** mit Thiaziden (HCT) oder Schleifendiuretika bei Hypertonie, Herzinsuffizienz, kardialen oder hepatischen Ödemen eingesetzt. Hauptziel ist, Kaliumverluste zu vermeiden und die Ausscheidung von Natrium zu erhöhen. Aus diesem Wirkmechanismus ergibt sich jedoch als Nebenwirkung die Gefahr einer **Hyperkaliämie,** die sowohl durch Komedikation mit anderen Arzneimitteln (ACE-Hemmer, Sartane) als auch durch kaliumreiche Nahrungsmittel (Bananen, getrocknete Früchte) zunehmen kann.

Aldosteron-Antagonisten wie Spironolacton oder Eplerenon hemmen kompetitiv die Bindung von Aldosteron an seinen Mineralkortikoid-Rezeptor und reduzieren somit die Aldosteron-stimulierte Na+-Resorption in der Niere. Das bedeutet eine Steigerung der Natrium-Ausscheidung bei gleichzeitiger **Kalium-Retention.** Aldosteron-Antagonisten werden bei **Herzinsuffizienz** oder nach **Herzinfarkt** eingesetzt. Unangenehme Nebenwirkungen bei Männern sind Impotenz, Gynäkomastie und Berührungsempfindlichkeit der Mamillen, die sich auch nach Absetzen des Arzneimittels nicht bessert.

Carboanhydrasehemmer

Carboanhydrasen sind Enzyme, die in den proximalen Tubuluszellen der Niere vorkommen und im Ziliarkörper des Auges an der Bildung von Kammerwasser beteiligt sind. Sie sind verantwortlich für den Austritt von Protonen (H+) aus der Zelle. Wird dieser Übergang durch Hemmung des Enzyms verhindert, nimmt die Wiederaufnahme von

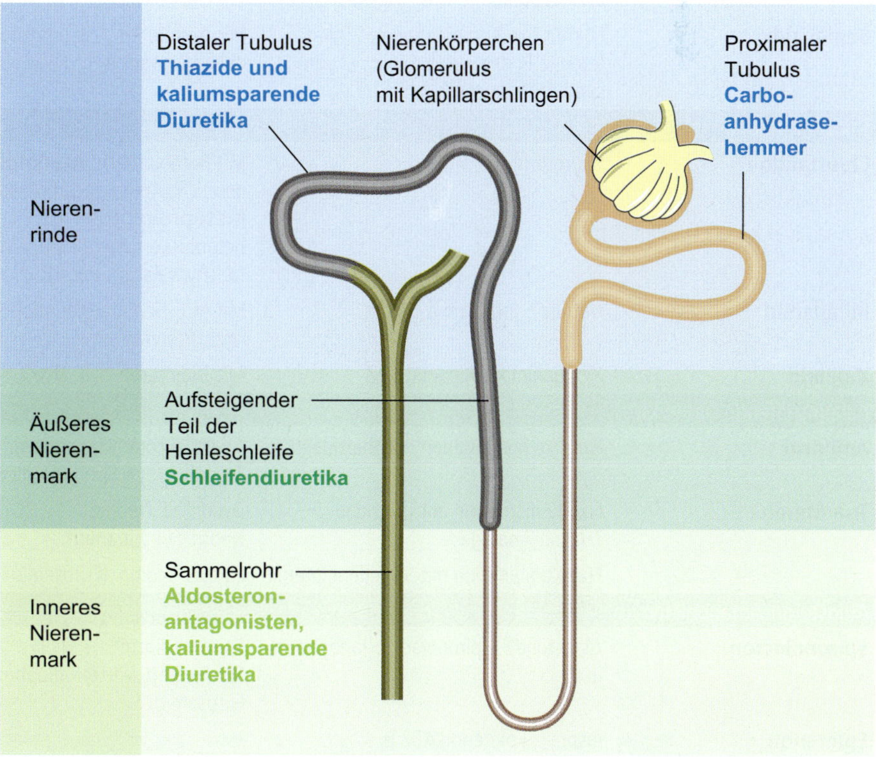

Abb. 8.1 Wirkorte der Diuretika. [L157]

8

Natriumionen und Wasser ab und es wird infolgedessen vermehrt Wasser ausgeschieden. Carboanhydrasehemmer (➤ Abb. 8.1) haben aufgrund erhöhter Elektrolytverluste als **Diuretika** heute **keine Bedeutung** mehr. Sie werden vorwiegend bei **erhöhtem Augeninnendruck** als Arzneimittel bei Glaukom systemisch oder lokal als Augentropfen eingesetzt. Carboanhydrasehemmer in der **Ophthalmologie** sind Acetazolamid Tabletten (z. B. Acemit®, Glaupax®), sowie Brinzolamid (z. B. AZOPT®, Brinzo-Vision®) und Dorzolamid (z. B. Trusopt®, Dorlazept®, Dorzo-Vision®) als Augentropfen.

Vasopressin-Antagonisten

In diese Gruppe gehört bisher mit Tolvaptan nur ein Wirkstoff (z. B. Jinarc®, Samsca®). Tolvaptan besetzt die Rezeptoren für Vasopressin (= Antidiuretisches Hormon ADH) in der Niere und reduziert auf diese Weise die Wasserrückresorption.

GUT ZU WISSEN

Diuretika werden im Allgemeinen morgens bis mittags eingenommen, um durch die verstärkte Ausscheidung nicht die Nachtruhe zu stören.

8.1.1 Übersicht: Verschreibungspflichtige Diuretika

In der Tabelle (➤ Tab. 8.1) sind Diuretika aufgelistet, die über verschiedene Mechanismen die Ausscheidung von Wasser und in unterschiedlichem Maß auch von Elektrolyten (Achtung Nebenwirkungen!) anregen.

Tab. 8.1 Verschreibungspflichtige Diuretika.

Wirkstoff	Beispiele	Kombinationen	NW/Hinweis
Schleifendiuretika			
Furosemid	Lasix®, Furorese®, Furo CT, Furosemid Al u.a.	+ Triamteren, z. B. Furesis® comp. + Spironolacton, z. B. Spiro comp. forte-ratiopharm®, Spironolacton plus Heumann	• **NW:** Hyponatriämie, Hypokaliämie, Thromboseneigung (bei rascher Ödemausschwemmung) • **WW:** Laxanzien (längerfristig): Zusätzliche Kaliumausscheidung
Piretanid	Arelix®	+ Ramipril z. B. Arelix® ACE	
Torasemid	Torem®, Unat® RR, Toragamma®, Torasemid Hexal u. a.	–	
Thiazide			
Hydrochlorothiazid (HCT)	Esidrix®, HCT-Beta u. a.	Häufig (fixe) Kombination mit Antihypertonika (➤ 4.5.4)	**NW:** Hypokaliämie, Hyponatriämie, Blutzucker- und Harnsäureanstieg
Bendroflumethiazid	Nur als fixe Kombination mit Amilorid, z. B. Tensoflux®	Mit Amilorid, z. B. Tensoflux®	
Bemetizid	Nur als fixe Kombination mit Triamteren, z. B. dehydro® comp, dehydro sanol tri®, diucomb®	Mit Triamteren, z. B. dehydro® comp, dehydro sanol tri®, diucomb®	
Thiazid-Analoga			
Chlortalidon	Hygroton®	Mit Betablockern: **Atenolol:** z. B. Teneretic®, Atenolol comp. ratiopharm® **Metoprolol:** z. B. Prelis® comp. Betablocker (Atenolopl) + Vasodilatator (Hydralazin): z. B. TRI-Normin	**NW:** Hypokaliämie, Hyponatriämie, Hypomagnesiämie. Hyperkalzämie, Blutzucker- und Harnsäureanstieg
Indapamid	Natrilix®, Indapamid CT u.a	Mit ACE-Hemmer Perindopril: Bipreterax®, Preterax®	
Xipamid	Xipagamma®, Xipamid AbZ	Mit Triamteren, z. B. Neotri®	
Kaliumsparende Diuretika			
Amilorid	Nur fixe Kombination mit Thiaziden	Amilorid comp.-ratiopharm® (+ HCT), Tensoflux® (+ Bendroflumethiazid)	**NW:** Hyperkaliämie!
Triamteren	Fixe Kombination mit Thiaziden/ THiazid-Analoga	Dytide®H, Nephral® (+ HCT) Neotri® (+ Xipamid)	
	Fixe Kombination mit Schleifendiuretika	Furesis® comp. (Furosemid)	
Aldosteron-Antagonisten			
Spironolacton	Aldactone®, Spironolacton ratiopharm u. a.	Spironothiazid® (+ HCT) Spiro comp. (forte) ratiopharm® (+ Furosemid)	• **NW: Hyperkaliämie!** • Bei Männern evtl. Gynäkomastie, Impotenz • Bei Frauen dosisabhängig Amenorrhö, Brustspannungen, Zwischenblutungen
Eplerenon	Inspra®, Eplerenon ABZ u. a.	–	

8.2 Harnwegsinfektionen

WIRKSTOFFE

- **Phytopharmaka:**
  - Antibakteriell: Bärentraubenblätter, Kombination aus Kapuzinerkressenkraut und Meerrettichwurzel
  - Aquaretika: Goldrutenkraut, Brennnesselblätter, Hauhechelwurzel, Liebstöckelwurzel, Orthosiphonblätter, Schachtelhalmkraut
- **Analgetika:** Ibuprofen
- **Antibiotika:** Fosfomycin-Trometamol, Nitrofurantoin, Nitroxolin, Pivmecillinam

8.2.1 Klinische und physiologische Grundlagen

Harnwegsinfektionen (HWI) gehören bei Frauen zu den häufigsten Gründen, einen Arzt aufzusuchen. Statistisch gesehen leidet jede 5. Frau einmal im Jahr an einer Blasenentzündung (Zystitis), bei rund ⅓ kommt es zu einem Rezidiv. Häufigste **Erreger** sind mit ca. 80 % Escherichia coli, die der eigenen Darmflora entstammen oder beim Geschlechtsverkehr übertragen werden. Auch ältere Menschen sind besonders gefährdet, einen Harnwegsinfekt zu entwickeln. Im Alter lässt das Durstempfinden nach, viele Senioren leben alleine oder zu zweit im Haushalt und es ist schwierig, auf eine ausreichende Trinkmenge zu achten.

Arzneimittel (ACE-Hemmer, Angiotensin-II-Rezeptor-Antagonisten, Neuroleptika, Carbamazepin, Parkinsonmittel) können zusätzlich das Durstgefühl beeinträchtigen und dazu führen, dass Patienten nicht genügend trinken.

Typische **Symptome** eines unkomplizierten Harnwegsinfekts, bei dem nur die Blase betroffen ist, sind Schmerzen beim Wasserlassen, häufiger Harndrang mit nur geringen Mengen Urin. Es besteht eine hohe Selbstheilungsrate und die Beschwerden klingen meistens innerhalb einer Woche vollständig ab.

GUT ZU WISSEN

- Harnwegsinfektionen bei Männern sind in der Regel als komplizierte Infektionen einzustufen, da eine mögliche Mitbeteiligung der Prostata eine differenzierte Abklärung erforderlich macht.
- Bei über 90 % der Männer mit fieberhaften HWI ist gleichzeitig die Prostata betroffen.
- Die Empfehlung, während der Therapie viel zu trinken, um die Erreger auszuschwemmen, hat sich verändert. Im Urin befinden sich körpereigene Abwehrstoffe, deren Konzentration durch hohe Trinkmengen zu stark verringert werden könnten. Daher sollten bei einer Blasenentzündung nicht mehr als etwa 1,5 l pro Tag getrunken werden.

8.2.2 Pharmakotherapie

Die Spontanheilungsraten einer **akuten unkomplizierten** Zystitis sind hoch und es geht im Wesentlichen um eine rasche Symptomlinderung. Sind Bakterien im Urin nachweisbar, die Patientin aber nahezu symptomfrei, handelt es sich um eine **asymptomatische Bakteriurie.** Sie muss nur behandelt werden in der Schwangerschaft, um aufsteigende Infekte zu verhindern, bei vorangegangener Nierentransplantation, einer anstehenden Intervention an den Harnwegen oder bei rezidivierenden Infekten. Bei leichten Beschwerden eines HWI beschreiben die Leitlinien[1,2] nicht antibiotische Maßnahmen und das Konzept einer verzögerten Antibiotika-Verschreibung als akzeptierte Optionen.

Bei **(rezidivierender) Zystitis** werden in der Leitlinie **Mannose** oder **Phytopharmaka** aus Bärentraubenblättern, Kapuzinerkressenkraut oder Meerrettichwurzel empfohlen, ohne ein spezielles Arzneimittel zu nennen. Für Cranberryprodukte (Saft, Kapseln, Tabletten, getrocknete Beeren) wird aufgrund widersprüchlicher Studienergebnisse keine generelle Empfehlung ausgesprochen. Allerdings verweist die Leitlinie explizit darauf, bei der Wahl der Therapieform die Präferenzen der Patientin mit einzubeziehen. Zur Symptomlinderung sind initial Wärmeanwendungen und bei leichten bis mittelgradigen Schmerzen evtl. ein entzündungshemmendes Schmerzmittel (**Ibuprofen** rezeptfrei in niedriger Dosierung von 3-mal 400 mg) geeignet. Häufig äußern sich die Beschwerden einer unkomplizierten Zystitis mit **krampfartigen Schmerzen,** die mit dem nicht verschreibungspflichtigen Analgetikum **Butylscopolaminiumbromid** (z. B. Buscopan®, gegebenenfalls in Kombination mit Paracetamol z. B. Buscopan® plus) gut behandelt werden können.

GUT ZU WISSEN

Entscheiden sich Frauen für eine primär nicht-antibiotische Behandlung, sollten sie auf die u. U. höhere Symptombelastung hingewiesen werden.

CAVE

- Entzündungen der Blase sind bei Schwangeren, Kindern, Männern und Diabetes-mellitus Patienten kein Fall für die Selbstmedikation!
- Eine ärztliche Abklärung ist erforderlich,
  - wenn die bekannten Symptome von Flankenschmerzen und/oder Fieber (>38 °C) begleitet sind (Hinweis auf Pyelonephritis),
  - bei Blut im Urin und zunehmenden Beschwerden, die bereits länger als fünf Tage andauern.

8.2.3 Phytopharmaka

Eine Vielzahl von Drogen – Birkenblätter, Brennnesselblätter, Echtes Goldrutenkraut, Hauhechelwurzel, Liebstöckelwurzel, Orthosiphonblätter, Schachtelhalmkraut – eignen sich als **Aquaretika** einzeln oder als Teemischung zur Durchspülungstherapie. Die erhöhte Wasserausscheidung verbessert die Symptome innerhalb weniger Tage und sollte nach Abklingen der Beschwerden 2–3 Wochen weitergeführt werden, um verbliebene Keime aus den Harnwegen zu entfernen. Häufige Rezidive sowie eine Therapie mit Antibiotika und die damit verbundene Gefahr von Resistenzen können vermieden werden. Blasen-Nieren-Tees oder Phytopharmaka sind auch als adjuvante Maßnahme zur einer unter Umständen erforderlichen Antibiotikatherapie empfehlenswert.

1 S3-Leitlinie Epidemiologie, Diagnostik, Therapie, Prävention und Management unkomplizierter, bakterieller, ambulant erworbener Harnwegsinfektionen bei erwachsenen Patienten. Deutsche Gesellschaft für Urologie e. V. (DGU). Stand: 30.04.2017, gültig bis 31.12.2021.

2 S3-Leitlinie Brennen beim Wasserlassen. Deutsche Gesellschaft für Allgemeinmedizin und Familienmedizin e. V. (DEGAM) Stand: 31.07.2018, gültig bis 31.12.2021.

GUT ZU WISSEN

- Pflanzliche Aquaretika vermehren die Harnausscheidung über eine Verdünnungsdiurese und nicht über einen Angriff am tubulären System. Negative Auswirkungen auf den Elektrolyt- und Wasserhaushalt sind nicht zu erwarten.
- Ausreichende Trinkmengen und die Verdünnung des Urins sorgen für eine Ausschwemmung der Keime und verhindern ein Auskristallisieren von Harnsteinen und die Bildung von Nierengrieß.

CAVE

- Bei einer Durchspülungstherapie ist auf reichliche Flüssigkeitszufuhr von mindestens 2 l/Tag zu achten.
- Keine Durchspülungstherapie bei Ödemen infolge eingeschränkter Herz- und Nierentätigkeit durchführen!

Bärentraubenblätter enthalten Phenolglucoside mit Arbutin, das im Körper zu seinem aktiven Metaboliten Hydrochinon mit antibakteriellen Eigenschaften gegenüber uropathogenen Bakterien (Escherichia coli) gespalten wird. Unter sauren Bedingungen ist Arbutin stabil, daher wurde lange Zeit für eine ausreichende Konzentration an Hydrochinon eine Alkalisierung des Harns durch basische Kost oder Natriumhydrogencarbonat empfohlen. Nach neueren Untersuchungen sind Bakterien wie E. coli in der Lage, Hydrochinon-Verbindungen in ihrem Inneren anzureichern und daraus antimikrobiell wirksames Hydrochinon freizusetzen. Dieser Prozess ist pH-Wert-unabhängig, somit entfällt eine Alkalisierung des Harns.

GUT ZU WISSEN

- Freies Hydrochinon hat kanzerogene Eigenschaften. Im Körper wird es schnell zu ungiftigen Konjugaten metabolisiert, sodass von einem relativ geringen Risiko auszugehen ist.
- Zubereitungen aus Bärentraubenblättern vorsichtshalber nicht länger als eine Woche und nicht öfter als 5× im Jahr anwenden.
- Um die empfohlene Tagesdosis von 400–840 mg Hydrochinonderivate, berechnet als wasserfreies Arbutin nicht zu überschreiten, ist die Einnahme von Bärentraubenblättern in Form definierter Extrakte/Phytopharmaka zu bevorzugen

8

Canephron® N/Canephron® Uno

Canephron® N/Canephron® Uno ist ein traditionelles Arzneimittel zur unterstützenden Behandlung von **unkomplizierten** und **rezidivierenden Harnwegsinfektionen** bei Erwachsenen und Jugendlichen ab 12 Jahren.

Es enthält eine für diese Indikation etwas untypische **Kombination** aus **Liebstöckelwurzel, Rosmarinblättern** und **Tausendgüldenkraut**, die sich sowohl in der Praxis als auch in Studien sehr bewährt hat. Die Bitterstoffe im Tausendgüldenkraut hemmen das Wachstum uropathogener Bakterien (Escherichia coli, Pseudomonas) und sind auch gegenüber Problemkeimen wie MRSA (Methicillin-resistenter Staphylococcus aureus) wirksam. Das ätherische Öl von Rosmarinblättern (mit Cineol) und Liebstöckelwurzel wirkt spasmolytisch, verhindert Kontraktionen glatter Muskelzellen und hemmt die Bildung von Entzündungsmediatoren. Liebstöckelwurzel wirkt aquaretisch, fördert die Durchblutung der Nieren und steigert die Filtrationsrate. Die Dreierkombination zeigt antiadhäsive Effekte und normalisiert die Blasenfunktion, Harndrang und Krämpfe lassen nach.

Da keine Bärentraubenblätter enthalten sind, ist eine längerfristige Einnahme zur Verhinderung von Rezidiven möglich. Canephron® ist eine gute Empfehlung bei **Reizblase** und kann **adjuvant zur Antibiotikatherapie** die Symptome schneller lindern als das Antibiotikum alleine.

Angocin® Anti-Infekt

Angocin® Anti-Infekt, eine Kombination aus **Kapuzinerkressenkraut** und **Meerrettichwurzel,** gilt als „pflanzliches Antibiotikum“ zur Akutbehandlung und Rezidivprophylaxe von unkomplizierten Atem- und Harnwegsinfekten. Hauptinhaltsstoffe sind schwefelhaltige Isothiocyanate mit antibakterieller Wirkung gegenüber uropathogenen Erregern. Studien zeigen eine rasche Besserung der Symptome, die Verhinderung von Rezidiven sowie eine gute Verträglichkeit. ANGOCIN® Anti-Infekt ist eine sinnvolle Alternative zur Einnahme von Antibiotika und auch als adjuvante Therapieoption geeignet. Resistenzen sind nicht zu erwarten.

8.2.4 Nahrungsergänzungsmittel und Medizinprodukte

Seit einigen Jahren werden Zubereitungen der Großfrüchtigen Moosbeere (Cranberry, Vaccinium macrocarpon AIT) in Form von Saft oder Kapseln als **Nahrungsergänzungsmittel (NEM)** zur Prophylaxe und Therapie von Harnwegserkrankungen empfohlen. Auch **Medizinprodukte (MP)** aus D-Mannose (Monosaccharid) oder Xyloglucan-Gelatine (Cellulose-Derivat) nehmen mittlerweile einen festen Platz in der Selbstmedikation ein. Typisch für Medizinprodukte ist ihre rein physikalische Wirkung.

Laut Definition sind Medizinprodukte Produkte mit medizinischer Zweckbestimmung, die für die Anwendung beim Menschen bestimmt sind. Neben medizinischen Geräten und Instrumenten, Verbandstoffen, Labordiagnostika und vielen anderen, können Medizinprodukte auch Stoffe oder Zubereitungen enthalten, die als Arzneimittel oder Bestandteil eines Arzneimittels angesehen werden. Im Unterschied zu Arzneimitteln, die pharmakologisch, immunologisch oder metabolisch wirken, wird bei Medizinprodukten die Hauptwirkung primär auf physikalischem Weg (z. B. durch Ausbildung eines Schutzfilms auf der Schleimhaut) erreicht.

Cranberryfrüchte

Charakteristische Inhaltsstoffe der Cranberryfrüchte (NEM) sind **oligomere Proanthocyanidine (PAC),** die im Unterschied zu anderen Früchten in einer seltenen Form (Typ A) vorliegen.

Es wurde gezeigt, dass PAC vom Typ-A besonders effektiv das Anheften fimbrientragender Escherichia-coli-Stämme und anderen uropathogenen Bakterien an isolierte Uroepithelzellen hemmen. Die Früchte wirken antiphlogistisch, antimikrobiell und stärken das lokale Abwehrsystem. Als Nebenwirkung sinkt der pH-Wert im Urin, womit ein Anstieg der Oxalatausscheidung verbunden sein kann.

Cranberryfrüchte sind auch bei Kindern mit rezidivierenden Harnwegsinfekten als mögliche Alternative zur Antibiotikabehandlung geeignet. Allerdings sind Studiendaten abhängig von der Zubereitung und Dosierung sehr uneinheitlich. PAC der Cranberryfrüchte sind gut verträglich und für eine Langzeitprophylaxe geeignet.

CAVE

- Vorsicht bei Nephrolithiasis-Patienten: Der Anstieg von Oxalsäure im Urin kann bei längerfristiger Einnahme das Risiko der Steinbildung erhöhen.
- Cranberryfrüchte können evtl. Cytochrom-P-450-Enzyme hemmen, eine Wechselwirkung mit Vitamin-K-Antagonisten (Warfarin) und Einfluss auf die Blutgerinnung ist denkbar.

D-Mannose und Xyloglucan-Gelatine

D-Mannose (MP, z. B. Femannose® N Portionsbeutel) verhindert die Anlagerung der Bakterien an das Schleimhautepithel und fördert ihre Ausschwemmung. Das Produkt ist zur Vorbeugung und unterstützenden Behandlung von bakteriellen, unkomplizierten Harnwegsinfekten für Erwachsene und Kinder ab 14 Jahren im Handel. Als Nebenwirkung kann evtl. weicher Stuhl auftreten.

Xyloglucan-Gelatine (MP) ist zusammen mit Hibiskusblüten und Propolis als fixe Drei-Komponenten-Mischung verfügbar (z. B. Utipro® plus). Xyloglucan-Gelatine erreicht unverändert durch das saure Milieu des Magens den Dünndarm und bildet auf den Epithelzellen der Darmschleimhaut einen Biofilm. Dadurch wird den infektionsauslösenden E.-coli-Bakterien die Adhäsion, ihre Vermehrung und das Eindringen in die Harnwege erschwert. Hibiskusblüten und Propolis enthalten organische Säuren mit harnansäuernden Eigenschaften. Die Senkung des pH-Werts im Urin hemmt zusätzlich die Bakterienvermehrung. Aufgrund der Zusammensetzung scheint Utipro® plus auch zur Rezidivprophylaxe geeignet, Studiendaten fehlen allerdings noch.

8.2.5 Übersicht: Phytopharmaka bei Harnwegsinfekten

Die in der nachfolgenden Tabelle aufgelisteten Phytopharmaka (➤ Tab. 8.2) sind als Monopräparat oder Kombination verschiedener Extrakte eine bewährte Behandlungsoption bei Harnwegsinfekten.

Antibiotika bei HWI (s. Anhang)

Die Entscheidung für eine antibiotische Behandlung sollte sorgsam auf Basis der Symptome und eventueller Begleiterkrankungen getroffen werden. Ist die Einnahme eines Antibiotikums erforderlich, so empfiehlt die Leitlinie bei **unkomplizierter HWI** vorzugsweise vier Arzneistoffe: **Fosfomycin-Trometamol** (z. B. Monuril®, Fosfuro®, Fosfomycin-Uropharm), **Nitrofurantoin** (Nifurantin®, Furadantin retard), **Nitroxolin** (z. B. Nilox® midi) und **Pivmecillinam** (Pivmelam®, X-SYSTO®) (Reihenfolge alphabetisch, nicht nach Empfehlungsgrad). Fosfomycin hat den Vorteil der einmaligen Einnahme, hat aber unter den vier Antibiotika die höchste Rückfallrate.

Die früher häufig verordneten Antibiotika Cotrimoxazol (Cotrim®) oder Trimethoprim (InfectoTrimet®) sind wegen der mittlerweile meist über 20 % liegenden Resistenz von E. coli keine Mittel der 1. Wahl. Ciprofloxacin (z. B. Ciprobay®, Generika) sollte nur noch bei schwereren Infektionen der Nieren (Pyelonephritis) und Harnwege eingesetzt werden.

Tab. 8.2 Phytopharmaka bei Harnwegsinfekten.

Droge/Drogenkombination	Beispiel	Hinweis	KI/NW
Monopräparate			
Bärentraubenblätter	Cystinol akut® Tbl., Tr., Uvalysat® Bürger Tbl., Tr.	• Ab 12 J. • Nicht länger als 1 Wo. und höchstens 5-mal/Jahr	• **KI:** Kdr. < 12 J., Schwangerschaft und Stillzeit • **NW:** selten Magen-Darm-Beschwerden (Übelkeit, Erbrechen), sehr selten allergische Reaktionen
Goldrutenkraut	Cystinol long®, Nieral® 100 Drgs., Tr., Solidacur®	Ab 12 J.	• **KI:** Kdr. < 12 J. (keine ausreichenden Untersuchungen) • **NW:** sehr selten allergische Reaktionen (Hautausschlag, Schwellung, Juckreiz)
Kombinationen			
Bärentraubenblätter, Echtes Goldrutenkraut	Cystinol® N Lsg.	Nicht länger als 1 Wo. u. höchst. 5-mal/Jahr	**KI:** Kdr. < 12 J, Schwangerschaft und Stillzeit
Hauhechelwurzel, Orthosiphonblätter, Goldrutenkraut	Aqualibra®	≥ 12 J.	**KI:** Durchspülungstherapie bei Ödemen infolge eingeschränkter Herz- oder Nierentätigkeit
Liebstöckelwurzel, Rosmarinblätter, Tausendgüldenkraut	Canephron® N, Canephron® Uno	≥ 12 J.	• **KI:** Magengeschwüre entzündliche Nierenerkrankungen, eingeschränkte Nierenfunktion, Ödeme infolge eingeschränkter Herz- oder Nierenfunktion • **NW:** häufig Magen-Darm-Beschwerden, sehr selten allergische Hautreaktionen
Kapuzinerkressenkraut + Meerrettichwurzel	Angocin® Anti-Infekt	Keine Anwendung bei Kdr. < 6 J., bei Kdr. 6–12 J. nur nach Rücksprache mit dem Arzt	**KI:** akute Magen- und Darmgeschwüre, akute Nierenentzündungen **NW:** allerg. Reaktionen und Überempfindlichkeitsreaktionen der Haut, Magen- und Darmbeschwerden

8.3 Harnsteine

KURZ UND KNAPP

- Die Harnsteinerkrankung (Urolithiasis) stellt weltweit eine der häufigsten Erkrankungen mit hoher Rezidivrate von bis zu 50 % dar. Mit einer Prävalenz von ca. 6 % kommt sie in Deutschland relativ häufig vor.
- Sie tritt meist zwischen dem 30. und 60. Lebensjahr auf, etwa 1 % aller Erkrankungen betreffen Kinder und Jugendliche unter 18 Jahren.
- Risikofaktoren sind falsche Ernährung mit zu geringer Flüssigkeitszufuhr, Übergewicht, Bewegungsmangel, genetische Veranlagung, hohes Alter, männliches Geschlecht und Erkrankungen wie z. B. Diabetes mellitus, Gicht. Leitsymptom sind kolikartige Schmerzen, die im Bereich von Rücken, Flanken und Unterbauch auftreten und bis zu den Genitalien ausstrahlen können.

8.3.1 Klinische und physiologische Grundlagen

Harnsteine sind mehr oder weniger große **kristalline Ablagerungen** (Konkremente), die sich im gesamten Harntrakt vom Nierenbecken bis zur Harnröhre befinden können. Sie entstehen, wenn die Konzentration bestimmter Mineralsalze im Urin eine gesättigte Lösung übersteigt. Oft verläuft die Erkrankung asymptomatisch.

Zunächst bilden sich kleine Kristalle („Grieß"), die oft unbemerkt mit dem Harn ausgeschieden werden. Erst wenn größere Gebilde in den Harnwegen steckenbleiben oder scharfkantige Steine Reizungen oder Verletzungen verursachen, kommt es zu heftigen, krampfartigen Schmerzen (Koliken), die je nach Lokalisation und Ausstrahlung auf die Lage des Steins hindeuten. Die Steinbildung wird durch Veränderungen in der Konzentration oder Zusammensetzung des Urins begünstigt, z. B. durch Alkalisierung oder Säuerung. Etwa drei Viertel aller Harnsteine bestehen aus Kalziumoxalat, verursacht durch Hyperkalziämie oder oxalatreiche Ernährung.

GUT ZU WISSEN

- Harnsteinkoliken sind oft von Übelkeit, Erbrechen und kaltem Schweißausbruch begleitet. Sie können zeitweise aussetzen, zyklisch wiederkehren und 20–60 Minuten andauern.
- Die Patienten sind oft blass und auffällig unruhig, da sie versuchen, sich durch Bewegung und ständige Veränderung der Körperhaltung Erleichterung zu verschaffen.

8

8.3.2 Pharmakotherapie

Gemäß der aktuellen Leitlinie der DGU[3] sollte bei Patienten mit neu diagnostiziertem Harnleiterstein in einer Größe von bis zu 7 mm ein Spontanabgang unter regelmäßiger Kontrolle abgewartet werden. Empfohlen wird eine **Erhöhung** der **Trinkmenge** und **körperliche Bewegung,** um den Stein im Harnleiter weiter zu transportieren und letztendlich auszuschwemmen. Die **medikamentöse Behandlung** bezieht neben einer adäquaten **Schmerztherapie** zur Unterstützung **Alpha-Rezeptorenblocker** (Off-label) mit ein. Die Wirkstoffe Tamsulosin, Doxazosin, Alfozosin, Terazosin oder Silodosin (alle Rp ➤ 8.5.4) senken den Tonus der glatten Muskulatur im Bereich der Harnwege. Aufgrund der Relaxation wird der spontane Abgang auch von größeren Steinen in allen Abschnitten des Harnleiters gefördert.

Schmerztherapie

Treten bei einer Urolithiasis **akute Schmerzen** auf, folgt die Behandlung den Vorgaben zur analgetischen Stufentherapie (➤ 12.1.2). Entsprechend den Empfehlungen der aktuellen DGU-Leitlinie sind die **Nicht-Opioide** Metamizol (Rp), Paracetamol und Diclofenac (bei normaler Nierenfunktion) (➤ 12.2) wegen höherer Effektivität und geringeren Nebenwirkungen gegenüber Opioiden zu bevorzugen.

Begleitend können **Wärmeanwendungen** (heiße Bäder) schmerzlindernd wirken. Sind die Möglichkeiten der Schmerzbehandlung nicht ausreichend, ein Spontanabgang unwahrscheinlich und mit einer längerfristigen Verengung der Harnwege durch den Stein zu rechnen, rät die Leitlinie zur Entfernung des Steins. Gegebenenfalls sollte vorher eine akute Harnwegsinfektion behandelt werden (➤ 8.2).

Rezidivprophylaxe

Etwa die Hälfte der Patienten, die einmal einen Harnstein hatten, sind anfällig für ein Rezidiv. Das Risiko ist besonders hoch, wenn die Steinbildung bereits im Kindes- oder Jugendalter aufgetreten oder eine familiäre Häufung nachweisbar ist. Eine **erhöhte Rezidivneigung** ist auch bei bestimmten (z. B. bei harnsäurehaltigen) Steinen oder Erkrankungen (z. B. Hyperparathyreoidismus, metabolisches Syndrom) erkennbar. Zu den allgemeinen Maßnahmen der Rezidivprophylaxe gehören vermehrte Flüssigkeitszufuhr, Beachtung der Ernährung und Änderungen der Lebensführung (regelmäßige körperliche Aktivität, Abbau von Übergewicht). Zusätzlich kann abhängig von der Art des Steins die Einnahme bestimmter Arzneimittel einer erneuten Steinbildung vorbeugen. Hierzu zählt eine Ansäuerung des Urins mit der Aminosäure L-Methionin (NEM) oder eine Alkalisierung z. B. mit Natriumhydrogencarbonat-Tabletten (z. B. Alkala® T).

TIPP

- Trinkmenge auf 2,5–3 l/Tag steigern: bei einem Harnvolumen von 2,0–2,5 l/Tag werden Mineralsalze nicht ausgefällt und können keine Kristalle bilden. Vorsicht bei Patienten mit kardiovaskulären Erkrankungen!
- Trinkmenge möglichst über 24 Stunden verteilen, um hohe Konzentrationen steinbildender Substanzen zu vermeiden.
- Empfohlen wird eine ausgewogene, ballaststoffreiche Ernährung mit hohem Anteil an Obst, Gemüse, Getreideprodukten. Salzhaltige Speisen und Süßigkeiten nur in geringen Mengen.
- Oxalsäurehaltige Lebensmittel (Spinat, Mangold, Rote Beete, Rhabarber, Nüsse, Schokolade, Kakaopulver, Kaffee) in Maßen, um Oxalatsteine zu vermeiden.
- Harnsäuernde Getränke (Apfel- oder Grapefruitsaft) oder mit Zucker gesüßte Softdrinks erhöhen die Neigung zur Steinbildung.

[3] S2k-Leitlinie Diagnostik, Therapie und Metaphylaxe der Urolithiasis. Deutsche Gesellschaft für Urologie (DGU), Stand Mai 2019, gültig bis 2024.

8.4 Harninkontinenz – Blasenschwäche

KURZ UND KNAPP

- Unter Harninkontinenz versteht man das Unvermögen, die Blase willkürlich zu einer passenden Zeit zu entleeren.
- Die häufigsten Formen sind Belastungs- oder Stressinkontinenz und Dranginkontinenz, die auch als Mischformen auftreten können.
- Der unwillkürliche Urinverlust kann von einigen Tropfen bis hin zur kompletten Unfähigkeit reichen, selbst kleine Harnmengen zurückzuhalten.

8.4.1 Klinische und physiologische Grundlagen

In Deutschland leiden etwa 15 Millionen **Frauen** unter einer Blasenschwäche, die v. a. als **Belastungs-** oder **Stressinkontinenz** nach Schwangerschaften, im Klimakterium und im Alter auftritt. Obwohl bei den meisten Inkontinenzformen aussichtsreiche Therapiemöglichkeiten bestehen, ziehen sich Betroffene oft zurück, anstatt sich behandeln zu lassen – mit teilweise gravierenden psychischen und sozialen Folgen.

Bei **Männern** ist die häufigste Inkontinenzform die **Dranginkontinenz.** Etwas seltener kommt es meist nach chirurgischer **Entfernung der Prostata** unter körperlicher Belastung zu einer Belastungsinkontinenz. Sie entsteht, wenn der plötzlich erhöhte Druck im Bereich der Harnwege die Schließkraft des Sphinkters übersteigt.

8.4.2 Pharmakotherapie

Die **Verhaltenstherapie** mit nichtinvasiven Methoden – Blasentraining (bei Dranginkontinenz) und Stärkung des Beckenbodens (bei Belastungsinkontinenz) – gilt als Therapiemaßnahme der ersten Wahl. Erst wenn diese Maßnahmen nicht zum gewünschten Erfolg führen, werden Arzneimittel empfohlen, gefolgt von invasiven Maßnahmen. Hierzu gehört die intravesikale Druckentlastung, bei der ein kleiner Ballon in der Harnblase plötzliche Kontraktionen abfedern soll. Als Drittlinientherapie gelten die Neuromodulation, bei der Nerven elektrisch stimuliert werden, um fehlgesteuerten Neurone zu remodulieren, sowie eine Behandlung mit Botox.

Belastungsinkontinenz

Die Pharmakotherapie hat zum Ziel, die Muskelkraft und den Muskeltonus des Schließmuskels zu erhöhen. Verwendet wird das **Antidepressivum Duloxetin,** ein selektiver **Noradrenalin-Serotonin-Wiederaufnahmehemmer,** das aufgrund seiner α-adrenergen Eigenschaften in geringerer als der antidepressiven Dosierung auch als Urologikum zur Verbesserung der Inkontinenz **bei Frauen** eingesetzt wird. Duloxetin vergrößert die Harnblasenkapazität und erhöht den Tonus des Harnblasenschließmuskels. Noch bessere Ergebnisse wurden in Kombination mit Beckenbodentraining erzielt.

Beim Mann wird Duloxetin off label verwendet, eine spezielle Zulassung zur Therapie der Belastungsinkontinenz bei Männern liegt bislang nicht vor.

Bei Frauen in der Menopause wird die altersbedingte Struktur- und Gewebsveränderung durch eine **lokale Östrogenbehandlung** (➤ 9.4.2) mit Vaginalcreme oder Ovula (z. B. Oestro-Gynaedron®, OeKolp®, Östriol Wolff) verlangsamt. Die α-Rezeptoren im Epithel der Harnröhre werden sensibilisiert, der Harnröhrentonus erhöht und somit der Verschluss der Harnröhre unterstützt.

Dranginkontinenz

Zur Behandlung der Dranginkontinenz werden anticholinerg wirkende Substanzen (sog. **neurotrope bzw. urologische Spasmolytika**) eingesetzt, die über eine Erschlaffung der Blasenmuskulatur den Tonus senken und so den Harndrang reduzieren. Die Wirkstoffe unterscheiden sich in ihrer Selektivität gegenüber den Muskarin-Rezeptoren in der glatten Muskulatur des Detrusors. Bei den unselektiven Vertretern Fesoterodin bzw. seinem aktiven Metabolit Desfesoterodin, Trospium, Tolterodin, Oxybutinin und Propiverin treten vermehrt anticholinerge Nebenwirkungen auf. Darifenacin und Solifenacin sind aufgrund ihrer relativen Rezeptor-Selektivität besser verträglich. Eine neuere Behandlungsmöglichkeit bietet der Beta-3-Adrenozeptor-Agonist Mirabegron (Betmiga®), der über den Beta-3-Rezeptor eine Entspannung der glatten Muskulatur in der Harnblase vermittelt. Dadurch steigt das Harnspeichervolumen und die Miktionsrate wird verringert. Mirabegron führt auch bei Patienten zur Symptomverbesserung, die auf Anticholinergika wenig ansprechen oder diese nicht vertragen.

Überlaufinkontinenz

Eine Überlaufinkontinenz tritt ein, wenn der Harnabfluss durch Harnröhrenverengung infolge einer Vergrößerung der Prostata, Gebärmuttersenkung, Tumoren oder Harnsteine behindert wird. Ist bei einer benignen Prostatahyperplasie noch keine Operation erforderlich, werden zur Entspannung der Muskulatur Alpha-Adrenozeptorenblocker eingesetzt (➤ 8.5).

8.4.3 Übersicht: Arzneimittel bei Belastungs- und Dranginkontinenz

Die nachfolgende Tabelle (➤ Tab. 8.3) führt Arzneimittelbeispiele zur Behandlung der häufigsten Inkontinenzformen auf.

8.5 Benignes Prostatasyndrom (BPS)

KURZ UND KNAPP

- Beschwerden beim Wasserlassen bei Männern wurden früher in erster Linie auf eine vergrößerte Prostata zurückgeführt und unter dem Begriff benigne Prostatahyperplasie (BPH) zusammengefasst.
- In Deutschland wurde korrekter der Begriff benignes Prostatasyndrom (BPS) eingeführt, da nicht in jedem Fall eine vergrößerte Prostata Ursache der Beschwerden ist.

Tab. 8.3 Verschreibungspflichtige Arzneimittel bei Belastungs- und Dranginkontinenz.

Wirkstoff	Beispiel	Hinweis	UAW
Belastungsinkontinenz			
Duloxetin	Yentreve®, Duloxetin-ratiopharm Uro, Duloxetin TAD® u. a.	–	–
Dranginkontinenz			
Fesoterodin	Toviaz®	–	• Typisch sind anticholinerge UAW: Mundtrockenheit, trockene Augen, Dyspepsie, Obstipation, Schlaflosigkeit, Schwindel, Kopfschmerzen gelegentlich Harnverhalt • Verschwommenes Sehen, dadurch Beeinträchtigung der Sehleistung und des Reaktionsvermögens
Desfesoterodin	Tovedeso®		
Oxybutinin	Dridase®	Oxybutynin geht in die Muttermilch über, Stillen wird nicht empfohlen	
Trospium	Spasmex®, Spasmolyt®, Spasmo-Urgenin® TC, Urivesc	–	
Propiverin	Mictonorm Uno®, Mictonetten®	–	
Tolterodin	Detrusitol®, Tolterodin AbZ u. a.	–	• Anticholinerge UAW s. o. • Tolterodin: Bronchitis, Brustschmerzen, Gewichtszunahme.
Darifenacin	Emselex®	Selektiver Muskarin-M3-Rezeptor-Antagonist	Sehr häufig Mundtrockenheit, Obstipation, trockene Augen, trockene Nase
Solifenacin	Vesicur®, Belmacina, Solifenacin Uropharm u. a.	Spezifischer cholinerger Rezeptorantagonist	Weniger Anticholinerge UAW

- International ist der Oberbegriff LUTS (Lower Urinary Tract Symptoms, Symptome des unteren Harntrakts) etabliert, der benigne Prostatavergrößerung (Benign Prostatic Enlargement, BPE), Blasenauslassobstruktion (Bladder Outlet Obstruction, BOO) und benigne Prostataobstruktion (Benign Prostatic Obstruction, BPO) miteinschließt.
- Die Beschwerden werden dem International Prostate Symptom Score (IPSS) entsprechend drei Stadien zugeordnet:
  - Stadium I: Abschwächung des Harnstrahls, verzögerter Miktionsbeginns, häufiger Harndrang
  - Stadium II: erhöhte Miktionsfrequenz, Gefühl der unvollständigen Blasenentleerung, Restharnbildung
  - Stadium III: Überlaufinkontinenz bzw. Harnverhalt, Rückstauschäden (progrediente Niereninsuffizienz)

WIRKSTOFFE

- **α_1-Adrenozeptor-Antagonisten:** Alfuzosin, Silodosin, Tamsulosin, Terazosin
- **5α-Reduktase-Inhibitoren:** Dutasterid, Finasterid
- **Phosphodiesterase-5-Inhibitoren:** Tadalafil
- **Phytopharmaka:** Extrakte aus Sägepalmenfrüchten, Brennnesselwurzel, Kürbissamen

8.5.1 Klinische und physiologische Grundlagen

Blasenentleerungsstörungen und Beschwerden der Prostata haben sich bei Männern mittlerweile zu einer Volkskrankheit entwickelt. Mit dem Alter nimmt die Prävalenz des BPS zu: Von den 50- bis 59-jährigen Männern sind etwa 20 % betroffen, bei den über 75-jährigen steigt der Anteil auf 75–100 %. Manifeste Beschwerden treten jedoch nicht bei allen Betroffenen auf – auch symptomfreie Intervalle sind möglich. Das Metabolische Syndrom erhöht das Risiko, daher treten beide Krankheitsbilder oft gemeinsam auf.

Der Symptomenkomplex des BPS umfasst **irritative** (erschwerte Miktion, plötzlicher, unwiderstehlicher Harndrang mit meist nur geringer Harnmenge) und **obstruktive Beschwerden** durch Verengung der Harnröhre (verzögerter Miktionsbeginn, abgeschwächter Harnstrahl), die nach dem International Prostate Symptom Score (IPSS) in drei Stadien unterteilt werden. Allerdings treten manifeste Beschwerden nicht bei allen Patienten auf, auch symptomfreie Intervalle sind möglich.

8.5.2 Pharmakotherapie

Im Vordergrund jeder Therapie stehen die Linderung der Beschwerden und die Verbesserung der Lebensqualität. Ein individueller Behandlungsplan berücksichtigt die Wünsche und Vorstellungen des Patienten. Hat der Patient nur geringe Beschwerden, ist im Allgemeinen ein **kontrolliertes Zuwarten (Watchful Waiting)** angebracht. Zahlreiche Verhaltensmaßnahmen (Regulierung der Flüssigkeitszufuhr, Einschränkung von Kaffee- und Alkoholkonsum, Blasentraining) unterstützen diese Maßnahme. Regelmäßige (halbjährliche) Kontrolluntersuchungen vermindern das Risiko für eine Progression, die mit dem Alter des Patienten, dem Ausprägungsgrad der Symptome und dem Prostatavolumen steigt. Ziel einer **medikamentösen Therapie** ist, den Muskeltonus und/oder das Prostatavolumen zu verringern sowie Komplikationen durch Infektionen oder Stauungsschäden zu vermeiden. Eingesetzt werden α1-Adrenozeptor-Antagonisten, 5α-Reduktase-Inhibitoren und Phosphodiesterase-5-Inhibitoren.

Alpha-1-Adrenozeptor-Antagonisten

DEFINITION

α_1-Adrenozeptor-Antagonisten (Alpha$_1$-Rezeptorenblocker): Wirkstoffe, die über eine Hemmung von α1-Rezeptoren zur Erschlaffung der glatten Muskulatur von Prostata, Harnröhre und Blasenhals führen.

α1-Adrenozeptor-Antagonisten können durch Blockade der α1-Adrenorezeptoren rasch die Symptome lindern und die Verschlimmerung der Symptome verlangsamen. Im menschlichen Körper gibt es drei Subtypen von α-Rezeptoren, die sich in unterschiedlicher Dichte auf den glatten Muskelzellen befinden. Wirkstoffe wie **Alfuzosin, Silodosin, Tamsulosin** und **Terazosin** blockieren als Antagonisten **selektiv** den **α1A**-Adrenoezptor, der im unteren Harntrakt Tonus bzw. Erschlaffung der glatten Muskulatur regelt. Sie entspannen die Muskulatur im Bereich von Blasenhals, Prostata und Harnröhre, der intraprostatische Harnröhrenwiderstand sinkt und der Harn kann ungehindert fließen. Selektive α1-Adrenozeptor-Antagonisten haben nur einen geringen Einfluss auf den Blutdruck. Sie verringern nicht die Größe der Prostata, somit ist eine längerfristige Wirkung abhängig vom Prostatavolumen zu Therapiebeginn und nimmt mit zunehmendem Wachstum ab.

Als UAW können Müdigkeit, Kopfschmerzen und häufig Ejakulationsstörungen auftreten.

5α-Reduktase-Hemmer

DEFINITION

5α-Reduktase-Hemmer: Arzneistoffe, die das Enzym 5-Alpha-Reduktase hemmen. Sie verhindern die Bildung von Dihydrotestosteron und reduzieren das Prostatavolumen.

5α-Reduktase-Hemmer wie **Dutasterid** und **Finasterid** hemmen die Umwandlung von Testosteron zu Dihydrotestosteron, wodurch das Volumen der Prostata abnimmt. Sie werden bei Patienten mit bereits erhöhtem Prostatavolumen ab 30–40 ml zur Symptomlinderung und Progressionshemmung eingesetzt. Männern mit ausgeprägten Miktionsbeschwerden und erhöhtem Risiko für eine Progression wird eine (fixe) Kombination von Dutasterid mit einem α1-Blocker (Tamsulosin) empfohlen (z. B. Duodart®, Tamsublock® Duo). Die Wirkung der 5α-Reduktase-Hemmer tritt nur sehr langsam ein, sodass zur Beurteilung des Erfolgs eine Langzeittherapie über ein Jahr erforderlich ist. Als UAW kommen häufig Ejakulationsstörungen, Impotenz und Libidoverlust vor, unter Finasterid wurden vermehrt psychische Störungen beobachtet.

ÜBER DEN TELLERRAND

Im Prostatagewebe sind v. a. zwei Enzyme aktiv: Die **5α-Reduktase** wandelt Testosteron in das 4–5-mal wirksamere Dihydrotestosteron (DHT) um, das nachfolgend zu Androstendiol mit östrogenen Eigenschaften umgewandelt wird. Die **Aromatase** ist für die Metabolisierung von Testosteron zu 17ß-Östradiol verantwortlich. DHT und Östradiol fördern beide das Prostatawachstum.

Phosphodiesterase-5-Hemmer

DEFINITION

Phosphodiesterase-5-Hemmer (PDE-5-Hemmer): Wirkstoffe, die selektiv das Enzym Phosphodiesterase-5 hemmen und gefäßerweiternd wirken.

Phosphodiesterase-5-Hemmer werden in erster Linie zur Behandlung von Erektionsstörungen (➤ 8.6) verordnet. Eine Zulassung zur Therapie des BPS hat bisher nur **Tadalafil** erhalten. Durch Hemmung des Enzyms Phosphodiesterase 5 kommt es zur Muskelrelaxation im unteren Harntrakt. Eine Verbesserung der Symptomatik ist nach ca. zwei Wochen zu erwarten. Die beiden PDE-5-Hemmer Sildenafil und Tadalafil werden außerdem zur Behandlung der pulmonalen arteriellen Hypertonie eingesetzt. Häufige UAW sind Kopf- und Rückenschmerzen, Schwindel, evtl. verstopfte Nase.

CAVE

Vorsicht bei Männern mit Koronarer Herzkrankheit. Bei gleichzeitiger Einnahme von Nitraten besteht die Gefahr eines massiven Blutdruckabfalls!

8.5.3 Phytopharmaka

Für BPS-Patienten mit leichten bis moderaten Beschwerden und geringem Risiko für eine rasche Verschlimmerung oder Komplikationen stellen Phytopharmaka aus **Sägepalmenfrüchten, Brennnesselwurzel** oder **Kürbissamen** eine bewährte Therapieoption dar. Sie verbessern die Symptomatik und sind aufgrund ihrer guten Verträglichkeit speziell für eine Langzeittherapie geeignet. Wesentliche Inhaltsstoffe sind Phytosterole und Fettsäuren, die nur in lipophilen Extrakten in ausreichender Konzentration vorhanden sind. In Deutschland werden am häufigsten Phytopharmaka auf der Basis von Extrakten aus Sägepalmenfrüchten oder Brennnesselwurzel verwendet. **Sägepalmenfrüchte** vermindern den Einfluss von DHT auf das Drüsenwachstum durch **Hemmung der 5α-Reduktase** und der **Aromatase.** Sie verbessern die Harnflussrate über spasmolytische und antagonistische Effekte an α1-Adrenozeptoren. Durch antiphlogistische und antibakterielle Eigenschaften sind sie auch bei der oft vorhandenen Begleitprostatitis sinnvoll. **Brennnesselwurzel** vermindert die Aktivität der **Aromatase,** wirkt antiöstrogen und immunmodulierend.

GUT ZU WISSEN

Für alle Phytopharmaka gilt: Sie verbessern irritative und obstruktive Beschwerden einer vergrößerten Prostata, ohne die Vergrößerung zu beheben. Eine regelmäßige ärztliche Kontrolle ist erforderlich.

Die Leitlinie[4] (seit über 5 Jahren nicht aktualisiert) gibt wegen der Heterogenität der eingesetzten Drogen und Extrakte trotz teilweise positiver Studienergebnisse keine generelle Empfehlung für Phytopharmaka. Studien neueren Datums mit einer fixen Extrakt-Kombination aus Sägepalmenfrüchten (WS® 1473) und Brennnesselwurzel (WS® 1031) Prostagutt® forte 160/120 mg Kapseln ergaben eine Verbesserung der Symptome durch additive und synergistische Effekte der beiden Extrakte.

[4] S2e-Leitlinie Benignes Prostatasyndrom (BPS), Therapie. Deutsche Gesellschaft für Urologie e.V. (DGU). Stand: 19.11.2014, gültig bis 09.04.2018: neu angemeldet wegen Zusammenlegung mit AWMF-Reg.Nr.: 043–034; Leitlinie wird zur Zeit überarbeitet.

8

Tab. 8.4 Verschreibungspflichtige Arzneimittel bei BPS und Phytopharmaka (Ap).

Wirkstoff/Extrakt	Beispiel	Hinweis	KI/NW
α1-Adrenozeptor-Antagonisten			
Alfuzosin	Alfuzosin Aurobindo	–	–
Silodosin	Urorec®		
Tamsulosin	Alna® Ocas®, Prostadil®, Tamsublock®, Tamsulosin AbZ u. a.		
Terazosin	Terablock®		
5α-Reduktase-Hemmer			
Dutasterid	Avodart®	Fixe Kombination mit Tamsulosin, z. B. Duodart, Tamsublock® Duo	–
Finasterid	Proscar®, Finural®, Finasterid-Uropharm®	Auf psychiatrische Symptome achten	
Phosphodiesterase-5-Hemmer			
Tadalafil	Cialis®, Tadalafil Hennig® u. a.	Weitere Indikation: pulmonale arterielle Hypertonie, z. B. ADCIRCA®	–
Phytopharmaka			
Extrakt aus Sägepalmenfrüchten (160 mg oder/320 mg)	Prostagutt® mono, Prostagutt® uno, Prosta Urgenin Uno®, Sabal Uno®	Miktionsbeschwerden bei benigner Prostatahyperplasie Stadium I–II nach Alken	Sehr selten Magenbeschwerden, Erhöhung des Blutdrucks, Blutungen bei Einnahme anderer Arzneimittel, Überempfindlichkeitsreaktionen (Juckreiz, Hautausschlag) möglich
Brennnesselwurzel (600 mg/285 Extrakt)	Natu prosta®600 uno, Prostaforton® uno		
Kürbissamen (500 mg Dickextrakt)	Granu Fink® Prosta forte 500		Sehr selten Magen-Darm-Beschwerden, Juckreiz, Hautausschlag

8.5.4 Übersicht: verschreibungspflichtige Arzneimittel und Phytopharmaka bei BPS (Ap)

In der Tabelle (➤ Tab. 8.4) sind Beispiele verschreibungspflichtiger Arzneimittel (Rp) und nicht verschreibungspflichtiger Phytopharmaka (Ap) zur Behandlung des BPS aufgelistet.

8.6 Erektionsstörungen

Im Verlauf einer Erektion wird in den Schwellkörpern des Penis (Corpus cavernosum) **Stickstoffmonoxid NO** freigesetzt. NO stimuliert die Bildung von zyklischem Guanosinmonophosphat (cGMP), das als Second Messenger für die Weiterleitung von Signalen in der Zelle verantwortlich ist. Die glatte Muskulatur erschlafft, es fließt vermehrt Blut durch die Arterien und es kommt zur Erektion. cGMP wird durch das Enzym Phosphodiesterase (PDE Typ 5) abgebaut. Selektive PDE5-Hemmer blockieren den Abbau und der erhöhte cGMP-Blutspiegel ermöglicht und erhält die Erektion. Allen psychisch oder organisch bedingten Erektionsstörungen ist ein Mangel an cGMP gemeinsam, weshalb die PDE5-Hemmung eine sehr wirksame Maßnahme darstellt. Voraussetzung bleibt jedoch die sexuelle Erregung, damit der Mechanismus ablaufen kann.

PDE-5-Hemmer: Momentan sind zur Behandlung von Erektionsstörungen vier Wirkstoffe aus der Gruppe der PDE-5-Hemmer zugelassen: Sildenafil (VIAGRA®, Sildeagil®, Generika), Vardenafil (Levitra, Generika), Tadalafil (CIALIS®, Tarektin®, Generika) und Avanafil (Spedra®). Wirkungen und UAW sind vergleichbar, sie unterscheiden sich aber im Wirkungseintritt und der Wirkdauer. Für Sildenafil und Vardenafil wird laut Fachinformation ein maximaler Effekt 30–120 Min. nach der (nüchternen) Einnahme angegeben, Avanafil soll besonders rasch innerhalb 30–45 Min. wirken. Die am längsten anhaltende Wirkung von 36 Std. und mehr wird mit Tadalafil erreicht, die der anderen Substanzen liegt zwischen 4–17 Std.

Eine weitere Indikation für Tadalafil (z. B. Adcirca®) und Sildenafil (z. B. Revatio®, Mysildecard®) ist die Therapie der pulmonalen arteriellen Hypertonie

Häufige **Nebenwirkungen** sind Kopfschmerzen, Flush/Gesichtsröte, verstopfte Nase, Sodbrennen und Dyspepsie, Farbsehstörungen. Unter Tadalafil wurden auch Rücken-, Muskel- und Extremitätenschmerzen beobachtet.

CAVE

- PDE-5-Hemmer sind nicht für Patienten mit kardiovaskulären Risikofaktoren geeignet. Absolute Kontraindikationen gelten für Patienten, die Nitrate oder andere NO-Donatoren wie Molsidomin einnehmen.
- Vorsicht: Kein Nitrolingual akut® Spray o. a. zur Ersten Hilfe bei akutem Angina-pectoris-Anfall einsetzen.

KAPITEL

9 Gynäkologische Erkrankungen

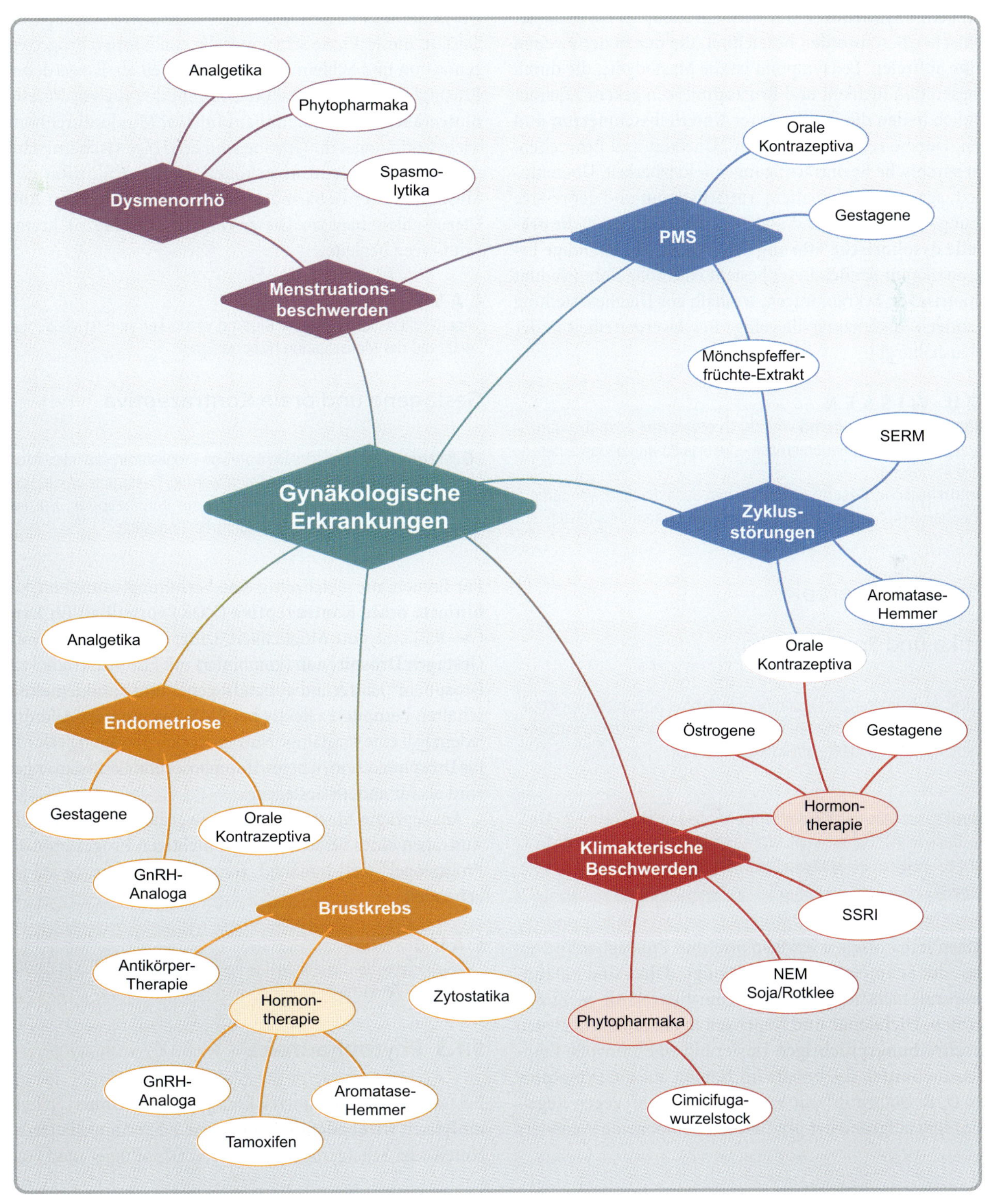

9.1 Menstruationsbeschwerden

9.1.1 Klinische und physiologische Grundlagen

Menstruationsbeschwerden äußern sich auf vielfältige Weise. Am häufigsten tritt die **primäre Dysmenorrhö** auf mit ziehenden, krampf- bis kolikartigen Schmerzen im Unterbauch kurz vor und zu Beginn der Regelblutung. Die Dysmenorrhö entsteht unabhängig von sonstigen Zyklusstörungen und betrifft mehr als 90 % der Frauen im gebärfähigen Alter in unterschiedlichem Ausmaß. Als **prämenstruelles Syndrom** (PMS) wird ein Komplex körperlicher und psychischer Beschwerden bezeichnet, die nur in der zweiten Zyklushälfte auftreten. Leitsymptom ist die Mastodynie, die durch Berührungsempfindlichkeit und Brustschmerzen gekennzeichnet ist. Zusätzlich leiden die Frauen unter Unterleibsschmerzen und -krämpfen, Ödemen, „Aufgeblähtsein", Übelkeit und Erbrechen. Oft stehen psychische Beeinträchtigungen – Reizbarkeit, Überempfindlichkeit, aggressives Verhalten, Antriebsarmut und depressive Verstimmung – im Vordergrund, sodass seit dem Jahr 2000 die **prämenstruelle dysphorische Störung** (PMDS) als eigenständige Erkrankung anerkannt ist. Bei dieser besteht eine hohe Komorbidität mit psychiatrischen Erkrankungen, weshalb zur Diagnosestellung und eindeutigen Abgrenzung die völlige Beschwerdefreiheit in der ersten Zyklushälfte gilt.

GUT ZU WISSEN

- Die **sekundäre Dysmenorrhö** wird durch organische Erkrankungen – Ovarialzysten, Myome, Endometriose – verursacht und bedarf einer ärztlichen Abklärung.
- **Dysmenorrhoische Beschwerden** können auch durch Anwendung mechanischer Verhütungsmittel (Diaphragma, Intrauterinpessar) auftreten.

9.1.2 Pharmakotherapie

Analgetika und Spasmolytika

Analgetika: Arzneimittel zur Linderung von Schmerzen. In den meisten Fällen sind nichtsteroidale Antirheumatika NSAR mit gleichzeitig entzündungshemmender Komponente am wirkungsvollsten.

Spasmolytika: Arzneimittel, die den Tonus der glatten Muskulatur im Magen-Darm-Trakt, in den Gefäßen und Bronchien herabsetzen. Spasmolytika sind besonders geeignet bei krampfartigen Schmerzen im Verdauungs- und Urogenitaltrakt.

In der letzten ischämischen Zyklusphase sind Prostaglandine ursächlich an der Schmerzauslösung beteiligt, daher sind entzündungshemmende nichtsteroidale Antirheumatika (NSAR ➤ 12.2.1) wie **Ibuprofen, Diclofenac und Naproxen** in der jeweils höchsten **nicht verschreibungspflichtigen** Dosierung eine sinnvolle Empfehlung. Arzneimittel, die bereits im Namen auf die Symptome hindeuten (z. B. Dolormin® für Frauen, Mensoton® gegen Regelschmerzen) sind aufgrund der psychischen Komponente besonders geeignet.

Stehen **Krämpfe** im Vordergrund, hilft das rezeptfreie Spasmolytikum **Butylscopolaminiumbromid** kombiniert mit dem Analgetikum Paracetamol (Buscopan® plus). Es ist für Mädchen ab 12 Jahren zugelassen, der zeitliche Abstand zwischen zwei Einnahmen soll mindestens sechs Stunden (Zäpfchen) bzw. acht Stunden (Filmtabletten) betragen. Das Monopräparat ohne Paracetamol (Buscopan®) besitzt nur eine Zulassung zur Behandlung von leichten bis mäßig starken Krämpfen im Magen-Darm-Trakt bzw. beim Reizdarmsyndrom.

ÜBER DEN TELLERRAND

Die **ischämische** Phase bezeichnet die letzten Zyklustage (ca. 25.–28. Tag). In dieser Phase schrumpft der Gelbkörper, Progesteron-Konzentration und Schleimhautdicke nehmen ab. Es werden vermehrt Prostaglandine und Leukotriene gebildet, die zur Verengung der Blutgefäße in der Schleimhaut führen. Minderdurchblutung und Sauerstoffmangel im Gewebe sind die Folge (**ischämische** Zyklusphase). Prostaglandine erhöhen die Kontraktilität der glatten Muskulatur der Gebärmutterwand und bereiten den Ausstoß der Uterusschleimhaut vor. Dieser Vorgang ist häufig mit krampfartigen Schmerzen begleitet.

CAVE

Acetylsalicylsäure kann die Blutung verstärken und ist als Schmerzmittel während der Menstruation nicht geeignet!

Gestagene und orale Kontrazeptiva

Gestagene: synthetische Derivate von Progesteron, die nach ihrer Struktur bzw. nach Generationen klassifiziert werden. Gestagene werden zusammen mit Östrogenen bei Zyklusstörungen, zur Kontrazeption, Hormonersatztherapie oder Behandlung von Tumoren eingesetzt.

Für Frauen, die gleichzeitig eine Verhütung wünschen, sind **kombinierte orale Kontrazeptiva** (KOK) vorteilhaft im **Langzyklus** (➤ 9.5) eine gute Möglichkeit. Unter der großen Auswahl ist das **Gestagen Drospirenon** (kombiniert mit Ethinylestradiol z. B. aida®, Drospifem®) aufgrund antiandrogener und antiödematöser Eigenschaften besonders effektiv bei PMS-Symptomen. Allerdings ist in jedem Fall eine sorgfältige Nutzen-Risiko-Abwägung erforderlich, da für Drospirenon ein höheres Thromboseembolie-Risiko angenommen wird als für andere Gestagene.

Ausgeprägte Mastodynie-Beschwerden werden durch direktes Auftragen eines verschreibungspflichtigen Progesteron-Gels (z. B. Progestogel® Gel) 1-mal tgl. vom 10.–25. Zyklustag auf jede Brust behandelt.

CAVE

KI Gestagene: hormonabhängige Tumoren, bestehend und in der Anamnese, sowie bei Verdacht.

9.1.3 Phytopharmaka

Bei menstruationsbedingten krampfartigen Schmerzen helfen **spasmolytisch wirkendende Drogen** wie Pfefferminzblätter, Kamillenblüten oder Schafgarbenkraut als Tee. Gänsefinger- und Frauenmantelkraut enthalten viel Gerbstoffe und eignen sich besonders, wenn krampfartige Beschwerden von Durchfall begleitet sind. Frischer Ingwer wirkt ebenfalls krampflösend und ist besonders Frauen zu empfehlen, die zusätzlich unter Übelkeit und gastrointestinalen Beschwerden leiden. Es gibt Hinweise, dass Ingwerwurzelstock ähnlich wirksam ist wie NSAR.

In klinischen Studien und aufgrund der Bewertung der HMPC-Monografie mit der Kategorie „well-established use" gelten standardisierte **Extrakte aus Mönchspfefferfrüchten** als Mittel der ersten Wahl. Die Inhaltsstoffe der Mönchspfefferfrüchte wirken **dopaminerg,** d. h. sie besetzen die Dopamin-Rezeptoren auf der Oberfläche der laktotropen, prolaktinproduzierenden Zellen in der Hypophyse. Dopamin kann nicht mehr ausreichend wirken und der Prolaktinspiegel nimmt ab, wodurch speziell die Beschwerden der Mastodynie gelindert werden. Da Dopamin direkt die Ausschüttung der übergeordneten Gonadotropine beeinflusst, normalisiert sich nachfolgend auch die Freisetzung von FSH (Follikelstimulierendes Hormon) und LH (Luteinisierendes Hormon) sowie die Corpus-luteum-Funktion. Das Gleichgewicht zwischen Östrogenen und Gestagenen (Progesteron) wird ausgeglichen, Zyklusunregelmäßigkeiten und die prämenstruelle Symptomatik werden gebessert. Bei Mastodynie bewährt ist eine Kombination aus Mönchspfefferfrüchten mit 4 weiteren Pflanzen in homöopathischer Zubereitung, die auf körperliche und psychische PMS-Symptome zielen (Mastodynon®).

GUT ZU WISSEN

Phytopharmaka mit Extrakten aus Mönchspfefferfrüchten sind während des gesamten Zyklus und mindestens über einen Zeitraum von drei Monaten einzunehmen. Bessern sich die Beschwerden, kann die Einnahme versuchsweise auf die 2. Zyklushälfte begrenzt werden. Treten die Symptome erneut auf, ist eine zyklusdurchgängige Anwendung auch längerfristig möglich.

ÜBER DEN TELLERRAND

Hintergrund der PMS-Beschwerden ist in vielen Fällen eine latente Hyperprolaktinämie. Prolaktin stimuliert in der Schwangerschaft das Wachstum des Milchdrüsengewebes in der Brust, fördert in der Stillzeit die Laktation und unterdrückt den Eisprung durch Hemmung der pulsatilen (nicht der basalen) Ausschüttung der Gonadotropine LH und FSH. Die Prolaktinsekretion wird vom Hypothalamus über Dopamin bzw. dopaminerge Neurone gesteuert. Wird sie nicht mehr ausreichend kontrolliert (z. B. bei Stress, bei PMS in der späten Lutealphase des Zyklus) führt der Überschuss an Prolaktin zur unphysiologischen Proliferation von Brustgewebe und zu den Beschwerden einer Mastodynie.

9.2 Zyklusstörungen und unerfüllter Kinderwunsch

WIRKSTOFFE

- **Selektive Estrogenrezeptormodulatoren (SERM):** Clomifen
- **Aromatase-Hemmer:** Letrozol
- **Phytopharmaka:** Extrakt aus Mönchspfefferfrüchten

9.2.1 Klinische und physiologische Grundlagen

Zyklusstörungen wie z. B. eine **Amenorrhö** oder Zyklen, die kürzer als 21 Tage oder länger als 35 Tage dauern (sog. Regeltempostörungen), münden oft in eine ungewollte Kinderlosigkeit. Die Ursachen sind vielfältig und hängen mit der hormonellen Steuerung (➤ Abb. 9.1) der Eierstockfunktion und der Hypothalamus-Hypophysen-Achse zusammen. Führt die Störung zu seltenem oder gänzlich ausbleibendem Eisprung spricht man von **Oligo-** bzw. **Anovulation.** Die WHO klassifiziert ovarielle Störungen nach drei Typen:

- **WHO Typ I** beruht auf einer Störung der Keimdrüsen (hypogonadotrope, hypogonadale Oligo- oder Anovulation), ist selten und geht oft mit Gewichtsabnahme, intensiver sportlicher Betätigung oder Essstörungen einher.
- Am häufigsten ist **WHO Typ II** der auf 70–85 % der Frauen mit Ovarialstörungen zutrifft. Charakteristisch ist eine Dysfunktion der hypothalamisch-hypophysären Steuerung der Ovulation bei normalem Östrogen-, FSH- und Prolaktin-Blutspiegel. Hinter-

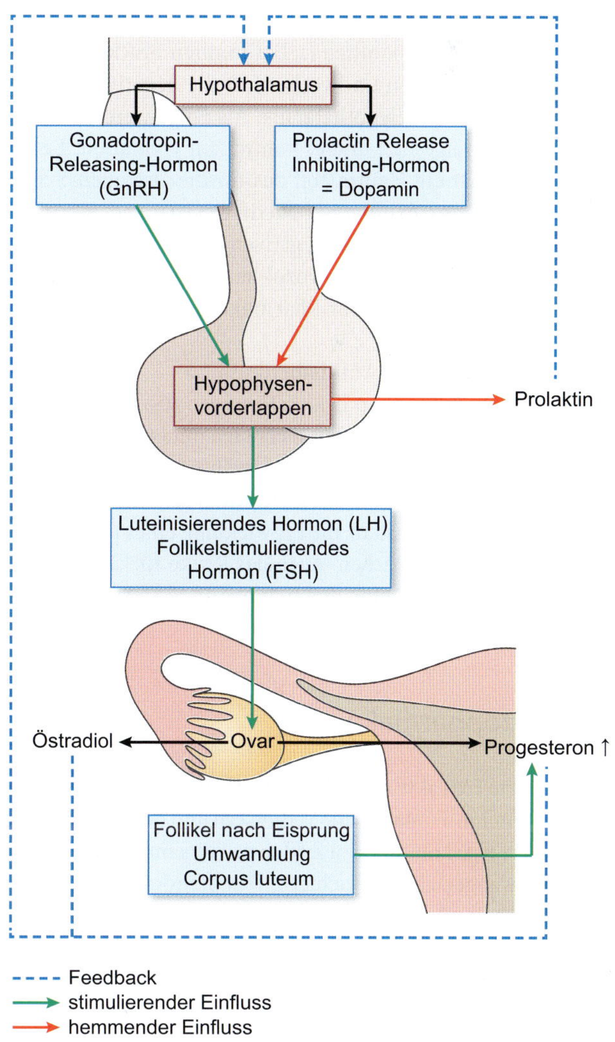

Abb. 9.1 Hormonausschüttung und -hemmung im hormonellen Regelkreis. [L231]

9

grund der Fertilitätsstörung kann ein polyzystisches Ovarialsyndrom (PCOS) sein, das zu den häufigsten hormonellen Auffälligkeiten zählt. Beim PCOS ist das luteinisierende Hormon (LH), das für die Produktion der männlichen Hormone im Eierstock verantwortlich ist, erhöht und anovulatorische Zyklen werden von Hirsutismus oder anderen androgenen Erscheinungen begleitet. Etwa die Hälfte der Patientinnen ist übergewichtig.

- **WHO Typ III** (hypergonadotrope, hypoöstrogene Anovulation) kommt bei Frauen mit vorzeitiger Menopause, nach Endometriose oder durch ärztliche Maßnahmen (z. B. Beckenbestrahlung) ausgelöste Schädigungen der Eierstöcke vor.

9.2.2 Pharmakotherapie

Zur **Auslösung des Eisprungs** werden in Deutschland die Wirkstoffe **Clomifen** als First-line-Behandlung bei Zyklusstörungen vom WHO Typ II, **Letrozol** und **Metformin off-label** empfohlen. Auch Gonadotropine werden eingesetzt, sind allerdings oft mit Mehrlingsschwangerschaften verbunden. Der selektive Östrogen-Rezeptormodulator (SERM) Clomifen (z. B. Clomifen FERRING) hemmt die Östrogen-Rezeptoren und verhindert die negative Rückkopplung der Östrogene im Hypothalamus. Als Folge werden vermehrt Gonadotropine freigesetzt und es kommt zur Ovulation. **Letrozol** (z. B. Femara®) ist ein Hemmstoff des für die Östrogen-Synthese essenziellen Enzyms Aromatase. Niedrige Östrogenspiegel lösen ebenfalls durch Aufhebung der negativen Rückkopplung im Hypothalamus den Eisprung aus. Letrozol hat als Aromatase-Hemmer jedoch nur eine Zulassung zur Pharmakotherapie bei Brustkrebs (➤ 9.7).

Metformin, ein orales Antidiabetikum (➤ 7.1.2) ist ebenfalls nicht für die Behandlung von Zyklusstörungen zugelassen. Sein Einsatz hat eine gewisse Berechtigung, da Frauen mit PCOS meist übergewichtig sind und ihr Risiko für Diabetes mellitus oder kardiovaskuläre Erkrankungen mehrfach erhöht ist. Zudem scheint die bei ihnen nachweisbare Insulinresistenz die Entwicklung eines polyzystischen Ovarialsyndrom zu verstärken. Auch das Risiko für chronisch anovulatorische Zyklen und eine dadurch bedingte Sterilität steigt mit dem Body-Mass-Index.

9.2.3 Phytopharmaka

Standardisierte **Extrakte aus Mönchspfefferfrüchten** normalisieren die Corpus-luteum-Funktion und verbessern und die sekundäre Amenorrhoe. Als Folge kommt es zu Zyklen mit regelmäßigem Eisprung, die eine Schwangerschaft erleichtern. Das homöopathische Arzneimittel Mastodynon® enthält eine Urtinktur aus Mönchspfefferfrüchten in einer Konzentration, die dem Drogenextrakt entspricht, ergänzt durch vier Pflanzen in homöopathischer Zubereitung (➤ 9.1.3). Mit Mastodynon® liegen zwei klinische Studien älteren Datums vor, die positive Hinweise in Bezug auf unerfüllten Kinderwunsch geben.

9.3 Endometriose

WIRKSTOFFE

- **Gestagene:** Dienogest
- **Orale Kontrazeptiva** ➤ 9.5
- **GnRH-Analoga:** Leuprorelin, Goserelin, Buserelin, Nafarelin und Triptorelin (➤ 9.3.2)

Die Endometriose betrifft etwa 10–15 % aller Frauen im gebärfähigen Alter und zählt zu den häufigsten gynäkologischen Erkrankungen. Sie bildet sich nach der Menopause durch Wegfall der Östrogene zurück, allerdings können Verwachsungen und dadurch bedingte Schmerzen weiterhin bestehen. Die Endometriose ist oft schwer von stärkeren Regelschmerzen zu unterscheiden, daher können Jahre bis zur endgültigen Diagnosestellung vergehen. Darauf weist auch die Leitlinie[1] in ihrem Vorwort hin, in dem sie die Endometriose als eine für Ärzte und Patientinnen gleichermaßen verwirrende Erkrankung bezeichnet. Eine entsprechende Therapie beginnt daher meist erst in einem fortgeschrittenen Stadium der Erkrankung.

9.3.1 Klinische und physiologische Grundlagen

Die Endometriose ist gekennzeichnet durch das Vorkommen von gebärmutterähnlicher Schleimhaut außerhalb der Gebärmutterhöhle. Das Endometriose-Gewebe besteht vorwiegend aus Stroma- und Drüsenzellen und ist von sensiblen Nervenfasern durchzogen. Leitsymptome sind starke andauernde Schmerzen im Unterbauch, die ähnlich der Dysmenorrhö zu Beginn der Periode, in der Mitte des Zyklus zum Eisprung, aber auch azyklisch und unregelmäßig ablaufen können. Zum Symptomenkomplex können Schmerzen beim Wasserlassen, beim Stuhlgang oder zyklische Schulterschmerzen hinzukommen. Typischerweise belasten unerfüllter Kinderwunsch, Depressionen und Erschöpfungszustände während der Periode zusätzlich die Lebensqualität in erheblichem Ausmaß. Die Endometriose gilt als benigne Erkrankung, allerdings werden bei den Betroffenen häufiger maligne Tumoren, wie z. B. ein Ovarialkarzinom, als bei Frauen ohne Endometriose diagnostiziert.

9.3.2 Pharmakotherapie

Die Endometriose ist eine **östrogenabhängige Erkrankung,** bei der das „fehlgeleitete" Gewebe ebenso wie die Gebärmutterschleimhaut selbst hormonellen Einflüssen unterliegt. Der erste Schritt einer Behandlung ist daher ein Östrogen-Entzug mit therapeutisch herbeigeführter Amenorrhö nach dem Grundsatz keine Blutungen – keine Schmerzen. Das Endometriose-Gewebe schrumpft und die Symptome lassen nach. Persistieren die Schmerzen, ist eine Operation meist unerlässlich.

[1] S2k-Leitlinie Diagnostik und Therapie der Endometriose der Deutschen Gesellschaft für Gynäkologie und Geburtshilfe (DGGG) Stand: 01.09.2020 gültig bis 31.08.2023.

Die medikamentöse Therapie der Endometriose umfasst die **endokrine Behandlung** mit einer Gestagen-Monotherapie, kombinierten oralen Kontrazeptiva (➤ 9.6) oder GnRH-Analoga, ergänzt mit **Analgetika** zur Symptomlinderung. Aufgrund des entzündlichen Milieus der Endometriose-Herde sind in der **Selbstmedikation** nichtsteroidale Antirheumatika NSAR (Ibuprofen, Diclofenac Naproxen) wegen ihrer entzündungshemmenden Eigenschaften zu bevorzugen. Bei stärkeren Schmerzen werden Analgetika wie Metamizol oder COX-2-Hemmer verordnet, bei starken Schmerzen auch Opioide (➤ 12.2.6).

Gestagene und orale Kontrazeptiva

DEFINITION

Gestagene: synthetische Derivate von Progesteron, die nach ihrer Struktur bzw. nach Generationen klassifiziert werden. Gestagene werden zusammen mit Östrogenen bei Zyklusstörungen, zur Kontrazeption, Hormonersatztherapie oder Behandlung von Tumoren eingesetzt.

Vorrangiges Therapieziel bei Endometriose ist die **Verringerung** der **Östrogenspiegel.** Gestagene unterbinden durch negatives Feedback auf die Hypothalamus-Hypophysen-Ovar-Achse die Gonadotropin- und somit die Östrogen-Freisetzung. Die stimulierende Wirkung von Östradiol am Endometrium wird unterdrückt. Gestagene werden seit langem zur hormonellen Kontrazeption und in der Hormonersatztherapie **parenteral** oder **oral** verabreicht. Parenteral werden Levonorgestrel als Intrauterinpessar (z. B. Jaydess®), Medroxyprogesteron als Injektion (z. B. Depo-Clinovir®, SAYANA®), Etonogestrel als Implantat (z. B. Implanon NXT) oder Norelgestromin kombiniert mit Ethinylestradiol als transdermales Pflaster (z. B. EVRA®) eingesetzt.

Als bisher einziges **orales Gestagen** ist **Dienogest** in der Dosierung 2 mg (Diemono®, Visanne, Zafrilla) für die Indikation Endometriose zugelassen. Dienogest eignet sich gut zur Zyklusstabilisierung und zeichnet sich durch einen ausgeprägten Effekt auf das Endometrium aus. Es hemmt die endogene Produktion von Östradiol und verhindert somit die Proliferation des endometrialen Gewebes. Bei kontinuierlicher Anwendung werden (Durchbruch-)Blutungen sowie das Risiko einer Verschleppung von Endometriumzellen reduziert. Zudem hat Dienogest antiinflammatorische Eigenschaften. Häufigste **Nebenwirkungen** sind Kopfschmerzen, Brustbeschwerden, depressive Stimmung und Akne. Aufgrund des günstigeren Nebenwirkungsprofils und der geringen Kosten gegenüber GnRH-Analoga (s. u.) rücken Gestagene in der Endometriose-Therapie zunehmend in den Vordergrund.

Zur Behandlung der Endometriose werden neben reinen Gestagenen auch **kombinierte orale Kontrazeptiva (KOK** ➤ 9.5) eingesetzt, um eine therapeutisch-induzierte Amenorrhö auszulösen. Für dieses Ziel werden die Arzneimittel kontinuierlich, ohne Abbruchblutung eingenommen. Die Anwendung erfolgt in jedem Fall off label, da keines der KOK eine spezielle Zulassung für die Indikation Endometriose aufweist.

ÜBER DEN TELLERRAND

Zahlreiche Gestagene werden medikamentös genutzt. Jedes Gestagen weist abhängig von seinem Rezeptorprofil unverwechselbare Eigenschaften auf, woraus sich die jeweiligen Indikationen ergeben. Dienogest leitet sich von Testosteron (genauer von Nortestosteron) ab. Neben seiner ausgeprägten Wirkung am Endometrium besitzt es deutliche antiandrogene Eigenschaften und wird speziell als „Pille" zur Verbesserung der Akne-Haut eingesetzt. Ein großer Vorteil von Dienogest ist das Fehlen von glukokortikoiden, androgenen, östrogenen oder mineralkortickoiden Effekten.

TIPP

Dienogest muss 1-mal täglich kontinuierlich möglichst zur gleichen Zeit eingenommen werden, und zwar unabhängig davon ob vaginale Blutungen bestehen. Ist eine Packung zu Ende, wird ohne Unterbrechung sofort mit der Einnahme der nächsten Packung begonnen. Vor Beginn der Behandlung mit Dienogest sollte eine hormonelle Kontrazeption abgesetzt und ggf. durch eine nicht-hormonale Kontrazeptionsmethode ersetzt werden.

Gonadotropin-Releasing-Hormon-Analoga

DEFINITION

Gonadotropin-Releasing-Hormon (GnRH-Analoga): synthetisch hergestellte Verbindungen, die in ihrer Wirkung dem körpereigenen, im Hypothalamus gebildeten Gonadotropin-Releasing-Hormon (GnRH) entsprechen.

GnRH-Analoga bewirken zunächst einen **Anstieg** der **Gonadotropin-Freisetzung,** bei kontinuierlicher Gabe werden die GnRH-Rezeptoren in der Hypophyse herunterreguliert, worauf diese die Freisetzung von FSH und LH einstellt. Die Östrogen-Konzentration sinkt auf Werte wie in der Postmenopause. Die therapeutisch herbeigeführte Amenorrhö trocknet Endometriose-Läsionen aus und reduziert letztendlich die Symptome. GnRH-Analoga galten bislang als Standard in der Therapie.

Die GnRH-Analoga **Leuprorelin, Goserelin, Buserelin, Nafarelin** und **Triptorelin** werden als Dreimonats-Depot-Injektion oder Nasenspray eingesetzt. Depot-Darreichungsformen wirken zuverlässig und sind unkomplizierter für die Patientin als ein Nasenspray, das 2- bis mehrmals täglich angewendet werden muss. Typische **Nebenwirkungen** stehen im Zusammenhang mit der Senkung der Östradiol-Konzentration und äußern sich ähnlich wie im Klimakterium mit Hitzewallungen, Scheidentrockenheit, Vaginalblutungen, Knochenschmerzen, Stimmungsschwankungen, Schlafstörungen und Kopfschmerzen.

ÜBER DEN TELLERRAND

Das Gonadotropin-Releasing-Hormon wird im Hypothalamus gebildet und stimuliert im Hypophysenvorderlappen die Ausschüttung der Gonadotropine follikelstimulierendes Hormon (FSH) und luteinisierendes Hormon (LH), die für die Synthese von Östrogenen und Gestagenen im Ovar sowie Testosteron in den Hoden verantwortlich sind.

Weitere Indikationen für GnRH-Analoga sind die endokrine Therapie des fortgeschrittenen hormonabhängigen Prostatakarzinoms, des Mammakarzinoms prä- und perimenopausaler Frauen, gutartige Uterusmyome, die Ovulationsauslösung im Rahmen der In-vitro-Fertilisation, sowie die Behandlung der Pubertas praecox vera bei Mädchen und Jungen.

9.4 Klimakterische Beschwerden

WIRKSTOFFE
- **Östrogene:** Östradiol, Östriol
- **Gestagene:** Norethisteron, Levonorgestrel, Drospirenon, Dienogest
- **Phytopharmaka:** standardisierte Extrakte aus Cimicifugwurzelstock und Rhapontikrhabarberwurzel
- **NEM:** Isoflavone aus Soja und Rotklee

95 % der Frauen erleben die Menopause zwischen dem 45. und 65. Lebensjahr, das mittlere Alter liegt in Europa bei 51 Jahren. Raucherinnen kommen häufig früher ins Klimakterium, denn Nikotin wirkt gefäßverengend und beeinträchtigt die Funktion der Eierstöcke. Die einzelnen Phasen des Klimakteriums werden wie folgt eingeteilt:
- Menopause: Zeitpunkt der letzten Regelblutung
- Postmenopause: Zeitraum 0–12 Monate nach der letzten Regelblutung
- Perimenopause: 1–2 Jahre vor und nach der Menopause

9.4.1 Klinische und physiologische Grundlagen

Kennzeichnend für die Wechseljahre ist ein **Absinken** des **Östrogenspiegels** und ein **Anstieg** der **Gonadotropine** FSH und LH. Die Beschwerden umfassen eine Vielzahl von Symptomen, die nach Häufigkeit und Intensität sehr unterschiedlich auftreten. An erster Stelle stehen vasomotorische Störungen wie Hitzewallungen und Schweißausbrüche, für die ein deutlicher kausaler Zusammenhang mit den hormonellen Veränderungen in dieser Lebensphase nachgewiesen ist. Darauf nimmt auch die seit Januar 2020 geltende Leitlinie[2] zu Interventionen in der Peri- und Postmenopause Bezug, die in Zusammenarbeit der gynäkologischen Gesellschaften Deutschlands, Österreichs und der Schweiz grundlegend überarbeitet wurde. Hitzewallungen und Schweißausbrüche sind überaus belastend und können sich im Alltag sehr einschränkend bemerkbar machen.

9.4.2 Pharmakotherapie

Die aktualisierte Leitlinie spricht sich mit starker Empfehlung dafür aus, bei erheblicher vasomotorischer Symptomatik eine **Hormontherapie (HRT, H**ormone **R**eplacement **T**herapy) in Form einer Östrogen-Mono- oder Östrogen/Gestagen-Kombinationstherapie als effektivste Behandlungsmethode anzubieten. Im Gegensatz zu anderen Substitutionstherapien verfolgt eine HRT nicht das Ziel, physiologische Verhältnisse wiederherzustellen, sondern rückt die Verbesserung der Symptome in den Mittelpunkt. Vor diesem Hintergrund ist in der Literatur neben der ursprüngliche Bezeichnung Hormon**ersatz**therapie HRT oft von Hormontherapie HT die Rede.

Als weitere Behandlungsoption zur Verbesserung vasomotorischer Störungen erwähnt die Leitlinie **Selektive Serotonin-** und **Serotonin-Noradrenalin-Wiederaufnahmehemmer** (SSRI: Citalopram, Sertralin, SNRI: Duloxetin, Venlafaxin ➤ 10.2), sowie das **Antikonvulsivum** bzw. **Koanalgetikum** Gabapentin (➤ 11.3.2). Diese Wirkstoffe sind nicht Mittel der ersten Wahl, können jedoch für Frauen hilfreich sein, die Hormone nicht vertragen oder bei denen eine Kontraindikation für die Einnahme von Hormonen besteht.

[2] S3-Leitlinie Peri- und Postmenopause. Deutsche Gesellschaft für Gynäkologie und Geburtshilfe e.V. (DGGG). Stand: 01.01.2020, gültig bis 31.12.2024

GUT ZU WISSEN

Vor Beginn einer Hormontherapie sollten die Frauen darauf hingewiesen werden, dass vasomotorische Beschwerden wie Hitzewallungen und Schweißausbrüche wieder auftreten können, sobald die Therapie beendet wird.

Hormontherapie (HRT)

DEFINITION

Östrogene: Wirkstoffe aus der Gruppe der Sexualhormone, die neben ihrer Aufgabe als Mediatoren geschlechtsspezifischer Merkmale an zahlreichen physiologischen Körperfunktionen beteiligt sind. Das stärkste endogene Östrogen ist Östradiol.

Die HRT soll die Symptome einer Östrogenmangelsituation verbessern, daher werden andere und v. a. höher dosierte **Östrogene** eingesetzt als zur Empfängnisverhütung erforderlich. **Östradiol** und seine Salze (Östradiolvalerat u. a.) stehen als Tabletten oder transdermal als Pflaster, Gel oder Spray zur Verfügung. **Östriol** wird vorwiegend **vaginal** als Creme, Salbe oder Ovulum angewendet. Die ältesten Substanzen, konjugierte Östrogene aus Stutenurin (z. B. Presomen®) oder das synthetische Steroidhormon Tibolon (z. B. Liviella) kommen nur noch selten zum Einsatz. Tibolon besitzt neben östrogenen und gestagenen auch schwach androgene Eigenschaften, verbessert klimakterische Beschwerden und erhöht die Knochendichte. Daher wurde es speziell Frauen mit erhöhtem Osteoporose-Risiko verordnet. **Gestagene** als Kombinationspartner einer HRT stellen die älteren Substanzen Medroxyprogesteron, Norethisteron und Levonorgestrel sowie die Gestagene der 4.Generation Drospirenon und Dienogest dar.

Eine **Monotherapie** allein mit **Östrogenen** kommt nur für Frauen nach Entfernung der Gebärmutter infrage, da Östrogene mit dem Risiko einer Proliferation der Endometriumschleimhaut bis hin zum Endometriumkarzinom verbunden sind. Für Frauen mit intaktem Uterus sind zum Schutz der Schleimhaut **Kombinationen aus Östrogenen und Gestagenen** Mittel der Wahl. In der Peri- und frühen Postmenopause erfolgt die Gestagen-Gabe sequenziell, wodurch es zu Abbruchblutungen kommt. Kombinationen mit gleichbleibender Gestagen-Dosierung hingegen bewirken in der Postmenopause nach spätestens sechs Monaten eine Atrophie der Gebärmutterschleimhaut mit daraus resultierender – und von vielen Frauen gewünschter – Blutungsfreiheit.

Vaginale Östrogentherapie

Durch den nachlassenden Östrogenspiegel sind Atrophie der Schleimhaut im Bereich von Scheideneingang und Vagina sowie urologische Beschwerden typisch für die Postmenopause. Häufige **vaginale Symp-**

tome sind Trockenheit mit Juckreiz, Schmerzen sowie Irritationen oder Beschwerden beim Geschlechtsverkehr. Übereinstimmend empfehlen die Autoren der Leitlinie in diesem Fall Befeuchtungs- oder Gleitmittel alleine oder zusammen mit einer vaginalen Östrogen-Therapie. Bevorzugt werden Cremes, Salben oder Ovula mit Östriol, von dem im Gegensatz zu Östradiol-haltigen Zubereitungen kaum unerwünschte systemische Wirkungen zu erwarten sind. **Rezidivierende Harnwegsinfektionen,** postmenopausale **Belastungsinkontinenz** oder überaktive Blase betreffen aufgrund der Veränderungen im Schleimhautmilieu viele Frauen im höheren Alter. Zur Linderung der Beschwerden empfiehlt die Leitlinie ebenfalls eine vaginale Östrogentherapie, und zwar noch vor einer möglichen Gabe von Antibiotika.

CAVE

Voraussetzung für eine vaginale Östrogentherapie ist der Ausschluss einer urologischen Erkrankung als Ursachen der urogenitalen Beschwerden.

9.4.3 Phytopharmaka

Als Alternative für Frauen, die Hormon im Klimakterium ablehnen, bietet die Phytotherapie bewährte und gut verträgliche Therapiemöglichkeiten. Am häufigsten werden standardisierte **Extrakte** aus dem Wurzelstock der **Traubensilberkerze (Cimicifugawurzelstock),** seltener Extrakte aus der Wurzel des Rhapontikrhabarber eingesetzt. Sie vermindern die pulsatile Gonadotropin-Ausschüttung und verbessern in erster Linie Hitzewallungen als Hauptsymptom vasomotorischer Beschwerden. Phytopharmaka sind aufgrund vielfältiger Eigenschaften auch hilfreich bei Schlafstörungen, depressiven Verstimmungen und psychischer Labilität im Klimakterium. Ein weiterer Vorteil sind die von einigen Extrakten ausgehenden positiven Effekte auf den Knochenstoffwechsel.

Cimicifugawurzelstock

Früher wurde die Wirksamkeit von Cimicifuga-Extrakten auf eine organselektive Bindung der Inhaltsstoffe an Östrogenrezeptoren zurückgeführt, vergleichbar den chemisch-definierten selektiven Östrogenrezeptor-Modulatoren (SERM), die organabhängig östrogene oder östrogenantagonistische Effekte hervorrufen. Davon abgeleitet wurden Cimicifuga-Extrakte als „Phyto-SERM" bezeichnet. Neuere Untersuchungen mit unterschiedlichen Extrakten des Cimicifugawurzelstocks konnten weder eine Affinität zu Östrogenrezeptoren belegen, noch Östrogenwirkungen an der Uterusschleimhaut oder im Brustgewebe bestätigen. Nachgewiesen sind positive Effekte auf Hitzewallungen und Schweißausbrüche. Diese beruhen auf **dopaminergen** und **serotoninergen** Wirkungen der Drogenextrakte, die direkt in die zentrale Thermoregulation im Hypothalamus eingreifen. Am besten untersucht und mit klinischen Studien belegt sind zwei Extrakte,

- ein **ethanolischer Extrakt** BNO 1055 (Klimadynon®)
- und ein **isopropanolische Extrakt** iCR (Remifemin®).

ÜBER DEN TELLERRAND

Obwohl pharmakologisch nachgewiesene Wirkungen auf beide Extrakte zutreffen und auch die klinische Wirksamkeit vergleichbar ist, sind sie differenziert zu betrachten. Abhängig von der Art des Lösungsmittels – Ethanol bzw. Isopropanol – resultieren daraus Extrakte, die im Inhaltsstoffmuster und in ihren Eigenschaften nicht vollständig übereinstimmen. Aus diesem Grund gelten die in Studien erzielten Ergebnisse grundsätzlich nur für den jeweils als Prüfmedikation eingesetzten Extrakt.

Aufgrund der vorliegenden positiven Studiendaten vergibt die HMPC-Monografie den Status „well-established use" sowohl für definierte ethanolische, als auch für isopropanolische Cimicifuiga-Extrakte. Auch die an der Erstellung der Leitlinie beteiligte Gesellschaft für Phytotherapie (GPT) bestätigt den Nutzen **zugelassener Phytopharmaka** im Gegensatz zu Nahrungsergänzungsmitteln, die nicht näher deklarierte Zubereitungen der Traubensilberkerze enthalten.

Cimicifugawurzelstock ist sehr gut verträglich, nur selten kommen milde und reversible Nebenwirkungen im Gastrointestinaltrakt sowie leichte Muskel- und Gelenkbeschwerden vor. Von Bedeutung ist die Sicherheit der Anwendung, die mit einer möglichen östrogenartigen Wirkung zusammenhängt. Cimicifuga-Extrakte erhöhen nicht die Brustgewebedichte; sie lösen keine Proliferation der Endometriumschleimhaut aus, die mit der Gefahr der Entwicklung eines Endometriumkarzinoms behaftet ist.

Cimicifugawurzelstock ist auch in fixer Kombination mit Johanniskraut verfügbar (Remifemin® plus). Angenommen wird, dass sich Cimicifuga und Johanniskraut in synergistischer Weise ergänzen und die Kombination mit Johanniskraut speziell bei betont psychischer Symptomatik vorteilhaft ist.

Bei der Anwendung von Phytopharmaka mit Cimicifugawurzelstock ist folgendes zu beachten:

- Die Zeit bis zum vollständigen Wirkungseintritt von Cimicifuga-Extrakten kann von 2 Wochen bis zu 3 Monaten andauern und erfordert Geduld.
- Für Frauen, die keine ausreichende Besserung verspüren, empfiehlt sich ein Auslassversuch nach ca. 6 Monaten. Verschlimmern sich die Beschwerden, ist dies ein Indiz für die Wirksamkeit von Cimicifuga.

GUT ZU WISSEN

Eine umfangreiche Analyse klinischer Sicherheitsdaten ergibt keinen Hinweis zur Hepatotoxizität. Ein Zusammenhang mit Meldungen aus den USA zu einer möglichen Leberschädigung nach Einnahme nicht näher deklarierter Cimicifuga-Nahrungsergänzungsmittel, die 2011 viele Frauen verunsicherten, konnte für die in Deutschland zugelassenen Phytopharmaka nicht bestätigt werden.

Rhapontikrhabarberwurzel

Rhapontikrhabarber enthält in der Wurzel Hydroxystilbene, das sind Verbindungen mit östrogenähnlicher Struktur, die wie die **Isoflavone** aus Soja oder Rotklee zur Gruppe der **Phytoöstrogene** gezählt werden. Phytoöstrogene weisen eine große Strukturähnlichkeit zu Östradiol auf, daher sind agonistische oder antagonistische Wirkungen an Östrogenrezeptoren nicht auszuschließen. Mittlerweile wurde für die Inhaltsstoffe im Rhapontikrhabarber speziell eine Bindung am Östrogenrezeptor Er-β nachgewiesen, über welchen antientzündliche, anxiolytische, antidepressive und antiproliferative Wirkungen vermittelt werden. Der für die Tumorgenese und das Wachstum östrogenabhängiger Karzinome der Brust oder der Gebärmutterschleimhaut verantwortliche Rezeptor Er-α wird dagegen nicht aktiviert. Hitzewallungen, Kopfschmerzen, Ängstlichkeit und depressive Verstimmungen werden gebessert, eine proliferationsfördernde Wirkung ist nicht gegeben. Für den Rhapontikrhabarber-Extrakt ERr 731 (femi-loges®) konnte die Wirksamkeit und Sicherheit in der Behandlung von moderaten bis starken klimakterischen Beschwerden nachgewiesen werden.

Phytoöstrogene: Isoflavone

Zu den Phytoöstrogene zählen Isoflavone aus **Rotklee** und **Soja,** bestimmte Lignane und Stilbenderivate, die im Rhapontikrhabarber vorkommen. Phytoöstrogene gelten als endokrine Modulatoren, welche die Aktivität und den Metabolismus körpereigener Sexualhormone beeinflussen. Aufgrund der großen Strukturähnlichkeit zu Östradiol interagieren sie mit Östrogenrezeptoren und lösen agonistische oder antagonistische Wirkungen aus. Isoflavone binden an den ER-β, und zwar abhängig von der endogenen Östrogenkonzentration. Bei niedrigen Östrogenspiegeln in der Pubertät oder Postmenopause wirken Isoflavone leicht östrogen, während sie bei hoher Konzentration antiöstrogene Eigenschaften zeigen. Die Studienlage zur Wirksamkeit der Isoflavone bei Hitzewallungen ist widersprüchlich und es gibt keine eindeutigen Anhaltspunkte für eine Verbesserung vasomotorischer Symptome. Dementsprechend gibt die Leitlinie keine generelle Empfehlung. Von einer gesunden Ernährung, die Sojaprodukte und Lignane (Getreide, Leinsamen, Beeren) miteinschließt, sind jedoch durchaus positive Wirkungen auf die allgemeine Befindlichkeit zu erwarten. Bei frühzeitiger Ernährungsumstellung sind sogar präventive Effekte möglich.

GUT ZU WISSEN

Rhapontikrhabarberwurzel ist als zugelassenes **Arzneimittel** mit nachgewiesener Qualität, Wirksamkeit und Sicherheit verfügbar. Isoflavone aus Soja und Rotklee sind ausschließlich als **NEM** im Handel.

CAVE

Wechseljahrsbeschwerden als Folge einer Therapie des hormonabhängigen Mammakarzinoms dürfen keinesfalls mit Phytoöstrogenen aus Rotklee oder Soja behandelt werden.

9

9.5 Übersicht: Phytopharmaka bei PMS, Zyklusstörungen und klimakterischen Beschwerden

Phytopharmaka sind eine bewährte Therapieoption mit nachgewiesener Wirksamkeit bei prämenstruellen und klimakterischen Beschwerden (➤ Tab. 9.1). Dieses Behandlungsziel wird nur mit definierten wässrig-alkoholischen Extrakten in der jeweils angegebenen Dosierung erreicht. In den meisten Fällen baut sich die Wirksamkeit im Laufe einer kontinuierlichen Einnahme über 1–2 Wochen auf, bei Cimicifuga-Extrakten kann es bis zu 4 Wochen dauern, bis die vollständige Wirksamkeit eintritt. Alle Phytopharmaka in der Tabelle sind nicht verschreibungspflichtig und eine gute Empfehlung für eine Verordnung durch den HP. Isoflavonhaltige NEM von Soja oder Rotklee sind nur aufgelistet, wenn die Deklaration eine Beurteilung der Zusammensetzung ermöglicht.

9.6 Kontrazeptiva

9.6.1 Orale Kontrazeptiva

Seit Jahrzehnten gehören orale Kontrazeptiva zu den am häufigsten eingenommenen Arzneimitteln bei Frauen im gebärfähigen Alter. Mit einem mittleren Pearl-Index von 0,3 (Anzahl der Schwangerschaften pro 100 Frauen während eines Behandlungsjahres) sind sie als eine der sichersten Verhütungsmethoden einzuordnen. In der großen Auswahl sind **kombinierte orale Kontrazeptiva (KOK)** aus Östrogenen und Gestagenen mit 93 % aller Verordnungen vorherrschend. Ihre Wirkung setzt sich zusammen aus **Ovulationshemmung** und **Nidationshemmung:** Durch Unterdrückung der Freisetzung der hypophysären Gonadotropine FSH und LH wird das Follikelwachstum, die Ovulation und Gelbkörperbildung gehemmt. Das Östrogen stabilisiert den Zyklus und Zwischenblutungen werden seltener. Die Gestagen-Komponente erhöht die Viskosität des Zervixschleims als physikalische Barriere gegenüber den Spermien. Zudem vermindert sie die Proliferation der Gebärmutterschleimhaut, sodass sich die Eizelle nicht einnisten kann, falls es doch zu einer Ovulation und Befruchtung kommt. Frauen, die Kombinationspräparate nicht vertragen oder bei denen Kontraindikationen für Östrogene bestehen, können reine Gestagen-Präparate anwenden. Sie sind ebenso zuverlässig wie Kombinationen, sind aber mit einer höheren Rate an Zwischenblutungen belastet. Welches Wirkprinzip – Ovulations- oder Nidationshemmung – im Vordergrund steht, hängt von der Art und Dosierung des Gestagens ab.

Zusammensetzung der Kontrazeptiva

Orale Kontrazeptiva werden entsprechend ihrer Zusammensetzung und dem Einnahmezyklus wie folgt unterschieden:

- **Monophasische Kombinationen** einer **konstanten Dosis** der Östrogen-/Gestagen-Komponente. Die klassische Form folgt dem Schema 21/7. Das bedeutet, 21 Tabletten eines Einnahmezyklus enthalten die Östrogen-Gestagen-Kombination, anschließend folgt eine 7-tägige Pause, in der die Entzugsblutung stattfindet. Sicherer ist die durchgängige Einnahme von 21 Wirkstoff- und 7 Placebo-Tabletten (21+7). Üblich ist auch das Schema 24+4 (24 Wirkstoff-Tabletten + vier Tage Pause oder Placebo), bei dem durch die kürzere hormonfreie Zeit die Ovulation zuverlässiger unterdrückt wird. Die Anwendung der Einphasenpille kann als **Langzyklus** (84/7) oder kontinuierlich (365/0) erfolgen.
- Bei den **Sequenzpräparaten** nimmt die Östrogen-Dosis im Verlauf des Zyklus ab, die Gestagen-Dosis dagegen zu. Zwei- oder Dreiphasenpräparate orientieren sich näher am physiologischen Zyklus, indem die Östrogen- und Gestagen-Gehalte an den

Tab. 9.1 Phytopharmaka bei PMS, Zyklusstörungen und klimakterischen Beschwerden.

Beispiele	Indikation	Hinweis	KI/NW/WW
Mönchspfefferfrüchte			
Agnucaston®, Agnolyt®, Femicur®, Feminon A, Biofem®, Castufemin®, Sarai®	Regeltempoanomalien, Mastodynie, PMS	Anwendung mind. 3 Monate	**NW:** Kopfschmerzen, Magen-Darmbeschwerden, Überempfindlichkeitsreaktionen, vorübergehende psychomotorische Unruhe, Verwirrtheitszustände
Mönchspfefferfrüchte Urtinktur + 5 Drogen in homöopathischer Zubereitung			
Mastodynon®	PMS, Leitsymptom Mastodynie, unerfüllter Kinderwunsch	Zusammensetzung: Agnus castus Urtinktur, Caulophyllum thalictroides D4, Cyclamen D4 Ignatia D6, Iris D2, Lilium tigrinum D3	–
Cimicifugawurzelstock			
Klimadynon®, Klimadynon® uno Femikliman® uno, Feminon® C Remifemin®, Remifemin® mono	Wechseljahresbeschwerden, v. a. Hitzewallungen, übermäßige Schweißausbrüche	Ethanolischer Extrakt • Bei Zeichen einer Leberschädigung, Einnahme sofort beenden • Bei Brustkrebs oder anderen hormonabhängigen Tumoren nur nach Rücksprache mit dem Arzt	• **KI:** Schwangerschaft und Stillzeit • **NW:** Leberschädigung möglich, Hautreaktionen (Nesselsucht, Hautjucken, Hautausschlag), Magen-Darm-Beschwerden
		Isopropanolischer Extrakt	
Cimicifugawurzelstock + Johanniskraut			
Remifemin® plus	Wechseljahresbeschwerden, v. a. mit psychischen Beschwerden (Verstimmungszustände, Nervosität, Reizbarkeit)	Bei stärkeren psychischen Beschwerden kann die getrennte Einnahme von Johanniskrautextrakt in höherer Dosierung sinnvoll sein	• **KI: Johanniskraut:** gleichzeitige Anwendung von Tacrolimus, Sirolimus, Non-Nucleosid-Reverse-Transkriptase-Hemmern, Zytostatika (Imatinib, Irinotecan), Ciclosporin, Indinavir u. a. Protease-Inhibitoren • Bekannte Lichtüberempfindlichkeit der Haut • **WW:** ➤ Johanniskraut
Rhapontikrhabarberwurzel			
femiLoges®	Psychische und neurovegetative Wechseljahrsbeschwerden (Hitzewallungen, Schweißausbrüche, Schlafstörungen, depressive Verstimmungen, Ängstlichkeit)	Antazida im Abstand von mind. 1 Std. einnehmen (magensaftresist. Überzug kann vorzeitig gelöst werden)	• **KI:** Ungeklärte genitale Blutungen. Bestehen oder Verdacht auf östrogenabhängige Tumoren • **NW:** Hautrötung und -schwellung, Juckreiz
Isoflavone aus Soja- und Rotklee-Extrakt			
Soja-Extrakt: Alsifemin 100 Klima-Aktiv mit Soja-IsoflaVONEN **Rotklee-Extrakt:** menoflavon®	Wohlbefinden in den Wechseljahren	Nahrungsergänzungsmittel NEM	Nicht bei östrogenabhängigen Erkrankungen der Brustdrüse oder der Gebärmutter

einzelnen Einnahmetagen variieren. Auch hier schließt sich ein hormonfreies Intervall mit Entzugsblutung an.

- Typisch für **reine Gestagen-Präparate** (sog. **Minipille**) ist die durchgehende Einnahme ohne Entzugsblutung. Für eine sichere Verhütung mussten die älteren niedrig dosierten Tabletten mit Levonorgestrel (z. B. 28 mini®) jeden Tag zur gleichen Uhrzeit (+/- 3 Stunden) eingenommen werden. Bei dem neueren Gestagen **Desogestrel** (z. B. Cerazette®, Damara®, Jubrele®) kann die vergessene Einnahme wie bei den Östrogen-Gestagen-Kombinationen bis zu 12 Std. nachgeholt werden. Vorteil von Desogestrel ist, dass es im Gegensatz zu Levonorgestrel nicht nur eine Konsistenzerhöhung des Zervixschleims bewirkt, sondern v. a. die Ovulation hemmt.

GUT ZU WISSEN

- In KOK wird als Östrogen nahezu ausschließlich Ethinylestradiol eingesetzt, Gestagene hingegen variieren und werden nach Generationen unterschieden.
- Hochdosierte reine Gestagen-Präparate können bereits drei Wochen nach der Geburt und während der Stillzeit eingenommen werden.

2019 wurde in einer britischen Leitlinie als neue Erkenntnis hervorgehoben, dass das siebentägige hormonfreie Intervall – die Pillenpause – keinen gesundheitlichen Vorteil bietet. Die im Januar 2020 neu veröffentlichte AWMF-Leitlinie[3] nimmt die Empfehlung einer Einnahme der Pille über mehrere Zyklen hinweg ohne Pause im sog.

[3] S3-Leitlinie Hormonelle Empfängnisverhütung. Deutsche Gesellschaft für Gynäkologie und Geburtshilfe e. V. (DGGG). Stand: 01.08.2019, gültig bis 31.07.2024.

Langzyklus auf und betont die Überlegenheit dieser Anwendung im Vergleich zur konventionellen Methode. Als Vorteile werden die ausbleibende Blutung, eine stärkere kontrazeptive Wirksamkeit sowie ein Nachlassen zyklusabhängiger Beschwerden (Dysmenorrhö, intestinale Symptome, Kopfschmerzen/Migräne) genannt. Bisher war die durchgehende Einnahme nur off-label möglich, sie wird heute durch neue Produkte mit spezieller Zulassung für den Langzyklus zunehmend praktiziert.

Nebenwirkungen

Die gravierendste Nebenwirkung hormoneller Kontrazeptiva ist das v. a. in den ersten drei Monaten nach Einnahmebeginn erhöhte Risiko für venöse (Lungenembolie) und arterielle (Herzinfarkt, Schlaganfall) thromboembolische Ereignisse. Die **gesteigerte Thrombosegefahr** gilt in gleicher Weise für Frauen, die nach einer mehr als vierwöchigen Pillenpause erneut mit KOK beginnen. Das Risiko ist insgesamt zwar sehr selten, aber auch schwerwiegend. Vermutlich wirken die Sexualhormone indirekt auf den Gerinnungsstatus des Blutes. Hauptverantwortlich ist das **Östrogen.** Daher sollte die Dosis so niedrig wie möglich gehalten werden, aber gleichzeitig so hoch sein, um Zwischenblutungen zu vermeiden. Aber auch **Gestagene** weisen ein Thromboserisikos auf, das bei KOK mit den älteren Wirkstoffen Levonorgestrel oder Norethisteron am geringsten, bei Gestagenen der dritten und vierten Generation (Chlormadinon, Desogestrel, Dienogest, Drospirenon) dagegen erhöht ist. Unerheblich ist die Arzneiform, weshalb die Anwendung von Vaginalringen oder Pflastern gleicherweise mit einem Thromboembolierisiko verbunden ist.

CAVE

Jede Pillen-Anwenderin sollte über das **Thromboembolierisiko** und die Symptome, die auf ein beginnendes Ereignis hinweisen, aufgeklärt werden:

- Starke Schmerzen oder Schwellung eines Beines
- Schwäche oder Taubheit in Beinen, Armen oder Gesicht
- Starker Brustschmerz verbunden mit Übelkeit oder plötzlicher unerklärlicher Atemnot (Kurzatmigkeit, erhöhte Atemfrequenz, Husten),
- Anschwellen des Bauches
- Raucherinnen, Frauen mit Übergewicht oder positiver (Familien-)Anamnese sowie Frauen mit einem Blutdruck über 140/90 mmHg sind besonders gefährdet und sollten auf Gestagene der 3. und 4. Generation verzichten.

Als **weitere UAW** können Müdigkeit, Übelkeit, androgene Effekte (Seborrhö, Akne) und Gewichtszunahme auftreten. Gestagene der 3. Generation wirken nicht androgen, Gestagene der 4. Generation besitzen sogar antiandrogene Effekte mit positiven Auswirkungen auf Haut und Haare und haben keinen relevanten Einfluss auf Gewicht und Libido.

Wechselwirkungen

Östrogene und Gestagene unterliegen nach oraler Gabe einem intensiven First-Pass-Mechanismus. Für ihren Abbau sind bestimmte CYP-Enzyme und Transporter wie P-Glykoprotein verantwortlich. Neben der bekannten Interaktion mit **Antiepileptika** (z. B. Carbamazepin, Phenytoin) wird eine mögliche Verminderung der Wirksamkeit durch **Johanniskraut** immer wieder kontrovers diskutiert. Die Studienlage ist nicht sehr umfangreich. Zudem wären zur Überprüfung einer signifikanten Verringerung der ohnehin sehr hohen Empfängnisverhütung (Pearl-Index 0,3!) aussagekräftige Studien mit einer großen Anzahl Frauen über einen langen Zeitraum erforderlich.

CAVE

Bei gleichzeitiger Einnahme Oraler Kontrazeptiva und **Johanniskrautextrakten** (z. B. Laif® 900 Balance, Neuroplant® Aktiv) sind zusätzliche empfängnisverhütende Maßnahmen zu empfehlen. Es können Zwischenblutungen auftreten und die Kontrazeption herabgesetzt sein.

9.6.2 Weitere Applikationsformen

Hormonelle Kontrazeptiva stehen auch als **transdermale Systeme** (Pflaster), Vaginalring, Dreimonatsspritze – Injektion mit Medroxyprogesteron (z. B. Depo-Clinovir®, SAYANA®) oder Norethisteron (z. B. Noristerat®) – Implantat (z. B. Implanon NXT) und Intrauterinsysteme mit Levonorgestrel (z. B. Jaydess®, Levosert®) zur Verfügung. Diese Applikationsformen sind ebenso sicher wie die Pille, das Nebenwirkungsprofil entspricht der oralen Anwendung.

Das transdermale Pflaster mit **Ethinylestradiol** und **Norelgestromin** (z. B. Evra®) wird wöchentlich gewechselt, die Tragedauer kann bis zu 2 Tage überschritten werden. Vaginalringe enthalten wie orale Kontrazeptiva Ethinylestradiol und als Gestagen Etonogestrel (z. B. NuvaRing®, GinoRing®, Circlet®). Der flexible Ring wird von der Frau selbst in die Scheide eingelegt und verbleibt in der Regel drei Wochen, darauf folgt eine ringfreie Woche mit Abbruchblutung. Er kann bis zu 4 Wochen liegen bleiben, auch eine Anwendung im Langzyklus ist möglich. Nach der ringfreien Woche muss das Einsetzen des neuen Rings nach maximal sieben Tagen plus drei Stunden erfolgen. Vorteile der Applikationsformen Ring oder Pflaster sind, dass akute oder chronische Magen-Darm-Erkrankungen die Wirkung nicht beeinträchtigen und die Sicherheit der Verhütung nicht durch ein Vergessen der täglichen Einnahme gefährdet ist.

9.6.3 Notfallkontrazeptiva

Seit einigen Jahren sind Notfallkontrazeptiva **ohne Rezept** vom Arzt erhältlich. Sie enthalten entweder **Levonorgestrel** (PiDaNa®) oder **Ulipristalacetat** (Ellaone®). Beide Wirkstoffe beeinflussen als Progesteron-Agonisten die Hypothalamus-Hypophysen-Achse und hemmen die Produktion des luteinisierenden Hormons LH, das die Ovulation auslöst. Ihre Wirkung besteht somit in einer **Verschiebung des Eisprungs** um etwa 5 Tage. Auf diese Weise wird verhindert, dass die Spermien, die im weiblichen Genitaltrakt nur 3–5 Tage überlebensfähig sind, auf eine befruchtungsfähige Eizelle treffen. Absolut wichtig ist eine **frühzeitige Einnahme,** denn wenn die Ausschüttung von LH ihr Maximum erreicht, kann der Eisprung nicht mehr verhindert werden.

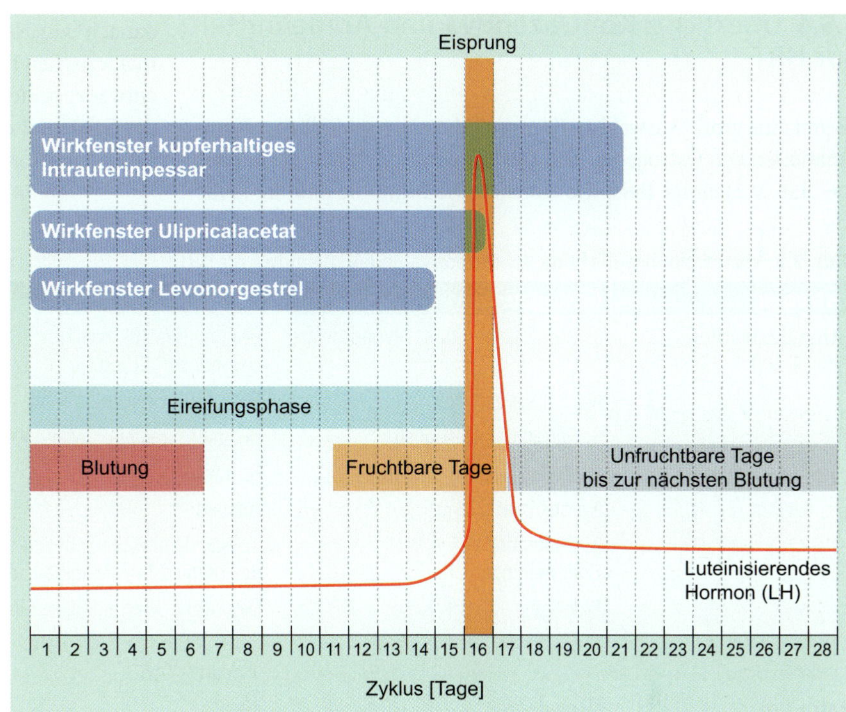

Abb. 9.2 Wirkfenster der Notfallkontrazeptiva. Während Levonorgestrel nur vor dem LH-Anstieg wirkt, verhindert Ulipristalacetat auch an den zwei Tagen vor dem Eisprung die Ovulation. [L157]

GUT ZU WISSEN

- Für orale Notfallkontrazeptiva gilt: Je schneller sie nach dem ungeschützten Geschlechtsverkehr bzw. einem Versagen der Kontrazeption eingenommen werden, umso höher ist die Wahrscheinlichkeit, eine Schwangerschaft zu verhindern. Idealerweise sollte die Einnahme innerhalb der ersten 24 Stunden erfolgen.
- Bis zur nächsten Menstruationsblutung wird die Anwendung zusätzlicher Verhütungsmethoden empfohlen.
- Notfallkontrazeptiva können eine bereits bestehende Schwangerschaft nicht unterbrechen.
- Die nachfolgende Monatsblutung kann sich aufgrund der Wirkungsweise der Notfallkontrazeptiva um einige Tage verschieben. Bleibt die Regel länger als sieben Tage aus, ist ein Schwangerschaftstest sowie eine Untersuchung beim Frauenarzt anzuraten.

CAVE

- Notfallkontrazeptiva dürfen nicht angewendet werden, wenn der ungeschützte Geschlechtsverkehr länger als 120 Stunden zurückliegt. Für Ulipristalacetat liegt das Zeitfenster bei 120 Std. (5 Tage), für Levonorgestrel bei 72 Stunden (3 Tage).
- Eine Schwangerschaft sollte ausgeschlossen werden.
- Ulipristalacetat ist für Frauen mit schwerem Asthma bronchiale, die Glukokortikoide einnehmen, nicht geeignet.

Das maximale Anwendungszeitfenster (➤ Abb. 9.2) ist für Ulipristalacetat größer als für Levonorgestrel, damit wird es als sicherer betrachtet. Die Überlegenheit zeigt sich jedoch erst an den fruchtbarsten Zyklustagen etwa zwei Tage vor dem Eisprung, wenn der Anstieg des LH-Spiegels beginnt. Zu diesem Zeitpunkt wirkt nur Ulipristalacetat aufgrund seiner zusätzlichen antagonistischen Wirkung als Progesteronrezeptor-Modulator ovulationshemmend. In der Stillzeit ist Levonorgestrel zu bevorzugen, da das Baby nach acht Stunden wieder gestillt werden darf. Hingegen sollte nach der Einnahme von Ulipristalacetat eine Stillpause von einer Woche eingehalten werden. Um den Milchfluss aufrechtzuerhalten, sollte die Frau die Milch abpumpen und anschließend entsorgen.

Nebenwirkungen

Sowohl bei Ulipristalacetat als auch bei Levonorgestrel können folgende UAW auftreten: stärkere Menstruation, Schmier-/unregelmäßige Blutungen, Kopfschmerzen, Übelkeit und Schwindel, Bauch- und Unterleibsschmerzen (Dysmenorrhö), Spannungsgefühle in der Brust und Müdigkeit. Kommt es innerhalb von drei Stunden nach der Einnahme zu Erbrechen, sollte ein weiteres Notfallkontrazeptivum eingenommen werden.

Wechselwirkungen

Die Wirksamkeit von Levonorgestrel und Ulipristalacetat kann durch Arzneistoffe, die über CYP-Enzyme verstoffwechselt werden, wie z. B. Antiepileptika (z. B. Carbamazepin, Phenytoin), Tuberkulosemittel (z. B. Rifampicin) oder HIV-Medikamente (z. B. Ritonavir) vermindert werden.

CAVE

Johanniskraut-Extrakte reduzieren die Wirksamkeit der Notfallkontrazeptiva.

9.6.4 Übersicht: Kontrazeptiva und Arzneimittel zur HRT

Es gibt eine große Auswahl an Kontrazeptiva unterschiedlicher Kombinationen von Östrogenen und Gestagenen, von denen die Tabelle (➤ Tab. 9.2) einige Beispiele auflistet. Die Minipille und die „Pille danach" zur Notfallkontrazeption enthalten nur Gestagene. Bei klimakterischen Beschwerden werden im Rahmen der Hormontherapie entweder reine Östrogenpräparate (nur für Frauen nach Entfernung der Gebärmutter) oder ebenfalls Kombinationen aus Östrogenen und Gestagenen eingesetzt.

Tab. 9.2 Verschreibungspflichtige Kontrazeptiva und Arzneimittel zur HRT.

Östrogen	Gestagen	Beispiele	Hinweis, Einnahme-Zyklus
Ethinylestradiol (20–30 µg)	1. und 2. Generation: Levonorgestrel	Evaluna (20/30), Femigoa®, Leios®, Levonance® (20/30) u. a.	21/7, 7 Tage Pause
	Norethisteron	Eve® (20), Conceplan®	
	3. Generation Desogestrel	Desmin®, Desmin®, Marvelon	21/7
	Gestoden	Femovan®	–
	Norgestimat	Amicette®	–
	4. Generation Chlormadinon	Belara, Belara 21+7, Bellissima, Bellissima 21+7, Madinance®	• 21/7 • 7 Tage Pause oder Placebo
	Dienogest	Dienovel®, Mayra, Sibilla, Sibilla 21+7	
	Drospirenon	aida®, Maitalon, Maitalon 21+7, Yasmin®, YAZ	• 21/7 Pause oder Placebo • YAZ 24/4 Placebo
Estradiol	Nomegestrol	Zoely®	24/4 Placebo
Sequenz-Präparate			
Ethinylestradiol	Levonorgestrel	NovaStep®, Triquilar®	21/7
	Chlormadinon	Neo-Eunomin®	22/6
Estradiolvalerat	Dienogest	Qlaira®	26 + 2 Placebo
Langzyklus			
Ethinylestradiol 30 µg	Levonorgestrel	Evaluna® 30 Langzyklus	84/7 Tage Einnahmepause
		Seasonique®	84 Tage Kombination, 7 Tage 10 µg Ethinylestradiol
Ethinylestradiol 20 µg	Drospirenon	Velmari® Langzyklus	24–120 Tage (max.), 4 Tage Pause
Minipille (enthält nur Gestagene)			
–	Desogestrel	Cerazette, Desofemono®, Jubrele®	Durchgehend (mehrere Zyklen)
–	Levonorgestrel **0,03 mg**	28 mini®	
Notfallkontrazeption „Pille danach" (enthält nur Gestagene)			
–	Levonorgestrel in deutlich höherer Dosierung von **1,5 mg**	PiDaNa®, Navela®, Postinor®, Levonorgestrel Stada®	1 Tbl. innerhalb 72 Std.
–	Ulipristalacetat 30 mg	Ellaone®, Lencya®, Ulipristalacetat AL	1 Tbl. innerhalb 120 Std
Hormontherapie in den Wechseljahren HRT-Mono			
Estradiol und **Estradiolsalze**	–	Dermestril®/-Septem, Fem7®	Transdermales Pflaster
		ESTREVA®, Gynokadin® Dosiergel, Lenzetto transdermales Spray	Gel oder Spray, zum Auftragen auf Bauch, Schulter, Unterarm, nicht auf die Brust
Estriol	–	OeKolp®, Ovestin	Tbl.
HRT Kombinationen			
Estradiol/Estradiolvalerat	Norethisteronacetat	Activelle®, Clionara®, Kliogest®	Kombinationen für Frauen mit intaktem Uterus
	Drospirenon	Angeliq®	
	Dienogest	Ariora, Ladivella®, Lafamme®	
	Levonorgestrel	Wellnara®	
Vaginale Therapie			
Estriol	–	OeKolp®-Creme/-Ovula, Oestro-Gynaedron® Vaginalcreme	Kann zusätzlich zur systemischen HRT erforderlich sein
Estradiol	–	Linoladiol® N Creme	

9.7 Brustkrebs

WIRKSTOFFE

- **Antihormontherapie:**
  - Prämenopausal: GnRH-Analoga, Tamoxifen
  - Postmenopausal: Tamoxifen, Aromatase-Hemmer
- **Zytostatika:** Alkylanzien, Taxane, Antracycline, Platin-Derivate
- **Anitikörpertherapie:** Trastuzumab

Brustkrebs ist in Deutschland mit insgesamt knapp 70.000 Neuerkrankungen pro Jahr die häufigste altersabhängige und geschlechtsspezifische onkologische Erkrankung, die zunehmend auch jüngere Frauen betrifft: Etwa 30 % der Frauen sind bei Erstdiagnose jünger als 55 Jahre.

Risikofaktoren sind familiäre Vorbelastung, Mutationen in Hochrisiko-Brustkrebsgenen, Dauer der Östrogenexposition durch frühe Menarche (vor dem 11. Lebensjahr), späte Menopause (nach dem 54. Lebensjahr) oder Kinderlosigkeit, Vorerkrankungen (Typ-2-Diabetes) sowie bestimmte Lebensstilfaktoren (Rauchen, Alkoholkonsum, fettreiche Ernährung/Übergewicht, Bewegungsarmut).

9.7.1 Klinische und physiologische Grundlagen

Brustkrebs ist eine genetische Erkrankung, bei der Mutationen zu einer übermäßigen Stimulierung von Onkogenen und/oder zu einer Unterdrückung von Suppressorgenen führen. Es kommt zu einer Enthemmung der zellulären Wachstumsregulation, die benachbarte Zellen und Gewebe zerstört.

Abhängig von der primären Lokalisierung werden zwei maligne Formen unterschieden:

- **Duktal-invasives** Mammakarzinom, ausgehend von den Milchgängen
- **Lobulär-invasives** Mammakarzinom ausgehend von den Brustdrüsenläppchen

Mittlerweile wird diese klassische Einteilung durch die **Identifizierung** von **Genprofilen** und **molekularen Subtypen** ergänzt, wodurch sowohl der Verlauf der Erkrankung als auch das Ansprechen auf eine Therapie maßgeblich bestimmt wird.

GUT ZU WISSEN

Onkogene sind Teile des Erbgutes einer Zelle. Sie greifen regulierend in das Zellwachstum, die Zellteilung und Zelldifferenzierung ein. Werden sie übermäßig aktiviert, wird die normale Wachstumsregulation der Zelle außer Kraft gesetzt und ein ungebremstes Tumorwachstum gefördert.

(Tumor)-Suppressorgene sind Proteine, die den Zellzyklus und die Zellteilung kontrollieren oder die Apoptose (den programmierten Zelltod) auslösen. Mutationen in Suppressorgenen erhöhen die Wahrscheinlichkeit für die Entstehung und Vermehrung von entarteten Zellen und somit für die Tumorbildung.

9.7.2 Pharmakotherapie

Bei Erstdiagnose tritt Brustkrebs meist als lokalisierte und zu diesem Zeitpunkt noch heilbare Erkrankung auf. Wie bei jeder onkologischen Erkrankung setzt sich das Therapiekonzept aus den drei Säulen lokale Operation, strahlentherapeutische Maßnahmen und adjuvanter Pharmakotherapie zusammen. Es ist das wichtigste Ziel, im weiteren Krankheitsverlauf die Entwicklung von nicht mehr heilbaren und lebensbedrohlichen Fernmetastasen, insbesondere in viszeralen Organen, zu verhindern. Im Anschluss an eine Operation und/oder Bestrahlung erfolgen abhängig vom Befund **antihormonelle Therapien** mit Tamoxifen, Aromatase-Hemmern und GnRH-Analoga über mindestens 5 Jahre, **Chemotherapien** (Alkylanzien, Taxane, Antracycline, Platin-Derivate u. a.) oder eine Behandlung mit dem **monoklonalen Antikörper** Trastuzumab.

Antihormonelle Therapie

DEFINITION

Selektive Estrogenrezeptor-Modulatoren (SERM): Wirkstoffe, die selektiv an die Estrogenrezeptor-Subtypen ER-α oder ER-β binden und als Agonisten oder Antagonisten wirken.

Aromatasehemmer: Wirkstoffe, die das Enzym Aromatase hemmen und somit die Umwandlung von Androgenen in Östrogene verhindern.

Antiöstrogene: Wirkstoffe, die am Östrogen-Rezeptor als Antagonisten interagieren.

Brustkrebs entsteht und wächst häufig hormonabhängig, daher ist auch die Therapie hormonell beeinflussbar. Ob eine Antihormontherapie in Frage kommt, hängt von der Diagnose eines **positiven Hormonrezeptorstatus** (Estrogen [ER]- und/oder Progesteronrezeptor [PgR]-Status) ab, was bei etwa drei Viertel aller Neuerkrankungen der Fall ist. Die Auswahl der Arzneistoffe wird außerdem vom **Menopausenstatus** (Prä- oder Postmenopause) bestimmt, da z. B. Aromatase-Hemmer nur bei sicher beendeter Ovarialfunktion eingesetzt werden dürfen. Dieser Status kann sich jedoch im Laufe der meist langjährigen Hormontherapie ändern.

Tamoxifen wirkt als selektiver Estrogenrezeptor-Modulator und hemmt die Bindung von Östrogenen an seine Hormonrezeptoren im Zytoplasma. Es wirkt sowohl schwach östrogen als auch antiöstrogen. Welche Wirkkomponente im Vordergrund steht, ist vom Gewebe und dem jeweiligen Rezeptortyp abhängig. Im Brustgewebe ist v. a. der Östrogen-Rezeptor-Typ ER-α lokalisiert, hier ist die antiöstrogene Komponente für die Antitumorwirkung verantwortlich. Die östrogene Eigenschaft am Uterus wird mit Veränderungen der Endometriumschleimhaut und einem leicht erhöhten Risiko für ein Endometriumkarzinoms als UAW in Verbindung gebracht.

Aromatasehemmer werden bei Frauen in der Postmenopause eingesetzt, um die extraovarielle Östrogen-Synthese in peripheren Geweben zu verhindern.

Das **Antiöstrogen** Fulvestrant besetzt Östrogen-Rezeptoren als Antagonist. Der Rezeptor-Antagonist-Komplex wird zudem rascher abgebaut und die Rezeptordichte herunterreguliert.

GUT ZU WISSEN

- Bei prämenopausalen Patientinnen mit positiven Hormonrezeptorstatus muss die noch bestehende Ovarialfunktion therapeutisch unterdrückt werden. Dies wird mit Gonadotropin-Releasing-Hormon (GnRH)-Analoga erreicht.
- Die Behandlung mit Tamoxifen ist häufig durch das Auftreten klimakterischer Beschwerden, insbesondere starker Hitzewallungen sehr belastet. Die Patientin sollte darauf hingewiesen werden, dass die Therapie keinesfalls eigenmächtig beendet werden darf!

TIPP

- Das unter einer antihormonellen Therapie erhöhte Osteoporoserisiko kann mit Sport, körperlicher Aktivität und einer gesunden Ernährung mit viel Kalzium und Vitamin D verringert werden.
- Leidet die Patientin unter vaginalen oder sexuellen Beschwerden, kann auf die Internetseite der amerikanischen Krebsgesellschaft hingewiesen werden, die sexuelle Probleme unter einer Krebstherapie ausführlich und offen anspricht.

Chemotherapie und Antikörpertherapie

Zur Chemotherapie werden bei Brustkrebs Alkylanzien, Taxane, Antracycline und Platin-Derivate eingesetzt (siehe Tabelle im Anhang).

In der antitumoralen Therapie des Mamakarzinoms gewinnt der Bereich der Pharmakogenetik (➤ 1.1) zur individualisierten Behandlung zunehmende Bedeutung. So weist die S3-Leitlinie[4] darauf hin, dass eine Genotypisierung der Patientinnen bereits vor Beginn der Therapie mithilfe eines pharmakogenomischen Tests durchgeführt werden sollte.

Liegt ein metastasiertes HER2-positives Mammakarzinom vor, wird sofort eine gezielte Therapie mit dem **monoklonalen Antikörper** Trastuzumab begonnen. HER2 ist ein Wachstumsfaktor-Rezeptor, der bei Aktivierung die Zellproliferation stimuliert und den programmierten Zelltod (Apoptose) hemmt. Aufgrund dieser Eigenschaften – verstärktes Zellwachstum und Verhinderung des Zellsterbens – ist die Malignität der HER2-positiven Tumoren erhöht. Trastuzumab verhindert die Zusammenlagerung zweier Rezeptor-Einheiten (Dimerisierung), die für eine Signalweiterleitung nötig ist und blockiert somit seine Wirkung. Zudem können Tumorzellen aufgrund der antikörpervermittelten Zell-Toxizität durch das Immunsystem schneller eliminiert werden. Da etwa 20 % der Brustkrebs-Patientinnen bereits im Frühstadium von einer Überstimulation des HER2-Rezeptors betroffen sind, profitieren sie besonders von einer Therapie mit Trastuzumab.

[4] Interdisziplinäre S3-Leitlinie für die Früherkennung, Diagnostik, Therapie und Nachsorge des Mammakarzinoms. Deutsche Gesellschaft für Gynäkologie und Geburtshilfe e.V. (DGGG), Deutsche Krebsgesellschaft e.V. (DKG) Version 4.3 | Februar2020

9.7.3 Übersicht: Verschreibungspflichtige Arzneimittel zur Hormon- und Chemotherapie

Um das Wachstum eines hormonabhängigen Mammakarzinoms zu beeinflussen, werden Antihormone (➤ Tab. 9.3) verabreicht.

Tab. 9.3 Verschreibungspflichtige Arzneimittel zur Hormon- und Chemotherapie.

Wirkstoffgruppe/Wirkstoff	Beispiele	UAW	Therapiedauer/Hinweis
Selektiver Estrogenrezeptor-Modulator (SERM)			
Tamoxifen	Nolvadex®, Tamoxifen-ratiopharm®	• Sehr häufig klimakterische Beschwerden • Prämenopausal: venöse Thromboembolien, Reduktion der Knochendichte postmenopausal: Zunahme der Knochendichte	Mind. 0–5 J., erweitert 5–10 J.
Aromatasehemmer			
Anastrozol	Anablock®, Arimidex®, Generika	Perimenstruelle Beschwerden, Muskel- und Gelenkschmerzen, klimakterische Beschwerden Hypercholesterinämie, Risiko für Osteoporose, Diabetes mellitus, Herz-Kreislauf-Erkrankungen	Häufig kombiniert mit Tamoxifen über 2–3 J.
Exemestan	AROMASIN® Exestan®, Generika		
Letrozol	Femara®, Letroblock®, Generika		
Gonadotropin-Releasing-Hormon-(GnRH)-Analoga (als Depotspritzen)			
Leuporelin	Enantone®-Gyn, Trenantone®-Gyn	Erhöhtes Risiko für Depressionen, klimakterische Beschwerden, Osteoporose	Zur Unterdrückung der Ovarialfunktion, abhängig vom Menopausenstatus
Goserelin	Zoladex®-GYN		
Antiöstrogene			
Fulvestrant	Faslodex®, Fulvestrant HEXAL®	Harnwegsinfektionen, Kopfschmerzen, Hitzewallungen, venöse Thromboembolien, Übelkeit, Erbrechen, Durchfall	–
Monoklonale Anitikörper			
Trastuzumab	Herceptin® (Original) Herzuma®, Ontruzant®, Trazimera (Biosimilar)	Gewichtsverlust, Anorexie, Schlaflosigkeit, Tremor, Schwindelgefühl, Kopfschmerzen, Geschmacksstörungen, Konjunktivitis, Grippe-ähnliche, Magen-Darm- und kardiovaskuläre Symptome	1 Jahr oder bis zum Progress

9.8 Übersicht: endokrine Therapie

Eine endokrine Therapie mit Hormonen, hormonellen Wirkstoffen oder ihren Hemmstoffen wird in der Reproduktionsmedizin, zur Behandlung von Wachstumsstörungen oder bei verschiedenen Tumorarten (v. a. Mamma- oder Prostata-Karzinom) durchgeführt.

In nachfolgender Tabelle (➤ Tab. 9.4) sind Hypophysen- und Hypothalamushormone, ihre Analoga und Hemmstoffe mit den jeweils wichtigsten Indikationen gelistet.

Zu den Hypothalamushormonen gehören Antiwachstumshormone, die Gonadotropin-Releasing-Hormone, GnRH-Analoga und Gonadotropin-Releasing-Hormon-Antagonisten. Hypophysenvorderlappenhormone sind Gonadotropine, Somatropin und Somatropin-Agonisten, zu den Hypophysenhinterlappenhormonen zählen das Vasopressin-Analogon Desmopressin, Oxytocin und das Oxytocin-Analogon Carbetocin.

Tab. 9.4 Verschreibungspflichtige Hypophysen-/Hypothalamushormone, Analoga und ihre Hemmstoffe (Infusions-/Injektionslösungen).

Wirkstoff	Beispiele	Indikation
Gonadotropin-Releasing-Hormone und GnRH-Analoga		
Leuprorelin	Eligard®, Enantone®, Enantone®-Gyn, Lutrate®, Trenantone®, Trenantone®-Gyn	• Männer: Hormonabhängiges bzw. fortgeschrittenes Prostatakarzinom • Frauen: Endometriose, Uterusmyom, Unterdrückung der ovariellen Hormonbildung, Mammakarzinom bei prä- und perimenopausalen Frauen • In-vitro-Fertilisation
Nafarelin	Synarela® Nasenspray	
Buserelin	Profact®Depot, Profact® nasal Nasenspray	
Goserelin	Zoladex®, Zoladex®Gyn	
Triptorelin	Decapeptyl®, Decapeptyl®Gyn	
Gonadotropin-Releasing-Hormon-Antagonisten		
Cetrorelix	Cetrotide®	Verhinderung des vorzeitigen Eisprungs bzw. vorzeitigen LH -Anstiegs (Reproduktionsmedizin)
Ganirelix	Orgalutran®	
Anti-Wachstumshormone		
Octreotid	Sandostatin®	Senkung des Blutspiegels an Wachstumshormon bei Akromegalie, endokrine Tumoren
Lanreotid	Somatuline Autogel®	
Somatostatin	Somatostatin Lyomark	Schwere akute Gastroduodenalulkusblutung, Hemmung der Sekretion postoperativer Pankreas- und Dünndarmfisteln
Gonadotropine		
Choriongonadotropin	Brevactid®, Ovitrelle® Predalon®	• Reproduktionsmedizin: Ovulationsauslösung nach Stimulation des Follikelwachstums, Auslösung der abschließenden Follikelreifung, Frauen mit schwerem LH- u. FSH-Mangel • Bei Männern: durch hypogonadotropen Hypogonadismus bedingte unzureichende Spermatogenese
Corifollitropin alfa	Elonva®	
Follitropin alfa	Gonal-f®	
Follitropin beta	Puregon®	
Lutropin alfa	Luveris®	
Menotropin	Menogon HP	
Somatropin und Somatropin-Agonisten		
Somatropin	Genotropin®, Norditropin® Saizen®	Kleinwuchs (als Folge einer intrauterinen Wachstumsverzögerung), Wachstumsstörung durch ungenügende oder fehlende Sekretion von Wachstumshormon
Mecasermin	Increlex®	–
Hypophysenhinterlappenhormone		
Desmopressin (Vasopressin-Analogon)	Minirin®, Desmogalen®, Nocutil® – Tbl., Schmerztbl., Nasenspray	• Zentraler Diabetes insipidus, passagerer ADH-Mangel nach Hypophysektomie. Operationen im Hypophysenbereich, Schädelhirntraumen • Enuresis nocturna bei Kindern
Oxytocin	Oxytocin Rotexmedica	Geburtseinleitung aus medizinischen Gründen
Carbetocin (Oxytocin-Analogon)	Pabal® Injektionslsg.	Vorbeugung postpartaler Blutungen aufgrund von Uterusatonie

KAPITEL

10 Schlafstörungen und psychische Erkrankungen

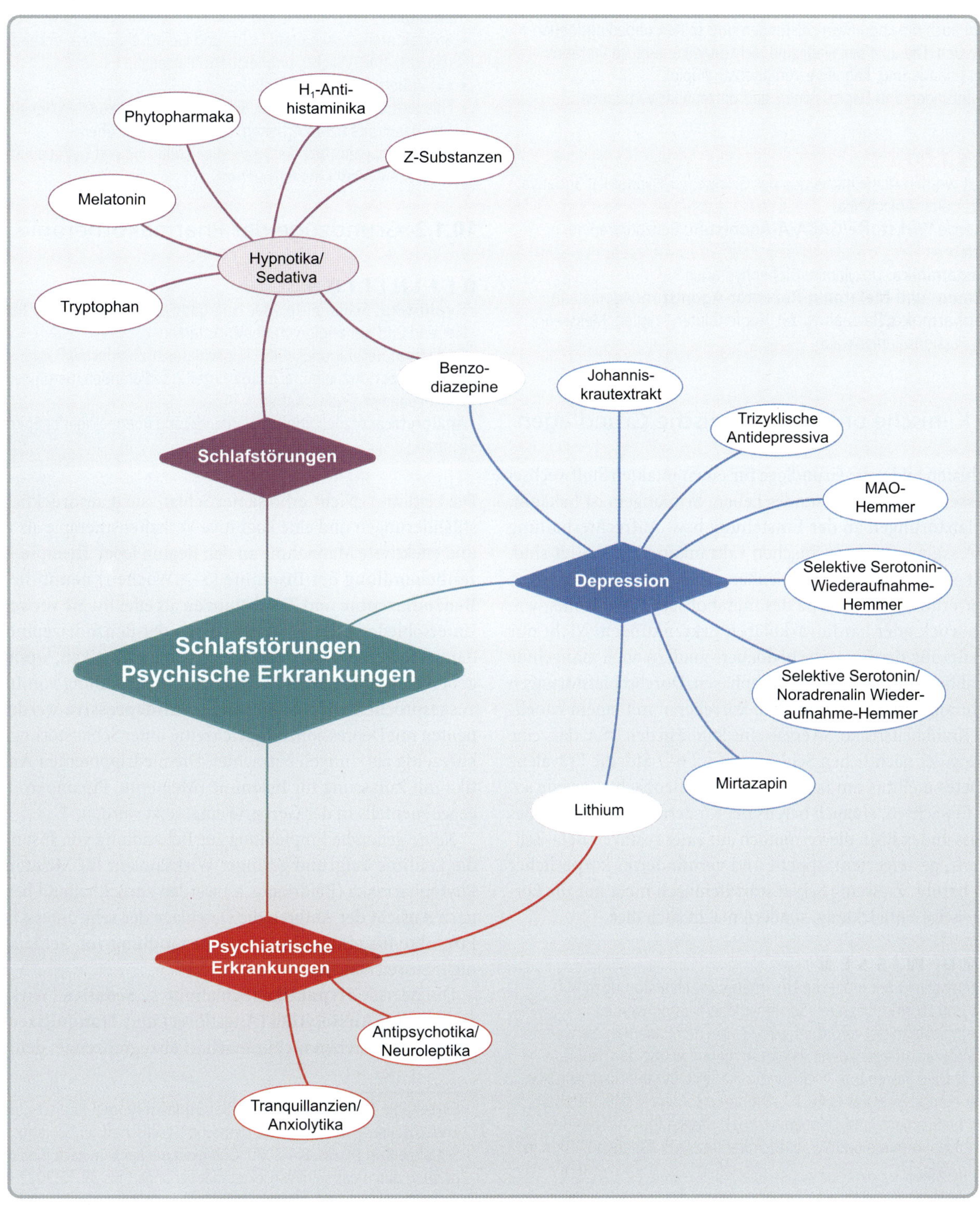

10.1 Schlafstörungen (Insomnie)

KURZ UND KNAPP

- Nach einer Untersuchung der DAK finden acht von zehn erwerbstätigen Erwachsenen abends lange nicht in den Schlaf.
- Ein gesunder Schlaf hat große Bedeutung für die neuronale Plastizität und das Gedächtnis.
- Die Gesamtschlafdauer ist bei gesunden Menschen auch im Alter nicht verkürzt, nur Krankheiten oder psychische Belastungen führen zu Störungen.
- Schlafstörungen im Alter beeinträchtigen nicht nur die Lebensqualität, sondern auch die kognitiven Leistungen und sollten unbedingt behandelt werden. Therapie der Wahl sind nicht-medikamentöse Verfahren (Lebensstiländerung, kognitive Verhaltenstherapie).
- Schlafstörungen und Depressionen sind untrennbar verbunden.

WIRKSTOFFE

Eingesetzt werden Arzneimittel aus der Gruppe der Hypnotika, Sedativa, Tranquilizer oder Anxiolytika.

- **GABAerge Wirkstoffe/GABA-A-Agonisten:** Benzodiazepine, Z-Substanzen
- **Antihistaminika:** Doxylamin, Diphenhydramin
- **Melatonin- und Melatonin-Rezeptor-Agonisten:** Agomelatin
- **Phytopharmaka:** Baldrianwurzel, Hopfenblüten/-zapfen, Melissenblätter, Passionsblumenkraut

10.1.1 Klinische und physiologische Grundlagen

Ruhig schlafen bildet die Grundlage für einen intakten Stoffwechsel und ist essenziell für ein gesundes Leben. Seit langem ist bekannt, dass Schlafstörungen an der Entstehung bzw. Aufrechterhaltung von Depressionen und psychischen Erkrankungen beteiligt sind. Als belegt gilt zudem ein Zusammenhang zwischen Schlafstörungen und einer erhöhten Prävalenz des metabolischen Syndroms, von Bluthochdruck oder kardiovaskulären Erkrankungen. Nicht nur eine Verkürzung der Gesamtschlafdauer, sondern auch mangelnde Schlafqualität mit verlängerten Wachphasen, Durchschlafstörungen oder frühmorgendlichem Erwachen korrelieren mit einem zunehmendem Krankheitsrisiko. So ergab eine Studie in den USA, dass eine Verkürzung der nächtlichen Schlafdauer auf 6–7 Std. die Prävalenz von Diabetes mellitus um fast 50 % steigert. Beobachtet wurde sowohl bei Erwachsen, als auch bereits bei Kindern eine Zunahme des Body-Mass-Index BMI, die vermutlich auf einer relativen Beta-Zell-insuffizienz, gesteigertem Appetit und verminderter körperlicher Aktivität beruht. Zu wenig Schlaf stört demnach nicht nur die körperlich-geistige Entwicklung, sondern macht auch dick.

10

GUT ZU WISSEN

- Patienten sollen über mögliche Ursachen von Schlafstörungen aufgeklärt und zu einer besseren Schlafhygiene beraten werden.
- Bevor ein Schlafmittel verordnet wird, ist bei den Patienten die weitere Medikation abzufragen, denn es gibt Arzneimittel, die den Schlaf stören. Dazu gehören u. a. Antihypertonika (z. B. Betablocker), antriebssteigernde Antidepressiva (s. 10.2.), Antiparkinsonmittel (z. B. L-Dopa), Coffein (in Schmerz- und Grippemitteln), Diuretika (durch Nykturie), Schilddrüsenhormone und Sympathomimetika (z. B. Pseudoephedrin in Grippemitteln).

TIPP

Regeln der Schlafhygiene:

- Schlafdruck erhöhen: spätes Zubettgehen und frühes Aufstehen, auch am Wochenende.
- Geregelte Schlafenszeiten, angenehme Schlafumgebung, Zimmertemperatur zwischen 16 und 18 °C.
- Abends keine schweren oder großen Mahlzeiten einnehmen.
- Nach 15 Uhr, auf jeden Fall abends keinen Kaffee oder Schwarztee trinken.
- Möglichst auf Alkohol verzichten (Alkohol erleichtert zwar das Einschlafen, der Schlaf verläuft jedoch oberflächlicher und ist weniger erholsam).
- Störfaktoren ausschalten: Licht- und Geräuschquellen, tickende (Leuchtziffer)-Wecker, ungeeignete Matratze.
- Ein Zubettgehritual entwickeln.
- Das Bett ausschließlich zum Schlafen oder zu sexuellen Aktivitäten benützen, nicht zum Arbeiten, Lesen oder Fernsehen.
- Aufstehen, wenn sich kein Schlaf einstellt und erst bei ausreichender Müdigkeit wieder ins Bett gehen.

10.1.2 Grundzüge der Pharmakotherapie

DEFINITION

Hypnotika: Schlafmittel, der Übergang zu Narkotika oder Sedativa ist fließend und abhängig von der Wirkstärke.
Sedativa: Beruhigungsmittel mit schlafanstoßender Wirkung.
Tranquilizer: Arzneimittel mit gleichzeitig sedierenden (beruhigenden) und angstlösenden Eigenschaften.
Anxiolytika: Arzneimittel zur Verminderung übermäßiger oder krankhafter Ängste.

Die Leitlinie[1] „Nicht-erholsamer Schlaf" stellt ausdrücklich Lebensstiländerungen und eine kognitive Verhaltenstherapie als wichtigste und effektivste Maßnahme an den Beginn jeder Therapie. Zur Kurzzeitbehandlung der Insomnie (3–4 Wochen) nennt die Leitlinie **Benzodiazepine** und **Z-Substanzen** als effektiv. Sie verweist auf die Unterschiede in den Halbwertszeiten der Benzodiazepine und den daraus folgenden Beeinträchtigungen und Risiken, weshalb keine generelle Empfehlung für die Langzeitbehandlung von Insomnien ausgesprochen wird. **Sedierende Antidepressiva** werden bei Patienten mit Depression, die gleichzeitig unter Schlafstörungen leiden, kurzzeitig als sinnvoll betrachtet. Die niedrigpotenten Antipsychotika mit Zulassung für Insomnie (Melperon, Pipamperon) können gegebenenfalls in der Geriatrie eingesetzt werden.

Keine generelle Empfehlung zur Behandlung von Insomnien gibt die Leitlinie aufgrund geringer Wirksamkeit für Melatonin. Auch Phytopharmaka (Baldrian u. a.) werden zurückhaltend bewertet, da nach Ansicht der Autoren die Datenlage der sehr unterschiedlichen Produkte für einen Einsatz zur Behandlung von Schlafstörungen nicht ausreichend ist.

Die Begriffe **Hypnotika** (Schlafmittel), **Sedativa** (Wirkstoffe zur Sedierung), **Anxiolytika** (Angstlöser) und **Tranquilizer** (Beruhigungsmittel) stehen nicht für scharf abzugrenzende, definierte kli-

[1] S3-Leitlinie Nicht erholsamer Schlaf/Schlafstörungen Kapitel „Insomnie bei Erwachsenen", Update 2016. Deutsche Gesellschaft für Schlafforschung und Schlafmedizin DGSM. 8.1.2020: Gültigkeit der Leitlinie nach inhaltlicher Überprüfung durch das Leitliniensekretariat verlängert bis 30.12.2022

nische Wirkungen, sondern bezeichnen in erster Linie die Indikation, für die sie eingesetzt werden. Ob ein Arzneistoff als angstlösendes oder muskelrelaxierendes Beruhigungsmittel, als Schlafmittel oder gar Narkotikum wirkt, hängt meist nur von der Dosierung oder der Applikationsform ab. Die Übergänge sind fließend, wofür insbesondere die Wirkstoffgruppe der **Benzodiazepine** als typisches Beispiel steht. Dennoch gibt es Wirkstoffe, die nur schlaffördernd wirken (Z-Substanzen, Antihistaminika der 1. Generation, Melatonin-Rezeptor-Agonisten), nur die Ängstlichkeit vermindern oder nur Spannungszustände im Zusammenhang von affektiven oder psychotischen

GABAerges System: GABA-A-Agonisten

DEFINITION

GABA-A-Agonisten: Wirkstoffe, die am GABA-Rezeptor binden und seine physiologische Hemmwirkung im ZNS stimulieren.

Die **Gamma-Aminobuttersäure** (GABA) ist der wichtigste **hemmende Neurotransmitter** im Nervensystem. Wird diese Hemmung durch GABA-Antagonisten aufgehoben, resultiert daraus eine massive Übererregbarkeit des Nervensystems mit schweren und langdauernden Krämpfen. Im Umkehrschluss bedeutet unter physiologischen Bedingungen eine verstärkte Freisetzung von GABA eine **Zunahme** der **Schlafneigung.**

Die Wirkungen der GABA werden über A-, B- und C-Rezeptoren vermittelt, wobei die Aktivierung des **GABA-A-Rezeptors** den Hauptangriffspunkt der am häufigsten verordneten Schlaf- und Beruhigungsmittel darstellt. GABA-A-Agonisten wie **Benzodiazepine** und **Barbiturate** dämpfen verschiedene Gehirnregionen, u. a. das limbische System, das Aktivitätszentrum der Formatio reticularis, den frontalen Kortex, das Kleinhirn oder den Hirnstamm. Dies erklärt ihr breitgefächertes Wirkspektrum von Anxiolyse (Unterdrückung von Angst, affektiver Spannung und Erregung) über Sedierung, Schlafanstoßung, Muskelrelaxierung, effektiver dosisabhängiger Hypnose bis hin zur Narkose. Akute Nachteile sind Hangover, Sturzgefahr und Rebound[2] beim Absetzen.

GUT ZU WISSEN

- Jede Gruppe von GABA-A-Agonisten (Benzodiazepine, Barbiturate, Z-Substanzen) – und dazu gehört auch Alkohol! – hat ihre eigene Bindungsstelle am GABA-A-Komplex.
- Dies erklärt die unterschiedlichen Wirkprofile sowie eine gegenseitige Verstärkung bei gleichzeitiger (missbräuchlicher) Anwendung verschiedener GABA-Agonisten.
- Eine Summierung der Wirkungen gilt insbesondere für die gleichzeitige Einnahme von Alkohol.

ÜBER DEN TELLERRAND

Der GABA-A-Rezeptorkomplex besteht aus fünf Untereinheiten, von denen einige wiederum in mehreren Isoformen vorliegen. Da die Untereinheiten verschiedene Wirkungen vermitteln, stehen dementsprechend bei den Wirkstoffen je nach Bindungsaffinität Anxiolyse, Muskelrelaxierung, Sedierung oder Narkose im Vordergrund. Beispielsweise rufen Z-Substanzen, die überwiegend an die α1-Untereinheit binden, eine Sedierung ohne Anxiolyse und Muskelrelaxierung hervor.

Barbiturate

DEFINITION

Barbiturate: Substanzen mit stark hypnotischer Wirkung.

Barbiturate waren die ersten GABA-A-Agonisten, die wegen ihres toxischen Potenzials als Schlaf- und Beruhigungsmittel heute jedoch keine Bedeutung mehrhaben. Barbiturate wie z. B. Thiopental werden nur noch in der **Anästhesie** intravenös zur Narkoseeinleitung () oder bei zerebralen Krampfleiden oral als **Antiepileptika** (z. B. Phenobarbital) eingesetzt. Barbiturate können in **missbräuchlicher** oder **suizidaler** Absicht einen tödlichen Atem- und Herzstillstand verursachen. Da ihre Wirkung durch andere Substanzen nicht aufzuheben ist, lässt sich ein Suizid mit Barbituraten oft nicht verhindern.

Benzodiazepine

DEFINITION

Benzodiazepine: Wirkstoffe mit allgemein beruhigender und dämpfender Wirkung. Ihre Anwendung wird von ihrer Wirkdauer und den zusätzlich anxiolytischen, schlafanstoßenden, muskelrelaxierenden oder antiepileptischen Eigenschaften bestimmt.

Benzodiazepine sind die wichtigste und größte Gruppe der GABAergen **Schlaf- und Beruhigungsmittel** dar. Sie zeichnen sich durch ein breites Wirkprofil und eine hohe Wirksamkeit aus. Von Nachteil sind die zentralnervöse Dämpfung sowie das Risiko einer physischen Abhängigkeit. Individuelle Unterschiede ergeben sich aus ihrer Pharmakokinetik, insbesondere der Schnelligkeit der Anflutung, ihrer Wirkdauer, die von der Metabolisierung bestimmt wird und ihrer Lipophilie. Die Halbwertszeiten einzelner Benzodiazepine können wenige Stunden bis zu 50 Std. und länger betragen.

- Lipophile Wirkstoffe wie Flunitrazepam oder Midazolam werden v. a. als Hypnotika eingesetzt,
- weniger lipophile Substanzen wie Oxazepam sind wirksame Tranquilizer bzw. Anxiolytika.

Benzodiazepine haben **keine antidepressive** oder **antipsychotische Wirkung.** Sie können jedoch bei akuten depressiven und psychotischen Störungen (z. B. Panikattacken, Phobien) durch eine sofortige Beruhigung die depressiven Affekte vermindern, ängstliche Unruhe und Spannungszustände lösen und zu längeren Schlafphasen beitragen.

Benzodiazepine werden nach ihrer **Wirkdauer** und den daraus abgeleiteten **Indikationen** in drei Gruppen eingeteilt:

- **Kurz wirksame** Benzodiazepine (Gruppe 1) werden eingesetzt bei **Einschlafstörungen,** zur sofortigen Anxiolyse bei **akuten** Unruhe- und Angstzuständen oder psychotischen Spannungszuständen (Panikattacken!), prä- oder postoperativ bei akuter Anspannung vor chirurgischen oder diagnostischen Eingriffen sowie zur intravenösen Narkoseeinleitung (Midazolam).

10

[2] Verstärktes Wiederauftreten von Symptomen nach Absetzen der Arzneimittel.

- **Mittellang wirksame** Benzodiazepine (Gruppe 2) wie Bromazepam, Oxazepam sind indiziert bei **Durchschlafstörungen,** zur Anxiolyse und Überbrückung der Wirklatenz von Antidepressiva, bei epileptischen Anfällen oder Muskelverspannungen.
- **Lang wirksame** Benzodiazepine (Gruppe 3) werden teilweise zu Stoffwechselprodukten mit einer HWZ von 20–100 h umgebaut. Diese eignen sich zur Anxiolyse, bei Muskelverspannung oder zur Dauermedikation gegen spastische Paresen bei Querschnittslähmung. Andererseits können die ursprünglichen Wirkstoffe wie z. B. **Diazepam** auch direkt und schnell wirken, weshalb es als **Injektion oder Rektallösung** als (Notfall-)Antiepileptikum beim Status epilepticus, zur akuten klinischen Intervention bei akuten Angst-, Spannungs- und Erregungszuständen eingesetzt wird. Benzodiazepine beeinflussen nicht die Herzfunktion, daher sind sie zur Sedierung bei akutem Koronarsyndrom (Herzinfarkt) geeignet. Weitere Indikationen sind die prä- und postoperative Medikation vor chirurgischen oder diagnostischen Eingriffen, Zuständen mit erhöhtem Muskeltonus, Tetanus oder Fieberkrämpfe.

GUT ZU WISSEN

- Insbesondere bei lang wirksamen Substanzen kommt es zu deutlichen Hangover-Effekten mit massiven Beeinträchtigungen der morgendlichen Leistungsfähigkeit, der Arbeitsfähigkeit, der Fahrtüchtigkeit und des psychosozialen Leistungsvermögens der Patienten.
- Benzodiazepine sind auch in therapeutischer Dosierung mit einem Risiko für physische und psychische Abhängig behaftet, das durch eine labile Persönlichkeitsstruktur, psychische Störungen, langandauernde kontinuierliche Einnahme und den Gebrauch als Schlafmittel bestimmt wird.

Wirkungen und **Nebenwirkungen** der Benzodiazepine hängen von der Situation und Persönlichkeit des Patienten ab und sind je nach Indikation (Angstzustände oder Schlaftherapie) abzugrenzen. Bereits nach wenigen Wochen kontinuierlicher Einnahme kann sich eine körperliche Abhängigkeit entwickeln, daher ist die Anwendung bei Ein- und Durchschlafstörungen auf maximal 2–4 Wochen zu beschränken. Bevorzugt werden kurz- und mittellang wirksame Benzodiazepine (Brotizolam, Lormetazepam, Lorazepam, Oxazepam) die in niedriger Dosierung von der Priscus-Liste (Auflistung von Arzneimitteln, die Patienten über 65 Jahre nicht erhalten sollten) ausgenommen sind.

Z-Substanzen

DEFINITION

Z-Substanzen: Wirkstoffe vom Typ der GABA-A-Agonisten, die nur bei Schlafstörungen eingesetzt werden.

10

Die Bezeichnung Z-Substanzen leitet sich vom Anfangsbuchstaben der Vertreter dieser Wirkstoffgruppe (Zopiclon, Zolpidem) ab. Es sind ebenfalls Agonisten am GABA-A-Rezeptor, ihre Anwendung beschränkt sich jedoch auf Schlafstörungen. Im Gegensatz zu den Benzodiazepinen, deren schlaffördernde Wirkung nur für wenige Wochen nachgewiesen ist, gibt es für Z-Substanzen den Beleg der Wirksamkeit über mehrere Monate. Z-Substanzen verändern kaum die Schlafarchitektur, daher haben sie Benzodiazepine als Schlafmittel verdrängt. Allerdings konnte das wesentliche Ziel ihrer Entwicklung, die Förderung des Schlafes ohne Risiko für eine körperliche Abhängigkeit nicht vollständig erreicht werden. Bei Ängstlichkeit und Unruhe sind Z-Substanzen keine Alternative zu Benzodiazepinen.

Nebenwirkungen der GABA-Agonisten

Beide Substanzgruppen – Benzodiazepine und Z-Substanzen – sind in der Regel gut verträglich. **Akute Nebenwirkungen** sind Hangover (Schläfrigkeit am folgenden Tag, verminderte Tagesvigilanz), Konzentrationsschwäche und vermindertes Reaktionsvermögen, Kopfschmerzen, Schwindel, Gangunsicherheit und erhöhte Sturzgefahr, die v. a. für ältere Patienten gefährlich werden kann (z. B. beim nächtlichem Toilettengang). Das Nebenwirkungsrisiko steigt mit der Dosierung und Dauer der Behandlung. Paradoxe Reaktionen wie Agitiertheit, Erregungszustände, Aggressivität, Schlaflosigkeit oder Schlafwandeln werden insbesondere bei kurz wirksamen Benzodiazepinen in höherer Dosierung oder bei älteren Menschen beobachtet. Die am **meisten gefürchtete Nebenwirkung** der Benzodiazepine ist das Abhängigkeits- und Suchtpotenzial, das bei Patienten mit Persönlichkeitsstörungen, bei ängstlichen Patienten, bei chronischen Schlafstörungen, Alkohol-, Arzneimittel- oder Drogenmissbrauch zusätzlich erhöht ist. Das Risiko für die Entwicklung einer körperlichen Abhängigkeit bzw. Gewöhnung ist bei kurzwirksamen Benzodiazepinen besonders groß. Bereits nach einigen Wochen kontinuierlicher Einnahme reagieren Patienten nach dem Absetzen, aber auch unter der Einnahme, mit Unruhe, Schlaflosigkeit, Aggressionen, Angst, Verwirrung, Schwitzen oder Tachykardien sowie psychoseähnlichen Störungen. Dieses Absetz-(Rebound)-Phänomen verleitet oft zur sofortigen Wiedereinnahme oder Dosiserhöhung.

GUT ZU WISSEN

- Die kontinuierliche Einnahme der Benzodiazepine erfolgt so kurz wie möglich (wenige Tage bis maximal 2–4 Wochen) und in einer Dosierung so niedrig wie nötig.
- Nach längerer Einnahme langsam und schrittweise absetzen.
- Ursache der Benzodiazepin-Absetzsymptome ist nicht die zu häufige, sondern die zu lange Einnahme ohne Unterbrechung.
- Hangover- und Rebound-Insomnien nach Absetzen können auch bei Z-Substanzen auftreten.
- Z-Substanzen können – ähnlich wie Benzodiazepine – bei Patienten mit instabiler psychischer Persönlichkeit Abhängigkeit und Missbrauch hervorrufen.

10.1.3 Übersicht: Verschreibungspflichtige Arzneimittel bei Schlafstörungen – Benzodiazepine und Z-Substanzen

Bei Schlafstörungen kommen folgende Benzodiazepine und Z-Substanzen zur Anwendung (➤ Tab. 10.1).

Antidepressiva und Neuroleptika

Antidepressiva (➤ 10.2) und Neuroleptika (➤ 10.3) werden ebenfalls als Hypnotika, Tranquilizer oder Anxiolytika eingesetzt. Die Leit-

Tab. 10.1 Verschreibungspflichtige Arzneimittel bei Schlafstörungen – Benzodiazepine und Z-Substanzen.

Wirkstoff	Beispiele	Hauptindikation
Kurzwirksame Benzodiazepine (Halbwertszeit HWZ* 2–10 Std.)		
Brotizolam	Lendormin®	Kurzzeitbehandlung von Schlafstörungen
Midazolam	Dormicum® Tabl./Injektionslösung Midazolam-ratiopharm® u. a.	• Tbl. zur Sedation vor diagnostischen oder chirurgischen Eingriffen • Injektion: als Kurzzeithypnotikum, Antiepileptikum oder zur intravenösen Narkose-Einleitung
	BUCCOLAM® Lösung zur Anwendung in der Mundhöhle	Länger anhaltende, akute Krampfanfälle bei Säuglingen, Kindern und Jugendlichen
Prazepam	Demetrin®/Mono Demetrin®	Akute und chron. Spannungs-, Erregungs- und Angstzustände
Triazolam	Halcion®	V. a. bei Einschlafstörungen
Mittellang wirksame Benzodiazepine (Halbwertszeit 8 bis ca.20 Std.)		
Alprazolam	Tafil®, Alprazolam-ratiopharm® u. a.	Tranquilizer
Chlordiazepoxid	Librium®	
Bromazepam	Normoc®, Bromazep-CT, Bromazepam-ratiopharm®	• Kurzzeitbehandlung von Angst-, Spannungs- und Erregungszuständen, (Durch)-Schlafstörungen, Tranquilizer, epileptische Anfälle • Prä- und postoperativ bei chirurgischen oder diagnostischen Eingriffen.
Lorazepam	Tavor®, Lorazepam-neuraxpharm® u. a.	
Oxazepam	Adumbran®, Praxiten®, Oxa-CT, Oxazepam Stada u. a.	
Lormetazepam	Noctamid®, Loretam®, Lormetazepam acis® u. a.	
Temazepam	Planum®, Remestan/Remestan mite, Temazep-CT	
Langwirksame Benzodiazepine (Halbwertszeit über 20 Std.)		
Diazepam	Diazepam AbZ, Diazepam-ratiopharm®, u. a. Rektallösung: z. B. Diazepam Desitin® rectal tube	• Anxiolytikum, Tranquilizer • Status epilepticus, erhöhter Muskeltonus (Myotonolyse), Tetanus, Fieberkrämpfe (Injektion oder Rektallösung) • Dauermedikation gegen spastische Paresen bei Querschnittslähmung • Sedierung bei akutem Koronarsyndrom (Herzinfarkt!)
Flunitrazepam	Rohypnol®	Hypnotikum, Anxiolyse Kurzzeitbehandlung von Schlafstörungen
Flurazepam	Dalmadorm®, Staurodorm® Neu, Flurazepam real	
Nitrazepam	Eatan®, Mogadan®	
Z-Substanzen		
Zolpidem	Bikalm®, Stilnox®, Zolpidem AbZ u. a. Edluar® Sublingualtabletten	Hypnotikum, Sedativum Zopiclon: häufig bitterer Geschmack, metallischer Nachgeschmack
Zopiclon	Ximovan®, Zopiclon-neuraxpharm® u. a.	

* Halbwertszeit (HWZ) ist die Zeit, in der die Hälfte des aufgenommenen Arzneistoffs verstoffwechselt und/oder ausgeschieden wird.

linie betont jedoch, dass sedierende Antidepressiva (z. B. Amitriptylin, Mirtazapin, Opipramol) nur bei Patienten sinnvoll sind, die gleichzeitig unter Depression und Schlafstörungen leiden. Einziges Antidepressivum mit Zulassung bei isolierter Schlafstörung ist **Doxepin.**

In der Gruppe der Neuroleptika/Antipsychotika besitzen **Melperon** und **Pipamperon** eine Zulassung zur Behandlung von Insomnie. Beide Wirkstoffe werden v. a. **geriatrischen Patienten** verordnet.

Anregung des Melatonin-Systems

DEFINITION

Melatonin und Melatonin-Rezeptor-Agonisten: Wirkstoffe, die den endogenen zirkadianen Rhythmus beeinflussen.

Melatonin ist ein Hormon der Zirbeldrüse, das lichtgesteuert freigesetzt wird. Die Sekretion von Melatonin beginnt mit Eintritt der Dunkelheit, erreicht ein Maximum in der Nacht (ca. 3 Uhr morgens) und nimmt bei Tageslicht wieder ab. Durch Bindung an seine Rezeptoren, die sich in hoher Dichte im Nucleus suprachiasmaticus befinden, steuert Melatonin die innere Uhr und den Tag-Nacht-Rhythmus des menschlichen Körpers durch Absenkung von Körpertemperatur, Blutdruck und Stoffwechsel und ermöglicht den Schlaf. Melatonin wird im Körper rasch abgebaut, und zwar unabhängig davon, ob es endogen produziert oder von außen zugeführt wird. Daher ist es nicht zur Besserung von Durchschlafstörungen geeignet. Melatonin gilt als leichtes, nebenwirkungsarmes Schlafmittel, das Maßnahmen zur Schlafhygiene sowie die Anpassung beim Jetlag oder der Schichtarbeit unterstützt. Tagesmüdigkeit tritt nur selten auf und es besteht kein Abhängigkeitsrisiko. Es wird als **verschreibungspflichtiges Arzneimittel** mit Zulassung zur kurzzeitigen Behandlung der primären Insomnie bei Patienten ab 55 Jahren (z. B. Circadin®), oder zur Behandlung von Schlafstörungen bei Kindern und Jugendlichen von 2–18 J. mit Autismus-Spektrum-Störungen eingesetzt (z. B. Slenyto). In verschiedenen Darreichungsformen (Kapseln, Tabletten, Tee) ist Melatonin als Nahrungsergänzungsmittel im Handel, zu denen aufgrund variierender Qualität und Konzentration keine allgemeine Empfehlung gegeben werden kann. Als Spray (z. B. CalmNight Hevert Melatonin Spray, Melanight®) soll es mit nur einem Sprühstoß kurz vor dem Schlafengehen die Einschlafzeit verkürzen.

Der **Melatonin-Rezeptor-Agonist** (Melatonin-Analogon) **Agomelatin** (VALDOXAN®, Agomelatin-neuraxpharm u. a.) verbessert die zirkadiane Rhythmik, induziert das Einschlafen durch Absenkung der Körpertemperatur und einem früheren Beginn der Melatoninsekretion. Die Zulassung betrifft jedoch ausschließlich die Behandlung von Episoden einer Major-Depression bei Erwachsenen (➤ 10.2).

10.1.4 Nicht verschreibungspflichtige Schlafmittel

H_1-Antihistaminika

DEFINITION

H_1-Antihistaminika: Wirkstoffe, die selektiv H_1-Histaminrezeptoren blockieren und in unterschiedlicher Ausprägung die Blut-Hirn-Schranke passieren können. Zentralgängige Substanzen werden als Schlaf- und Beruhigungsmittel eingesetzt.

GUT ZU WISSEN

Histamin ist ein wichtiger Botenstoff, der als Gewebshormon und Neurotransmitter über vier verschiedenen Rezeptortypen (H_1-, H_2-, H_3- und H_4-Rezeptoren) zahlreiche Funktionen im Körper steuert (➤ 3.1.2, ➤ 3.7, ➤ 6.7.2). Histamin-H_1-Rezeptoren sind u. a. für die Regulierung von Schlaf und Aufwachen zuständig.

Die Stimulation von Histamin-H_1-Rezeptoren steigert die Wachheit und senkt den Appetit. Antihistaminika blockieren diese Rezeptoren, wobei insbesondere die antiallergisch und antiemetisch wirkenden H_1-Antihistaminika der 1. Generation durch die Nebenwirkung Müdigkeit auffallen. Diese Eigenschaft macht man sich zunutze, indem sie bei den zentralgängigen H_1-Blockern zur erwünschten Hauptwirkung wird. Die Antihistaminika **Doxylamin** und **Diphenhydramin** zählen zu den stärksten rezeptfreien Schlafmitteln. Infolge der relativ langsamen Anflutung von 2–4 Std. eignen sie sich in erster Linie als Durchschlafmittel. Aufgrund von anticholinergen Nebenwirkungen (s. u.) und Hang-over-Effekten sind sie insbesondere bei Senioren vorsichtig einzusetzen. So verlängert sich die Halbwertszeit von Diphenhydramin im Alter auf bis zu 19 Stunden. Zudem besteht bei beiden Wirkstoffen ein relativ hohes Gewöhnungspotenzial, weshalb sie als Schlafmittel an Bedeutung verloren haben. Auch das verschreibungspflichtige Antihistaminikum **Hydroxyzin** (Atarax®) wird nur noch selten als Tranquilizer oder Anxiolytikum eingesetzt.

Nebenwirkungen der H_1-Antihistaminika

H_1-Antihistaminika greifen nicht nur selektiv an den H_1-Rezeptoren an. Durch Blockierung muskariner Acetylcholin-Rezeptoren kommt es zu den typischen anticholinergen Nebenwirkungen wie erhöhter Augeninnendruck, Sehstörungen, Mundtrockenheit, Tachykardie, Reflux, Obstipation und Miktionsstörungen. Zusätzlich hemmen sie spannungsabhängige K+-Kanäle am Herzen, wodurch sie QT-Zeit-Verlängerungen hervorrufen, die potenziell tödliche Herzrhythmusstörungen vom Torsade-de-pointes-Typ zur Folge haben können. Die unerwünschten Arzneimittelwirkungen treten verstärkt bei älteren Patienten auf. Diphenhydramin ist bei Senioren mit kognitiven Beeinträchtigungen und einem erhöhten Risiko für Delir-Symptome verbunden. Auch Doxylamin kann zu EKG-Veränderungen führen. Deshalb stehen beide Substanzen als **potenziell ungeeignete Arzneimittel für ältere Menschen** auf der Priscus-Liste. Möchten Senioren nicht auf ihre Einnahme verzichten, ist die Dosierung entsprechend zu reduzieren.

Tryptophan

Tryptophan ist eine essentielle Aminosäure, die vom menschlichen Körper nicht gebildet werden kann und mit der Nahrung zugeführt werden muss. Es kommt in zwei Iso-Formen (L- und D- Tryptophan) vor, wobei nur das natürlich vorkommende L-Tryptophan eine Bedeutung hat. Tryptophan wird im menschlichen Körper zu **Melatonin** und **Serotonin** verstoffwechselt. So wirkt es stimmungsaufhellend, beruhigend und beeinflusst den Schlaf positiv. Tryptophan ist als apothekenpflichtiges **Arzneimittel** zur Förderung der Schlafbereitschaft und Erleichterung des Einschlafens oder als **Nahrungsergänzungsmittel** im Handel.

10.1.5 Phytopharmaka

Phytopharmaka eignen sich als Schlaf- oder Beruhigungsmittel bei nervösen Unruhezuständen. Sie verbessern die Schlafqualität, induzieren den Schlaf und führen weder zu Abhängigkeit noch zu Gewöhnung. In ausreichender Dosierung bieten sie bei Einschlafstörungen eine empfehlenswerte Alternative, bei Durchschlafstörungen sind sie weniger effektiv. Vom HMPC wurden **Baldrianwurzel, Hopfenblüten/-zapfen, Melissenblätter** und **Passionsblumenkraut** zur Schlafunterstützung und Linderung milder Symptome von geistigem Stress in der Kategorie „traditional use" als wirksam anerkannt. Die Drogen wirken beruhigend, schlafanstoßend und normalisieren den physiologischen Schlaf ohne Hangover. Wirkstärke und Wirkdauer unterscheiden sich jedoch wesentlich von chemischen Schlafmitteln. Es kann 2–4 Wochen dauern, bis sich eine maximale Wirksamkeit einstellt.

TIPP

- Phytopharmaka werden zur Beruhigung tagsüber öfter eingenommen (meist dreimal täglich) als dieselbe Drogenzubereitung zur Hilfe beim Einschlafen (meist 1 Tablette 1/2–1 Stunde vor dem Schlafengehen).
- Empfehlenswert ist ein Schlaf- und Beruhigungstee aus einer Mischung verschiedener Drogen, deren Wirkungen sich ergänzen. Bereits das „Ritual" der Zubereitung hilft, von der Alltagshektik abzuschalten.

- **Baldrianwurzel:** Charakteristische Inhaltsstoffe sind ätherisches Öl, schwerflüchtige Valerensäuren und Lignane, die in jüngster Zeit als verantwortlich für die Wirksamkeit favorisiert werden. Die beruhigende Wirkung der Baldrianwurzel hängt mit einem Einfluss der Valerensäuren auf das GABAerge Neurotransmittersystem zusammen, wodurch die Reizleitung in überaktiven Nervenzellen gehemmt wird. Nach neueren Erkenntnissen wirken Lignane (Olivil) als partielle Agonisten am Adenosin-1 Rezeptor, der in zentralen Neuronen Schläfrigkeit und Vigilanz moduliert. Offensichtlich wird die schlaffördernde Wirkung der Baldrianwurzel vom jeweiligen Extraktionsmittel mitbestimmt. Ethanolische Extrakte beeinflussen vorwiegend das hemmende GABAerge System, während in methanolischen Extrakten die Lignane in höherer Konzentration vorhanden sind. Für eine ausreichende Wirksamkeit sind Dosierungen von 600–1000 mg Baldrianextrakt/Tag erforderlich (z. B. Baldrivit® 600 mg, Euvegal® Balance 500 mg), eine Wirksamkeit ist nach 2–4 Wochen zu erwarten. Erfahrungen aus der Praxis zeigen, dass viele Patienten Phytopharmaka mit Baldrianextrakt nach zunächst regelmäßiger Einnahme über ca. 2 Wochen nur noch nach Bedarf kurz vor dem Zubettgehen mit zufriedenstellendem Ergebnis einnehmen.

- **Hopfenzapfen:** Typische Inhaltsstoffe sind die Bitterstoffe Humulon und Lupulon, aus denen bei der Lagerung und vermutlich auch bei der Metabolisierung im Körper Substanzen mit sedativen und schlaffördernden Eigenschaften entstehen. Ein methanolischer Hopfenextrakt zeigt agonistische Effekte an Melatoninrezeptoren, die als schlafinduzierende Wirkung zu werten sind.

Bewährt ist das **pflanzliche Arzneimittel Alluna**® mit der rein methanolischen Extraktkombination ZE 91019 aus Baldrianwurzel und Hopfenzapfen. Lignane der Baldrianwurzel aktivieren den Adenosin-1-Rezeptor und erhöhen die Schlafbereitschaft, Hopfenextrakt unterstützt den endogenen Schlaf-Wach-Rhythmus ähnlich dem körpereigenen Melatonin. Klinische Studien ergeben eine Verbesserung verschiedener Schlafparameter wie Gesamtschlafdauer, Schlaflatenz, Schlafarchitektur mit Zunahme der Tiefschlafphasen und geringerem nächtlichem Aufwachen.

GUT ZU WISSEN

Das HMPC vergibt den Status „well-established use" zur Behandlung von Schlafstörungen für

- Baldrianextrakte (DEV 3–7,4 : 1) mit einem Ethanolgehalt von 40–70 % (V/V)
- Fixe Kombinationen aus:
  - Baldrianwurzel DEV 4–8 : 1, Auszugsmittel *Methanol* 45–51 % m/m, und Hopfenzapfen DEV 3–10 : 1, Auszugsmittel *Methanol* 45–51 % m/m
  - Baldrianwurzel DEV 4–7 : 1, Auszugsmittel *Ethanol* 70 % v/v, und Hopfenzapfen DEV 4–8 : 1, Auszugsmittel *Methanol* 40 % v/v

10.1.6 Übersicht: Nicht verschreibungspflichtige Schlafmittel

Die nachfolgende Tabelle (➤ Tab. 10.2) enthält eine Auswahl an Phytopharmaka – Zubereitungen aus Baldrianwurzel, Hopfenzapfen,

Tab. 10.2 Nicht verschreibungspflichtige Schlafmittel.

Wirkstoff	Beispiel	Indikation	NW/WW	KI/Hinweise
Phytopharmaka – Einzeldrogen				
Baldrianwurzel	Euvegal® Balance 500 mg	Nervöse Unruhezustände, Einschlafstörungen	Evtl. Magen-Darm-Beschwerden	Ab 12 J. • KI: Schwangerschaft und Stillzeit (keine ausreichenden Untersuchungen) • Beeinträchtigung des Reaktionsvermögens möglich, v. a. im Zusammenhang mit Alkohol • Für eine optimale Wirkung regelmäßig über 2–4 Wochen einnehmen
Baldrian- und Hopfenextrakt ZE 91019	Alluna®			
Passionsblumenkraut	Pascoflair®, Passidon®, Sidroga CalmaPhyt®			–
Lavendelöl WS 1265 = Silexan	Lasea®	Unruhezustände mit ängstlicher Verstimmung	Häufig: Magen-Darm-Beschwerden, v. a. Aufstoßen, allergische Hautreaktionen	• KI: Leberfunktionsstörung (Leberinsuffizienz), Kinder und Jugendliche unter 18 Jahren • Keine Einnahme während Schwangerschaft und Stillzeit
Phytopharmaka – Kombinationen				
Baldrianwurzel und Hopfen	ALLUNA®, Ardeysedon®, Luvased® Nacht	➤ Einzeldrogen	➤ Einzeldrogen	➤ Einzeldrogen
Baldrianwurzel, Hopfenzapfen, Passionsblumenkraut	Kytta-Sedativum®, Sedacur® forte			
Baldrianwurzel, Melissenblätter	Euvegal®, SANDRIN®			
Baldrianwurzel, Melissenblätter, Passionsblumenkraut	Phytonoctu®			

Tab. 10.2 Nicht verschreibungspflichtige Schlafmittel. (*Forts.*)

Wirkstoff	Beispiel	Indikation	NW/WW	KI/Hinweise
Antihistaminika				
Doxylamin	Gittalun® Trinktabletten, Hoggar® Night, SchlafTabs-ratiopharm, Sedaplus® Saft, Valocordin®-Doxylamin Tropfen	Kurzzeitig bei Ein- und Durchschlafstörungen	• Schwindel, Kopfschmerzen, paradoxe Reaktionen (Ruhelosigkeit, Nervosität, Erregung, Angstzustände, Schlafstörungen) • Bei älteren Patienten ist das Risiko für NW erhöht, die Sturzgefahr steigt	**KI:** Akutes Asthma bronchiale, Engwinkelglaukom, Phäochromozytom, Prostatahyperplasie mit Restharnbildung, Epilepsie, Hypokaliämie, Hypomagnesiämie, Bradykardie Gleichzeitige Einnahme von Alkohol od. MAO-Hemmern, Kdr. u. Jugendl. <18 J., Schwangerschaft und Stillzeit **Sedaplus® Saft:** Kinder < 6 Monaten Bei älteren Patienten geringere Dosierung
Diphenhydramin	Betadorm®-D, Moradorm®, Sediat®, Vivinox® sleep			
Andere Arzneimittel				
Tryptophan	Ardeydorm®, Ardeytropin®		• **NW:** Schwindel, Kopfschmerzen, evtl. Lichtempfindlichk. und Sedation • Bei Hypertonikern ist blutdrucksenkende Wirkung beobachtet worden	**KI:** Schwere Leber- und Nierenerkrankungen/-Insuffizienz, hepatische Enzephalopathie, Karzinoide. Kombination mit Antidepressiva (Monoaminoxidase-Hemmer und Serotonin-Wiederaufnahmehemmer)

Passionsblumenkraut und Melissenblätter als Einzeldrogen oder in Kombinationen – sowie Antihistaminika zur Behandlung von Schlafstörungen.

10.2 Depression

KURZ UND KNAPP

- Die Depression ist multifaktoriell bedingt; mit einer Lebenszeitprävalenz von nahezu 20 % hat sie das Ausmaß einer Volkskrankheit erreicht (Leitlinie[3]).
- Depressionen nehmen weltweit zu, werden aber nur etwa zur Hälfte korrekt diagnostiziert und fachgerecht behandelt.
- Typische Anzeichen sind Freudlosigkeit, Interessensverlust und Antriebsarmut.
- Bei älteren Menschen bilden depressive Syndrome nach Demenzerkrankungen die zweitgrößte Gruppe psychischer Störungen.

[3] S3-Leitlinie Unipolare Depression – Nationale Versorgungs-Leitlinie. Deutsche Gesellschaft für Psychiatrie und Psychotherapie, Psychosomatik und Nervenheilkunde (DGPPN), gemeinsam mit BÄK, KBV, AWMF. Stand: 16.11.2015 (in Überarbeitung), gültig bis 15.11.2020. Aktualisierung noch nicht abgeschlossen (05/2021).

WIRKSTOFFE

Eingesetzt werden **Antidepressiva** – Arzneimittel mit stimmungsaufhellender Wirkung – mit unterschiedlichem Wirkprinzip.

- **Noradrenerge** und spezifisch **serotonerge Antidepressiva:** Mirtazapin
- **Selektive Serotonin-Wiederaufnahmehemmer (SSRI):** Citalopram, Escitalopram, Paroxetin, Sertralin
- **Selektive Serotonin- und Noradrenalin-Wiederaufnahmehemmer (SSNRI):** Duloxetin, Venlafaxin
- **Noradrenalin-/Dopamin-Wiederaufnahmehemmer:** Bupropion
- **Trizyklische Antidepressiva (TCA):** Amitriptylin, Clomipramin, Doxepin, Opipramol, Trimipramin
- **Monoaminoxidase (MAO)-Hemmer:** Moclobemid
- **Melatonin-Analogon:** Agomelatin (➤ 10.1.4)

10.2.1 Klinische und physiologische Grundlagen

Depressionen weisen eine große individuelle Variabilität auf. Typischerweise verlaufen sie episodisch mit zeitlich begrenzten Krankheitsphasen, die häufig auch ohne therapeutische Maßnahmen abklingen. Eine **depressive Episode** kann sich vollständig zurückbilden und in eine völlig symptomfreie Folgezeit übergehen. Bei unvollständiger Remission bleibt jedoch unterschwellig eine Restsymptomatik bestehen, die das Risiko einer erneuten depressiven Episode erhöht. Neuere Erkenntnisse zum Schweregrad und Verlauf der Erkrankung haben dazu geführt, dass die früher übliche Einteilung in psychogene, endogene und somatogene Depressionen revidiert wurden. Heute geht man von einem multifaktoriellen Krankheitsgeschehen aus und spricht von unipolarer Depression. Bei etwa einem Fünftel der Patienten treten hypomanische, manische oder gemischte Episoden auf, die als bipolare Störungen zusammengefasst werden. Sie stellen nach aktueller Terminologie eine eigenständige Erkrankung dar und werden von der unipolaren Depression abgegrenzt.

Auf molekularer Ebene ist eine Depression gekennzeichnet durch eine verringerte synaptische Plastizität im Gehirn: Die Dichte der Synapsen nimmt ab, sie verlieren an Elastizität und ihre Funktion wird durch Verkürzung von Dendriten eingeschränkt. Neuronale Verbindungen werden verringert.

10.2.2 Pharmakotherapie

GUT ZU WISSEN

Die Pharmakotherapie sollte eingebunden sein in ein Gesamtkonzept, das psycho- und soziotherapeutische Maßnahmen miteinschließt.

Jede Therapie depressiver Störungen sollte mit einem **Aufklärungsgespräch** beginnen, das möglichst auch Angehörige mit einbezieht und dem Patienten realistische Hoffnungen vermittelt. Eine Depression ist prinzipiell heilbar. Es stehen bewährte, wirksame therapeutische Möglichkeiten zur Verfügung, mit denen die Symptome vermindert und letztlich eine vollständige Remission zu erreichen ist. Allerdings wird diese gute Botschaft begrenzt, da die Erkrankung bei bis zu 25 % der Patienten chronifizieren kann oder Antidepressiva nur wenig bewirken.

Erstes **Behandlungsziel** ist das seelische Gleichgewicht, die berufliche und psychosoziale Leistungsfähigkeit wiederherzustellen. Mit einer geeigneten Therapie soll das Risiko für einen direkten Rückfall oder eine spätere Wiedererkrankung sowie die Mortalität verringert und insbesondere ein Suizid verhindert werden.

Wie bereits unter 10.1 erwähnt, stehen **Schlafstörungen** und **Depressionen** im direkten Zusammenhang: So bestimmt ein guter Schlaf nicht nur den Verlauf der Erkrankung, auch der Erfolg einer antidepressiven Therapie ist vom Schlafverhalten abhängig. Im Volksmund spricht man von zwei Schlaf-Typen: Die „Lerche" findet zwischen 22 und 23 Uhr leicht in den Schlaf und wird morgens um 6–7 Uhr rasch munter. Die „Eule" hingegen ist ein Nachtmensch und empfindet das Aufstehen vor 8 Uhr als große Herausforderung. Untersuchungen mit gesunden jungen Männern haben gezeigt, dass bereits eine Verschiebung der Schlafphasen um nur zwei Stunden zu einer signifikanten Verschlechterung der Stimmung führt. Mittlerweile ist bekannt, dass der Typ Lerche besser auf eine antidepressive Pharmakotherapie anspricht, während das Risiko für affektive Störungen und Therapieresistenzen beim Typ Eule zunimmt.

Eine erfolgreiche Depressionstherapie wird auch daran gemessen, inwieweit es gelingt, den **Rhythmus** im **Schlafverhalten** zu verschieben. Entscheidend hierfür ist die sog. Akrophase[4] des zirkadianen Tag-Nacht-Rhythmus, die einen möglichst großen Abstand zwischen Maximum und Minimum beschreibt. In diesem Fall steht sie für eine ausdauernde Schlafphase, der eine eindeutige Tagesphase folgt. Bei schwach ausgeprägter Akrophase ist weder das Schlaftief noch die Wachheit am Tag ausreichend. Der Schlaf ist nicht erholsam, der Tag wird anstrengend und in gedrückter Stimmung erlebt.

Antidepressiva

DEFINITION

Antidepressiva: Wirkstoffe mit stimmungsaufhellender Wirkung, welche die Verfügbarkeit der Neurotransmitter **Noradrenalin, Serotonin** und **Dopamin** steigern.

An der Entstehung der unipolaren Depression sind die drei Neurotransmitter (sog. Monoamine) **Noradrenalin, Serotonin** und **Dopamin** wesentlich beteiligt. Daher greifen alle Antidepressiva in die Verfügbarkeit und/oder die synaptische Signalübertragung dieser Botenstoffe im Gehirn ein. Abhängig von dem jeweils vorherrschendem Angriffspunkt werden Antidepressiva in verschiedene Substanzklassen unterteilt (siehe Übersicht Wirkstoffe). Zielstrukturen sind Transporter für die Wiederaufnahme von Noradrenalin und/oder Serotonin, bestimmte (Serotonin)-Rezeptoren oder das Enzym Monoaminoxidase A und B (MAO-A/B), das für den Abbau der Monoamine verantwortlich ist.

Ziel der **Pharmakotherapie** ist ein Anstieg von Noradrenalin und/oder Serotonin im synaptischen Spalt und damit eine Verstärkung ihrer Wirkung sowie die Normalisierung der veränderten Rezeptorempfindlichkeit. Eingesetzt werden Selektive Serotonin-Wiederaufnahmehemmer (**S**elektive **S**erotonin-**R**euptake-**I**nhibitoren SSRI), Selektive Serotonin- und Noradrenalin-Wiederaufnahmehemmer (SSNRI) oder Noradrenalin-/Dopamin-Wiederaufnahmehemmer, die den Rücktransport der Neurotransmitter in die präsynaptische Zelle verhindern oder verlangsamen. Dadurch erhöht sich die Verfügbarkeit dieser Botenstoffe im synaptischen Spalt. Antidepressiva mit noradrenergen und spezifisch serotonergen Eigenschaften wie Mirtazapin steigern zusätzlich die Wirkung von Noradrenalin und Serotonin. Die Hemmung der Noradrenalin-Wiederaufnahme ist mit einer Stimmungsaufhellung (thymoleptische Wirkung) verbunden, die Hemmung der Serotonin-Wiederaufnahme mit einer Antriebssteigerung (thymeretische Wirkung). Das Wirkprofil der einzelnen Substanzen wird ergänzt durch beruhigende (sedierende) und angstlösende (anxiolytische) Eigenschaften.

Bei **schweren Depressionen** sind die **älteren Wirkstoffe** (trizyklische Antidepressiva TCA, z. B. Amitriptylin, Doxepin) und MAO-Hemmer, z. B. Moclobemid, oft wirksamer als selektive Serotonin-Wiederaufnahmehemmer. Letztere werden häufig auch bei Angst- und Panikstörungen eingesetzt. Insgesamt unterscheiden sich Antidepressiva nicht wesentlich in ihrer Wirksamkeit, jedoch deutlich in Bezug auf unerwünschte Wirkungen wie z. B. Gewichtszunahme, Sedierung, kardiale oder sexuelle Funktionsstörungen.

Der **Wirkungseintritt** der **Antidepressiva** erfolgt nach einer Latenzzeit von 2–3 Wochen. Dies hängt vermutlich damit zusammen, dass sich die neuronale Plastizität unter antidepressiver Therapie erst nach und nach erholt. In dieser Zeit ist die stimmungsaufhellende Wirkung noch nicht spürbar und UAW sind für den Patienten umso schwerer zu ertragen. Das Überbrücken der ersten Wochen und die Aufklärung über diesen Sachverhalt ist gerade bei suizidgefährdeten Patienten von besonderer Bedeutung. Daher werden v. a. antriebssteigernde Wirkstoffe in den ersten Wochen mit einem sedierenden Benzodiazepin kombiniert. Standard ist das mittellang wirksame Lorazepam, das als Schmelztablette (Tavor® Expidet Lyophilisat) bei akuter Suizidgefährdung rasch wirkt.

Zusammenfassend lässt sich die Pharmakotherapie einer Depression folgendermaßen erklären:

- Antidepressiva erhöhen sofort die Verfügbarkeit der Neurotransmitter, die stimmungsaufhellende Wirkung tritt jedoch erst mit einer Latenzzeit von 2–3 Wochen ein.
- Das Überbrücken der ersten Wochen ist von besonderer Bedeutung, da Nebenwirkungen bereits zu Beginn der Therapie auftreten und früher einsetzen als die antidepressive Wirksamkeit. Hier sind Benzodiazepine unverzichtbare Partner, um den gesteigerten Antrieb zu dämpfen.
- Ebenfalls wichtige Partner sind Neuroleptika, die bei psychotischen Reaktionen oder zur Augmentation (➤ 10.2.5) eingesetzt werden.

[4] Zeitspanne zwischen null Uhr und dem Maximalwert bei einem zirkadian rhythmisch variierenden Parameter. Wird oft gemeinsam mit dem Nadir, dem Bereich des entsprechenden Minimalwertes, angegeben.

GUT ZU WISSEN

Antidepressiva haben kein physisches oder psychisches Abhängigkeitspotenzial, Persönlichkeitsveränderungen durch die Therapie treten nicht auf.

Nebenwirkungen der Antidepressiva

Die Therapiedauer einer Depression beträgt akut mindestens sechs Monate, die anschließende Erhaltungstherapie 6–18 Monate. Daher bestimmen das Nebenwirkungsprofil und die Verträglichkeit maßgeblich die Patientenadhärenz. Alle Antidepressiva zeigen **noradrenerge** und/oder **serotonerge** Nebenwirkungen. Hinzukommen je nach Wirkstoff durch Hemmung verschiedener Rezeptoren **anticholinerge, antihistaminerge** und **vegetative** Nebenwirkungen.

Innerhalb der ersten Wochen nach Therapiebeginn leiden etwa 25–50 % der Patienten unter unerwünschten Wirkungen. Initiale Symptome wie Übelkeit, Erbrechen, Schlafstörungen, Schwindel, Konzentrations- und Gedächtnisstörungen sind meist nur schwach ausgeprägt und klingen oft nach wenigen Tagen ab. Belastender sind v. a. bei den älteren trizyklischen Antidepressiva anticholinerge Effekte, sexuelle Funktionsstörungen oder Gewichtszunahme.

- **Anticholinerge** UAW: Verwirrung bis hin zu Desorientiertheit oder optischen Halluzinationen, Mundtrockenheit, Akkommodationsstörung mit verschwommenem Sehen und Lichtempfindlichkeit, Erhöhung des Augeninnendrucks, gastrointestinale Symptome, v. a. Obstipation, Harnverhalt (verschlimmert durch Prostatahyperplasie), Erektionsstörungen, Schwitzen, Gedächtnisstörungen.
- **Noradrenerge** UAW: Blutdruckerhöhung, Tachykardie, orthostatische Dysregulation, Schwindel, Unruhe, Tremor, trockener Mund, Miktionsstörungen, Erektionsstörungen.
- **Serotonerge** UAW: Übelkeit, Erbrechen, Diarrhö, Kopfschmerzen, Unruhe, Angst und Agitiertheit, zu Beginn der Therapie Schlafstörungen, sexuelle Funktionsstörung (Ejakulationsstörungen, Verlust der Libido) können zum Absetzen der SSRI zwingen. Eine bedeutsame Nebenwirkung ist die **verminderte Thrombozytenaggregation.** SSRI wie Paroxetin reduzieren den Serotoninspiegel in den Thrombozyten um ca. 80 %, die Blutgerinnung nimmt ab und das Blutungsrisiko steigt auch im Gehirn stark an.
- **Antihistaminerge** UAW: Sedierung und Schlafneigung (gleichzeitig wesentlich für die akute, therapeutische Wirkung), Kognitionsstörungen, Verwirrung, eingeschränktes Reaktionsvermögen (Autofahrer!), Gewichtszunahme

ÜBER DEN TELLERRAND

Körpereigenes Serotonin befindet sich zu 99 % in den Thrombozyten. Bei Verletzung wird es freigesetzt; es aktiviert die Gefäßverengung und die Aggregation der Blutplättchen.

CAVE

- SSRI erhöhen das Risiko für gastrointestinale Blutungen! Keine Einnahme bzw. Verordnung von Acetylsalicylsäure bzw. NSAR für Patienten, die mit SSRI behandelt werden.
- UAW der SSRI werden durch gleichzeitigen **Alkoholkonsum** verstärkt. Dies äußert sich durch vermehrtes Auftreten von Apathie, Kopfschmerzen, Tremor, Übelkeit, Schwindel und Somnolenz.
- Alle psychoaktiven Wirkstoffe können das Reaktionsvermögen, die Fahrtüchtigkeit und das Bedienen von Maschinen beeinträchtigen!
- Schmerzen im Abdominalraum (akutes) Erbrechen, Durchfall, Schwitzen, Fieber, Tachykardie, Krampfanfälle, Unruhe und Verwirrtheit bis hin zu Delir und lebensbedrohlichem Koma können Anzeichen für ein sog. **Serotonin-Syndrom** sein. Das Serotonin-Syndrom entwickelt sich bei Kombination mehrerer serotonerger oder monoaminerger Arzneimittel (MAO-Hemmer, SSRI, SSNRI, TCA). Dazu zählen auch **Johanniskraut** und der Hustenstiller **Dextromethorphan!**

GUT ZU WISSEN

Nach länger andauernder Therapie mit Antidepressiva kommt es beim schlagartigen Absetzen zu einem Absetzsyndrom mit Unruhe, Schlafstörungen, Schweißausbrüchen, Übelkeit und Erbrechen. Um dies zu vermeiden, werden Antidepressiva langsam ausschleichend in ihrer Dosis reduziert.

10.2.3 Phytopharmaka

Einziges Phytopharmakon mit antidepressiver Wirkung ist **Johanniskraut** als standardisierter **Extrakt** in hoher Dosierung (600–900 mg Extrakt/Tag). Es gehört zu den pharmakologisch und klinisch am besten untersuchten Arzneidrogen und die Wirksamkeit bestimmter Extrakte bei leichten bis mittelschweren Depressionen gilt ähnlich den SSRI als gut belegt. Johanniskraut hat im Vergleich zu synthetischen Antidepressiva ein **breiteres Wirkprofil,** da es nicht selektiv die Rückaufnahme von Noradrenalin, Serotonin, Dopamin und Glutamat hemmt und deren Verweildauer im synaptischen Spalt verlängert. Serotonerge und dopaminerge Eigenschaften erhöhen die Vigilanz, die Motivation, das Denkvermögen und die Stimmungslage, die noradrenerge Wirkung beeinflusst die hyperaktive Hypothalamus-Hypophysen-Nebennierenrinden-Achse und reduziert die bei Depression gesteigerte basale Sekretion von Kortisol. Die Erhöhung von GABA verbessert den Schlaf und wirkt anxiolytisch. Voraussetzung für die Wirksamkeit ist die **regelmäßige** und **langfristige Einnahme.**

Seit 1.4.2009 sind in Deutschland Phytopharmaka auf der Basis standardisierter Johanniskrautextrakte mit der Indikation „Behandlung leichter bis mittelschwerer Depressionen" **verschreibungspflichtig.** Begründet wird die Verschreibungspflicht allein durch die Zulassungsindikation und nicht durch die Zusammensetzung des Extrakts.

Johanniskrautextrakte, die rezeptfrei für die Verordnung durch den HP oder die Selbstmedikation zur Verfügung stehen, sind für die „leichte (vorübergehende) depressive Verstimmungen", „psychovegetative Störungen" oder „Angst" zugelassen. Von einige Firmen sind identisch zusammengesetzte Extrakte sowohl als verschreibungspflichtiges, als auch rezeptfreies, apothekenpflichtiges Arzneimittel im Handel, z. B. Neuroplant®/Neuroplant® Aktiv, Laif® 900/Laif® 900 Balance.

GUT ZU WISSEN

Die Stiftung Warentest bewertet in einer aktuellen Studie nur apothekenpflichtige Arzneimittel aus Johanniskrautextrakten als ausreichend hoch dosiert und rät von frei verkäuflichen Produkten aus der Drogerie ab.

Nebenwirkungen

Johanniskraut ruft **keine SSRI-typischen UAW** (Kopfschmerzen, Schwindelneigung, gastrointestinale Beschwerden mit Übelkeit, Erbrechen, Diarrhö oder Störungen der Sexualfunktion) hervor. Es führt nicht zur Abhängigkeit, bewirkt keine Gewichtszunahme und keine Sedierung oder Beeinträchtigung der Fahrtüchtigkeit.

Kontraindikationen und Wechselwirkungen

- **Kontraindikation:** gleichzeitige Therapie mit Immunsuppressiva (Ciclosporin, Tacrolimus, Sirolimus) oder HIV-Wirkstoffen (Indinavir, Protease-Inhibitoren). Hyperforin, einer der wesentlichen Inhaltsstoffe, induziert einen verstärkten Abbau durch Cytochrom-P450-Enzyme sowie des Transportproteins P-Glykoprotein (P-gp). Die Folge ist ein deutlich verminderter Blutspiegel an diesen Arzneistoffen.
- **Wechselwirkungen:**
  - Eine **abgeschwächte Wirkung** ist zu beachten bei Komedikation mit Antikoagulanzien vom Cumarin-Typ, TCA wie Amitriptylin, oralen Kontrazeptiva (Zwischenblutungen), Simvastatin, Fexofenadin, Benzodiazepinen oder Finasterid.
  - Eine **Wirkungsverstärkung** kann auftreten bei gleichzeitiger Anwendung von serotonergen Wirkstoffen wie SSRI (Vorsicht Serotonin-Syndrom ➤ 10.2.2), dem Serotonin-Agonist Buspiron (Anxut®) und Triptanen.

10.2.4 Übersicht: verschreibungspflichtige Antidepressiva und Phytopharmaka

In der Tabelle (➤ Tab. 10.3) sind verschreibungspflichtige Antidepressiva verschiedener Wirkstoffgruppen (z.B. trizyklische Antidepressiva, MAO-Hemmer, SSRI, SSNRI) sowie Phytopharmaka aus Johanniskrautextrakt ausschließlich in der verschreibungspflichtigen Form aufgelistet.

Tab. 10.3 Verschreibungspflichtige Antidepressiva und Phytopharmaka.

Wirkstoff	Beispiel	Wirkungsweise/WW	Nebenwirkungen
Trizyklische Antidepressiva (TCA, älteste Gruppe der Antidepressiva)			
Amitriptylin	Saroten®, Amitriptylin-neuraxpharm® u. a.	• Hemmen nicht-selektiv die Wiederaufnahme von Serotonin und Noradrenalin • Stimmungsaufhellend, anxiolytisch, schlaffördernd, dämpfend • In niedriger Dosierung **Koanalgetika** bei neuropathischen Schmerzen • Psychomotorische Dämpfung bei Doxepin	• Antagonistische Effekte an zahlreichen Neurorezeptoren, dadurch vielfältige UAW • Gewichtszunahme! • Tachykardie, evtl. Blutdrucksteigerung, Tremor • Zentrale Erregungszustände, Krampfanfälle (Senkung der Krampfschwelle durch Noradrenalin, besonders bei Amitriptylin, Doxepin)
Clomipramin	Anafranil®, Clomipramin-neuraxpharm®		
Doxepin	Aponal®, Mareen®, Doxepin-ratiopharm® u. a.		
Opipramol	Opipram®, Opipramol-ratiopharm® u. a.		
Imipramin	Imipramin-neuraxpharm®		
Trimipramin	Stangyl®, Trimipramin-CT u. a.		
Tianeptin	Tianeurax®	Neuerer Wirkstoff	
Tetrazyklische Antidepressiva			
Maprotilin	Maprotilin-neuraxpharm® u. a.	Ähnlich TCA Zahlreiche UAW, daher kaum mehr Bedeutung	
Mianserin	Mianserin neuraxpharm®		
Noradrenerge und spezifisch serotonerge Antidepressiva			
Mirtazapin	Remergil Sol Tbl.® Schmelztbl., Mirtazelon®, Mirtazapin Heumann u. a.	• Noradrenerg und spezifisch serotonerg, d. h. es blockiert postsynaptische Serotonin-Rezeptoren • Zu Beginn sedierend, Schläfrigkeit	• Gewichtszunahme! Kopf- und Rückenschmerzen, Restless-legs-Syndrom, psychomotorische Unruhe
Selektive Serotonin-Wiederaufnahmehemmer (SSRI)			
Citalopram	Cipramil®, Citalon®, Citalopram Hennig® u. a.	• Anstieg von Serotonin • Antriebssteigernd bei fehlender Sedierung: Achtung: Suizidneigung (v. a. bei jüngeren Patienten) • Keine gleichzeitige Behandlung mit serotonergen Wirkstoffen (z. B. Triptane gegen Migräne, Tryptophan: Vorsicht Verstärkung serotonerger Effekte – Serotonin-Syndrom)	• Infektion der Atemwege, Pharyngitis, Rhinitis, Husten • Serotonerge UAW • Erhöhte Blutungsneigung, Hyponatriämie (v. a. bei älteren Patienten) • Vorteil: meist keine Gewichtszunahme und keine Sedierung
Escitalopram	Cipralex®, Escitalopram HEXAL® u. a.		
Paroxetin	Seroxat®, Paroxetin-ratiopharm® u. a.		
Sertralin	Zoloft®, Sertralin-neuraxpharm® u. a.		
Selektive Serotonin- und Noradrenalin-Wiederaufnahmehemmer (SSNRI)			
Duloxetin	Cymbalta®, Duloxalta®, Duloxetin Hennig® u. a.	• Anstieg von Serotonin und Noradrenalin • Nicht zusammen mit Johanniskraut!	• Serotonerge und noradrenerge Effekte, klingen im Verlauf der Therapie ab • Harnverhalt → Duloxetin in veränderter Dosierung bei Belastungsinkontinenz (Yentreve®)
Venlafaxin	Trevilor®, Venlagamma®, Venlafaxin AbZ u. a.		

Tab. 10.3 Verschreibungspflichtige Antidepressiva und Phytopharmaka (Rp). (*Forts.*)

Wirkstoff	Beispiel	Wirkungsweise/WW	Nebenwirkungen
Monoaminooxidase (MAO)-Hemmer			
Moclobemid	Aurorix®, Moclobemid-ratiopharm®	Hemmt selektiv und reversibel die MAO-A	• Serotonerge und noradrenerge UAW (s.TCA) • Auf Nahrungsmittel mit besonders hohem Tyramin-Gehalt verzichten!
Antidepressiva mit unterschiedlichem Wirkprofil			
Bupropion	Elontril, Bupropion-neuraxpharm	Hemmt die Wiederaufnahme von Noradrenalin und Dopamin	• Schlafstörungen, Kopfschmerzen, Schwindel, Mundtrockenheit, Übelkeit, Erbrechen Zittern, Agitiertheit, Appetitlosigkeit, Blutdruckanstieg • Vorteil: nicht sedierend, keine Gewichtszunahme, selten sexuelle Funktionsstörungen
Milnacipran	Milnaneurax	• Dualer Wiederaufnahmehemmer von Serotonin und Noradrenalin • Bei suizidgefährdeten Patienten erhöhtes Risiko für Suizid	• Sehr häufig: Kopfschmerzen und Migräne, Tremor, Schwindel, Empfindungsstörungen, Schläfrigkeit • Hitzewallungen!
Reboxetin	Solvex®	Selektiver Noradrenalin-Wiederaufnahmehemmer	Starkes Schwitzen, Blutdrucksteigerung, Harnverhalt
Trazodon	Trazodon-neuraxpharm®	Serotonin-Wiederaufnahme-Hemmer und Antagonist an Serotonin-Rezeptoren. Dämpft psychomotorische Unruhe und Angst, wirkt sedativ und antidepressiv	Schwindel, Kopfschmerzen, verstärkte Müdigkeit, orthostatische Dysregulation, Herzrhythmusstörungen
Vortioxetin	Brintellix®	Beeinflusst serotonerge Rezeptoraktivität und Serotoninstoffwechsel	• Gastrointestinale Beschwerden (meist vorübergehend), Schwindel, Abnorme Träume • Vorteil: evtl. Verbesserung kognitiver Funktionen
Agomelatin	Valdoxan®, Agomelatin-ratiopharm® u.a.	Melatonin-Analogon, Verbesserung des normalen Schlafrhythmus, daher keine Tagesmüdigkeit	➤ 10.1 Vorteil: keine Gewichtszunahme, sexuelle Funktionsstörungen und gastrointestinale UAW Verminderung emotionaler Abstumpfung
Phytopharmaka			
Johanniskraut-Extrakte (hier nur Rp)	Laif® 900, Neuroplant®, Jarsin® Rx	• Erhöht Konzentrationen von Serotonin, Noradrenalin GABA, Dopamin und L-Glutamat • Wechselwirkungen mit oralen Antikoagulanzien und oralen Kontrazeptiva beachten • Verzögerte Wirklatenz von 2–3 Wochen	• Fotosensibilisierung, allergische Hautreaktionen, gastrointestinale Beschwerden, Müdigkeit und Unruhe • Vorteil: keine SSRI-typischen UAW, keine Sedierung, Gewichtszunahme oder Störung der Sexualfunktion • **KI:** gleichzeitige Anwendung von HIV-Protease-Inhibitoren Immunsuppressiva und bestimmten Zytostatika (Irinotecan, Imatinib) • **WW:** TCA, SSRI

10.2.5 Augmentation mit Lithium

10

Augmentation bedeutet die **Kombination** eines primär **nicht antidepressiven Wirkstoffs** (z. B. Lithiumsalze, atypische Neuroleptika) mit einem **Antidepressivum** zur Wirkungsverstärkung.

Bei etwa einem Fünftel der Patienten treten manische oder gemischte Episoden auf, d. h. die Depression ist durch einen bipolaren Verlauf gekennzeichnet. Alle bisher genannten Antidepressiva vermindern ausschließlich die depressiven Symptome, können aber das Auftreten einer Manie bzw. die Intensität akuter manischer Symptome nicht verhindern. Als sog. **Phasenprophylaktika** zur Vorbeugung und Therapie bipolarer affektiver Störungen werden **Lithiumsalze** (z. B. Quilonum® retard, Hypnorex®, Lithiofor®) oder Antikonvulsiva (z. B. Lamotrigin) eingesetzt, die auch das Risiko für suizidale Handlungen unterbinden. Bei pharmakoresistenter Depression empfehlen S3-Leitlinien die Augmentation mit atypischen Neuroleptika (z. B. Quetiapin) als relativ neue Therapieoption.

Lithium hat primär keine antidepressive Wirkung, vermindert jedoch effektiv manische Episoden einer Depression und reduziert suizidale Handlungen bei uni- und bipolaren Störungen am stärksten. Zur **Augmentation** wird es mit einem Antidepressivum und evtl. mit einem Neuroleptikum (➤ 10.3.) kombiniert. Die Wirkung setzt innerhalb von zwei Wochen ein.

Wegen der engen therapeutischen Breite von Lithium müssen die Plasmaspiegel ständig kontrolliert werden. Die häufigsten **Nebenwirkungen** sind Schilddrüsenvergrößerung (euthyreote Struma), gastrointestinale Störungen (Übelkeit), feinschlägiger Tremor (Fingerzittern), Müdigkeit, Polyurie (vermehrtes Wasserlassen), verstärkter Durst. Belastend für die Adhärenz ist die Gewichtszunahme (Verlangen nach zuckerhaltigen Getränken).

Die Gefahr einer **Lithiumintoxikation** besteht besonders bei Entgleisungen des Elektrolyt- und Flüssigkeitshaushalts durch Erbrechen, Durchfall oder Fieber. Da Lithium in den Nieren mit Natrium um die Rückresorption konkurriert, nimmt das Intoxikationsrisiko bei Hyponatriämie (z. B. durch kochsalzarme Ernährung, starkes Schwitzen) zu. Auch Diuretika, NSAR und ACE-Hemmer können die Lithium-Spiegel erhöhen. Symptome einer Intoxikation sind gastrointestinale Beschwerden (Übelkeit, Durchfall, Magenschmerzen), Trägheit und Verlangsamung, Muskelschwäche/Muskelstarre, Gangstörungen, starker Tremor v. a. der Hände, Absenkung der Krampfschwelle (erhöhte Gefahr für epileptische Anfälle).

CAVE

- Im Fall einer Intoxikation ist Lithium sofort abzusetzen (Notarzt!) und ein Ausgleich des Wasser- und Elektrolythaushalts einzuleiten. Potenziell lebensgefährliche Intoxikationen werden intensivmedizinisch behandelt (forcierte Diurese und Hämodialyse).
- Unter einer Lithium-Therapie dürfen Patienten keine Arzneimittel eigenmächtig einnehmen, da auch rezeptfreie Schmerzmittel oder harntreibende Tees den Lithiumspiegel erhöhen können.
- Während einer Behandlung mit Lithium ist aufgrund des teratogenen Risikos bei Frauen im gebärfähigen Alter auf eine sichere Empfängnisverhütung zu achten!

10.3 Psychosen/Schizophrenie

KURZ UND KNAPP

- Unter dem Begriff Psychose werden psychische Erkrankungen zusammengefasst, deren gemeinsames Merkmal eine veränderte Wahrnehmung und Verarbeitung der Realität ist.
- Kennzeichnend sind ausgeprägte Ängste oder sog. Ich-Störungen, bei denen die Grenze zwischen dem eigenen Selbst und der Umwelt als fließend wahrgenommen wird.
- Zentrale Hauptindikation der Antipsychotika/Neuroleptika ist die Schizophrenie.
- Zwischen depressiven und schizophrenen Erkrankungen besteht eine hohe Komorbidität, auch das Suizidrisiko ist bei Schizophrenie ähnlich hoch wie bei der Depression.

WIRKSTOFFE

- **Antipsychotika/Neuroleptika:** Arzneimittel mit dämpfender (sedierender) und antipsychotischer (den Realitätsverlust bekämpfender) Wirkung
- **Typische (konventionelle) Antipsychotika:** Haloperidol, Promethazin, Chlorprothixen, Flupentixol, Zuclopenthixol
- **Atypische Antipsychotika:** Amisulprid, Clozapin, Olanzapin, Quetiapin, Risperidon, Sulpirid
- **Neuere Wirkstoffe:** Loxapin, Aripiprazol, Asenapin, Paliperidon, Sertindol, Ziprasidon

10.3.1 Klinische und physiologische Grundlagen

Die Schizophrenie tritt weltweit in allen Ländern mit gleicher Inzidenz auf. Etwa 3–5 % der Weltbevölkerung erleiden im Laufe ihres Lebens eine kurze oder längere psychotische Episode. Schizophren-psychotische Symptome entwickeln sich aufgrund funktioneller Störungen in wichtigen Kerngebieten im Gehirn, zu denen der Hippocampus bzw. das limbische System, bestimmte Areale des frontalen Kortex sowie das relativ neu beschriebene assoziative Striatum gehören. Funktionsstörungen können durch strukturelle Veränderungen im Gehirn entstehen, in den meisten Fällen liegt ihnen jedoch auf biochemischer Ebene eine **Fehlfunktion der dopaminergen Übertragung** oder eine gesteigerte Empfindlichkeit der **Dopamin-Rezeptoren** zugrunde. Zur Therapie werden **Antipsychotika/Neuroleptika** eingesetzt, deren Wirkung durch Verminderung der synaptischen Signalübertragung der Neurotransmitter oder Hemmung entsprechender Rezeptoren zustande kommt.

Die Symptome einer Psychose werden in Positiv- bzw. Plus-Symptomatik und Negativ- bzw. Minus-Symptomatik eingeteilt. Die Positiv-Symptomatik wird mit der Hyperaktivität im mesolimbischen System (Teile des Mittel- und Zwischenhirns) und einem Übermaß der Neurotransmitter Dopamin, Serotonin und Glutamat erklärt, bei der Negativ-Symptomatik hingegen besteht eine verminderte Aktivität dopaminerger Neurone im frontalen Bereich des Großhirns.

- Positiv-Symptome äußern sich als ein „Zuviel“ des (Ich-)Erlebens mit Halluzinationen, Wahnvorstellungen, Störungen des Denkens oder imperativen Stimmen.
- Negativ-Symptome bezeichnen einen Mangel an normalen Funktionen durch Affektverflachung, Sprachverarmung, Einschränkung der emotionalen Erlebnisfähigkeit, Depressivität, Antriebsarmut, sozialem Rückzug.
- Depressive Störungen sind ein wichtiger Teil der Minus-Symptomatik, andererseits weisen einige existenzielle Symptome der Depression (Verarmungswahn, Perspektivlosigkeit) einen wahnhaften Charakter auf.

GUT ZU WISSEN

Anhand der Gewichtung von Positiv- gegenüber Negativ-Symptomen einer Episode bzw. des Krankheitsverlaufes lassen sich Aussagen zur Prognose und dem Ansprechen auf die Pharmakotherapie treffen.

10.3.2 Pharmakotherapie

Bei allen psychiatrischen Erkrankungen besteht eine **hohe Rezidivgefahr.** Daher sind nicht nur die Patienten selbst, sondern auch Angehörige und Vertrauenspersonen darüber aufzuklären, von welch großer Bedeutung die **regelmäßige Einnahme** verordneter Psychopharmaka und die Rezidivprophylaxe ist. Zudem sollte zur Stärkung der Patienten-Adhärenz jede Pharmakotherapie von einer Psychoedukation mit Ernährungslehre (Gewichtszunahme unter Neuroleptika, Verschlechterung des metabolischen Syndroms!) und Bewegung begleitet werden.

Antipsychotika/Neuroleptika

DEFINITION

Antipsychotika (ältere Bezeichnung Neuroleptika): Wirkstoffe zur Behandlung schizophrener Psychosen. Sie verringern die Positivsymptomatik (Halluzinationen, Wahnwahrnehmungen), dämpfen psychomotorische Erregung und verbessern die Negativsymptomatik (Affektverflachung, Antriebslosigkeit, sozialer Rückzug).

Die Einteilung der Antipsychotika erfolgt nach ihrer chemischen Struktur oder – wichtiger – in konventionelle (typische) und atypische Antipsychotika, wobei man bei den konventionellen wiederum nach nieder, mittel und hoch potenten Wirkstoffen differenziert. Gemeinsames Wirkprinzip ist ihre (partial)-antagonistische Eigenschaft an Dopamin-Rezeptoren und folglich die Veränderung der Dopaminfreisetzung.

Das Wirkspektrum hängt damit zusammen, in welchem Maß **Dopamin- und/oder Serotonin-Rezeptoren** beeinflusst werden. Die Hemmung von Dopamin-Rezeptoren reduziert die akuten Positivsymptome sehr effektiv, aber nur schwach die negative Symptomatik. Die Hemmung von Serotonin-Rezeptoren allein hat keine antipsychotische Wirkung, sondern führt erst im Zusammenspiel mit Dopamin-Rezeptoren zur Verminderung der Negativ-Symptome. Antipsychotika wirken rasch entspannend, dämpfend und sedierend, aber auch appetitanregend, die **antipsychotische Wirkung** (gegen Realitätsverlust) hingegen setzt erst mit Verzögerung ein. Sie senken das Rezidiv-Risiko oder schwächen einen Rückfall ab, was bei dem meist chronisch-rezidivierenden Verlauf einer Psychose von großer Bedeutung ist.

GUT ZU WISSEN

Hauptindikation der Antipsychotika ist die Schizophrenie. Weitere Anwendungsgebiete sind manische Episoden bei bipolaren Störungen, wahnhafte Depression (kombiniert mit Antidepressiva) und psychomotorische Erregungszustände.

Konventionelle (typische) Antipsychotika

In der Gruppe der konventionellen oder typischen Antipsychotika (Antipsychotika der ersten Generation) finden sich Wirkstoffe unterschiedlicher Struktur. Hauptvertreter sind **Haloperidol, Promethazin, Melperon** u. a. (➤ Tab. 10.4). Als Dopamin-Rezeptor-Antagonisten blockieren sie v. a. den **Dopamin-D2-Rezeptor,** der das Kernelement jeder antipsychotischen Wirkung darstellt. Sie vermindern den Dopamin-Überschuss und stellen das mesolimbische Gleichgewicht der Botenstoffe wieder her.

- Konventionelle Antipsychotika verbessern vorrangig die Positivsymptomatik und wirken sedierend.
- Die hochpotente D2-Hemmung bedeutet andererseits eine Verschlechterung der negativen Symptome.

Belastend für den schizophrenen Patienten ist v. a. die über lange Zeit chronische Minus-Symptomatik, die durch Störungen des Denkens und der eigenen Wahrnehmung bis hin zur Persönlichkeitsspaltung in die soziale Isolation führen kann.

Atypische Antipsychotika

In der Gruppe der atypischen Antipsychotika (Antipsychotika der zweiten Generation) werden Wirkstoffe zusammengefasst, die eine effektive antipsychotische Wirkung erreichen, **ohne** mit starken „typischen" **dopaminergen Nebenwirkungen** behaftet zu sein. Dazu zählen **Amisulprid, Clozapin, Olanzapin, Risperidon** und **Sulpirid.** Sie blockieren zusätzlich eine Untergruppe der Serotonin-Rezeptoren (5 HT2a-Rezeptoren), wodurch eine sensiblere Modulation der Dopamin-Ausschüttung erreicht wird. Als Folge schwächt sich die Positivsymptomatik ab, gleichzeitig verbessert sich die Negativsymptomatik.

- **Vorteil** der Atypika ist eine zusätzliche **Anxiolyse** und **Stimmungsaufhellung** sowie die fehlenden oder nur geringen extrapyramidal-motorischen Störungen. Im Gegensatz zu den Antipsychotika der ersten Generation, unter denen der schizophreniebedingte Abbau der grauen Hirnsubstanz voranschreitet, nimmt deren Masse unter diesen Wirkstoffen wieder zu.
- **Nachteilig** ist die oft **erhebliche Gewichtszunahme** und Verstärkung des metabolischen Syndroms durch Blockade der Serotonin-5 HT2a-Rezeptoren.

Neuere Antipsychotika

Neuere Wirkstoffe werden auch als Antipsychotika der dritten Generation bezeichnet. Im Wesentlichen beruhen sie auf denselben Wirkprinzipien eines **Dopmain-D2-** und **Serotonin-5-HT2-Rezeptor-Antagonismus.**

Aripiprazol (ABILIFY®) ist ein partieller **Dopamin-D2-Agonist,** d. h. es wirkt agonistisch, wenn Dopamin fehlt, und antagonistisch bei erhöhter Dopamin-Aktivität. Aripiprazol blockiert postsynaptische Dopamin-D-Rezeptoren, während es gleichzeitig präsynaptische Autorezeptoren (Rezeptoren einer Nervenzelle für ihren eigenen Neurotransmitter) stimuliert. Die mesolimbische Hyperaktivität nimmt ab und als Folge wird die mesokortikale Hypoaktivität ausgeglichen. Aripiprazol ist sehr gut verträglich und günstig hinsichtlich des Interaktionsprofils.

Loxapin wird nur stationär zur akuten Symptomkontrolle bei Agitiertheit im Rahmen einer Schizophrenie oder bipolaren manischen Störung eingesetzt. **Lurasidon** (Latuda®) ist ein atypisches Antipsychotikum, das durch partialagonistische Eigenschaften am Serotonin-Rezeptor Anxiolyse und Aggressionsminderung hervorruft. Es eignet sich zur Behandlung der Schizophrenie, wenn v. a. depressive und negative Symptome gebessert werden sollen.

In den letzten Jahren wurden einige neue Antipsychotika als **Depotinjektion** zugelassen. Sie bieten die zuverlässigste Rezidivprophylaxe, verbessern die Prognose und die Patienten-Adhärenz. Es hat sich gezeigt, dass auffällig viele Patienten mit Schizophrenie nach der Remission einer akuten Erkrankungsphase die regelmäßige Einnahme der verordneten antipsychotischen Arzneimittel vernachlässigen oder ganz unterbrechen, wodurch sich das Risiko für einen Rückfall deutlich erhöht. Insgesamt nimmt die Verordnungszahl der Antipsychotika kontinuierlich zu, da sie neben einem vermehrten Einsatz bei psychotischen Krankheitsbildern auch zur **Augmentation** (➤ 10.2.5) in der manischen Phase bei Depression mit bipolarem Verlauf sowie bei älteren Patienten im Zusammenhang mit Schlafstörungen und psychomotorischer Unruhe verwendet werden.

GUT ZU WISSEN

- Antipsychotika wirken als Antagonisten an Dopamin- und teilweise zusätzlich an Serotonin-Rezeptoren.
- Die atypischen Antipsychotika Quetiapin und Olanzapin haben speziell eine Zulassung zur Therapie und Rückfallprävention manischer Episoden.
- Quetiapin wird in den S3-Leitlinien zur Augmentation bei Depression empfohlen, wenn depressive Patienten durch wahnhafte Vorstellungen wie Perspektivlosigkeits-Denken belastet werden.

Nebenwirkungen der Antipsychotika

Antipsychotika verursachen ein breites Spektrum an UAW, deren Relevanz durch die oftmals lange Behandlungsdauer erhöht wird. Da somatische Nebenwirkungen bereits zu Behandlungsbeginn auftreten, während die antipsychotische Wirkung erst verzögert einsetzt, brechen bis zu 50 % der Patienten die Therapie vorzeitig ab.

Alle Antipsychotika blockieren Dopamin-Rezeptoren im Gehirn und in der Peripherie. Insbesondere die unspezifische Hemmung der Dopamin-D2-Rezeptoren durch Antipsychotika der ersten Generation verstärkt die Negativsymptomatik mit verringerter kognitiver Leistungsfähigkeit, Antriebslosigkeit und gedrückter Stimmung. Nebenwirkungen hängen von der Bindungsaffinität des Wirkstoffs zum Rezeptor ab und nehmen mit höherer Dosierung zu. Atypische Antipsychotika sind hinsichtlich ihrer Nebenwirkungen günstiger als konventionelle und werden aus diesem Grund zunehmend bevorzugt eingesetzt.

Extrapyramidal-motorische Störungen (EPS)

Unter dem breiten Spektrum der Nebenwirkungen sind extrapyramidal-motorische Störungen (EPS) extrem belastend. Sie entstehen durch den Eingriff in das sog. nigrostriatale System (das Bahnsystem zwischen Substantia nigra und Corpus striatum), in dem Dopamin als Neurotransmitter wirkt. Dies führt zu **Parkinson-ähnlichen Symptomen (Parkinsonismus)** mit Rigor, Tremor und Akinese, die sich in den ersten 2–3 Monaten entwickeln. **Frühdyskinesien** wie reversible Verkrampfungen der Mimik-Muskulatur (kleine Augenmuskeln), Zunge und Schlund treten sofort in den ersten Tagen auf, **Spätdyskinesien** betreffen stereotype Kau-, Zungen- und Schmatzbewegungen, die vom Patienten außerordentlich störend empfunden werden. Hinzu kommt eine quälend empfundene motorische Unruhe, die nicht willentlich unterdrückt werden kann und häufig Ursache suizidaler Handlungen ist. Die Patienten sind unfähig, ruhig zu liegen oder still zu sitzen und treten oft stundenlang auf der Stelle hin und her.

Endokrine Störungen

Antipsychotika unterdrücken die Hemmfunktion von Dopamin auf die Prolaktinsekretion. Der erhöhte Prolaktin-Spiegel führt bei Männern zu schmerzhafter Brustvergrößerung (Gynäkomastie), Libido- und Potenzstörungen, bei Frauen zur Milchproduktion (Galaktorrhö) und Amenorrhö bzw. Zyklusstörungen sowie ebenfalls zu Libidoverlust. Meistens normalisiert sich diese Störung im Therapieverlauf.

Vegetative Nebenwirkungen

Die gemeinsame Eigenschaft der Antipsychotika Sedierung und Schlafneigung hervorzurufen, kann auch eine UAW darstellen. Weitere vegetative Nebenwirkungen äußern sich auf vielfältig Weise, u. a. als Obstipation, Harnverhalt (Verschlimmerung bei Männern mit Prostatahyperplasie), Erektionsstörungen, Mundtrockenheit, Akkommodationsstörung (verschwommenes Sehen, Lichtempfindlichkeit), Erhöhung des Augeninnendruckes, Kopfschmerzen, Orthostase und Schwindel (Achtung Sturzgefahr).

Gewichtszunahme

Antipsychotika unterdrücken die Appetitkontrolle und können eine deutliche Gewichtszunahme herbeiführen, die durch ungesunde Ernährung und Trinken zuckerhaltiger Getränke verstärkt wird. Ein vermehrter Drang nach Süßem ist einerseits Symptom der Erkrankung, andererseits eine Folge der Rezeptorhemmung und wird durch die Mundtrockenheit gesteigert. Häufig wirken gerade die neueren Antipsychotika, die weniger ausgeprägte extrapyramidale Nebenwirkungen aufweisen, ungünstig auf Körpergewicht, Glukosetoleranz und Fettstoffwechsel.

Kardiale Nebenwirkungen

Einige Antipsychotika verlängern die QT-Zeit am Herzen mit der Gefahr von Torsade-de-pointes-(TdP)-Arrhythmien, die von weiteren vorhandenen Risikofaktoren bestimmt wird. Alle konventionellen Antipsychotika gelten als potenziell kardiotoxisch und sollten nicht bei kardialer Vorschädigung angewendet werden.

GUT ZU WISSEN

- Rauchen vermindert die Wirkung der Antipsychotika! Viele Patienten mit Psychosen sind starke Raucher, wobei der Griff zur Zigarette Spannung abbauen und dem Alltag eine gewisse Struktur geben soll.
- Während der Therapie mit Antipsychotika ist Alkohol grundsätzlich zu meiden. Zum einen ähneln die zentralnervösen Symptome einer Ethanolintoxikation (Halluzinationen, Delir) den Symptomen der Grunderkrankung, andererseits treten UAW der atypischen Antipsychotika bei gleichzeitigem Alkoholkonsum vermehrt auf. Möglich ist eine Verstärkung von Dyskinesien und orthostatischen Hypotonien mit Schwindel und Somnolenz.

CAVE

Bei Antipsychotika besteht ein großes Risiko von Reduktions- bzw. Absetzphänomenen wie kognitiven, vegetativen und emotionalen Störungen sowie Dyskinesien. Die Arzneimittel werden langsam ausschleichend in der Dosierung reduziert und dürfen niemals abrupt abgesetzt werden! Der Patient ist ausdrücklich darauf hinzuweisen.

10.3.3 Übersicht: Antipsychotika

Alle in der Tabelle (➤ Tab. 10.4) aufgeführten Antipsychotika sind geeignet zur Behandlung von Psychosen und Schizophrenie.

Tab. 10.4 Verschreibungspflichtige Antipsychotika.

Wirkstoff	Beispiel	Indikation/Hinweis
Typische Antipsychotika/Neuroleptika		
Haloperidol	HALDOL®-Janssen, Haloperidol-neuraxpharm® u.a.	Hochpotentes Standardneuroleptikum, „Goldstandard" der Antipsychotika der ersten Generation
Promethazin	Atosil®, Promethazin-neuraxpharm® u.a.	Verstopfte Nase, vermehrtes Durstgefühl
Melperon	Melperon-neuraxpharm® u.a.	Anxiolytisch-sedierend, mit Zulassung bei Schlafstörungen in der Geriatrie
Pipamperon	Pipamperon-neuraxpharm®	
Fluphenazin	Fluphenazin-neuraxpharm®	Zu Beginn der Behandlung häufig Müdigkeit, Sedierung, auch Unruhe, Erregung, Benommenheit, Depression (v.a. bei Langzeittherapie)
Chlorprothixen	Chlorprothixen Holsten	
Perphenazin	Perphenazin-neuraxpharm®	
Levomepromazin	Neurocil®	Häufig kardiotoxische Nebenwirkungen
Flupentixol	Fluanxol®	Gewisse Wirksamkeit gegen Negativ-Symptome
Zuclopenthixol	Ciatyl-Z®, auch als (Depot)- Injektionslsg.	Sonnenbestrahlung meiden, bei Schwangerschaftstest falsch positive Ergebnisse möglich
Atypische Antipsychotika		
Amisulprid	Solian®, Amisulprid-Mylan u.a.	Ausgeprägte Prolaktin Freisetzung mit Galaktorrhö, Gynäkomastie und Amenorrhö
Clozapin	Leponex®, Clozapin-ratiopharm u.a.	• Sehr häufig Schläfrigkeit/Sedierung, Schwindel, oft ausgeprägte Gewichtszunahme • Verursacht wenig EPS
Olanzapin	Zyprexa®, Olanzapin Hennig® u.a.	• Sedierend • Oft sehr ausgeprägte Gewichtszunahme, Gynäkomastie, erektile Dysfunktion, Verschlechterung der Parkinson-Symptome
Quetiapin	Seroquel®, Quetiapin AbZ u.a.	• Geringes EPS-Risiko • Oft sehr ausgeprägte Gewichtszunahme
Risperidon	Risperdal®, Risperidon Hennig® u.a.	• Sehr häufig Schlaflosigkeit, Sedierung/Somnolenz, Parkinson-Symptome, Kopfschmerzen
Sulpirid	Dogmatil®, Sulpivert®, Sulpirid-CT u.a.	Aktivierend, häufig Tachykardie, EPS
Neuere atypische Antipsychotika		
Loxapin	Adasuve® einzeldosiertes Pulver zur Inhalation	Darf nur im Krankenhaus unter Aufsicht von medizinischem Fachpersonal inhaliert werden
Aripiprazol	Abilify®, Aripiprazol neuraxpharm®	Nicht sedierend, anxiolytisch, **keine** Gewichtszunahme, geringe vegetativ-metabolische Nebenwirkungen Auch als Schmelztablette (sublingual) und Depot-Injektion
Asenapin	Sycrest Sublingualtabletten	Bei manischer Episode einer Bipolaren Störung
Paliperidon	Invega®, Trevicta®, Xeplion® (beide nur als Depot-Injektion)	Häufig Infekte der oberen Atemwege, Influenza, Harnwegsinfekt
Sertindol	Serdolect®	• Orthostatische Hypotonie zu Behandlungsbeginn, die bald abklingt • Gefahr v. QT-Verlängerung und Arrhythmien
Ziprasidon	Zeldox®, Ziprasidon Hormosan	Keine Gewichtszunahme

KAPITEL

11 Neurologische Erkrankungen

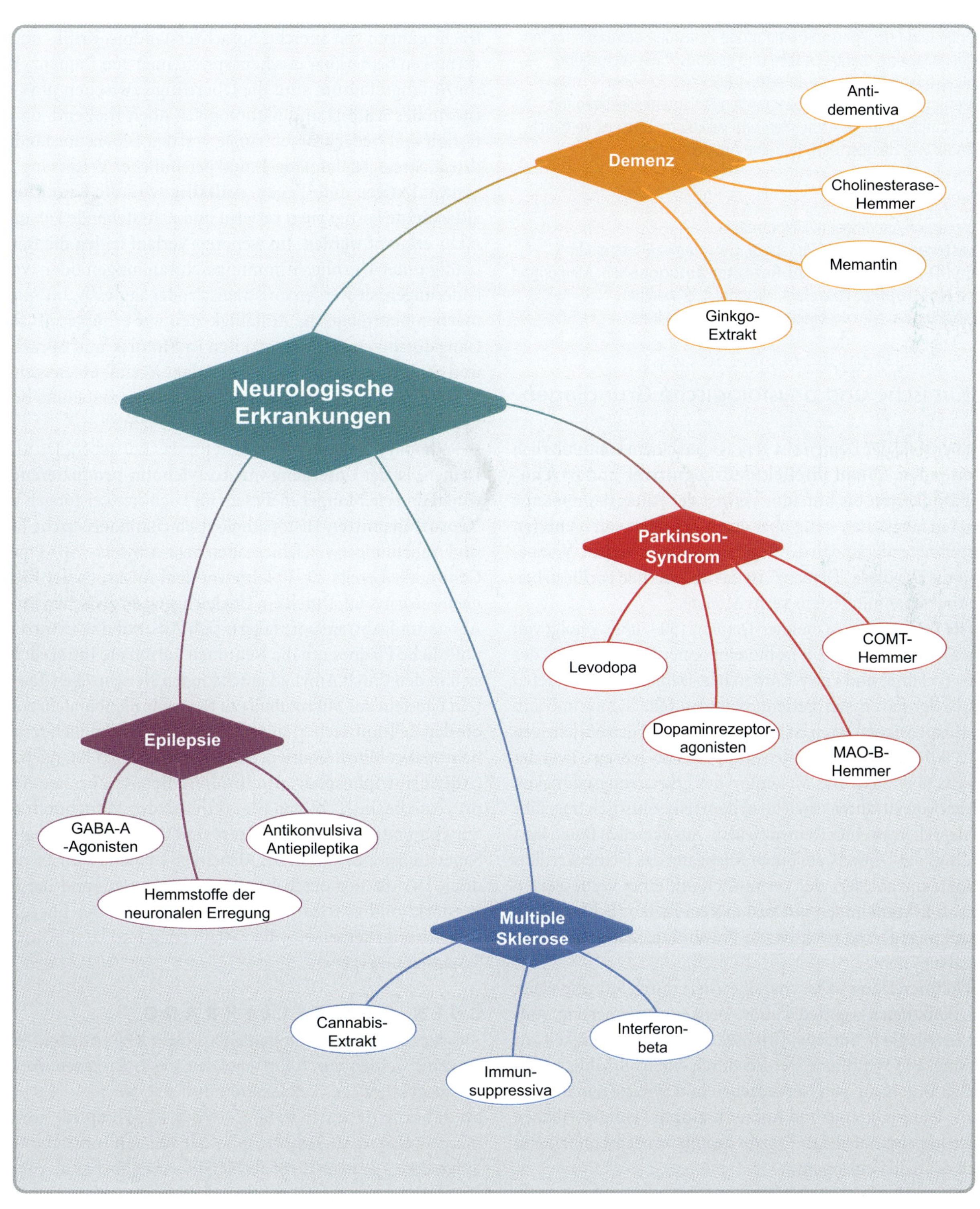

11.1 Demenzerkrankungen

KURZ UND KNAPP

- Demenz ist nach der ICD-10-definiert als Syndrom, das infolge einer chronischen oder fortschreitenden neurodegenerativen Erkrankung des Gehirns entsteht.
- Primäre Demenzen sind nicht heilbar. Das Fortschreiten der Erkrankung lässt sich nur verlangsamen, aber nicht aufhalten. Wichtig ist ein frühzeitiger Therapiebeginn, bevor ein großer Anteil neuronaler Strukturen vom Funktionsverlust betroffen ist.
- Die Demenz stellt nicht nur für den Patienten selbst, sondern auch für Angehörige und Pflegepersonal eine große Belastung dar und erfordert eine evidenzbasierte therapeutische und psychosoziale Versorgung.
- Der Ginkgo-biloba-Blätter-Spezialextrakt EGb 761 (Tebonin®) ist in der Dosierung 240 mg/Tag bei bestimmten Patientenkollektiven mit leichter bis mittelgradiger Alzheimer- und vaskulärer Demenz vergleichbar wirksam wie chemisch-synthetische Antidementiva.

WIRKSTOFFE

Eingesetzt werden Antidementiva/Nootropika.

- **Cholinesterase-Hemmer:** Donepezil, Galantamin, Rivastigmin
- **N-Methyl-D-Aspartat-(NMDA)-Rezeptor-Antagonisten:** Memantin
- **Weitere Nootropika:** Piracetam, Nicergolin, Nimodipin
- **Phytopharmaka:** Ginkgo-biloba-Blätter-Spezialextrakt

11.1.1 Klinische und physiologische Grundlagen

Das Krankheitsbild der Demenz ist geprägt von einem kontinuierlich **fortschreitenden Abbau intellektuell-kognitiver** und **psychosozialer Fähigkeiten** bis hin zum Verlust der Alltagskompetenz. Typisch ist ein langsamer, stetig über einen Zeitraum von mehreren Jahren fortschreitender und in der Regel irreversibler Verlauf. Voraussetzung für die Diagnose „Demenz" ist das andauernde Fortbestehen der Symptome über mindestens sechs Monate.

Häufigste Form ist die Alzheimer-Demenz (50–70 %), gefolgt von vaskulärer Demenz (15–25 %), frontotemporaler Demenz (20 % der Patienten < 65 Jahre) und Lewy-Körperchen-Demenz. Zudem treten bei 20–40 % der Parkinson-Patienten dementielle Symptome auf. Einer der Hauptrisikofaktoren ist höheres Alter: Von den 65-Jährigen sind etwa 2 % betroffen, in der Altersgruppe der 85-Jährigen liegt der Anteil bereits über 20 %. Das Maximum der Erkrankungshäufigkeit wird im Alter von 90 Jahren erreicht, in dem rein statistisch ungefähr 50 % der Menschen an einer Demenz leiden. Aus aktuellen Daten lässt sich allerdings ein Hinweis auf einen Rückgang des Demenzrisikos und der Inzidenz ablesen, der vermutlich mit einer verbesserten Therapie von Erkrankungen mit vaskulärem Risiko (Schlaganfall, Herzerkrankungen) und effektiveren Präventionsmaßnahmen im Zusammenhang steht.

Die **Alzheimer-Demenz** ist charakterisiert durch Störung vieler kortikaler Funktionen wie Gedächtnis, Denken, Orientierung, Auffassung, Lernfähigkeit, Sprache, Urteilsvermögen und Fähigkeit zur Entscheidung. Die Symptome werden durch einen allmählich fortschreitenden Untergang von Nervenzellen und Synapsen in den für Gedächtnis, Wahrnehmung und Aufmerksamkeit verantwortlichen Hirnarealen hervorgerufen. Der Prozess beginnt zunächst unbemerkt im Bereich des Schläfenlappens.

Erste Anzeichen einer zunehmenden Vergesslichkeit entstehen, wenn der Zelluntergang den für Gedächtnisleistungen wichtigen Hippocampus erreicht. In diesem Stadium leichter kognitiver Defizite (MCI = mild cognitive impairment) liegt das Leistungsniveau von Kurzzeitgedächtnis, Aufmerksamkeit und Denkvermögen bereits unterhalb dem einer vergleichbaren Alters- und Bildungsstufe, die Betroffenen sind jedoch in der Lage, die täglichen Alltagsanforderungen zu bewältigen. Erst wenn die Neurodegeneration auf die angrenzende Hirnrinde übergreift und sich Behinderungen der zeitlichen, räumlichen und personenbezogenen Orientierung, Beeinträchtigungen von Sprache, Sprachverständnis, Kritik- und Urteilsvermögen bemerkbar machen, spricht man von Demenz. Vor allem im Anfangsstadium sind die Übergänge zwischen physiologisch (normales Altern) und pathologisch noch fließend, da Konzentration und Gedächtnis abhängig von den Lebensumständen (Zeitdruck, Stress, Schlafmangel) und persönlicher Verfassung größeren Schwankungen unterliegen. **Auffällig** wird die **Krankheit,** wenn altbekannte Fertigkeiten verlernt und nahestehende Personen nicht mehr erkannt werden. Im weiteren Verlauf leiden die Betroffenen häufig unter Unruhe, Stimmungsschwankungen oder Wesensveränderungen, sie werden misstrauisch oder aggressiv. Im Spätstadium machen neurologische Auffälligkeiten wie erhöhter Muskeltonus, Gangstörungen, Schwierigkeiten in Motorik und Sprache, Urin- und Stuhlinkontinenz, sowie geistiger Verfall eine eigenständige Lebensführung unmöglich. Nach der Diagnosestellung beträgt die Lebenserwartung durchschnittlich 7–10 Jahre.

Pathophysiologisch bedeutsam für das Entstehen der Alzheimer-Demenz ist der **Untergang** von **Acetylcholin-produzierenden Neuronen** und ein **Mangel** an diesem für kognitive Leistungen wichtigen **Neurotransmitter.** Histopathologisch charakteristische Merkmale sind Anhäufungen von fehlerhaften Beta-Amyloid-(Aβ)-Proteinen im Gehirn, die bereits 20–30 Jahre vor dem Ausbruch der Erkrankung nachweisbar sind. Durch ein Ungleichgewicht zwischen Produktion, Abbau und Abtransport lagern sich Aβ-Proteine extrazellulär als unlösliche Plaques um die Neuronen herum ab. Intrazellulär ballen sich in den durch Amyloid geschädigten Nervenzellen Tau-Proteine (ein Baustein der Mikrotubuli) zu Neurofibrillenbündeln zusammen, die den Zellstoffwechsel stören. Besonders empfindlich reagieren die neuronalen Mitochondrien, die den universellen Energieträger ATP (Adenosintriphosphat) produzieren. Bereits normale Alterungsprozesse beeinträchtigen die Aktivität der Mitochondrien durch zunehmenden oxidativen Stress und die Ansammlung reaktiver Sauerstoffspezies (ROS). Bei Alzheimer-Demenz wird die mitochondriale Dysfunktion durch die Ablagerung von Aβ- und Tau-Proteinen verstärkt und es wird weniger ATP gebildet. Der Energiemangel beschleunigt seinerseits die Zellalterung und lässt Neuronen und Synapsen untergehen.

ÜBER DEN TELLERRAND

Aus dem physiologischen Vorläuferprotein APP (Amyloid-Precursor-Protein) werden durch Enzyme, den sog. Sekretasen, Bruchstücke herausgeschnitten. Lokalisation und Art des Schnittes bestimmt, ob dabei fehlerhafte Beta-Amyloid-(Aβ)-Peptide und andere neurotoxische Aβ-Peptide gebildet werden. Lösliche Amyloid-Fragmente, die noch nicht als Plaques erkennbar sind, rufen bereits zytotoxische Wirkungen hervor. Sie öffnen Kalziumkanäle in der Zellmembran, der nachfolgende Kalzium-Einstrom in die Zelle hemmt die Freisetzung von Acetylcholin und stört die cholinerge Signalübertragung. Anhäufungen von unlöslichen Aggregationen (Plaques) der Aβ-Peptide schädigen Neuronen und lösen den apoptotischen Zelltod aus.

GUT ZU WISSEN

Bereits im Frühstadium der Alzheimer-Demenz, lange bevor Gedächtnisstörungen auffallen, degenerieren Neuronen im Riechkolben. Menschen mit einer leichten kognitiven Störung im Stadium MCI, bei denen zusätzlich der Geruchssinn beeinträchtigt ist, haben ein doppelt so hohes Risiko für eine spätere Demenzerkrankung wie „Besser-Riecher". Auch beim Morbus Parkinson deuten frühzeitige Geruchsstörungen auf ein erhöhtes Erkrankungsrisiko hin – und viele Parkinson-Patienten entwickeln im Laufe der Erkrankung eine Demenz!

Vaskuläre Demenzen entstehen durch zerebrovaskulär bedingte Schädigungen infolge **atherosklerotischer Wandveränderungen** und **Minderdurchblutung** der Hirngefäße (z. B. nach Schlaganfall). Durch die Häufung lakunärer Infarkte und Marklagerschäden der Nervenbahnen wird neuronales Gewebe zerstört. Von Bedeutung ist eine erhöhte Aktivität des Plättchen-aktivierenden-Faktors (PAF), der die Thrombozytenaggregation fördert und die Mikrozirkulation stört. Vaskuläre Demenzen sind häufig durch neurologische Ausfallerscheinungen (Gangstörungen, Miktionsstörungen, Inkontinenz), Verlangsamung, Denkschwierigkeiten oder Stimmungslabilität gekennzeichnet, während Gedächtnisleistung, Orientierung und Sprache kaum betroffen sind.

11.1.2 Pharmakotherapie

Antidementiva, Nootropika

DEFINITION

Antidementiva/Nootropika: Substanzen, die eine vorteilhafte Wirkung auf das zentrale Nervensystem haben. Sie sollen kognitive Leistungen bzw. den Gehirnstoffwechsel verbessern, neuroprotektiv wirken und dürfen keine toxischen Eigenschaften aufweisen.
Neuroprotektiva: Wirkstoffe zum Schutz bzw. Erhalt der Nervenzellen und zur Verzögerung des fortschreitenden Zelluntergangs.

Die Alzheimer-Demenz ist nicht heilbar. Kausale Therapieansätze, wie z. B. entstandene Amyloid-Ablagerungen aufzulösen oder die Zusammenlagerung von Tau-Proteinen zu verhindern oder rückgängig zu machen, haben bisher nicht zum Erfolg geführt. Mit den verfügbaren Arzneistoffen lässt sich der kognitive Leistungsabbau lediglich verlangsamen, das Fortschreiten der Erkrankung aber nicht aufhalten. Daher liegt der Fokus auf der Prävention und einem möglichen Aufschub des demenziellen Stadiums. Wichtige Bausteine hierzu sind

- der Erhalt der geistigen und körperlichen Aktivität bis ins hohe Alter,
- für eine gute soziale Einbindung Sorge tragen,
- Rauchen aufgeben,
- Umstellung der Ernährung (mediterrane Ernährung),
- Reduzieren von Risikofaktoren durch Behandlung der Begleiterkrankungen wie Diabetes mellitus, Hypertonie und Adipositas.

Bereits eine Verzögerung des Verlaufs um wenige Jahre würde bedeuten, dass ein großer Teil künftiger Patienten den Ausbruch der Krankheit nicht mehr erlebt. Daher betont die Leitlinie die Bedeutung von medikamentösen und psychosozialen Interventionen, die sich in gewissem Umfang auch an die Angehörigen richten, als gleichrangige Bausteine eines therapeutischen Gesamtkonzepts. Da die Patienten häufig von Stimmungsschwankungen, Depressionen oder Wesensveränderungen betroffen sind, gehören **Antidepressiva** und **Neuroleptika** (➤ 10.2, ➤ 10.3) – angepasst an die wechselnde Symptomatik – ebenfalls zur Alzheimer-Basistherapie.

TIPP

Ein möglicher Baustein zur Vorbeugung einer Demenz ist ausreichender Schlaf. Beta-Amyloid-Peptide werden im Laufe des Tages gebildet und in der Nacht wieder abgebaut. Es gibt Hinweise, dass bei Störungen des Tiefschlafs die Reinigung des Gehirns von fehlerhaften beta-Amyloid-Bruchstücken nur unzureichend verläuft.

Antidementiva setzen erst an den Folgen eines Untergangs von Nervenzellen an. Ihre Wirkkraft bleibt jedoch begrenzt. Für die Pharmakotherapie stehen Cholinesterase-Hemmer, NMDA-(N-Methyl-D-Aspartat)-Rezeptor-Antagonisten oder als bisher einziges Phytopharmakon ein Ginkgo-biloba-Blätter-Spezialextrakt zur Verfügung. Entscheidend für alle Wirkstoffe ist ein möglichst frühzeitiger Therapiebeginn, bevor ein signifikanter Anteil Synapsen im Gehirngewebe verloren gegangen ist. Antidementiva bremsen den geistigen Abbau im Stadium der Demenz erfahrungsgemäß für eine Zeitspanne von mehreren Monaten bis etwa 2 Jahren, was jedoch in Hinblick auf den jahrelangen, zunächst stummen Verlauf der Erkrankung gering erscheint.

GUT ZU WISSEN

Eine konkrete Hoffnung stützt sich auf Antikörper, mit denen man früher in das pathologische Geschehen der Alzheimer Demenz eingreifen könnte. Aducanumab ist ein humaner monoklonaler Antikörper, der das Prinzip einer passiven Immunisierung verfolgt. Er soll Beta-Amyloid erkennen und den Abbau von schädlichen Beta-Amyloid-Plaques im Gehirn von Alzheimer-Patienten fördern. Für Aducanumab wurde bei der amerikanischen und der europäischen Arzneimittel-Agentur FDA bzw. EMA ein Zulassungsantrag gestellt. Eine Zulassung durch die FDA erfolgte im Juni 2021.

Cholinesterase-Hemmer

DEFINITION

Cholinesterase-Hemmer/ChE-Hemmer: Wirkstoffe, welche die Aktivität der Cholinesterasen (Acetylcholin-spaltende Enzyme) reduzieren und die Verfügbarkeit des Neurotransmitters Acetylcholin erhöhen.

Die Alzheimer-Demenz entsteht durch einen Mangel des Neurotransmitters Acetylcholin, der von einem Untergang an Neuronen und Rezeptorstrukturen in cholinergen Kerngebieten des Gehirns ausgeht. **Cholinesterase-Hemmer** vermindern die Aktivität der Acetylcholin-spaltenden Enzyme, wodurch die Menge an Acetylcholin im synaptischen Spalt erhöht und seine Verfügbarkeit verlängert wird. Auf diese Weise wird die cholinerge Signalübertragung unabhängig vom Rezeptor verstärkt.

Die Verstärkung der vegetativen und neuromuskulären Wirkungen des Acetylcholins bedeutet jedoch gleichzeitig ein entsprechend vielfältiges und belastendes Spektrum an folgenden **Nebenwirkungen:**

- Beschleunigung der Darmperistaltik mit Diarrhö, häufig auch Übelkeit, Erbrechen, Gewichtsverlust; gastrointestinale Nebenwirkungen v. a. initial
- Bradykardie durch Hemmung supraventrikulärer Herzaktionen
- Zunahme der Obstruktion bei Asthma und COPD durch Stimulation der Bronchialmuskulatur
- Dranginkontinenz durch Anregung der Blasenmuskulatur
- Krämpfe in den Beinen durch Aktivierung der motorischen Endplatte
- Schlafstörungen, Verwirrtheit, Somnolenz und Tremor aufgrund der zerebralen Funktionen des Acetylcholins

N-Methyl-D-Aspartat-Rezeptor-Antagonisten

DEFINITION

N-Methyl-D-Aspartat-(NMDA)-Rezeptor-Antagonisten: Wirkstoffe zur Verminderung einer toxisch erhöhten Glutamat-Konzentration, wodurch sich kognitive Funktionen verbessern.

Der fortschreitende Zelluntergang hängt mit einer Überaktivität im glutamatergen System zusammen. Diese Überaktivität gilt als mögliche Ursache der Alzheimer-Demenz und kommt auch bei einem Schlaganfall oder einem Schädelhirntrauma vor. **Glutamat** ist einer der wichtigsten **erregenden Neurotransmitter** im zentralen Nervensystem. Eine erhöhte Glutamat-Konzentration löst eine Reizüberflutung aus und führt zum Absterben von Neuronen. Die Signalweiterleitung erfolgt über Rezeptoren wie dem N-Methyl-D-Aspartat-(NMDA)-Rezeptor, an dem Glutamat als körpereigener Agonist fungiert. Zudem vermindern β-Amyloid-Aggregate die Wiederaufnahme von Glutamat, seine Konzentration im synaptischen Spalt ist erhöht und postsynaptische NMDA-Rezeptoren werden aktiviert. Die bisher einzige Substanz der Gruppe der **NMDA-Rezeptor-Antagonisten** zur Behandlung der Alzheimer-Demenz ist **Memantin.** Als nichtkompetitiver Antagonist am NMDA-Rezeptor soll es dessen schädliche Überaktivität regulieren, aber nicht vollständig blockieren. Die Modulation einer toxisch erhöhten Glutamat-Konzentration verbessert die kognitiven Leistungen und die Alltagsbewältigung von Alzheimer-Patienten. Im Gegensatz zu Cholinesterase-Hemmern besitzt Memantin eine Zulassung bei moderater bis schwerer Alzheimer-Demenz.

11

Das Spektrum **unerwünschter Arzneimittelwirkungen** dieser Wirkstoffe betrifft v. a. das zentrale Nervensystem, tritt jedoch im Vergleich zu anderen Antidementiva weniger häufig auf. Nebenwirkungen äußern sich als erhöhter Blutdruck, Schwindel, Gleichgewichtsstörungen, Kopfschmerzen und evtl. Verstopfung. Memantin wird aufgrund der Indikation v. a. bei geriatrischen Patienten mit Begleiterkrankungen eingesetzt. Daher sollten Betreuungspersonen ausreichend über mögliche Nebenwirkungen aufgeklärt sein und insbesondere beim Auftreten von Schwindel und Gleichgewichtsstörungen auf das erhöhte Sturzrisiko achten.

CAVE

Die durch Glutamat vermittelte synaptische Signalübertragung ist für die normale Funktion des ZNS essenziell. Eine starke Blockade glutamaterger Rezeptoren löst verstärkte schwere Nebenwirkungen aus, daher dürfen während einer Memantin-Therapie keine weiteren NMDA-Antagonisten eingenommen. Dies betrifft neben verschreibungspflichtigen Substanzen wie z. B. dem Parkinsonmittel Amantadin (➤ 11.2.2) auch eine Selbstmedikation mit dem Antitussivum Dextromethorphan!

Weitere Antidementiva/Nootropika

Weiteren Nootropika wie Piracetam, Nicergolin, Nimodipin bescheinigt die S3-Leitlinie keine (ausreichende) Evidenz für den Einsatz bei Demenz. Zu den nachgewiesenen Wirkungen von **Piracetam** gehören die Erhöhung des ATP-Umsatzes und des oxidativen Glukose-Abbaus, die Verbesserung der Fließeigenschaften des Blutes und die Hemmung der Thrombozytenaggregation. **Nicergolin** (z. B. Nicergolin-neuraxpharm®) leitet sich von den Mutterkornalkaloiden ab. Es verbessert ebenfalls die Fließeigenschaften des Blutes und wird v. a. bei vaskulärer Demenz eingesetzt. **Nimodipin** (z. B. Nimotop®) ist ein Kalziumkanalblocker, für den neuroprotektive Wirkungen wie die Verbesserung und Regeneration neuronaler Strukturen nachgewiesen sind. Zulassungsindikationen sind hirnorganisch bedingte Leistungsstörungen im Alter (Gedächtnis-, Antriebs- und Konzentrationsstörungen sowie Stimmungslabilität).

11.1.3 Phytopharmaka

DEFINITION

Ginkgo-biloba-Blätter-Spezialextrakt: Wirksamkeitsbestimmende Inhaltsstoffe sind Flavonoide (Quercetin) und Terpenlaktone mit den Ginkgoliden A, B, C und dem Sesquiterpen Bilobalid.

Die für die Wirksamkeit des Ginkgo-biloba-Blätter-Spezialextrakts verantwortlichen Inhaltsstoffe Terpenlaktone und Flavonoide werden in Form ihrer Glykoside gut resorbiert. Sie können die Blut-Hirn-Schranke überwinden und reichern sich bei regelmäßiger Einnahme v. a. im Hippocampus und präfrontalen Kortex an. Diese Strukturen sind für Gedächtnis, Informationsverarbeitung und kognitive Funktionen von Bedeutung und bei dementiellen Syndromen als erster Bereich vom Zelluntergang betroffen. Quercetin und Bilobalid regen die Bildung von Wachstumsfaktoren an und steigern an hippokampalen Neuronen die Teilungsrate und Aussprossung von Dendriten. Sie restaurieren die durch Aβ-Ablagerung bedingte Schädigung der Synapsen, fördern ihre Neubildung und steigern die neuronale Vernetzung.

Bei dementiellen Erkrankungen sind folgende Wirkungen des Ginkgo-biloba-Blätter-Extrakts von klinischer Bedeutung: Verbesserung der **neuronalen Plastizität** und Vernetzung, Steigerung der **Mitochondrien-Funktion,** Verstärkung dopaminerger und cholinerger **Neurotransmittersysteme** sowie die Zunahme der **Mikrozirkulation.**

- Die Erhöhung der synaptischen Plastizität im Hippocampus ist eng mit Lernprozessen verknüpft. Im Alter nimmt sowohl die Zahl der Nervenzellen und Synapsen als auch die Fähigkeit zur Langzeit-Potenzierung (Verstärkung der synaptischen Übertragung) kontinuierlich ab.
- Degenerative Veränderungen des Gehirns stehen im Zusammenhang mit einer andauernden Belastung durch reaktive Sauerstoffspezies (ROS), die als Nebenprodukt im oxidativen Stoffwechsel der Mitochondrien entstehen. Mit zunehmendem Alter und Störungen der Mitochondrienfunktion fallen deutlich mehr ROS an, die den apoptotischen Zelltod einleiten. Antioxidative Eigenschaften der Ginkgolide und Flavonoide hemmen bereits die Entstehung toxischer ROS. Mitochondrien werden stabilisiert, toxische Aβ-Ablagerungen und der Untergang von Nervenzellen werden vermindert. Apoptose (Zelltod) und mitochondriale Dysfunktion sind eng mit Hirnalterungsprozessen und neurodegenerativen Veränderungen verknüpft.
- Der Informationsaustausch in einzelnen Gehirnregionen wird über unterschiedliche Neurotransmitter geregelt. Im Temporallappen ist vorwiegend Acetylcholin für die Gedächtnisleistung verantwortlich, im präfrontalen Kortex werden Funktionen wie Konzentration, Aufmerksamkeit, Langzeit-Gedächtnis und Lernprozesse von Dopamin kontrolliert. Ginkgoblätter-Extrakt zeigt Effekte an cholinergen und dopaminergen Systemen sowie auf die Neurotransmitter Serotonin und GABA. Eine messbare Konzentrationserhöhung von Acetylcholin und Dopamin ist jedoch erst nach mehrwöchiger Gabe nachweisbar.
- Ginkgoblätter-Extrakt verbessert die Fließeigenschaften des Blutes und die Mikrozirkulation im Kapillarbereich. Die Steigerung der zerebralen Blutzirkulation erhöht die Sauerstoff- und Glukoseaufnahme und korreliert mit einer Zunahme der kognitiven Leistungsfähigkeit.

Klinische Studien mit Ginkgo-biloba-Blätterextrakt liegen mehrheitlich mit dem **Extrakt EGb 761 (Tebonin®)** vor. Bestätigt wurde einer Verbesserung der Konzentration und der Gedächtnisleistung bei gesunden Probanden, bei Menschen mit leichten kognitiven Beeinträchtigungen und bei Patienten mit diagnostizierter Demenz. In der S3-Leitlinie „Demenzen“[1] wird dem Extrakt EGb 761 in der Dosierung 240 mg/Tag eine Evidenz zur Steigerung der Kognition bei Patienten mit leichter bis mittelgradiger Alzheimer-Demenz oder vaskulärer Demenz und nicht-psychotischen Verhaltenssymptomen zugesprochen, weshalb ein Behandlungsversuch erwogen werden sollte. Wichtig ist eine möglichst frühzeitige und längerfristige Anwendung, aus Gründen der Adhärenz am besten als einmalige tägliche Gabe von 240 mg. Eine erkennbare Wirksamkeit ist frühestens nach 2–3 Monaten zu erwarten.

1 S3-Leitlinie „Demenzen" der Deutschen Gesellschaft für Psychiatrie und Psychotherapie, Psychosomatik und Nervenheilkunde e.V. (DGPPN) und der Deutschen Gesellschaft für Neurologie e.V. (DGN). Stand: 24.01.2016 (in Überarbeitung), gültig bis 23.01.2021.

GUT ZU WISSEN

- Die HMPC-Monografie führt Ginkgo-biloba-Blätter-Spezialextrakte mit einem DEV von 35–67 : 1, Auszugsmittel Aceton 60 % m/m zur Verbesserung kognitiver Einschränkungen und der Lebensqualität in der Kategorie „well-established use."
- Der Ginkgoblätter-Spezialextrakt EGb 761 ist in der Dosierung von 240 mg/Tag zur **Behandlung** (nicht Vorbeugung!) der leichten bis mittelschweren Demenzerkrankung zu Lasten der gesetzlichen Krankenkassen verordnungsfähig.

11.1.4 Übersicht: Antidementiva/Neuroprotektiva

Neben verschreibungspflichtigen Antidementiva verschiedener Wirkstoffgruppen enthält die Tabelle (➤ Tab. 11.1) auch Phytopharmaka auf der Basis eines Ginkgo-Blätter-Spezialextrakts in der zur symptomorientierten Behandlung der Demenz erforderlichen Dosierung. Zu weiteren Produktbeispiele zu Ginkgo-Blätter-Extrakten, die für die Selbstmedikation zur Stärkung der Gedächtnisleistung und Konzentration oder zur Verbesserung der Durchblutung geeignet sind.

11.2 Parkinson-Syndrom

WIRKSTOFFE

- **Levodopa** (nur in Kombination mit Benserazid oder Carbidopa)
- **Dopamin-(D2)-Rezeptor-Agonisten**
  - Ergot-Dopaminagonisten: Bromocriptin, Cabergolin
  - Non-Ergot-Dopaminagonisten: Apomorphin, Pramipexol, Ropinirol, Piribedil, Rotigotin
- **NMDA-Rezeptor-Antagonisten:** Amantadin, Budipin
- **Monoaminoxidase-B-Hemmer:** Selegilin, Rasagilin, Safinamid
- **COMT-Hemmer:** Entacapon, Opicapon, Tolcapon

11.2.1 Klinische und physiologische Grundlagen

Das Parkinson-Syndrom ist nach der Demenz-Erkrankung die zweithäufigste neurodegenerative Erkrankung im Alter. In Europa sind 1–2 % der über 60-Jährigen betroffen und die Prävalenz nimmt mit steigender Lebenserwartung zu.

Hintergrund der Mehrzahl der Erkrankungen ist das **idiopathische Parkinson-Syndrom (IPS),** das zwar individuell stark unterschiedlich, aber in jedem Fall progredient verläuft. Vom IPS abgegrenzt werden **Parkinson-Plus-** oder atypische **Parkinson-Syndrome,** die in Kombination mit weiteren neurodegenerativen Erkrankungen auftreten. Zu den bekannteren Parkinson-Plus-Syndromen gehört die Lewy-Körper-Demenz, die insgesamt schlechter auf eine Pharmakotherapie anspricht.

Kennzeichnend für das Parkinson-Syndrom sind **motorische Störungen** durch einen **Mangel an Dopamin.** Hierzu gehören Akinese (Bewegungsarmut), Rigor (Muskelsteifheit aufgrund eines erhöhten Muskeltonus) und Ruhetremor. Hinzu kommen zahlreiche weitere Beeinträchtigungen des autonomen Nervensystems sowie eine hohe Komorbidität mit affektiven (depressiven), psychiatrischen oder demenziellen Erkrankungen.

Tab. 11.1 Übersicht: Antidementiva/Nootropika

Wirkstoff	Beispiele	Indikation/Hinweis	KI/NW/
Cholinesterasehemmer (Rp)			
Donepezil	Aricept®, Donepezil-Elpen u. a.	• Leichte bis mittelschwere Alzheimer-Demenz • Überwachung der regelmäßigen Einnahme durch eine Bezugsperson	Appetitlosigkeit, Übelkeit, Erbrechen, Diarrhö, Schwindel, Kopfschmerzen, Erkältungssymptome, Erregungszustände, aggressives Verhalten
Galantamin	Reminyl®, Galantamin-ratiopharm® u. a.		
Rivastigmin	Exelon®, Rivastigmin-neuraxpharm® u. a. auch als transdermales Pflaster zur einmal täglichen Anwendung		
NMDA-Antagonisten (Rp)			
Memantin	Axura®, Ebixa®, Memantine Merz® u. a.	Moderate bis schwere Alzheimer-Demenz	Schwindel, Kopfschmerzen, erhöhter Blutdruck, Verstopfung
Andere Nootropika (Rp)			
Piracetam	Nootrop®, Piracetam-ratiopharm u. a.	Symptomatische Behandlung von chronischen hirnorganisch bedingten Leistungsstörungen bei dementiellen Syndromen	• Nervosität, Aggressivität, Schlafstörungen, Hyperkinesie • Achtung: Gewichtszunahme
Pyritinol	Encephabol®	Symptomatische Behandlung von chronischen hirnorganisch bedingten Leistungsstörungen dementiellen Syndromen Bei Schlafstörungen nicht am späten Nachmittag oder Abend einnehmen	Ausschläge an Haut und Schleimhaut, Juckreiz
Phytopharmaka (Ap)			
Ginkgo-bilobaBlätter-Spezialextrakt	Rökan®, Tebonin®	Ca. 7 Tage vor einer Operation absetzen (einzelne Hinweise auf erhöhte Blutungsbereitschaft)	**NW:** Kopfschmerzen, Benommenheit/Schwindel, Diarrhoe, Bauchschmerzen, Übelkeit, Erbrechen **KI:** Schwangerschaft

Biochemisch steht beim idiopathischen Parkinson-Syndrom (IPS) die **Degeneration** der **Substantia nigra** im Mittelpunkt. Dort bilden sich aus Protein-Ablagerungen die typischen Lewy-Körperchen, die den Untergang dopaminerger Neurone beschleunigen. Sind 50 % der Neuronen degeneriert bzw. sinkt der Dopamin-Gehalt im Striatum um ca. 70 %, kommt es zu klinisch relevanten motorischen Störungen wie Ruhetremor, Fehlen bzw. Verlangsamung von spontanen, willkürlichen oder automatischen Bewegungsabläufen.

GUT ZU WISSEN

Beim Parkinson-Syndrom ist die Erregungsleitung zwischen Basalganglien, Thalamus und Cortex verändert. Für die extrapyramidale Willkürkontrolle sind die nigrostriatalen Neuronen sind von großer Bedeutung. In diesem Bereich hat Glutamat eine erregende Funktion, während Dopamin und Gamma-Aminobuttersäure (GABA) hemmend wirken. Ausschlaggebend für die Ausführung willkürlicher Bewegungen ist das Gleichgewicht dieser drei Neurotransmitter. Da bei Parkinson vorwiegend dopaminerge Neuronen degenerieren, werden die im motorischen Zusammenspiel hemmenden glutamatergen thalamokortikalen Bahnen unverhältnismäßig stark aktiv und es kommt zu Störungen im Bewegungsablauf.

Bei Fortschreiten der Erkrankung sind weitere Kerngebiete im Gehirn betroffen, wodurch noradrenerge und cholinerge Neurone verloren gehen. Es entwickeln sich

- **affektive** (meist depressive) **Symptome,**
- **vegetative** (z. B. Schluckstörungen, Störungen des Geruchssinnes) und
- **kognitive Funktionsdefizite.**

Häufige Begleiterscheinungen sind Schlafstörungen, die zum Teil schon Jahre vor der Diagnose auftreten. Bis zu 60 % aller Parkinson-Patienten leiden unter einer chronischen Insomnie, die sich als Durchschlafstörung und frühes Erwachen äußert. Im Verlauf der Erkrankung können sowohl die eingesetzten Arzneimittel als auch Bewegungsstörungen (z. B. Restless-Legs-Syndrom) den Schlaf beeinträchtigen. Hinzu kommen Hypersomnie (krankhaft gesteigertes Schlafbedürfnis) und Störungen des zirkadianen Schlaf-wach-Rhythmus.

Das Parkinson-Syndrom geht häufig mit psychiatrischen Erkrankungen einher, da dopaminerge, aber auch noradrenerge und cholinerge Neuronen in zahlreiche neurobiologische bzw. psychische Prozesse eingebunden sind. Diese Neurotransmitter kontrollieren Affekte, Hedonie, Motivation, Kognition und endokrine Funktionen.

Je nach Hauptsymptom unterscheidet man beim IPS zwei Unterformen:

- Hauptstörung **Tremor:** meist früher Beginn, v. a. motorische Symptomatik.
- Hauptsymptome **Akinese** und **Rigor:** später Beginn, vegetative Störungen. Je später die Krankheit beginnt, desto häufiger treten demenzielle Symptome auf.

ÜBER DEN TELLERRAND

- Das Striatum ist Bestandteil neuronaler Regelkreise, die einen hohen funktionellen Stellenwert für den frontalen (exekutiven) Teil des Gehirns haben. Hier münden die Basalganglien und vermitteln Impulse für Motivation, Emotion, Kognition und Bewegungsverhalten.

- Dopamin regelt als Neurotransmitter im Zusammenwirken mit Acetylcholin, Noradrenalin und Serotonin die Weitergabe motorischer Informationen.

GUT ZU WISSEN

Arzneistoffe und Drogen, die einen Großteil der Dopamin-Rezeptoren im Striatum blockieren, können Parkinson-ähnliche Syndrom auslösen oder ein Parkinson-Syndrom verstärken. Dazu gehören:
- Dopamin-D2-Hemmstoffe, z. B. Neuroleptika
- ZNS-gängige Antiemetika, z. B. Metoclopramid
- α-Methyl-Dopa, Reserpin (Entleerung der vesikulären Dopamin-Speicher)
- Durchblutungsfördernde Wirkstoffe wie Cinnarizin zur Behandlung von Schwindel
- Lithium
- Antiepileptika (Valproat)
- Ecstasy und Amphetamine

11.2.2 Pharmakotherapie

Die Parkinson-Erkrankung führt zu einer umfassenden Verschlechterung der Lebensqualität, die unbehandelt die Lebenserwartung verkürzt. Für das Verständnis der Pharmakotherapie (> Abb. 11.1) ist die extreme motorische Abhängigkeit des Patienten von der dopaminergen Stimulation von Bedeutung. Im Zentrum steht der Ausgleich des Dopamin-Mangels mit **Levodopa** oder **Dopamin-Agonisten am D2-Rezeptor** im ZNS.

- Da Dopamin im synaptischen Spalt von den Enzymen Monoaminooxidase A und B (MAO-A und MAO-B) und Catechol-O-Methyltransferase (COMT) abgebaut wird, kann die Dopamin-Wirkung mit Hemmstoffen der abbauenden Enzyme, den **MAO-B-** und **COMT-Hemmern** verlängert werden.
- Ein anderer Ansatzpunkt ist die Hemmung der Gamma-Aminobuttersäure (GABA) als Gegenspieler von Dopamin, wodurch dessen Wirkung verstärkt wird. Dieses Prinzip wird mit den **NMDA-Rezeptorantagonisten** Amantadin und Budipin verfolgt.

Im Krankheitsverlauf wechseln sich Phasen von übermäßiger dopaminerger Stimulierung mit unwillkürlicher Überbewegung und Phasen von subtherapeutischer Stimulierung, den sog. Off-Phasen ab. Diesem Verlauf muss die Therapie oft angepasst werden.

GUT ZU WISSEN

20–40 % der Parkinson-Patienten leiden zusätzlich an Depressionen oder psychotischen Störungen. Dies erschwert die Therapie durch weitere Neben- oder Wechselwirkungen der gleichzeitig verordneten Antidepressiva oder Neuroleptika.

Levodopa

DEFINITION

Levodopa (L-Dopa): ZNS-gängige Aminosäurevorstufe des körpereigenen Dopamins.

Levodopa ist eine **Vorstufe von Dopamin** und kann im Gegensatz zu Dopamin selbst die Blut-Hirn-Schranke überwinden. Es ist eine Aminosäure, die bei oraler Applikation zu etwa 95 % bereits in extrazerebralen Organen (Darm, Leber, Niere, Herz) zu Dopamin umgewandelt wird. Bei einer Levodopa-Monotherapie gelangen daher nur geringe Mengen Dopamin in das ZNS. Als ZNS-gängiges Prodrug wird Levodopa stets mit einem sog. Aminosäure-Decarboxylase-Hemmer kombiniert, der nicht zentralgängig ist und damit in der Peripherie die vorzeitige Aktivierung verhindern kann. Die beiden eingesetzten Vertreter **Benserazid** und **Carbidopa** unterscheiden sich in ihrer Wirksamkeit kaum. Durch die kombinierte Gabe wird nicht nur die klinisch erforderliche Dosis von Levodopa gesenkt, sondern es werden auch gastrointestinale und kardiovaskuläre Nebenwirkungen von peripher gebildetem Dopamin weitgehend vermieden.

Levodopa (L-Dopa) ist das potenteste Mittel gegen das belastendste **Hauptsymptom Akinese,** verursacht aber selbst komplexe und schwer zu therapierende motorische Komplikationen und Dyskinesien. Um Spätkomplikationen hinauszuzögern, wird es so spät wie möglich gegeben, oder wenn mit anderen Wirkstoffen kein ausreichender antiakinetischer Effekt erzielt werden kann. Jedoch ist für alle Patienten früher oder später eine Behandlung mit L-Dopa nicht

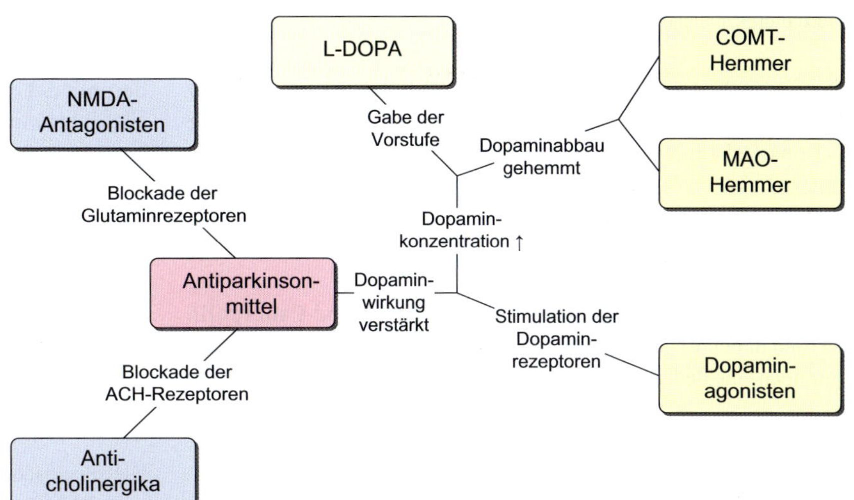

Abb. 11.1 Wirkprinzipien der Antiparkinsonmittel. [L157]

11

zu umgehen. Nach neueren Daten führt L-Dopa in niedriger Konzentration zu weniger Dyskinesien, sodass die früher starre Altersgrenze von 70 Jahren für einen Therapiebeginn mit Levodopa in der aktuellen Leitlinie[2] aufgehoben wurde.

Typisch für Levodopa ist ein im Krankheitsverlauf immer enger werdendes therapeutisches Fenster, was zunehmend zu Fluktuationen, d. h. einem schnellen Wechsel zwischen Über- und Unterdosierung führt.

GUT ZU WISSEN

Die Wirkung von Levodopa wird durch die gleichzeitige Aufnahme von Nahrungseiweißen bzw. Monoaminen wie z. B. die essentiellen Aminosäuren Phenylalanin, Tryptophan oder Tyrosin vermindert. Es muss daher **nüchtern** gegeben werden, was bei der Anzahl der Einnahmezeitpunkte im fortgeschrittenen Stadium eine besondere Herausforderung darstellen kann.

Antiparkinsonmittel wie die Kombination Levodopa + Benserazid (z. B. Restex®) oder Dopamin-Agonisten wie Ropinirol (Adartrel®) oder Rotigotin (Leganto®, Neupro®) sind in niedriger Dosierung unabhängig von einer Parkinson-Erkrankung erste Wahl zur Behandlung des **Restless Legs Syndroms.** Auch hier handelt es sich um eine Bewegungsstörung, die sich v. a. in Ruhe und am Abend oder im ersten Trimenon der Schwangerschaft bemerkbar macht.

ÜBER DEN TELLERRAND

Dopamin wird aus den Neuronen der Substantia nigra ins Striatum freigesetzt und bindet an hemmende D2-Rezeptoren auf der postsynaptischen Membran. Das bedeutet, Dopamin blockiert die „Bremse" für Bewegungen. Somit wirkt es enthemmend und erleichtert die Initiierung von Bewegungsabläufen. Im Umkehrschluss führt das Fehlen von Dopamin zu einer Verstärkung der motorischen Hemmung.

Dopamin-(D_2)-Rezeptor-Agonisten

DEFINITION

Dopamin-(D_2)-Rezeptor-Agonisten : Wirkstoffe, welche die Dopamin-Rezeptoren stimulieren.

Dopamin-D_2-Agonisten sind die erste Wahl bei jüngeren (unter 70-jährigen) Patienten und können bei einem Teil der Patienten die L-Dopa-Gabe um durchschnittlich fünf Jahre hinauszögern. Man unterscheidet

- Ergot-Dopamin-Agonisten (abgeleitet aus Mutterkorn-Alkaloiden wie Ergotamin) und
- Non-Ergot-Dopamin-Agonisten.

Die **Ergot-Dopamin-Agonisten Bromocriptin** und **Cabergolin** werden haben wegen des Auftretens von Herzklappenfibrosen heute nur noch eine Bedeutung als Reservemedikation. Außer bei Parkinson werden sie auch in der Gynäkologie zum Primären Abstillen bzw. zur Behandlung von Störungen im Zusammenhang einer Hyperprolaktinämie (Amenorrhö, Oligomenorrhö) eingesetzt. Hintergrund ist, dass Dopamin über D2-Rezeptoren in der Hypophyse die Prolaktin-Freisetzung reguliert.

Nicht-Ergot-Dopamin-Agonisten unterscheiden sich leicht in ihrer Affinität zu verschiedenen Untereinheiten des Dopamin Rezeptors (D_1-, D_2- und D_3-Rezeptor), wobei die Hauptwirkung immer über den D_2-Rezeptor vermittelt wird. Ein wesentlicher Vorteil gegenüber Levodopa ist die bei **Pramipexol, Ropinirol und Rotigotin** erleichterte 1-mal tägliche Einnahme. Die Nebenwirkungen entsprechen denen des Levodopas, wobei Müdigkeit wie z. B. plötzliches Einschlafen und Halluzinationen oftmals die Therapie begrenzen. Alle Wirkstoffe dieser Klasse müssen besonders langsam aufdosiert werden.

GUT ZU WISSEN

Besonders auffällig bei den Dopamin-Agonisten ist die Einschränkung der Impulskontrolle. Dies kann im Alltag dramatische Folgen für den Patienten haben, da die Steigerung von Spiel- und Sexualtrieb zu zwanghaftem Verhalten sowie unkontrolliertem Geldausgeben oder Einkaufen führen kann.

N-Methyl-D-Aspartat-(NMDA)-Rezeptor-Antagonisten

DEFINITION

N-Methyl-D-Aspartat-(NMDA)-Rezeptor-Antagonisten: Wirkstoffe, zur Verminderung einer erhöhten Glutamat-Konzentration, wodurch das Gleichgewicht zwischen Glutamat und Dopamin reguliert wird (➤ 11.1.4).

Der NMDA-(N-Methyl-D-Aspartat)-Rezeptor-Antagonist **Amantadin** (➤ 11.4.1) ist eines der ältesten Antiparkinsonmittel, hat aber mittlerweile an Bedeutung verloren. Als Antagonist am N-Methyl-D-Aspartat-(NMDA)-Rezeptor reduziert Amantadin die Wirkung von Glutamat an diesem Rezeptor. In diesem Bereich ist Glutamat ein Gegenspieler zu Dopamin, so dass sich die Dopamin-Wirkung relativ verstärkt. Amantadin ist gut wirksam bei therapieresistenten Symptomen wie Dyskinesien, Akinese, Rigor, hartnäckiger Tremor, verbessert die Stimmung, den Antrieb und die Bradyphrenie (leise und langsame Sprache). Es wird oft zu Beginn eingesetzt, da kein Wirkungsverlust und keine motorischen Spätkomplikationen auftreten. **Budipin** ist ein schwacher NMDA-Antagonist mit zusätzlicher reversibler MAO-B-Hemmung. Ähnlich wie Amantadin wird es besonders bei hartnäckigen Dyskinesien und Tremor eingesetzt, allerdings wird die Anwendung durch engmaschige EKG-Kontrollen aufgrund seiner QT-Zeit verlängernden Nebenwirkung begrenzt.

Monoaminooxidase-B-(MAO-B)-Hemmer

DEFINITION

Monoaminooxidase-(MAO)-B-Hemmer: Wirkstoffe, welche die Aktivität des Enzyms Monoaminooxidase hemmen und damit den Abbau von Dopamin verhindern.

Die spezifische Enzymhemmung durch **Rasagilin** und **Selegilin** ist irreversibel und langanhaltend. Beide Substanzen eignen sich zur

[2] S3-Leitlinie Idiopathisches Parkinsonsyndrom. Deutsche Gesellschaft für Neurologie (DGN) Stand: 01.01.2016 gültig bis 31.12.2020, zur Zeit in Überarbeitung.

Monotherapie, auch bei Therapiebeginn. Der Wirkstoff **Safinamid** (Xadago®) hemmt zusätzlich die Freisetzung von Glutamat, dem Gegenspieler von Dopamin im Striatum. Durch die Aktivitätsminderung von Glutamat wird die dopaminerge Wirkung unterstützt. Die Hemmung des Enzyms MAO-B durch Safinamid ist reversibel und vermutlich schwächer, daher wird es bei fortgeschrittener Parkinson-Erkrankung nur als Add-on-Therapie eingesetzt.

Catechol-O-Methyltransferase-(COMT)-Hemmer

COMT-Hemmstoffe wie Entacapon, Opicapon und Tolcaponn **hemmen** das **Enzym,** das maßgeblich den **Abbau von Dopamin** steuert. Auf diese Weise können die Dopamin-Blutspiegel ausgeglichen werden. Entacapon ist auch in fixer Kombination mit Levodopa und Carbidopa (z. B. Stalevo®) erhältlich. Opicapon hat den Vorteil der einmal täglichen Anwendung. Tolcapon ist zwar stärker wirksam als Entacapon, spielt wegen häufiger Leberschädigungen aber therapeutisch kaum noch eine Rolle.

Weitere Parkinsonmittel

Apomorphin ist ein Morphinderivat, das jedoch nicht mit Opioidrezeptoren interagiert. Es wirkt direkt agonistisch an postsynaptischen D1- und D2-Rezeptoren. Aufgrund der stark emetogen Nebenwirkung gilt Apomorphin als Reservemittel bei Parkinson. Erhältlich ist ein Apomorphin-Pen (z. B. Apo-go®), wodurch der Patient selbst bzw. ein Betreuer durch Injektion schnell die Beweglichkeit verbessern kann.

Anticholinergika (z. B. Biperiden) werden v. a. bei jüngeren Patienten mit dem Hauptsymptom Ruhetremor eigesetzt. Mit zunehmendem Alter treten zentralnervöse Nebenwirkungen in den Vordergrund, was v. a. in Hinblick auf die durch motorische Symptome erhöhte Sturzneigung von Parkinsonpatienten ungünstig ist.

11.2.3 Übersicht: Verschreibungspflichtige Parkinson-Arzneimittel

Das wichtigste Therapieziel bei Parkinson ist der Ausgleich des Dopamimnangels. Dazu werden Arzneimittel verschiedener Wirkstoffgruppen eingesetzt: L-Dopa, Dopaminagonisten, COMT-Hemmer, MAO-B-Hemmer und NMDA-Antagonisten (➤ Tab. 11.2).

11.3 Epilepsie

KURZ UND KNAPP

- Epileptische Anfälle können als primäres Symptom oder sekundär als Folge vielfältiger Erkrankungen oder Störungen auftreten.
- Zur Diagnose Epilepsie gehört das wiederholte Auftreten, ein einmaliger Krampfanfall ist noch nicht krankhaft.
- Ein Status epilepticus ist potenziell lebensbedrohlich! Etwa 20 % der Patienten versterben in dieser Situation.

WIRKSTOFFE

Eingesetzt werden **Antiepileptika/Antikonvulsiva** – Arzneimittel zur Verhinderung bzw. Abschwächung epileptischer Anfälle:

- **Hemmstoffe der neuronalen Erregung:** Carbamazepin, Lamotrigin, Levetiracetam, Phenytoin, Topiramat, Valproinsäure
- **Verstärkung der neuronalen Erregungshemmung** (GABA-A-Agonisten): Benzodiazepine, Barbiturate

11.3.1 Klinische und physiologische Grundlagen

Epilepsien kommen häufig vor, in Deutschland erkranken jährlich 20–50 Menschen pro 100.000 Einwohner. 10 % aller Menschen haben eine erhöhte Krampfbereitschaft. Epilepsie tritt meistens im Kindesalter oder – noch häufiger – jenseits des 60. Lebensjahres auf.

Das Krankheitsbild der Epilepsie bezeichnet einen chronischen Zustand des Gehirns, bei dem eine **erhöhte neuronale Erregungsbereitschaft** zur Auslösung von epileptischen Anfällen führt. Diese basieren auf plötzlichen anfallsartigen und exzessiven elektrischen Entladungen von Nervenzellverbänden im Gehirn. Meist dauern diese Anfälle Sekunden bis höchstens 1–2 Min.

Die **Ursachen** sind vielfältig, sie lassen sich jedoch zwei zugrundeliegenden Mechanismen zuordnen – einer pathologischen Erregung und einer fehlenden Hemmung der Ausbreitung der Erregung.

- Fokale Anfälle entstehen, wenn sich lokal umschriebene Gebiete der Hirnrinde entladen.
- Generalisierten Anfällen hingegen liegt eine Erregung ausgedehnter Hirnareale zugrunde, die durch Entladungen subkortikaler Kerngebiete wie dem Thalamus weiter verstärkt werden.

Das **klinische Bild** hängt davon ab, welches Kerngebiet im Gehirn betroffen ist. Es umfasst Bewusstseinseinschränkung bis zur Bewusstlosigkeit, abnorme Bewegungen bis zu schweren muskulären Anspannungen, Zuckungen oder orientierungsloses Herumlaufen, abnorme sensorische Eindrücke, vegetative Störungen wie Übelkeit, Einnässen, aber auch psychische Auffälligkeiten und Veränderungen der Persönlichkeit. Vor und nach dem Anfall zeigen sich unspezifische Symptome wie z. B. eine Aura oder (stundenlange) Erschöpfung. Halten die Krampfanfälle außergewöhnlich lang an – als kritische Grenze gilt bereits eine Dauer von fünf Minuten – oder gehen mehrere Anfälle ohne zwischenzeitliche Normalisierung des neurologischen Zustands nahtlos ineinander über, spricht man vom **Status epilepticus.** Es handelt sich um einen medizinischen Notfall, der in der Regel mit einem **Benzodiazepin** (Lorazepam i. v. oder Midazolam bukkal) behandelt wird.

11.3.2 Pharmakotherapie

DEFINITION

Antiepileptika: Arzneimittel, mit denen die Generierung primärer Krampfanfälle verhindert werden kann.
Antikonvulsiva: Arzneimittel, welche die durch elektrische Entladungen hervorgerufenen Symptome unterdrücken.

Zur Unterdrückung fokaler und generalisierter Krampfanfälle werden Antiepileptika oder Antikonvulsiva eingesetzt, die eine chemisch sehr

Tab. 11.2 Verschreibungspflichtige Parkinson-Arzneimittel.

Wirkstoff	Beispiel	Hinweise	Nebenwirkungen
Levodopa nur als Kombination			
Levodopa + Benserazid	Madopar®, Levodopa/Benserazid-neuraxpharm® u. a.	• Typisch für Levodopa ist der im Krankheitsverlauf zunehmend schnellere Wechsel zwischen Über- und Unterdosierung • Einnahme nüchtern!	• Appetitverlust, Gewichtsabnahme, Übelkeit und Hypotonie v. a. initial • Müdigkeit, Schlafstörungen
Levodopa + Carbidopa	Nacom®, isicom®, Dopadura C, Levodopneuraxpharm®, Levodopa/Carbidopa-ratiopharm® u. a.		
Ergot-Dopamin-Agonisten			
Bromocriptin	Pravidel®, Bromocriptin-ratiopharm u. a.	–	• Häufig Kopfschmerzen, Schwindel, Müdigkeit, Schlafstörungen, gastrointestinale Beschwerden • Hypersexualität, pathologische Spielsucht!
Cabergolin	Cabaseril®, Cabergolin-CT u. a.	Cabergolin auch als Prolactinhemmer (z. B. Dostinex®) zum Abstillen oder zur Behandlung von Zyklusstörungen/ Hyperprolaktinämie	
Dopamin-D2-Agonisten (Non-Ergot-Dopamin-Agonisten)			
Apomorphin (Morphin-Derivat)	• Dacepton®, Apomorphin-Archimedes® • Nur als Injektionslsg., Infusionslsg. • APO-go® (als Fertig-Pen zur Eigeninjektion)	• Bei motorischen Fluktuationen • Schnelle Verbesserung der Beweglichkeit	Besonders zu Beginn Schwindel, Übelkeit, Erbrechen, vorübergehende Sedierung neuropsychiatrische Störungen
Pramipexol	Sifrol®, Oprymea®, Pramipexol Hennig® u. a.	–	Nebenwirkungen ähnlich Levodopa: Einschränkung der Impulskontrolle mit pathologischem Spiel- und Sexualtrieb
Piribedil	Clarium®	–	Magen-Darm-Beschwerden, Schwindel, psychische Störungen
Ropinirol	ReQuip®, Ropinirol-neuraxpharm® u. a.	Ropinirol (z. B.Adartrel) und Rotigotin (Leganto®, Neupro®) auch zur Behandlung des Restless-Legs-Syndroms.	
Rotigotin	Leganto®, Neupro® beide als transdermales Pflaster		
COMT-Hemmer			
Entacapon	• Comtess® • Fast ausschließlich in Kombination mit Levodopa und Carbidopa: Stalevo®, Levodopa/Carbidopa/Entacapon-neuraxpharm® u. a.	–	• Dyskinesien, Diarrhö, Übelkeit, Leberfunktionsstörung • Impulskontrollstörungen (Spielsucht, Sexualtrieb)
Tolcapon	Tasmar®, Tolcapon Neurax	Stärker wirksam als Entacapon, aber auch mehr NW	Häufig Leberschädigungen
Opicapon	Ongentys®	–	Häufig abnorme Träume, Halluzination, Schlaflosigkeit, Schwindel, Kopfschmerzen
MAO-B-Hemmer			
Selegilin	Antiparkin®	–	• Mundtrockenheit, Schwindel, Schlafstörungen • Verminderter Appetit
Rasagilin	AZILECT®, Rasagilin Heumann u. a.	–	
Safinamid	Xadago®	Stärker wirksam gegen Tremor als die anderen MAO-B-Hemmer	
NMDA-Rezeptor-Antagonisten			
Amantadin	PK-Merz® tregor®, Amantadin AbZ u. a.	–	Anticholinerge Nebenwirkungen (s. u.)
Anticholinergika			
Biperiden	Akineton®	–	Mundtrockenheit, Obstipation, Miktionsbeschwerden, Herzrhythmusstörungen (Tachykardie), v. a. bei Überdosierung Zentralnervöse Störungen, (Unruhe, Halluzinationen) Achtung: erhöhte Sturzgefahr!
Procyclidin	Osnervan®	–	–

heterogene Wirkstoffgruppe darstellen. Beide Begriffe werden meist synonym gebraucht, obwohl (theoretische) Unterschiede bestehen:

- **Antiepileptika** wirken eher kausal, indem sie die Entstehung primärer Krampfpotenziale verhindern,
- **Antikonvulsiva** hingegen wirken vorwiegend symptomatisch, indem sie die Symptome abschwächen und die Anfallsschwelle erhöhen oder einen Anfall beenden.

In der praktischen Anwendung steht bei allen Arzneistoffgruppen die antikonvulsive Eigenschaft im Vordergrund, denn die Ursache kann nicht behandelt werden. Nach Absetzen der medikamentösen Therapie besteht die ursprünglich erhöhte Krampfbereitschaft weiterhin. Allerdings werden bei etwa 70 % der Patienten die Symptome vollständig oder größtenteils unterdrückt.

Wegen ihrer Eigenschaft der Erregungshemmung werden einige d Antikonvulsiva auch bei neurologisch-psychiatrischen Erkrankungen wie bipolaren Störungen oder neuropathischen Schmerzen (➤ 12.4) eingesetzt.

ÜBER DEN TELLERRAND

Die typischen, unerträglich starken neuropathischen Schmerzen einer Trigeminusneuralgie werden ähnlich wie bei der Epilepsie durch elektrische Entladungen über Natrium-Kanäle ausgelöst. Antikonvulsiva wie Carbamazepin hemmen spannungsabhängige Na+-Kanäle sehr effektiv und wirken auf diese Weise analgetisch.

Die neuronale Erregung, die sich letztendlich in einem Anfall entlädt, wird durch Blockade von erregenden Natrium- und Kalzium-Ionenkanälen sowie bestimmten Neurotransmitter-Rezeptoren der postsynaptischen Membran effizient gehemmt. Antikonvulsiva werden nach ihrem Wirkprinzip zwei Gruppen zugeordnet: Entweder sind es Hemmstoffe der neuronalen Erregung, oder GABA-Agonisten, welche die neuronale Erregungshemmung verstärken.

Hemmstoffe der neuronalen Erregung

Hierzu gehören die am häufigsten verordneten **Antikonvulsiva. Carbamazepin** sowie seine Abkömmlinge **Oxcarbazepin** und **Eslicarbazepin** wirken antikonvulsiv, sedierend, aber auch antidepressiv-stimmungsaufhellend, antriebssteigernd und analgetisch. Carbamazepin ist die erste Wahl bei fokalen und Grand-Mal-Anfällen. In niedrigerer Dosierung wird es bei bipolaren Störungen zur Prophylaxe manisch-depressiver Phasen oder neuropathischen Schmerzen (Trigeminus-Neuralgie, diabetische Neuropathie) eingesetzt. **Lamotrigin** wirkt ähnlich wie Carbamazepin, allerdings fehlt die sedierende Komponente. Es steigert die Wachsamkeit, verbessert kognitive Leistungen und wirkt stimmungsaufhellend. Daher wird es auch bei depressiven Patienten mit Epilepsie eingesetzt. **Levetiracetam** unterdrückt die primäre Generation von Krampfpotenzialen. Von Vorteil sind der rasche Wirkungsbeginn, die gute Verträglichkeit und das geringe Interaktionspotenzial mit anderen Arzneimitteln. **Phenytoin** wirkt stark antikonvulsiv, jedoch kaum sedierend. In Deutschland hat es eher den Status eines Reserve-Antiepileptikums. **Valproinsäure** bzw. ihr Salz Valproat hat vielfältige Wirkungen. Es blockiert nicht nur Natrium- und Kalzium-Kanäle, sondern hemmt auch GABA-Transaminasen, die für den Abbau von GABA verantwortlich sind. Zudem wird ein GABA-synthetisierendes Enzym (Glutamat-Decarboxylase) aktiviert. Beide Eigenschaften tragen dazu bei, dass mehr hemmende GABA zur Verfügung steht. Valproinsäure wirkt nur wenig sedierend, beeinträchtigt kognitive Prozesse nicht und ist im Allgemeinen sehr gut verträglich. Sie gilt als Mittel der Wahl zur Behandlung generalisierter Epilepsien.

CAVE

Valproinsäure überwindet die Plazentaschranke und führt in der Schwangerschaft zu schweren Neuralrohrdefekten. Durch Störungen im Insulinstoffwechsel kann sich ein metabolisches Syndrom entwickeln (mögliche Gewichtszunahme mit Übergewicht insbesondere zu Beginn der Behandlung) oder es können Hormonstörungen (bis hin zur Unfruchtbarkeit bei Männern, polyzystisches Ovarialsyndrom) auftreten.

Gabapentin und sein Derivat **Pregabalin** hemmen spannungsabhängige Kalzium-Kanäle und unterdrücken die neuronale Erregung durch funktionelle Veränderungen von Ionen-Kanälen. Des Weiteren beeinträchtigen sie die GABA-Synthese. Als Antikonvulsiva spielen beide Substanzen nur eine untergeordnete Rolle. Ihre Bedeutung liegt in der Anwendung als sog. **Koanalgetika** (➤ 12.2.5) bei neuropathischen Schmerzen oder als Anxiolytika bei Angststörungen.

Es gibt noch eine Reihe weiterer Antikonvulsiva, die in der Tabelle (➤ Tab. 11.3) gelistet sind.

GABA-A-Agonisten

DEFINITION

GABA-A-Agonisten: Wirkstoffe, welche die physiologische Hemmwirkung des GABA-A-Rezeptors stimulieren und die neuronale Erregungshemmung verstärken.

Neben den alt bekannten Barbituraten und Benzodiazepinen gibt es neuere GABAerge Wirkstoffe wie **Vigabatrin.** Es ist ein Aktivator der GABAergen Wirkungen, indem es irreversibel ein Enzym hemmt, das für den Abbau von GABA verantwortlich ist. Allerdings gilt Vigabatrin wegen verschiedener Nebenwirkungen nur als Reserve-Antikonvulsivum.

Die GABA-A-Agonisten **Barbiturate** (Phenobarbital und sein Stoffwechselprodukt Primidon) und **Benzodiazepine** (Diazepam, Lorazepam, Midazolam) verstärken die Wirkung des inhibitorischen Neurotransmitters GABA. Zugelassen für spezifische Epilepsie-Formen sind die langwirksamen Benzodiazepine Clobazam und Clonazepam. Aufgrund ihrer raschen und ausgeprägten Wirksamkeit zur akuten Krampflösung werden Diazepam und Lorazepam i. v. oder Midazolam bukkal beim Status epilepticus, Diazepam rectal bei Kindern und Jugendlichen mit Neigung zu Anfallsserien eingesetzt. Beiden Wirkstoffgruppen gemeinsam ist ein erhöhtes Risiko für Sedierung, Atemdepression und körperliche Abhängigkeit. Nachteil der Benzodiazepine ist die starke Toleranzentwicklung bei chronischer Anwendung, die bereits nach einigen Wochen zum deutlichen Wirkungsverlust führt. Beim schnellen Absetzen können zudem Entzugsanfälle auftreten.

Nebenwirkungen

Zwei Drittel der Patienten müssen ihre Arzneimittel lebenslang einnehmen, daher hat die Verträglichkeit und eine gute medizinische Betreuung einen hohen Stellenwert. Alle Antikonvulsiva sind mit vielfältigen Nebenwirkungen behaftet, wobei unspezifische Nebenwirkungen wie Müdigkeit oder Übelkeit im Laufe der Therapie häufig abnehmen. Viele der Arzneimittel lösen Schwindelgefühl, Schläfrigkeit und Sehstörungen (verschwommenes Sehen) aus und können daher das Reaktionsvermögen und die Verkehrstüchtigkeit in unterschiedlichem Maß beeinträchtigen. Besonders zu beachten sind Sedierung, Verwirrung, kognitive Störungen sowie Konzentrationsstörungen v. a. bei Kindern, Depression und suizidales Verhalten (das jedoch oft in der auslösenden Grunderkrankung begründet ist). Hinzu kommen Störungen im Essverhalten und Gewichtszunahme durch Appetitsteigerung und Wassereinlagerung. Viele Wirkstoffe sind lebertoxisch (Anstieg der Leberenzymwerte) oder teratogen (Wirkstoffabhängig Kontraindikation Schwangerschaft).

TIPP

Patienten mit Epilepsie sollten potenziell hepatotoxische Arzneimittel (Vorsicht Paracetamol in der Selbstmedikation!) meiden und möglichst auf Alkohol verzichten. Stunden bzw. Tage nach Alkoholgenuss kann eine sog. Rebound-Epilepsie auftreten.

11.3.3 Übersicht: verschreibungspflichtige Antiepileptika

In der nachfolgenden Tabelle (➤ Tab. 11.3) sind Antiepileptika verschiedener Wirkstoffgruppen aufgelistet. Sie sind alle verschreibungspflichtig.

Tab. 11.3 Verschreibungspflichtige Antiepileptika.

Wirkstoff	Beispiel	Indikation/Hinweis	Nebenwirkung
GABA-A-Agonisten			
Benzodiazepine			
Midazolam	Buccolam®	• Anwendung bukkal • Länger anhaltende, akute Krampfanfälle bei Säugl. Und Kindern (zw. 3 Mon. u. <18 J.).	–
Clobazam	Clobazam Syri Pharma®	Zusatzmedikation zu anderen Antiepileptika	–
Clonazepam	Rivotril®, Antelepsin®, Clonazepam-neuraxpharm®	Auch als Tropfen, Injektion	–
Barbiturate			
Phenobarbital	Luminal®, Luminaletten®	–	Beeinträchtigung des Reaktionsvermögens
Primidon	z. B. Liskantin®, Mylepsinum®		
Andere GABA-A-Agonisten			
Vigabatrin	Kigabeq, Sabril®	–	Gesichtsfeld- und psychische Störungen
Hemmstoffe der neuronalen Erregung			
Carboxamid-Derivate			
Carbamazepin	Tegretal®, Timonil®, Carbadura, Carbamazepin-ratiopharm® u. a.	• Erste Wahl bei fokalen und Grand-Mal-Anfällen • Zur Prophylaxe manisch-depressiver Phasen, bei neuropathischen Schmerzen	Initial Müdigkeit, Schläfrigkeit, Doppeltsehen, Sehstörungen, Übelkeit Wassereinlagerung, Mundtrockenheit Reaktionsvermögen!
Oxcarbazepin	Apydan®, Timox®, Trileptal®	–	Wie Carbamazepin, aber schwächer
Eslicarbazepin	Zebinix®	–	
Rufinamid	Inovelon®	–	Unspezifische Nebenwirkungen
Weitere Antiepileptika			
Phenytoin	Phenhydan®, Phenytoin AWD	Reserve-Antiepileptikum	Neurotoxizität; Gingivahyperplasie, Bradykardie und Kardiodepression
Ethosuximid	Petnidan® Saft, Weichkaps.; Suxilep® Hartkaps., Ethosuximid-neuraxpharm®	–	Kopfschmerz, Ängstlichkeit
Valproinsäure	Ergenyl®, Orfiril®, Valpro TAD® chrono Tbl., Valproat Chrono Winthrop® Tbl.	1. Wahl bei generalisierten Anfällen	Lebertoxizität, Sedierung, Haarausfall, Gewichtszunahme Embryotoxisch!

Tab. 11.3 Verschreibungspflichtige Antiepileptika. (*Forts.*)

Wirkstoff	Beispiel	Indikation/Hinweis	Nebenwirkung
Gabapentin	Neurontin®, GabaLiquid GeriaSan® Lösung, Gabapentin AbZ u. a.	Vorwiegend als Koanalgetika bei neuropathischen Schmerzen oder Anxiolytika	Sedierung, Entspannung, Störung im Essverhalten
Pregabalin	Lyrica®, Prega Tbl.®, Pregabalin Hennig® u. a.		Sedierung, Euphorie (Missbrauch!), Obstipation, verschwommenes Sehen, Verwirrung, Gewichtszunahme, Steigerung des Appetits
Lamotrigin	Lamictal, Lamotrigin acis® u. a.	• 1. Wahl bei fokalen Anfällen • Nicht sedierend	Hautexantheme v. a. bei zu schneller Aufdosierung
Levetiracetam	Keppra®, Levetiragamma®, Levetiracetam UCB® u. a.		Psychische Symptome (Depression, Aggression), Schwindel
Topiramat	Topamax®, Topiramat-Janssen®	1. Wahl bei generalisierten Anfällen	Sehstörungen, kognitive Störungen, Harnsteine
Zonisamid	Zonegran®, Zonisol Suspension	Bei fokalen Anfällen	Nierensteine, Gewichtsverlust
Perampanel	Fycompa®		Aggressivität,
Sultiam	Ospolot®, Sultiam neuraxpharm	Bei sog. Rolando-Epilepsie	kardiale und pulmonale Störungen
Felbamat	TALOXA®	–	Unruhe, Angst, Übelkeit, Müdigkeit;
Lacosamid	Vimpat®	Fokale Anfälle	–
Brivaracetam	Briviact		
Mesuximid	Petinutin®	Bei Petit mal	
Stiripentol	Stiripentol	generalisierte tonisch-klonische Anfällen	

11.4 Multiple Sklerose

WIRKSTOFFE
- **Immunmodulatoren:** Interferon-beta 1a und 1b, Peg-Interferon, Dimethylfumarat, Glatiramer, Teriflunomid
- **Selektive Immunsuppressiva:**
  - Fingolimod
  - Monoklonale Antikörper: Alemtuzumab, Natalizumab, Ocrelizumab
- **Glukokortikoide:** Methylprednisolon

11.4.1 Klinische und physiologische Grundlagen

Die multiple Sklerose (MS) ist eine autoimmun induzierte chronische Erkrankung des zentralen Nervensystems. Sie ist durch ein ausgedehntes Entzündungsgeschehen und einen schubförmigen Verlauf gekennzeichnet. Ein fehlgeleitetes Immunsystem greift die schützenden Myelin-Umhüllungen der Nerven an und zerstört die Nervenzellen. Pathophysiologischer Hintergrund ist das Einwandern autoreaktiver T-Lymphozyten und Makrophagen in das Gehirn und Knochenmark. Die Abwehrzellen attackieren die Myelinscheiden der Axone, was zur Demyelinisierung führt und die Signalweiterleitung durch die Nervenzellen verhindert. Es bilden sich zahlreiche entzündliche Areale, die nach dem akuten Krankheitsschub in „multiplen Sklerosen" vernarben.

Die Anfangssymptomatik hängt davon ab, in welchem Hirnareal der Entzündungsprozess beginnt und wie gut das ZNS die Ausfälle kompensieren kann. Das erste Stadium, das sog. klinisch isolierte Syndrom (KIS) geht bei ca. 85 % der Patienten in eine schubförmig remittierende Multiple Sklerose (RRMS, relapsing remitting MS) über. Im Krankheitsschub induzieren die Entzündungsherde im ZNS vielfältige neurologische Symptome, zu denen häufig auftretenden Seh- und Sprachstörungen, Schmerzen, Taubheitsempfindungen bis zu Gangunsicherheiten und Lähmungen gehören. Abhängig davon, ob sich nach dem Schub die geschädigten Regionen im ZNS regenerieren oder Vernarbungen entstehen, normalisieren sich die Funktionen wieder, oder es bleiben Beeinträchtigungen zurück.

Die Krankheit beginnt mit ersten Symptomen im Alter zwischen 20 und 40 Jahren und oft dauert es Jahre, bis aufgrund leichter Sehstörungen, Gangunsicherheit oder der starken Müdigkeit eine sichere Diagnose der MS gestellt wird. Weltweit sind mehr als 2,5 Millionen Patienten betroffen, in Deutschland geht man von ca. 200.000 aus, darunter deutlich mehr Frauen als Männer.

11.4.2 Pharmakotherapie

DEFINITION
(Selektive) Immunsuppressiva: Wirkstoffe, häufig Antikörper, die eine überschießemde Reaktion des Immunsystems unterdrücken.
Immunmodulatoren: Wirkstoffe, die „modulierend" in Regelkreise des Immunsystems eingreifen und sowohl eine Stimulation als auch eine Dämpfung des Immunsystems hervorrufen können.

Ziel der Pharmakotherapie dieser unheilbaren Krankheit ist es, mit immunmodulierenden oder immunsupprimierenden Wirkstoffen die Häufigkeit und die Intensität der Krankheitsschübe zu vermindern. Um ein Fortschreiten bleibender Behinderungen einzudämmen, ist es von großer Bedeutung, erste Krankheitssymptome möglichst frühzeitig zu erkennen und mit der Behandlung zu beginnen. Es gilt, einen ausreichenden Immunstatus zu erhalten, damit Lebensqualität und Aktivität der Patienten möglichst wenig eingeschränkt werden.

Entsprechend der aktuell geltenden Leitlinie[3] der Deutschen Gesellschaft für Neurologie werden die Immuntherapeutika drei Wirksamkeitskategorien zugeordnet. Diese Einteilung stimmt im Wesentlichen mit dem bisherigen Schema der MS-Therapie in drei Schritten überein:

- Basistherapie mit immunmodulatorischen Wirkstoffen als dauerhafte Anwendung
- Eskalationstherapie mit immunsuppressiven Wirkstoffen als Dauer- oder Stoßtherapie bei Versagen der Basistherapie und bei aggressiven Verlaufsformen
- Therapie der akuten Schübe

Immunmodulatoren

Die ältesten Immunmodulatoren sind (rekombinante) **Beta-Interferone** (INF-β) aus der Familie der Zytokine. Sie wirken antiviral, antiproliferativ und aktivieren antiinflammatorische Zytokine und TH-1-Helferzellen. Beta-Interferone eignen sich als Basistherapie sowohl beim klinisch isolierten Syndrom KIS als auch bei milden Formen eines schubförmigen Verlaufs. Das pegylierte Interferon-beta (Peg-Interferon) hingegen wird nur bei schubförmiger MS eingesetzt. Eine Alternative zu Interferonen in der Basistherapie der RRMS ist Glatiramer (Copaxone®). Es ist ein heterogenes Peptidgemisch mit strukturell ähnlichem Aminosäureaufbau wie das Myelin-Protein, einem wichtigen Bestandteil der Myelinscheiden der Axone. Dies könnte seine immunmodulatorische Wirksamkeit erklären. Glatiramer fördert die Umwandlung von proinflammatorischen TH-1-Lymphozyten in antiinflammatorisch wirksame TH-2-Lymphozyten und hat vermutlich auch einen gewebeschützenden Effekt. Die Wirkstoffe Dimethylfumarat und Teriflunomid bieten den Vorteil der **oralen** Anwendung, was in Hinblick auf die Langzeittherapie bei schubförmig verlaufender MS mit einer deutlich verbesserten Patientenadhärenz einhergeht. Beide Substanzen reduzieren die Schubrate und verhindern durch entzündungshemmende Effekte ein Fortschreiten der Behinderungen.

Immunsuppressiva

Der Wirkstoff **Fingolimod** (Gilenya®) wurde vor 10 Jahren als erster oral verfügbarer Arzneistoff in die MS-Therapie eingeführt. Mit einem völlig neuartigen Wirkprinzip bereichert er die Eskalationstherapie von RRMS-Patienten. Durch die autoimmun ausgelöste Aktivierung des Immunsystems bei MS wandern autoreaktive CD4- und T-Zellen durch die Blut-Hirn-Schranke ins Gehirngewebe. Es entstehen Entzündungsherde und die Produktion von proinflammatorischen Zytokinen wie Tumornekrosefaktor und Interferon wird angekurbelt. In der Folge wird die Myelinscheide direkt oder durch Anlockung weiterer zellulärer Komponenten des Immunsystems geschädigt.

11

[3] Diagnose und Therapie der Multiplen Sklerose, Neuromyelitis-optica-Spektrum-Erkrankungen und MOG-IgG-assoziierten Erkrankungen. Deutsche Gesellschaft für Neurologie (DGN) e.V. Vollständig überarbeitet: 17. Februar 2021, Gültig bis: 17. Februar 2022 (Aktualisierung erfolgt mindestens einmal jährlich).

Fingolimod verhindert nun den Austritt von T-Lymphozyten aus den lymphatischen Organen und deren Einwanderung in Entzündungsareale im ZNS. Das bedeutet, dass Fingolimod zwar eine Lymphopenie hervorruft, aber die Aktivität der T-Zellen nicht reduziert.

Bei Versagen der Basistherapie oder bei hochaktiver RRMS werden in der Wirksamkeitskategorie 3 **monoklonale Antikörper** wie Natalizumab und Ocrelizumab eingesetzt. Sie blockieren bestimmte Adhäsionsmoleküle auf den T-Lymphozyten, wodurch diese das Gefäßsystem nicht mehr verlassen können. Die Transmigration von Entzündungszellen über die Blut-Hirn-Schranke wird verhindert und die Entstehung neuer MS-Läsionen gehemmt. Natalizumab wird 1-mal monatlich intravenös appliziert. Ocrelizumab wird als 2-malige Infusion im Abstand von 2 Wochen gegeben, die Folgedosis in einem Mindestabstand von 5 Monaten.

CAVE
Alle Immunsuppressiva sind aufgrund ihrer Wirkungsweise mit einer generell erhöhten Infektionsanfälligkeit behaftet, die sich häufig in Form von grippeähnlichen Symptomen, Atemwegs- und Harnwegsinfekten bemerkbar macht.

Glukokortikoide

Glukokortikoide **hemmen** die **Migration** der **Immunzellen** und unterdrücken entzündungsfördernde Zytokine wie Interleukin 2, Interferon γ und Tumornekrosefaktor α. Sie vermindern sowohl die Dauer und möglicherweise auch die Schwere der Attacke durch die Rückbildung frischer Entzündungsherde. Im akuten Schub wird sofort mit einer intravenösen Gabe eines Glukokortikoids (Methylprednisolon) in hoher Dosierung für 3–5 Tage begonnen. Anschließend wird die Therapie mit Methylprednisolon in oraler Form (z. B. Metypred®, Urbason®) fortgesetzt.

Cannabisblütenextrakt

Seit März 2017 ist in Deutschland ein Gesetz in Kraft, das die ärztliche Verschreibung von Cannabisextrakten für schwerkranke Patienten ermöglicht. Von Hanf aus der Familie der Hanfgewächse (Cannabaceae) sind mehrere Arten bekannt. Medizinisch verwendet werden vorwiegend die getrockneten weiblichen Blüten oder deren Extrakte von Cannabis sativa. Hauptinhaltsstoffe sind Cannabinoide mit Δ9-Tetrahydrocannabinol THC und Cannabidiol CBD. Cannabis wirkt akut kreativitätssteigernd, euphorisierend und entspannend. Die Wirkqualität (anregend oder sedierend) hängt von der Unterart der Pflanze und dem Mengenverhältnis von THC und CBD ab.

Das **psychoaktive THC** wirkt als Partialagonist an CB1- und CB2-Rezeptoren, CBD hingegen stimuliert andere Zielstrukturen und hat keine psychotrope Wirkung. Der Gehalt an psychotropen **THC** ist je nach Sorte in den Blüten unterschiedlich hoch und muss daher für die Verwendung und Freigabe als Arzneimittel standardisiert werden. **Nabiximols** ist die Bezeichnung für eine Pflanzenextraktmischung mit THC und CBD im Verhältnis 1:1.

Das Mundspray **Sativex**® enthält als Wirkstoff einen standardisierten Dickextrakt aus Cannabis sativa L. folium cum flore

(= Nabiximols) und ist zugelassen zur Symptomverbesserung bei Erwachsenen mit mittelschwerer bis schwerer Spastik aufgrund von multipler Sklerose. Pro Sprühstoß nimmt der Patient 2,7 mg THC und 2,5 mg CBD als Einzeldosis zu sich. Um die optimale Dosis zu erreichen, ist eine Titrationsphase nötig, in der die Dosis schrittweise um einen Sprühstoß pro Tag auf höchstens zwölf Sprühstöße täglich erhöht wird. Bis die richtige Dosis erreicht wird, kann es bis zu 2 Wochen dauern. Nebenwirkungen können bereits in dieser Zeit auftreten, am häufigsten sind Schwindelgefühle, Müdigkeit und evtl. Mundtrockenheit. Aufgrund der psychotropen Wirkungen darf der Patient während der Titrationsphase keinesfalls ein Fahrzeug zu führen! Sativex® hat den Status eines Betäubungsmittels und kann nur auf besonderem Rezept ärztlich verordnet werden.

11.4.3 Übersicht: Immunmodulatoren und Immunsuppressiva

Die Therapie der MS als autoimmun-induzierter Erkrankung erfordert Arzneimittel, die das Immunsystem beeinflussen. Eingesetzt werden Immunmodulatoren und Immunsuppressiva verschiedener Wirksamkeitskategorien (➤ Tab. 11.4), die alle verschreibungspflichtig sind.

Tab. 11.4 Verschreibungspflichtige Immunmodulatoren und Immunsuppressiva.

Wirkstoffe	Beispiel	Anwendung	NW	Verlauf
Wirksamkeitskategorie 1				
Interferon-beta 1a und 1b	AVONEX®, Betaferon®, Rebif®	Injektion	Grippeähnliche Symptome, Kopfschmerzen	Milde/moderate Verlaufsform
Peg-Interferon (mit Polyethylenglykol modifiziertes Interferon beta)	Plegridy®			
Dimethylfumarat	Tecfidera®	oral	Hitzegefühl, Diarrhoe, Übelkeit, Schmerzen Oberbauch	
Glatiramer	Copaxone®	Injektion	Atemwegsinfektionen, Influenza, Kopfschmerzen	
Teriflunomid	Aubagio	oral	Atemwegs- und Harnwegsinfekte, Lippenherpes	
Selektive Immunsuppressiva (Wirksamkeitskategorie 2)				
Cladribin	Mavenclad®	oral	Lippenherpes, Herpes zoster	Schubförmiger Verlauf, moderate RRMS
Fingolimod	Gilenya®		Influenza, Sinusitis, Kopfschmerzen, Husten, Diarrhö	Auch bei hochaktiver RRMS
Ozanimod	Zeposia®		(Naso)-pharyngitis, Atemwegs- und Harnwegsinfekte	–
Siponimod	Mayzent®		Kopfschmerzen, Herpes zoster, Schwindel, Krampfanfälle	–
Selektive Immunsuppressiva: Monoklonale Antikörper (Wirksamkeitskategorie 3)				
Alemtuzumab	Lemtrada®	Infusion	Nasopharyngitis, Harnwegsinfekt, Übelkeit, Fatigue, Schwindel, Kopfschmerzen	(Hoch-)aktive Verlaufsform der RRMS
Natalizumab	Tysabri®	Injektion, Infusion		
Ocrelizumab	Ocrevus®	Infusion		

KAPITEL

12 Schmerzen und Entzündungen

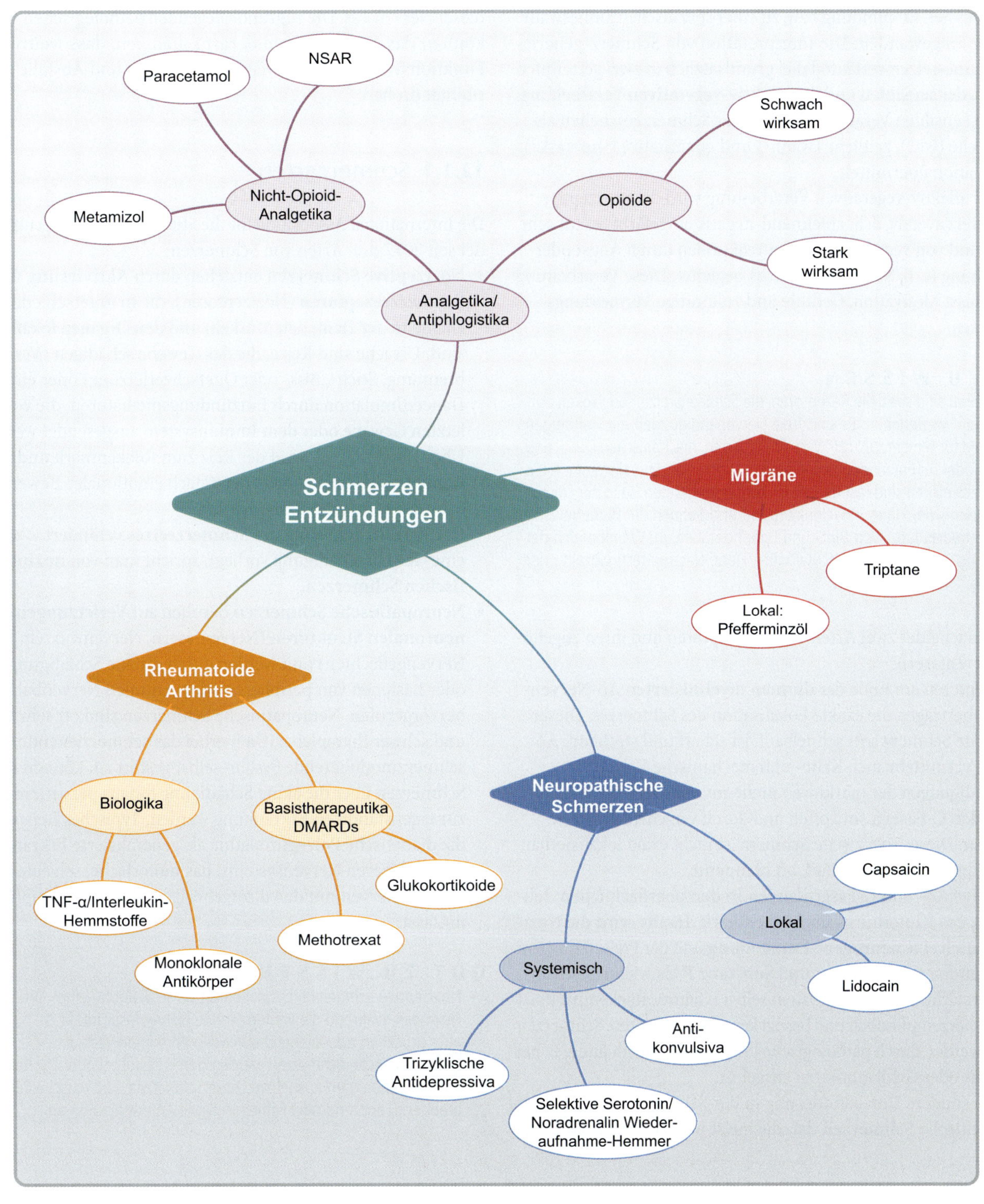

12.1 Grundzüge der Schmerztherapie

Grundvoraussetzung einer wirksamen und nebenwirkungsarmen Schmerztherapie ist das Verständnis der Pathophysiologie und der Entstehung von Schmerzen. In gleicher Weise wie bei allen Sinneseindrücken wird die Empfindung von Schmerzen durch die **Erregung** von peripheren Rezeptoren, den sog. **Nozizeptoren** ausgelöst, die über ihre zugehörigen Nervenfasern Aktionspotenziale ins ZNS senden. Die elektrischen Impulse werden in supraspinalen (oberhalb des Rückenmarks gelegenen) Kerngebieten verarbeitet und zu einer bewussten Empfindung bzw. zu einer spezifischen Sinneswahrnehmung umgewandelt. Die Interpretation von Schmerz-generierenden Sinnesreizen verläuft dabei grundsätzlich in zwei getrennten Systemen, der **sensiblen** und der **affektiv-vegetativen** Verarbeitung:

- Bei der sensiblen Verarbeitung wird das Schmerzgeschehen als räumliche (wo?), zeitliche (wann?) und quantitative (wie stark?) Information übermittelt.
- Bei der affektiv-vegetativen Verarbeitung wird der nozizeptive Sinnesreiz aversiv, d. h. ablehnend-negativ eingefärbt (es tut sehr weh!) und von vegetativen Begleitreaktionen durch Angst oder Bedrohung (z. B. Schweißausbruch) begleitet. Diese Verarbeitung beeinflusst Motivation, Gefühle und zukünftige Vermeidungsstrategien.

GUT ZU WISSEN

Nozizeptoren sind spezielle Rezeptoren, die Schadensreize, sog. Noxen aufnehmen und weiterleiten. Es sind freie Nervenendigungen mit vielfältigen Rezeptoren für Temperatur, pH-Wert-Änderungen, mechanischen Druck und Dehnung oder für Entzündungsmediatoren (Prostaglandine, Histamin, TNFα u. a.). Nozizeptoren sind fast überall im Körper vorhanden, so in der Dermis und Epidermis der Haut, in Gelenkkapseln und Sehnen, im Bindegewebe der Skelettmuskulatur, von Blut- und Lymphgefäßen, im Wandbereich der Hohlorgane von Trachea, Bronchialbaum, Herz, Gastrointestinaltrakt oder Harnleiter.

Man unterscheidet zwei Arten von Nozizeptoren und ihren zugehörigen Nervenfasern:

- Nozizeptoren am Ende der **dünnen myelinisierten Aδ-Nervenfaser** übertragen die exakte Lokalisation des Schmerzes. Dieser sog. erste Schmerz tritt schnell auf, ist scharf und stechend. Aδ-Fasern vermitteln auch Kälte- und mechanische Reize.
- Die Endigungen der marklosen **nicht-myelinisierten, langsam leitenden C-Fasern** sind offen und durch verschiedene Reize erregbar. Dieser sog. zweite Schmerz ist nicht exakt lokalisierbar, seine Empfindung ist dumpf, oft brennend.

Nozizeptive Aδ- und C-Fasern enden in den oberflächlichen Zellschichten des Hinterhorns im Rückenmark. Häufig wird die Nozizeption durch eine **neurogene Entzündung** und der Freisetzung von Neuropeptiden wie **Glutamat** und **Substanz P** als wichtigste Transmitter verstärkt. Das Nervensystem selbst (Gehirn, Rückenmark) ist nicht schmerzempfindlich und besitzt keine Nozizeptoren. Schmerzen am ZNS werden durch pathologische Prozesse der Hirnhäute z. B. bei Meningitis oder Gehirntumoren ausgelöst.

Eine besondere Herausforderung in der Schmerzmedizin stellen **neuropathische Schmerzen** dar, die meist höchste Intensität erreichen. Sie entstehen z. B. durch Trennung oder Abriss von Nervenbahnen bei Amputationen oder Gelenkschäden, durch Quetschung von Nervenstrukturen bei Unfällen oder beim Bandscheibenvorfall, aber auch durch Nervenschädigungen bei Diabetes oder Infektionen mit neurotropen Erregern. Bei der Neuropathie entsteht die Erregung nicht durch physiologische Nozizeptoren, sondern durch das Trauma und durch starke unphysiologische Erregung an der Läsionsstelle unabhängig von peripheren Nozizeptoren. Die Schmerzen werden über TRP (Transient Receptor Potential-)-Ionenkanäle auf Nervenzellen vermittelt und breiten sich im gesamten Versorgungsgebiet dieser Nerven aus. Die zugrunde liegenden pathologischen Vorgänge können das Nervensystem derart schädigen, dass weitreichende Funktionsverluste wie Bewegungsstörungen und Ausfälle der Sensibilität drohen.

12.1.1 Schmerzarten

Die International Association for the Study of Pain (IASP) unterscheidet seit 2017 drei Arten von Schmerzen:

- **Nozizeptive Schmerzen** entstehen durch **Aktivierung** von **Schmerzrezeptoren** (Nozizeptoren), die in unterschiedlicher Dichte in der Haut, den Muskeln und den Organen lokalisiert sind. Ursache sind Reize, die das Gewebe schädigen (Verbrennung, Stich-, Biss- oder Quetschverletzung) oder eine Dauerstimulation durch Entzündungsmediatoren, die vom verletzten Gewebe oder dem Immunsystem ausgesendet werden. Über Nervenfasern wird der Reiz zum Rückenmark und zum Gehirn weitergeleitet, wo er erst nach emotionaler Bewertung als Schmerz wahrgenommen wird.
- Ist die **Wahrnehmung** des **Schmerzreizes** verändert, ohne dass eine Gewebsschädigung vorliegt, spricht man von **noziplastischen Schmerzen.**
- **Neuropathische Schmerzen** beruhen auf **Verletzungen** von **neuronalen Strukturen** (Nervenfasern, Nervenwurzeln, Nervengeflechten) und werden durch direkte Schädigungen oder Läsionen von peripheren oder zentralen Nervenbahnen hervorgerufen. Neuropathische Schmerzen sind oft sehr stark und schwer therapiebar. Da hierbei das schmerzleitende oder schmerzmodulierende System selbst gestört ist, können die Schmerzen über die akute Schädigung hinaus persistieren und zur eigenständigen Erkrankung werden. Typisches Beispiel ist die diabetische Polyneuropathie als generalisierte Erkrankung des peripheren Nervensystems, das motorische, sensible und autonome Nerven mit den dazugehörigen Blut- und Lymphgefäßen umfasst.

GUT ZU WISSEN

- Nozizeptive Schmerzen entstehen durch Schädigung eines Organs oder Gewebes, während die weiterleitende Nervenfaser intakt ist. Sie sind eher drückend oder ziehend mit wellenförmigem Verlauf.
- Neuropathische Schmerzen werden durch Läsionen oder Dysfunktionen von Nervenbahnen ausgelöst. Diese Schmerzen sind einschießend, brennend, bohrend oder fühlen sich wie Ameisenlaufen an

12.1.2 Pharmakotherapie von Schmerzen und Entzündungen

DEFINITION

Analgetika (Schmerzmittel): systemisch wirkende Arzneimittel, die modulierend in die Entstehung, Weiterleitung und Verarbeitung von Schmerzen eingreifen.
Antipyretika: fiebersenkende Arzneimittel.
Antiphlogistika: entzündungshemmende Arzneimittel.

Die Pharmakotherapie der Schmerzen orientiert sich an der zugrundliegenden Ursache, an der Dauer und Intensität der Schmerzen oder am Schmerzverlauf. Ziel einer adäquaten **Schmerztherapie** ist, durch eine den Beschwerden des Patienten angepasste Behandlung mit Analgetika eine rechtzeitige Schmerzfreiheit herzustellen und die Chronifizierung des Schmerzes zu verhindern. Länger andauernde Schmerzreize führen zu einer Sensibilisierung von Nozizeptoren und rufen strukturelle und funktionelle Veränderungen im ZNS hervor. Die Reizschwelle wird erniedrigt und die Schmerzempfindlichkeit nimmt zu.

Eine der wichtigsten Voraussetzungen für die Wahl des Analgetikums ist die Unterscheidung zwischen nozizeptiven und neuropathischen Schmerzen, wobei die Übergänge zwischen den Schmerzarten oftmals fließend sein können. Die früher gültige Unterscheidung zwischen zentral und peripher wirksamen Arzneistoffen ist nach neueren Erkenntnissen nicht mehr absolut zutreffend. Zentrale Rezeptoren (wie z. B. Opioidrezeptoren) vermitteln analgetische Effekte auch an peripheren Nervenendigungen, umgekehrt wird die Wirksamkeit peripher wirksamer Analgetika durch Angriffspunkte im ZNS beeinflusst.

Analgetika unterdrücken die Schmerzentstehung, heben das Schmerzempfinden auf oder schwächen es ab. In therapeutischer Dosierung beeinflussen sie weder das Bewusstsein, noch die Sensorik und andere Funktionen des ZNS. Von den Analgetika abzugrenzen sind **Lokalanästhetika** (z. B. Lidocain, Mepivacain, Bupivacain, Articain), die als Injektionen bei (kleineren) Operationen in der Zahnmedizin und Chirurgie eingesetzt werden. Lokalanästhetika verändern oder blockieren dosisabhängig Ionenkanäle in der Zellmembran von Nervenfasern, wodurch in einem begrenzten Areal die Entstehung und Weiterleitung von Schmerzimpulsen verhindert wird.

Schmerzen werden abhängig von ihrer Ursache häufig von einer Entzündungsreaktion im umliegenden Gewebe oder von Fieber begleitet. Daher sind die gleichzeitige Eindämmung und Verminderung des entzündlichen Geschehens wesentliche Bestandteile der Therapie. Demzufolge haben viele der eingesetzten Arzneimittel neben ihrer rein analgetischen Wirkung zusätzliche antientzündliche oder antipyretische Eigenschaften.

Die Einteilung der Analgetika erfolgt nach ihrem jeweiligen Angriffspunkt im Organismus in **Nicht-Opioid-** und **Opioid-Analgetika.** Opioide vermitteln ihre Wirkungen durch Bindung an Opioidrezeptoren, sie gehören zu den stärksten Schmerzmitteln. Die Wirkungsweise der Nicht-Opioid-Analgetika hingegen verläuft über andere Mechanismen, wie z. B. durch die Hemmung bestimmter Enzyme die Bildung von Schmerz- und Entzündungsmediatoren zu unterdrücken. Richtlinie für die Wahl der Analgetika im Rahmen der Schmerztherapie ist das **WHO-Stufenschema** (➤ Tab. 12.1), nach dem die Behandlung mit einem Nicht-Opioid-Analgetikum beginnt, gefolgt von einem schwach wirksamen Opioid-Analgetikum, bevor als 3. Stufe ein stark wirksames Opioid hinzukommt.

Tab. 12.1 WHO-Stufenschema.

Stufe	Arzneigruppen
1	Nicht-Opioid-Analgetika, z. B. NSAR, Paracetamol (falls NSAR kontraindiziert), Metamizol
2*	Schwach wirksame Opioide, z. B. Tramadol, Tilidin, ggf. in Kombination mit einem Nicht-Opioid-Analgetikum, z. B. Paracetamol + Codein
3*	Stark wirksame Opioide: Morphin, Hydromorphon, Oxycodon, Fentanyl, Buprenorphin, Tapentadol, Methadon, ggf. in Kombination mit einem Nicht-Opioid-Analgetikum
4	Bei Versagen medikamentöser Maßnahmen werden invasive Methoden ergänzt, z. B. spinale Injektion, periphere Lokalanästhesie, Rückenmarkstimulation, die in jüngeren Publikationen als Stufe 4 ausgewiesen sind

* Auf jeder Stufe können Adjuvanzien/Koanalgetika (Antidepressiva, Neuroleptika, Antiepileptika) zur Modulation des Schmerzempfindens zusätzlich verordnet werden.

12.2 Einteilung der Analgetika

12.2.1 Nicht-Opioid-Analgetika[1] mit antipyretisch-antiphlogistischen Eigenschaften

WIRKSTOFFE

- **Analgetika** mit **antipyretisch-antiphlogistischen** Eigenschaften:
  - Acetylsalicylsäure (Ap)
  - Ibuprofen, Diclofenac, Naproxen (Rp und Ap)
  - Acemetacin, Aceclofenac, Meloxicam, Ketoprofen, Piroxicam, Phenylbutazon (alle Rp)
- **Analgetika** mit **antipyretischen** Eigenschaften:
  - Paracetamol (Ap)
  - Metamizol (Rp)

Nicht-Opioid-Analgetika reagieren nicht mit Opioid-Rezeptoren. Ihre Einteilung erfolgt unter pharmakologischen Aspekten nach ihrer zusätzlich antientzündlichen (antiphlogistischen) und/oder fiebersenkenden (antipyretischen) Potenz.

Analgetika mit **antipyretisch-antiphlogistischen Eigenschaften** reichern sich aufgrund ihres sauren Charakters und der hohen Plasmaeiweißbindung im entzündeten Gewebe an. In höherer Dosierung werden sie vorwiegend – oder Substanzen wie Indometacin (z. B. Indo-CT) oder Meloxicam (z. B. Mobec®, Meloxicam-ratiopharm®) ausschließlich – zur Entzündungshemmung bei akuten Schüben von Arthrose oder rheumatoider Arthritis verwendet, weshalb für diese Arzneimittel die Bezeichnung **Nichtsteroidale Antirheumatika/ Antiphlogistika NSAR** (engl. Nomenklatur NSAID non-steroidale antiinflammatory drugs) allgemein etabliert ist.

[1] In der ROTEN LISTE wird die große Klasse der Analgetika/Antiphlogistika und Antirheumatika nicht nur in Opioid- und Nicht-opioide Analgetika/Antipyretika eingeteilt, sondern Nichtsteroidale Analgetika/Antiphlogistika und Antirheumatika als eigenständige 3. Gruppe gelistet.

Analgetika wie Paracetamol und Metamizol hingegen können sich aufgrund ihrer geringen Plasmaproteinbindung nicht in Entzündungsregionen anreichern, ihnen fehlt also die antiphlogistische Komponente.

Nichtsteroidale Antirheumatika/Antiphlogistika

Nichtsteroidale Antirheumatika/Antiphlogistika (NSAR) zählen zu den am häufigsten verordneten und in der Selbstmedikation eingesetzten Arzneimitteln in Deutschland. Viele Schmerzgeschehen weisen eine **entzündliche Komponente** auf, weshalb die Indikationen entsprechend weit gefasst sind: erkältungsbedingte Kopf- und Gliederschmerzen, Kopfschmerzen/Migräne, Regelschmerzen, Schmerzen und Reizzustände bei degenerativen Gelenkerkrankungen, Kurzzeitbehandlung akuter Schübe von Arthrosen, Schmerz- und Entzündungshemmung bei rheumatoider Arthritis bzw. als Überbrückung bis zum Wirkungseintritt spezifisch eingesetzter Antirheumatika.

Kennzeichnend für alle NSAR ist ein **rascher Wirkungseintritt,** aber auch ein schnelles Abklingen der Wirkung nach Absetzen des Arzneimittels. Die analgetische Potenz der NSAR ist relativ gering, sodass sie je nach Bedarf mit schwachen oder starken Opioiden kombiniert werden (WHO-Stufenplan).

TIPP

- Eine Kombination verschiedener NSAR ist nicht zu empfehlen, da keine Wirkungsverstärkung zu erwarten ist, wohl aber eine Anhäufung von Nebenwirkungen.
- Mit der empfohlenen Dosis wird eine optimale antiphlogistische Wirkung erreicht, eine Zunahme der Dosierung erhöht nicht die analgetische Wirkung, steigert aber das Risiko für UAW.

Alle NSAR **hemmen** die Enzyme **Cyclooxygenasen,** die wesentlich für die Synthese und Metabolisierung von **Prostaglandinen** (PG) und **Leukotrienen** sind. Prostaglandine sind Schmerz- und Entzündungsmediatoren, sie verstärken oder verursachen Entzündungsprozesse und sensibilisieren Nozizeptoren im geschädigten Gewebe. Sie sind aber auch an verschiedenen physiologischen Vorgängen wie z. B. dem Schutz der gastrointestinalen Schleimhaut und der Aufrechterhaltung einer normalen Nierenfunktion beteiligt.

GUT ZU WISSEN

Im Arachidonsäure-Metabolismus werden mithilfe der Enzyme Cyclooxygenasen COX-1 und COX-2 Prostaglandine und Thromboxan gebildet, unter dem Einfluss von Lipoxygenasen LOX entstehen Leukotriene. Prostaglandine besitzen eine wichtige pathophysiologische Funktion im Schmerz- und Entzündungsgeschehen. Insbesondere PGE2 und Leukotrien B4 sensibilisieren Nozizeptoren und beeinflussen die Schmerzweiterleitung.
Zielstrukturen für Arzneistoffe stellen die jeweiligen Enzyme dar. Für die analgetische und antiphlogistische Wirkung ist eine Hemmung der COX-2 verantwortlich. Nebenwirkungen hingegen treten verstärkt durch Blockade der COX-1 auf, die in allen Geweben die physiologische Prostaglandinsynthese reguliert, u. a. über PGE2 die Magensäureproduktion und den Schleimhautschutz.

NSAR unterscheiden sich nach ihrer Wirkstärke (analgetische bzw. antiphlogistische Potenz) und Wirkdauer. Die bekanntesten Wirkstoffe **Ibuprofen, Diclofenac und Naproxen** sind abhängig von ihrer Dosierung und Behandlungsdauer rezeptfrei erhältlich oder verschreibungspflichtig. Für **Acetylsalicylsäure ASS** ist keine ärztliche Verschreibung erforderlich, sie kann aber bei bestimmten Indikationen auf Kassenrezept verordnet werden. Die stärker wirksamen NSAR sind alle verschreibungspflichtig und werden v. a. zur Behandlung der rheumatoiden Arthritis eingesetzt.

Als typisch und gehäuft auftretende **Nebenwirkungen** gelten gastrointestinale Beschwerden (Sodbrennen, Übelkeit, Erbrechen, Magenschmerzen, Schädigung der Magenschleimhaut), da NSAR über die Hemmung der Cyclooxygenasen auch die Synthese von schleimhautschützenden Prostaglandinen vermindern. Die Nebenwirkungen können bei empfindlichen Personen bereits in geringer Dosierung auftreten. Sogar bei Personen, die keine Nebenwirkungen wahrnehmen, sind endoskopisch nachweisbare Schleimhautschäden vorhanden. Daher werden bereits bei normaler Dosierung und längerdauernder (antirheumatischer) Therapie zur Prävention von NSAR-assoziierten gastroduodenalen Ulzera standardmäßig zusätzlich Protonenpumpenhemmer wie Omeprazol oder Pantoprazol (➤ 6.7.2) oder das synthetische Prostaglandin-Derivat Misoprostol als fixe Kombination mit Diclofenac (z. B. Arthotec® forte) verordnet.

TIPP

- Orale NSAR mit einem großen Glas Wasser zu oder nach dem Essen einnehmen.
- Die Einnahme nicht verschreibungspflichtiger Analgetika ist auf wenige Tage zu beschränken.
- Bei akuten Schmerz- und Entzündungszuständen oberflächennaher Gelenke (Knie, Hand) und zur Verminderung systemischer Nebenwirkungen ist die direkte lokale Applikation topischer NSAR (Diclofenac oder Ibuprofen vorzugsweise als kühlendes Gel) Mittel der ersten Wahl.
- Die Wirkstoffe durchdringen die Haut und reichern sich im darunterliegenden entzündeten Gewebe an. Bei 2- bis 4-mal täglicher Anwendung erreicht der Plasmaspiegel der NSAR nur etwa 10 % des Wertes bei systemischer Gabe, ist jedoch ähnlich wirksam wie die orale Therapie.
- Bei Knieschmerzen (außer bei aktivierter Gonarthrose) gilt die Regel „topisch vor systemisch".

CAVE

Wechselwirkungen der NSAR (betreffen auch nicht verschreibungspflichtige):

- Das Risiko gastrointestinaler Blutungen erhöht sich, wenn NSAR gleichzeitig zu ASS in niedriger Dosierung (zur Hemmung der Thrombozytenaggregation), Glukokortikoiden oder selektiven Serotonin-Wiederaufnahmehemmern (z. B. Citalopram) eingenommen werden.
- NSAR können die gerinnungshemmende Wirkung von Antikoagulanzien erhöhen.
- Die blutdrucksenkende Wirkung von ACE-Hemmern und Angiotensin-II-Antagonisten kann bei regelmäßiger, höher dosierter Einnahme von NSAR (auch in der Selbstmedikation) verringert werden.

Acetylsalicylsäure

Acetylsalicylsäure (ASS) ist vermutlich der älteste, großtechnisch hergestellte Wirkstoff, der seine klinisch relevante Bedeutung über 120

Jahre hindurch beibehalten hat. ASS **hemmt** COX-1 und COX-2 und nachfolgend die Produktion von **Prostaglandinen** und **Thromboxan,** einem wichtigen Aktivator der Thrombozytenaggregation. Letzteres unterscheidet ASS von anderen NSAR. Die Hemmwirkung auf COX-1 ist um ein Vielfaches höher als auf COX-2, weshalb je nach Indikation verschiedene Dosierungen von ASS erforderlich sind.

ÜBER DEN TELLERRAND

Zum Verständnis der Wirkungsweise von Acetylsalicylsäure hilft ein kleiner Ausflug in die Geschichte von Aspirin®: Bereits 1828 wurde aus einem Extrakt der Weidenrinde Salicin isoliert und nachfolgend **Salicylsäure** hergestellt, die nicht mehr mit dem bitteren Geschmack von Salicin behaftet ist. 1897 gelang dem Chemiker Dr. Felix Hoffmann bei Bayer in Wuppertal-Elberfeld die Einführung einer **Acetylgruppe** in das Molekül der Salicylsäure, wodurch sich die Verträglichkeit deutlich verbessern ließ. Die neue Verbindung **Acetyl-Salicylsäure** wurde daraufhin 1899 als Arzneimittel Aspirin® in den Markt eingeführt. Beide Teile des Moleküls hemmen die Cyclooxygenasen, jedoch bei abweichenden Konzentrationen und mit unterschiedlichen klinischen Auswirkungen: Die Acetylgruppe hemmt irreversibel die maßgeblich an der Thromboxan-Bildung beteiligte COX-1, die Salicylsäure reversibel COX-1 und COX-2. Für die rasch einsetzende **Thrombozytenaggregationshemmung** ist somit die **Acetylgruppe** ausschlaggebend, wofür bereits niedrige Konzentrationen von 50–100 mg ASS/Tag ausreichen. Hingegen ist für die **analgetisch-antipyretische** Wirkung die **Salicylsäure** im ASS-Molekül verantwortlich, die jedoch erst in höherer Dosierung ab einer ED von 500 mg zu erwarten ist.

CAVE

- Für Kinder und Jugendliche unter 12 Jahren ist Acetylsalicylsäure kontraindiziert! In seltenen Fällen kann ein Reye-Syndrom mit Enzephalopathie und Leberzelldegeneration auftreten.
- Bei der Einnahme von ASS besteht aufgrund der hervorgerufenen Schleimhautläsionen und der Hemmung der Thrombozytenaggregation ein zweifach erhöhtes Risiko für gastrointestinale Blutungen.
- Kein ASS für Atopiker – Vorsicht Asthma-Anfälle!

Nebenwirkungen

Obwohl ohne Rezept erhältlich, ist Acetylsalicylsäure eine sehr wirksame Substanz, die bei unsachgemäßem Gebrauch zahlreiche Nebenwirkungen aufweist. Sie wird bereits im Magen resorbiert, was sowohl den raschen Wirkungseintritt, als auch die häufigen **Magen-Darm-Beschwerden** (Sodbrennen, Übelkeit, Erbrechen) erklärt. Wegen der lokal gewebeschädigenden Wirkung treten schon bei normaler Dosierung Mikroblutungen auf, die unbemerkt zu Eisenmangelanämien führen können. Hinzu kommt eine Verlängerung der Blutungszeit durch Verminderung der Thromboxanbildung. Beide UAW entwickeln sich rasch und das Risiko für **gastrointestinale Blutungen** und Ulzera nimmt mit steigender Dosierung und Anwendungsdauer sowie bei älteren Patienten zu. In höherer (antirheumatischer) Dosierung sind zentralnervöse Störungen (Seh- und Hörstörungen, Ohrensausen, Schwindel, Übelkeit, Erbrechen) möglich (Achtung: Beeinträchtigung der Reaktionsfähigkeit!).

Wechselwirkungen

Besondere Bedeutung hat die Interaktion bei gleichzeitiger Verwendung von ASS zur Herzinfarkt-Prophylaxe und anderen NSAR wie z. B. Ibuprofen. Beide Wirkstoffe besetzen die COX an der gleichen Stelle, sodass unter Umständen die Thrombozytenaggregation durch ASS geringer ausfällt. Um eine gegenseitige Beeinflussung zu umgehen, sollte Ibuprofen acht Stunden vor oder 30–60 Minuten nach niedrig dosierter Acetylsalicylsäure eingenommen werden.

Ibuprofen/Naproxen

Die Verwendung von **Ibuprofen** als Analgetikum sowie als Antirheumatikum nimmt sowohl in der Selbstmedikation als auch in der Verordnung zu. Es wird rasch resorbiert und gehört zu den NSAR mit der geringsten Nebenwirkungsrate. Seine **entzündungshemmende** Wirkung ist höher als die von ASS, daher ist es bei verschiedenen Schmerzarten die bessere Wahl. Als Analgetikum ist Ibuprofen in der ED von 200–400 mg auch ohne Rezept erhältlich, als verschreibungspflichtiges Antirheumatikum beträgt die ED 600–800 mg (TD bis 2400 mg).

Für eine rasch eintretende Schmerzlinderung wird Ibuprofen mit der Aminosäure Lysin kombiniert (Ibuprofen DL-Lysin), wodurch Ibuprofen bei gleicher Dosierung schneller vom Körper resorbiert und die Wirkung spürbar verbessert werden soll.

Aufgrund des günstigen Nutzen-Risikoprofils von Ibuprofen nennt Embryotox Ibuprofen (neben Paracetamol) als Mittel der Wahl in den ersten zwei Dritteln der Schwangerschaft (bis zur 28. SSW) sowie in der Stillzeit.

TIPP

- Ibuprofen DL-Lysin 683,47 bzw. 685 mg entspricht einer Dosierung von 400 mg Ibuprofen.
- Geeignete Darreichungsformen für Kinder > 3 Monate sind Zäpfchen, für Kinder ab 6 Monaten Saft, ab 6 Jahren Schmelztabletten oder ab 7 Jahren Kaudragees (z. B. Nurofen®/Nurofen®junior, Dolormin® für Kinder u. a.)

Naproxen wird vollständig resorbiert und weist im Vergleich zu Ibuprofen eine deutlich längere Plasmahalbwertszeit auf. Es wird hauptsächlich bei Kopf- und Zahnschmerzen, Regel- oder Gelenkschmerzen eingesetzt. Die ED liegt bei 200/250 mg im Abstand von 8–12 Std., die max. TD beträgt 750 mg, bei älteren Patienten 500 mg.

Diclofenac

Diclofenac ist in niedriger Dosierung von 3-mal 25 mg rezeptfrei zur Behandlung leichter bis mäßig starker Schmerzen für eine maximale Anwendungsdauer von vier Tagen erhältlich. Die verschreibungspflichtige Dosierung beträgt 2- bis 3-mal 50 mg bzw. in retardierter Form bis zu 2-mal 100 mg/Tag.

Diclofenac wird rasch und gut resorbiert sowie schnell metabolisiert. **Indikationen** sind akute und chronisch-entzündliche Erkrankungen, vorwiegend des rheumatischen Formenkreises wie

Arthritis. Ein 3-prozentiges Diclofenac-Gel (z. B. Solaraze 3 % Gel) wird als verschreibungspflichtiges Arzneimittel zur Behandlung der aktinischen Keratose eingesetzt.

- Diclofenac in magensaftresistenter Form ist ca. 1 Std. vor oder 2–3 Std. nach dem Essen einzunehmen.
- Für einen besonders raschen Wirkeintritt können Dispersttabletten (Rp) zum Auflösen vor einer Mahlzeit eingenommen werden.
- Patienten mit empfindlichem Magen sollen Diclofenac nicht nüchtern einnehmen.

CAVE

Diclofenac, Ibuprofen, Naproxen

- Schwangerschaft: Strenge Indikationsstellung im 1. und 2. Trimenon, kontraindiziert im 3. Trimenon (außer Ibuprofen)
- Kontraindikationen gelten auch im Rahmen der Selbstmedikation in niedriger Dosierung:
  - Bekannte Reaktionen von Bronchospasmus, Asthma, Rhinitis oder Urtikaria nach der Einnahme von Acetylsalicylsäure oder anderen nichtsteroidalen Antiphlogistika in der Vergangenheit
  - Ibuprofen: Kdr. < 3 Monaten (abhängig vom Gewicht der Säuglinge und der Darreichungsform)
  - Naproxen: Kdr. <12 J., Schwere Nieren- od. Leberfunktionsstörungen
  - Kontraindikationen gelten auch im Rahmen der Selbstmedikation in niedriger Dosierung!

Hinweis zu Diclofenac: Insbesondere bei hoher Dosierung (150 mg täglich) und bei Langzeittherapie besteht ein erhöhtes Risiko für arterielle thrombotische Ereignisse (Herzinfarkt, Schlaganfall).

Selektive COX-2-Hemmer

Selektive COX-2-Hemmer (Cyclooxygenase-Inhibitoren, Coxibe) wie **Celecoxib** (z. B. Celebrex®, Celecoxib Heumann u. a.) oder **Etoricoxib** (z. B.Arcoxia®, Etoricoxib Libra-Pharm u. a.) hemmen spezifisch die COX-2, daher sind weniger Nebenwirkungen am Magen-Darm-Trakt zu erwarten. In therapeutischer Dosierung beeinflussen sie nicht die Thrombozytenaggregation. COX-2-Hemmer werden speziell zur Therapie degenerativer Arthrosen oder bei rheumatoider Arthritis eingesetzt. Unter den Coxiben zeichnet sich **Etoricoxib** durch einen besonders schnellen Wirkungseintritt bei nur einmal täglicher Einnahme und einer guten Verträglichkeit aus. Hauptindikation für **Parecoxib** (Dynastat® Injektionslösung) sind postoperative Schmerzen.

Die Liste der **UAW** ist lang. Eine sehr häufige Beobachtung ist der Anstieg des Blutdrucks einschließlich der Verschlechterung einer bestehenden Hypertonie. Häufig treten Infektionen der oberen Atemwege (Rhinitis, Sinusitis, Pharyngitis), Harnwegsinfektionen oder Hautausschlag mit Pruritus auf. Unspezifische Nebenwirkungen sind Schwindel, Kopfschmerzen, gastrointestinale Beschwerden und Müdigkeit.

12.2.2 Nicht-Opioid-Analgetika ohne Entzündungshemmung

Paracetamol

Paracetamol zählt zu den am häufigsten verwendeten **Nicht-Opioid-Analgetika** mit gutem Nutzen-Risiko-Profil. Die analgetische Komponente ist **ähnlich** wie von **NSAR** einzuschätzen und wird mit einer schwachen COX-2-Hemmung in Verbindung gebracht. Im Gegensatz zur Acetylsalicylsäure ist eine Wirkung auf die COX-1 und auf Gerinnungsfaktoren nicht bekannt. Paracetamol schwächt die Reaktion endogener Pyrogene (= fiebererzeugender Stoffe) auf das hypothalamische Temperaturregulationszentrum ab und wirkt auf diese Weise fiebersenkend. Indikationen sind Fieber, erkältungsbedingte, leichte bis mittelstarke Kopf- und Gliederschmerzen, Zahn- und Gelenkschmerzen.

Die **Dosierung** von Paracetamol hängt vom Körpergewicht, dem Lebensalter und der Applikationsform ab. Die Einzeldosis für Kinder ab 3 kg KG liegt in der Regel bei 10–15 mg/kg Körpergewicht bis zu 60 mg/kg KG als maximale Tagesgesamtdosis. Das jeweilige Dosierungsintervall richtet sich nach der Symptomatik und der maximalen Tagesgesamtdosis, es sollte sechs Stunden nicht unterschreiten. Bei Säuglingen < drei Monaten bzw. einem Körpergewicht < 5 kg ist ein größerer Mindestabstand von 8–12 Std. einzuhalten, bei älteren Säuglingen und Kleinkindern mit einem Körpergewicht ≥ 5 kg sind sechs Stunden ausreichend. Paracetamol ist in den **Darreichungsformen** (Film)-tabletten, Brausetabletten, Suppositorien, Saft und verschreibungspflichtige Infusionszubereitungen verfügbar. Aufgrund von Berichten über Spontansuizide und der erhöhten Lebertoxizität ab etwa 10 g durch Bildung eines toxischen Metaboliten ist Paracetamol nur bis zu einer **Gesamtwirkstoffmenge von 10 g je Packung rezeptfrei** erhältlich, bei Überschreitung dieser Menge besteht Verschreibungspflicht. Im Allgemeinen ist Paracetamol sehr gut verträglich, Nebenwirkungen wie allergische Reaktionen oder Veränderungen des Blutbildes (Agranulozytose) treten nur (sehr) selten auf.

Metamizol

Metamizol (= Novaminsulfon) wirkt gut analgetisch und antipyretisch, hat aber nur **schwache antiphlogistische** Eigenschaften. Der Wirkstoff eignet sich nicht nur zur oralen und rektalen, sondern auch zur parenteralen Gabe. Metamizol ist verschreibungspflichtig und das Nicht-Opioid-Analgetikum der Wahl bei tumorbedingten Schmerzen, wegen seiner spasmolytischen Eigenschaft wird es bei kolikartigen Schmerzen verordnet. Bei chronischen Schmerzen ist eine Kombination mit Opioiden möglich.

12.2.3 Übersicht: Nicht verschreibungspflichtige Analgetika/NSAR

In der nachfolgenden Tabelle (➤ Tab. 12.2) sind nicht verschreibungspflichtige Analgetika mit zusätzlich antipyretischen und/oder antiphlogistischen Eigenschaften aufgelistet. Sie sind für die Selbstmedikation und die Verordnung durch den HP geeignet.

12.2.4 Übersicht: verschreibungspflichtige Analgetika

In der nachfolgenden Tabelle (➤ Tab. 12.3) sind verschreibungspflichtige Analgetika aufgelistet.

Tab. 12.2 Nicht verschreibungspflichtige Analgetika/NSAR.

Wirkstoff/Beispiel	Analgetish	Antipyretisch	Antiphlogistisch	Indikation	Kontraindikation/Hinweis
Acetylsalicylsäure z. B. Aspirin® Tbl., Aspirin® direct, Kautbl.; Aspirin® + C, Brausetbl.; Alka Seltzer®, ASS ratiopharm u. a.	+	+	(+)	Kopf-, Zahn-, Muskel-, Gliederschmerzen, Fieber In höherer Dosierung auch bei Migräne (z. B. Aspirin® Migräne)	• Kdr. < 12J. • Migräne: Jgdl. < 16 J. • Anwendungsdauer 3–4 Tage
Ibuprofen z. B. Aktren®, Dismenol®, Ibuhexal®akut, Ibudolor®, Nurofen®	+	+	+	Entzündungsbedingte Schmerzen, Zahn-, Muskel-, Glieder-, Menstruationsschmerzen, Fieber (Saft für Kinder)	• 8 Std. vor oder 30–60 Min. nach ASS 100 einnehmen • Dauertherapie: **Rp** ab ED 200–400 mg
Ibuprofen-DL-Lysin z. B. Dolormin®, Dolormin® Extra, Ibuflam® Lysin, Neuralgin® extra, Ibu-Lysin Hexal® u. a.	+	+	+		Schnellerer Wirkungseintritt, sonst wie Ibuprofen
Diclofenac z. B. Voltaren®, Voltaren® Dolo; Voltaren® Dolo liquid (25 mg), Diclac® Dolo (25 mg), Diclofenac Zentiva® (25 mg)u. a.	+	(+)	+		• Kdr. < 14 J. Schwere Leber- oder Nierenfunktionsstörungen • Anwendungsdauer 3–4 Tage • Nicht in der Stillzeit (Milch sollte für 4 h verworfen werden) • Dauertherapie **Rp** ab ED 25 mg
Naproxen z. B. Aleve®, Dolormin® für Frauen, Dolormin® GS, Naproxen® ratiopharm	+	–	+	Stärkere Zahn-, Glieder-, Regelschmerzen	**Rp** TD 500–1250 mg
Paracetamol z. B. ben-u-ron® Paracetamol Abz, Paracetamol Al, Paracetamol I Stada u. a.	+	+	–	Nicht entzündliche Schmerzen, Fieber	• Vorsicht bei Leber- oder NierenInsuffizienz, Alkoholmissbrauch, verminderte Glutathion-Reserve (Gilbert-Syndrom) Bei Überdosierung leberschädigend • Mittel der Wahl in Schwangerschaft und Stillzeit • Saft, Zäpfchen: Breits für Säuglinge ab 3 kg KG
Kombination ASS + Paracetamol + Coffein					
Neuralgin®, Melabon® K, Thomapyrin® Classic, Thomapyrin® Intensiv, Spalt® plus Coffein N	+	+	(+)	Kopf-, Zahn-, Gliederschmerzen	• Kdr. < 12 Jahren • Koffein fördert die Resorption der anderen Wirkstoffe
Topische NSAR					
Ibuprofen z. B. doc® Ibuprofen Schmerzgel, Dolobene® Ibu Gel, proff® Schmerzcreme, Schmerzgel	+	–	+	Sport- und Unfallverletzung, Entzündungen im gelenknahen Bereich	Lokale Hautreaktionen (Rötung, Jucken, Brennen), Pustel- oder Quaddelbildung
Diclofenac z. B. Diclofenac acis® Gel (30 mg/g), Voltaren® Schmerzgel forte					Anwendungsdauer: 60–90 Tage

12.2.5 Koanalgetika

Unter Koanalgetika versteht man Wirkstoffe, die primär nicht als Schmerzmittel entwickelt wurden, sondern auf anderem Weg Schmerzen lindern können. Sie **unterdrücken** die **Erregung** im **Nervensystem** durch Hemmung von Ionenkanälen oder durch Verstärkung der endogenen Schmerzhemmung, an der Noradrenalin beteiligt ist.

Zu den Koanalgetika zählen **Antikonvulsiva** (z. B. Pregabalin, Gabapentin, Carbamazepin ➤ 11.3.2), **Antidepressiva** in niedriger Dosierung (z. B. Amitriptylin, Duloxetin, Venlafaxin ➤ 10.2.2) oder **Spasmolytika** (Butylscopolamin, z. B. Buscopan®). Substanzen, die über andere Angriffspunkte Schmerzen vermindern, wie z. B. Bisphosphonate und Calcitonin als Stabilisatoren des Knochenstoffwechsels, haben bei Tumorpatienten mit Knochenmetastasen eine Bedeutung.

Koanalgetika werden zur Behandlung verschiedenartiger, insbesondere **neuropathischer Schmerzen** (➤ 12.1.1, ➤ 12.4) zusätzlich zu nicht-opioiden oder opioiden Analgetika verordnet und können dazu beitragen, Opioide einzusparen.

Tab. 12.3 Verschreibungspflichtige Nicht-opioide Analgetika/NSAR/Antipyretika.

Wirkstoffe	Beispiel	Indikation	Hinweis
Nichtsteroidale Antirheumatika/Antiphlogistika NSAR			
Acemetacin	Ziloxicum, Acemetacin CT u. a.	Akute Arthritis (einschl. Gichtanfall), chronische Polyarthritis, rheumatoide Arthritis, Arthrose	Reaktionsvermögen!
Aceclofenac	Beofenac®	Schmerzen und Entzündungen bei Osteoarthritis, rheumatoider Arthritis, Morbus Bechterew	
Meloxicam	Mobec®, Meloxicam-ratiopharm®	Akute Schübe von Arthrose, rheumatoide Arthritis M. Bechterew, Reizzustände bei degenerativen Gelenk- und Wirbelsäulenerkrankungen	
Ketoprofen	Gabrilen®		
Piroxicam	Piroxicam AbZ		Reaktionsvermögen! nur noch untergeordnete Bedeutung
Phenylbutazon	Nur kombiniert mit Lidocain: Ambene® Injektionslösung	Akute Schübe bei M. Bechterew und rheumatoider Arthritis, Gichtanfall.	Einmalige Injektion
Nabumeton	Relifex®	Chronische Arthritiden, rheumatoide Arthritis, Arthrosen u. Spondylarthrosen Schmerzhafte Schwellungen und Entzündungen nach Verletzungen.	–
Nicht-opioide Analgetika/Antipyretika			
Metamizol	Novalgin®, Analgin®, Metamizol Heumann, Novaminsulfon-ratiopharm® u.a	Starke Schmerzen nach Verletzungen und Operationen, Koliken, Tumorschmerzen. Hohes Fieber, das auf andere Maßnahmen nicht anspricht	–
Selektive COX-2-Hemmer (Coxibe)			
Celecoxib	Celebrex®, Celecoxib Heumann u. a.	Reizzustände bei degenerativen Gelenkerkrankungen (aktivierte Arthrosen), rheumatoide Arthritis, M. Bechterew	Sehr häufig: Abdominalschmerzen, Schwindel, Kopfschmerzen
Etoricoxib	Arcoxia®, Etoricoxib Libra-Pharm u. a.		
Parecoxib	Dynastat®	Postoperative Schmerzen bei Erwachsenen	Nur zur Injektion

12.2.6 Opioid-Analgetika

DEFINITION

Opioid-Analgetika/Opioide: Wirkstoffe mit morphinartigen Eigenschaften. Sie sind mit dem Risiko einer psychischen und physischen Abhängigkeit behaftet, weshalb die meisten unter ihnen dem Betäubungsmittelgesetz unterliegen.

Opioide vermitteln ihre Wirkungen über eine Interaktion an Opioidrezeptoren. Im ZNS und an peripheren Nerven befinden sich drei verschiedene Rezeptortypen. Am wichtigsten für die Schmerzhemmung ist der **μ-Opioid-Rezeptor.** Nahezu alle Opioid-Analgetika einschließlich Morphin wirken als **Agonist** an diesem Rezeptor. Unterschiede bestehen bezüglich der Resorption und Verstoffwechslung, ihrer Wirkstärke und einem möglichen Suchtpotenzial. Davon hängt ab, ob die entsprechenden Arzneimittel verschreibungspflichtig sind oder dem **Betäubungsmittelgesetz** bzw. der Betäubungsmittelverschreibungsverordnung unterliegen.

Über den μ-Opioid-Rezeptor werden auch weitere typische (Neben)-wirkungen der Opioide (Euphorie, Sedierung, Atemdepression, Hemmung der Darmmotilität/Obstipation) vermittelt. Somit lassen sich erwünschte und unerwünschte Wirkungen nicht voneinander trennen.

Opioid-Analgetika (Opioide) sind Schmerzmittel mit höchster Potenz und ihr Einsatz steigt weltweit an. **Hauptindikationen** sind starke bis stärkste Tumor- und Durchbruchsschmerzen, sowie starke neuropathische Schmerzen. In der Langzeitanwendung sind Opioide wesentlicher Bestandteil der Schmerztherapie bei diabetischer Polyneuropathie, Postzoster-Neuralgie) und chronischen Nicht-Tumorschmerzen wie Arthrose- und Rückenschmerzen. Viele Patienten sind zur Behandlung chronischer Schmerzzustände auf diese Arzneimittelgruppe angewiesen, fürchten jedoch die Entwicklung einer psychischen und physischen Abhängigkeit im Laufe der in der Regel erforderlichen Langzeiteinnahme.

Opioide weisen ein breites **Nebenwirkungsspektrum** auf und es häufen sich Berichte über den zunehmenden Missbrauch bis hin zu Todesfällen. Dennoch sollten Opioide bei moderaten bis starken Schmerzen möglichst sofort eingesetzt werden. Im Rahmen einer korrekt durchgeführten und kontrollierten Schmerztherapie ist das Suchtpotenzial gering, insbesondere bei Tumorpatienten tritt kaum Missbrauchsverhalten auf.

GUT ZU WISSEN

Der Begriff „Opiate" umfasst die natürlich im Opium, dem getrockneten Milchsaft des Schlafmohns, vorkommenden Alkaloide Morphin und Codein, sowie im weiteren Sinn alle morphinähnlichen (partial)-synthetischen Derivate. Für Arzneistoffe, die ihre morphinähnlichen Wirkungen über Opioidrezeptoren vermitteln, wird zunehmend der Begriff Opioide verwendet.

Opioide unterscheiden sich hinsichtlich der Intensität ihrer therapeutischen Wirkung und ihren Nebenwirkungen, was beides auch vom Applikationsweg (oral, transdermal) beeinflusst wird.

Schwach wirksame Opioide

Zu den schwach wirksamen Opioiden (nach WHO-Stufenschema 2) gehören **Tramadol** (z. B. Tramal®, Tramagit®, Generika), **Tilidin/Naloxon** (z. B. Valoron®, Tilidin-ratiopharm® u. a.), **Dihydrocodein** (z. B. DHC Mundipharma®). Das Abhängigkeitspotenzial dieser Wirkstoffe ist relativ gering, daher sind entsprechende Arzneimittel „nur" verschreibungspflichtig. Um eine missbräuchliche parenterale Anwendung zu verhindern, ist Tilidin nur noch als fixe Kombination mit Naloxon im Markt.

Naloxon ist ein **Antagonist** am Opioid-Rezeptor und hebt seine Wirkungen auf. Es wird als Antidot bei Opiat-Überdosierung verwendet, kann aber bei Opioid-Abhängigen ein akutes Entzugssyndrom auslösen. Wird die flüssige Zubereitung der Kombination Tilidin/Naloxon **intravenös** gespritzt, hemmt Naloxon den Opioid-Rezeptor und löst sofort Entzugssymptome aus. Nach oraler Einnahme wird Naloxon in der Leber rasch abgebaut und ausgeschieden, seine antagonistische Wirkung entfällt.

Die **orale flüssige Form** (Valoron® N Tropfen) hat wegen der schnellen Anflutung ein erhebliches Suchtpotential und darf nur auf BtM-Rezept verschrieben werden.

Stark wirksame Opioide

Stark wirksame Opioide (WHO Stufe 3) unterliegen alle der **Betäubungsmittel-Verordnung,** da sowohl ein deutlich erhöhtes Abhängigkeitspotenzial besteht, als auch das Risiko für UAW wesentlich zunimmt.

Morphin (z. B. Morphin Merck, MST®, Oramorph®, Sevredol®) ist das älteste Opiat und wird auch heute noch aus Opium gewonnen. Die Opioide Hydromorphon (z. B. Jurnista®, Palladon®), Oxycodon (z. B. Oxygesic®, Oxycodonhydrochlorid Hennig®), Pethidin (Dolantin®, Dolcontral® Zäpfchen), Piritramid (Piritramid-hameln), Tapentadol (Palexia®, Yantil®) und Sufentanil (z. B. Zalviso®) werden als (Retard)- oder Sublingual-Tabletten, Tropfen oder Injektions-/Infusionslösung eingesetzt. Am häufigsten wird **Fentanyl** verordnet, vorzugsweise als Transdermales Wirkstoff-Pflaster (z. B. Durogesic SMAT®, Fentanyl AWD® u. a.) oder Sublingual-/Buccaltabletten (z. B. Abstral®, Breakyl®, Effentora). Diese Darreichungsformen lösen weniger systemische Nebenwirkungen aus und sind besser verträglich. Fentanyl eignet sich als Nasenspray (z. B. Instanyl®, PecFent) zur Behandlung von Durchbruchschmerzen zusätzlich zu einer Opioid-Basistherapie. Das stark wirksame Opioid Buprenorphin (Norspan® oder Transtec PRO® als Transdermales Pflaster, TEMGESIC® sublingual) hat sowohl agonistische als auch antagonistische Eigenschaften am Rezeptor, wodurch das Missbrauchs- und Nebenwirkungspotenzial geringer ausfällt.

Seit kurzem ist auch Oxycodon in fixer Kombination mit Naloxon verfügbar (z. B. Oxycodon comp – HEXAL®). Es blockiert selektiv gastrointestinale Rezeptoren und wirkt einer Opioid-induzierten Obstipation entgegen.

Nebenwirkungen

Die belastendste **Nebenwirkung** ist die opioidinduzierte Obstipation, die bei 90 % der Schmerzpatienten auftritt. Sie entsteht durch Hemmung der peristaltischen Bewegung und Sekretion im Gastrointestinaltrakt und der Bauchspeicheldrüse. Bei den meisten Patienten wird eine Laxanzien-Gabe prophylaktisch begonnen und ist meist auch während der gesamten Opioid-Therapie erforderlich (➤ 6.5.3).

GUT ZU WISSEN

- Die opioidinduzierte Obstipation unterliegt keiner Toleranzentwicklung und kann zum Therapieabbruch zwingen. Ihr muss von Beginn der Therapie an mit entsprechender Ernährung und Laxanziengabe aktiv gegengesteuert werden.
- Insbesondere zu Therapiebeginn kommt es häufig zu Übelkeit und Erbrechen durch Stimulation der Opioidrezeptoren im Brechzentrum. Daher erfolgt auch eine antiemetische Therapie meist von Anfang an.
- Im Alltag ist v. a. bei älteren Patienten die hypnotisch-sedierende Wirkung der Opioide durch Stürze und Einschränkung des Reaktionsvermögens problematisch. Achtung: Beeinträchtigung der Fahrtüchtigkeit!

12.3 Spannungskopfschmerzen und Migräne

WIRKSTOFFE

- **NSAR:** ASS, Ibuprofen, Paracetamol
- **Triptane:**
  - Almotriptan, Naratriptan, Sumatriptan **(Rp** und **Ap)**
  - Eletriptan, Rizatriptan, Zolmitriptan **(Rp)**
- **Lokal:** Pfefferminzöl

90 % aller Kopfschmerzen sind primäre oder idiopathische Kopfschmerzen, bei denen keine Ursache bekannt ist. Am häufigsten kommen Spannungskopfschmerz, Migräne und Cluster-Kopfschmerz vor, wobei letzterer in jedem Fall sowie Migräne vor einer Selbstmedikation ärztlich abgeklärt werden sollten.

CAVE

Kopfschmerzen können als Alarmsignal einer eventuell lebensbedrohlichen Erkrankung auftreten. Hinweise sind:

- Schlagartiger Beginn, sehr starker Schmerz
- Hohe, kontinuierlich zunehmende Intensität/Übergang in heftige Dauerkopfschmerzen
- Erstmaliges Auftreten stärkerer Kopfschmerzen nach dem 50. Lebensjahr
- Kombination mit neurologischen Störungen (Krämpfe, Lähmungserscheinungen, Sprach- oder Sehstörungen), Gleichgewichtsstörungen, Nackensteifigkeit (Meningitis!)
- Gleichzeitig Fieber, hoher Blutdruck, Brustenge, schlechtes Allgemeinbefinden

12.3.1 Pharmakotherapie bei Spannungskopfschmerzen

Nach den Empfehlungen der Deutschen Migräne- und Kopfschmerzgesellschaft (DMKG), sind Acetylsalicylsäure 500–1000 mg, Ibuprofen 200–400 mg sowie 1–2 Tabletten einer fixen Kombination aus ASS 250–265 mg, Paracetamol 200–265 mg und Coffein 50–65 mg **Mittel**

der ersten Wahl. Coffein wirkt selbst schmerzlindernd und verstärkt die Gesamtwirkung, indem es die Resorption der anderen Wirkstoffe fördert. Paracetamol alleine (500–1000 mg) wird als zweite Wahl genannt, wenn die anderen Substanzen nicht geeignet sind.

GUT ZU WISSEN

- Jede regelmäßige Einnahme von Analgetika kann zu medikamenteninduziertem Dauerkopfschmerz führen. Unabhängig von der Wirkstoffgruppe sollten Analgetika nicht öfter als an maximal 3 aufeinanderfolgenden Tagen und insgesamt an höchstens 10 Tagen/Monat eingenommen werden.
- In Kombinationsarzneimitteln kann die anregende Wirkung des Coffeins bei prädisponierten Patienten zur vermehrten (missbräuchlichen) Anwendung des Schmerzmittels führen.
- Das Risiko für einen Medikamentenmissbrauch wird bei den Opioid-Analgetika häufig überschätzt, bei den einfachen Schmerzmitteln oft unterschätzt!

Eine Alternative zur Einnahme von Analgetika ist das Auftragen von **Pfefferminzöl lokal** auf Schläfen und Nacken. Pfefferminzöl wirkt zunächst kühlend, anschließend durchblutungsfördernd und schmerzlindernd. Die äußere Anwendung ist für Kinder ab 6 Jahren sowie in der Schwangerschaft und Stillzeit möglich (z. B. Euminz® ab 6 J.), Olbas® Tropfen (ab 18 J.). In der Praxis-Leitlinie[2] wird Pfefferminzöl mit dem Hinweis empfohlen, dass Kopfschmerzen mit nur leichter Intensität nicht grundsätzlich die Einnahme von Analgetika erfordern.

12.3.2 Pharmakotherapie der Migräne

Die höchste Inzidenz von Migräneattacken liegt zwischen dem 35. und 45. Lebensjahr, wobei Frauen dreimal so häufig betroffen sind wie Männer. Die Leitlinie[3] empfiehlt bei leichten und mittelstarken Migräneattacken **Ibuprofen** 400 mg oder **Acetylsalicylsäure** 1000 mg als **erste Wahl,** sowie zwei Tabletten der fixen Kombination aus ASS, Paracetamol und Coffein. Entsprechende Arzneimittel sind bei einigen Patienten auch bei schweren Migräneattacken wirksam.

Paracetamol 1000 mg (➤ 12.2.2) ist das Mittel der zweiten Wahl, Diclofenac (➤ 12.2.1) ist erst ab der verschreibungspflichtigen Einzeldosis von 50 mg Mittel eine Empfehlung bei Migräne. Ein Migräneanfall wird oft von Übelkeit und Erbrechen begleitet, daher ist die zusätzliche Einnahme eines **rezeptpflichtigen** Prokinetikums wie Metoclopramid (z. B. Paspertin®, MCP-ratiopharm®) oder Domperidon (Motilium®, Domperidon-CT®) 15–20 Minuten vor dem Schmerzmittel sinnvoll.

Selektive Serotonin 5-HT1-Agonisten (Triptane)

Triptane wirken nicht direkt analgetisch. Sie aktivieren als Agonisten bestimmte **Serotonin-(5-HT1)-Rezeptoren (5-HT1-Rezeptoren),** wodurch die im Migräneanfall schmerzhaft erweiterten intrakranialen, extrazerebralen Gefäße verengt werden. Zudem hemmen sie die Freisetzung von Entzündungsmediatoren wie **Substanz P** aus aktivierten Trigeminusnervenendigungen und die Schmerzweiterleitung.

Triptane zählen somit nicht zu den typischen Analgetika und sind im WHO-Stufenschema nicht aufgeführt. Laut Leitlinie sind sie bei **akuten, starken Migräneattacken** am besten wirksam und sollten eingesetzt werden, wenn Patienten nicht auf andere Analgetika oder NSAR ansprechen.

Die meisten dieser Substanzen sind **verschreibungspflichtig** und zum Teil auch als schnell wirkende Schmelztabletten, Nasenspray oder Injektion verfügbar. Die Triptane Almotriptan, Naratriptan und Sumatriptan sind als feste orale Zubereitungen (Tabletten) auch ohne Rezept erhältlich, Nasenspray und Injektionen bleiben weiterhin verschreibungspflichtig. Voraussetzung für eine Anwendung in der Selbstmedikation ist die vorangegangene **Erstdiagnose** der **Migräne** durch den Arzt. Der Wirkungseintritt ist unterschiedlich, die schmerzlindernde Wirkung erfolgt bei Almotriptan und Sumatriptan mit ca. 30–60 Minuten am schnellsten. Bei Naratriptan können vier Stunden bis zum Wirkungseintritt vergehen. Ist bei starken Migräneattacken eine besonders rasche Wirkung erforderlich, sind daher Almotriptan oder Sumatriptan zu bevorzugen. Als Nebenwirkung treten Schwindel, Übelkeit, Erbrechen oder Müdigkeit auf. Möglich sind vorübergehende, manchmal intensive Schmerzen und Engegefühl im Brustkorb, die in den Halsbereich ausstrahlen können. Bisher gibt es keine Hinweise auf ein teratogenes Potenzial, dennoch sollte in der Schwangerschaft die Anwendung nur erfolgen, wenn der erwartete Nutzen höher ist als ein mögliches Risiko für das Kind. Während der Stillzeit sollte das Stillen vorsichtshalber für 24 Std. nach der Einnahme unterbrochen werden.

Die Anwendung der **ohne Rezept erhältlichen Triptane** erfordert eine gute Beratung der Patienten, die bei erster Abgabe in der Apotheke selbstverständlich ist. Vor einer Selbstmedikation sollte die Indikation eines Migräneanfalls mit und ohne Aura ärztlich abgeklärt sein, damit der Patient sie sicher erkennen kann.

Anwendung

Hinweise zu einer **sicheren Anwendung** sind:

- Triptane sind nur für Erwachsene zwischen 18 und 65 Jahren während eines Migräneanfalls und nicht zur Prophylaxe geeignet.
- Die Tageshöchstdosis sind zwei Tabletten, wovon die erste Tablette möglichst frühzeitig bei den ersten Symptomen eines Migräneanfalls einzunehmen ist.
- Ein Wirkungseintritt ist 30 min nach der Einnahme zu erwarten.
- Das Zeitfenster, in dem die zweite Tablette frühestens eingenommen werden darf, beträgt bei Almotriptan und Sumatriptan **zwei** Stunden, bei Naratriptan **vier** Stunden.
- Falls nach der ersten Tablette keine Wirkung eintritt, darf keine zweite Tablette geschluckt werden! Diese wäre ebenfalls wirkungslos und erhöht nur die UAW.

[2] DGS-Praxis-Leitlinie Primäre Kopfschmerzerkrankungen 2015. Deutsche Gesellschaft für Schmerzmedizin

[3] S1-Leilinie Therapie der Migräneattacke und Prophylaxe der Migräne. Deutsche Gesellschaft für Neurologie e.V. (DGN) Stand: 31.01.2018, gültig bis 31.01.2021

CAVE

- Kontraindikationen: Schwangerschaft und Stillzeit, vorangegangener Herzinfarkt oder Schlaganfall, Hypertonie, Leber- oder Niereninsuffizienz.
- Nebenwirkungen: evtl. Übelkeit und Erbrechen, Parästhesien, Schwindel und Schläfrigkeit sowie Hitzegefühl. Gelegentlich Engegefühl in Brust- und Halsbereich, Arrhythmie, Blutdruckanstieg um ca. 5 mmHg (systolisch) und 3 mmHg (diastolisch) in den ersten 12 Std. nach Anwendung.
- Achtung: Beeinträchtigung der Fahrtüchtigkeit! Bei gleichzeitiger Einnahme von Substanzen, die den Serotoninstoffwechsel beeinflussen (Antidepressiva: selektive Serotonin-Wiederaufnahmehemmer [SSRI] wie Fluoxetin, Paroxetin oder selektive Serotonin-Noradrenalin-Wiederaufnahmehemmer[(SNRI] wie Venlafaxin, Duloxetin) kann es zum sog. Serotoninsyndrom kommen, das sich als Schwäche, Tremor, gesteigerte Reflexe bis hin zu Muskelkrämpfen oder Koordinationsstörungen zeigt.

12.3.3 Übersicht: Arzneimittel bei Migräne (Triptane)

Bei Migräne werden bevorzugt selektive Serotonin 5-HT1-Agonisten (Triptane) eingesetzt, die gezielter und stärker wirken als NSAR. Die Triptane Almotriptan, Naratriptan und Sumatriptan (➤ Tab. 12.2) sind auch als nicht verschreibungspflichtige Arzneimittel verfügbar (➤ Tab. 12.4).

12.4 Neuropathische Schmerzen

WIRKSTOFFE

- **Opioide:**
  - Schwach wirksam: Tramadol
  - Stark wirksam: Fentanyl, Morphin, Oxycodon
- **Koanalgetika:**
  - Antikonvulsiva: Gabapentin, Pregabalin
  - Antidepressiva: Amitriptylin
  - Selektive Serotonin- und Noradrenalin-Wiederaufnahme-Hemmer: Duloxetin
- **Topisch:** Lidocain, Capsaicin/Cayennepfefferextrakt

Neuropathische Schmerzen werden durch Schädigungen peripherer oder zentraler Nervenbahnen hervorgerufen und können sich im gesamten Versorgungsgebiet dieser Nerven ausbreiten.

- **Periphere Nervenschmerzen** treten fokal (z. B. Phantomschmerz, Postzoster- oder Trigeminusneuralgie) oder diffus (Polyneuropathien) auf.
- **Zentrale neuropathische Schmerzen** entstehen aufgrund spinaler oder zerebraler Schäden durch Krankheiten (z. B. Multiple Sklerose, Parkinson-Syndrom) oder Verletzungen (z. B. nach Schlaganfällen, Querschnittsverletzungen).

Neuropathische Schmerzen gehören zu den quälendsten Schmerzsyndromen. Sie treten häufiger in höherem Lebensalter auf, sind in der Regel langwierig, schwerer zu behandeln und beeinträchtigen die Lebensqualität massiv. Typisch ist eine Zunahme der Schmerzen abends oder nachts sowie bei Aufregung oder Ärger. Als Therapieziele nennt die Leitlinie[4] eine Schmerzreduktion von mindestens 30 %, eine Verbesserung von Schlaf- und Lebensqualität sowie die Erhaltung sozialer Aktivität und Arbeitsfähigkeit.

Nicht-Opioid-Analgetika sind oft nicht oder nur wenig wirksam. Zur Basistherapie gehören Opioide, wenngleich nicht alle Patienten befriedigend darauf ansprechen. Mittel der ersten Wahl bei neuropathischen Schmerzen sind laut Leitlinie sog. **Koanalgetika** (➤ 12.2.5). Diese Wirkstoffe sind aus der Pharmakotherapie anderer Erkrankungen bekannt und gehören nicht zu den „typischen" Analgetika. Ihre Wirkung erfolgt wie bei den **Antikonvulsiva** über eine Beeinflussung neuronaler Ionenkanäle (➤ 11.3.2). Gabapentin und Pregabalin hemmen Kalziumkanäle und sind wirksam bei peripheren und zentralen neuropathischen Schmerzen. Bei chronischen Schmerzen sind die zusätzlich anxiolytisch und schlafverbessernden Eigenschaften von Pregabalin von Vorteil. Die Wirkstoffe Carbamazepin, Oxcarbazepin, Lamotrigin und Phenytoin blockieren

4 S2k-Leitlinie Diagnose und nicht interventionelle Therapie neuropathischer Schmerzen. Deutsche Gesellschaft für Neurologie. Stand: 01.05.2019, gültig bis 30.04.2024.

Tab. 12.4 Arzneimittel bei Migräne.

Wirkstoff	Beispiel	Hinweis	KI (nur Ap)
Selektive 5-HT$_1$-Agonisten (Triptane)—verschreibungspflichtig			
Almotriptan	Almogran®	–	–
Eletriptan	Relpax®	–	–
Naratriptan	Naramig, Naratriptan-ratiopharm® u. a.	–	–
Rizatriptan	MAXALT®, Rizatriptan AbZ u. a.	Auch als Schmelztbl. (z. B. MAXALT® lingua)	–
Sumatriptan	Imigran, Sumatriptan-Hormosan u. a.	Als Nasenspray (z. B. Imigran® Nasal), zur s. c. Injektion (z. B. Imigran®-Inject) oder Fertigpen (Migrapen®)	–
Zolmitriptan	AscoTop®, Zolmitriptan neuraxpharm® u. a.	Auch Schmerztbl., Nasenspray zur schnelleren Wirkung	–
Selektive 5-HT$_1$-Agonisten (Triptane)—nicht verschreibungspflichtig			
Almotriptan	Dolotriptan®	• Aufgrund geringer NW am verträglichsten • 2. Tbl. frühestens nach **2.** Std.	KI: Vorbeugung eines Migräneanfalls, Herzinfarkt, Schlaganfall oder transiente ischämische Attacke in der Vorgeschichte, KHK mittelschwere und schwere Hypertonie, Leber- oder Niereninsuffizienz
Naratriptan	Formigran®, Naratriptan-ratiopharm® bei Migräne	2. Tbl. frühestens nach **4** Std.	
Sumatriptan	Sumatriptan-ratiopharm bei Migräne	2. Tbl. frühestens nach **2 Std.**	

hauptsächlich Natriumkanäle auf nozizeptiven Neuronen, wirken membranstabilisierend und vermindern die Erregungsbildung im peripheren und zentralen Nervensystem.

Die analgetische Wirkung von **Antidepressiva,** v. a. der trizyklischen Antidepressiva Amitriptylin (z. B. Saroten®) und Imipramin (z. B. Imipramin-neuraxpharm®) sowie der **selektive Serotonin- und Noradrenalin-Wiederaufnahme-Hemmer** (SNRI) Duloxetin (z. B. CYMBALTA®) und Venlafaxin (z. B. Trevilor®) (➤ 10.2.2) ist seit langem bekannt. Die Analgesie wird durch eine präsynaptische Wiederaufnahmehemmung von Serotonin und Noradrenalin an den absteigenden, hemmenden Schmerzbahnen erklärt.

GUT ZU WISSEN

- Antikonvulsiva wirken als Koanalgetika schmerzlindernd, indem sie die Erregbarkeit von Nervenzellen durch Blockade von Natriumkanälen oder durch Herabsetzung der synaptischen Überleitung vermindern. Bei einschießenden neuropathischen Schmerzen laufen ähnliche Vorgänge ab wie bei der Epilepsie, die durch fokale oder generalisierte hochfrequente Entladungen gekennzeichnet ist.
- Die analgetische Eigenschaft der Antidepressiva beruht nicht auf ihrer antidepressiven Wirkung (Schmerzpatienten sind nicht per se depressiv), sondern durch verstärkte Freisetzung von Noradrenalin.

Als zweite Wahl wird die **topische Therapie** mit Wirkstoffpflastern mit 5 % Lidocain (z. B. Lidocain Grünenthal 700 mg wirkstoffhaltiges Pflaster) oder 8 % Capsaicin bzw. Cayennepfefferextrakt (z. B. ABC Lokale Schmerz-Therapie Wärme-Pflaster Capsicum 11 mg wirkstoffhaltiges Pflaster) empfohlen. **Cayennepfefferfrüchte** mit Capsaicinoiden bzw. **Capsaicin** als Hauptwirkstoff fördern die Ausschüttung der Substanz P aus den Nervenendigungen. Substanz P ist ein vasoaktives Neuropeptid, das die Freisetzung von Schmerz- und Entzündungsmediatoren moduliert und für die nozizeptive Transmission verantwortlich ist. **Opioide** sind wegen ihres Nebenwirkungs- und Abhängigkeitspotenzials nur dritte Wahl.

ÜBER DEN TELLERRAND

Capsaicin aktiviert den membranständigen TRPV1 (Transient Receptor Potential Vanilloid 1) auf peripheren Nervenzellen, der auch die Wahrnehmung von Schärfe und Hitze vermittelt. Im ersten Schritt kommt es durch die Stimulation von Nozizeptoren (afferente C-Fasern) in der Haut zu Brennen, evtl. Juckreiz, Vasodilatation mit Wärmegefühl und mehr oder weniger starker Erythembildung, gleichzeitig wird die Impulsweiterleitung unterbrochen. Darauf folgt eine Phase der Unempfindlichkeit. Bei wiederholter Applikation schwächt sich die Intensität des brennenden Schmerzes ab (Toleranzentwicklung). Nach ca. 3 Tagen sind die Substanz P-Speicher der C-Fasern fast völlig erschöpft und die Neusynthese wird eingestellt. Der Patient empfindet weder Schmerz noch Juckreiz. Antinozizeptive und antiphlogistische Effekte können über Stunden bis Wochen anhalten. Bereits die kurzfristige Anwendung führt zu reversiblem Funktionsverlust nozizeptiver C-Fasern; hohe Konzentrationen von Capsaicin und länger andauernde Applikation können neurotoxische Reaktionen auslösen.

12.5 Rheumatoide Arthritis

WIRKSTOFFE

- **Basistherapeutika** (DMARDs)
  - Methotrexat
  - Leflunomid, Hydrochloroquin, Sulfasalazin
- **Biologika/Biosimilars**: TNF-α-Inhibitoren, Interleukin-(Il-6)-Hemmstoffe, Januskinase-(JAK)-Hemmstoffe

Die rheumatoide Arthritis (RA) ist eine autoimmun-chronische Entzündungserkrankung der Gelenkinnenhaut. Sie ist gekennzeichnet durch schubförmig auftretende Entzündungsreaktionen in den betroffenen Gelenken, die mit starken Schmerzen einhergehen und unbehandelt zu destruktiven Gelenkveränderung mit nachfolgendem Funktionsverlust führen. Wie bei anderen Autoimmunerkrankungen ist die eigentliche Ursache des abnorm reagierenden Immunsystems nicht bekannt. RA ist eine systemische Erkrankung, die sich bei etwa der Hälfte der Patienten auch außerhalb der Gelenke in Form von kardiovaskulären Erkrankungen, Erschöpfungszuständen, Depressionen und subkutanen Gewebeveränderungen (Rheumaknoten) manifestiert. Erforderlich ist für die Patienten eine lebenslange Therapie.

12.5.1 Pharmakotherapie

DEFINITION

Basistherapeutika/krankheitsmodifizierende Wirkstoffe (DMARD): uneinheitliche Gruppe von Wirkstoffen, die ein Fortschreiten der Erkrankung und eine Verschlimmerung der Symptome verhindern.
Biologika/Biosimilars: aus gentechnisch veränderten Zellen hergestellte Protein-Arzneimittel mit immunologischer Aktivität, sowie ihre strukturell ähnlichen Nachahmerprodukte.

Primäre Ziele der Pharmakotherapie der RA sind die **Linderung** der **Schmerzen** und **Reduktion** der **Entzündungsaktivität,** v. a. aber die **Eindämmung** der **fortschreitenden Gelenkzerstörung.**

Unter dem Begriff **Basistherapeutika** wird eine Gruppe verschiedenartiger Wirkstoffe zusammengefasst, die längerfristig die Krankheitsprogression verhindern oder zumindest verlangsamen, weshalb sie auch als krankheitsmodifizierende Wirkstoffe **DMARD** (Disease Modifying Antirheumatic Drugs) bezeichnet werden. Damit unterscheiden sie sich von den Analgetika und NSAR, die zwar schnell symptomatisch wirken, aber den Krankheitsverlauf nicht beeinflussen. Basistherapeutika haben keine analgetische Wirkkomponente und werden daher zur Überbrückung bis zum Wirkungseintritt mit niedrig dosierten Glukokortikoiden (Prednisolon) oder kurzfristig mit NSAR ergänzt. Bei anhaltend hoher Krankheitsaktivität oder Unverträglichkeit der DMARDs werden heute in zunehmendem Maße **Biologika** eingesetzt.

Methotrexat

Goldstandard ist der Folsäure-Antagonist Methotrexat (= MTX). MTX hemmt ein Enzym, das für die Folsäure-abhängige Synthese der Purine als Baustein der DNA und RNA von Bedeutung ist. Auf diese Weise wird auch die für die Entstehung der RA spezifische Lymphozytenproliferation eingeschränkt. Zur Behandlung von rheumatologischen oder dermatologischen Erkrankungen darf Methotrexat nur **einmal wöchentlich** angewendet werden, eine fehlerhafte Dosierung kann schwerwiegende bis hin zu tödlich verlaufenden Nebenwirkungen auslösen! Zunächst beginnt die Therapie mit oralen Formen von MTX und wird bei Nicht-Ansprechen mit s. c., i. m. oder i. v. appliziertem MTX ersetzt. 24–48 Stunden nach der Anwendung von MTX müssen 5–10 mg Folsäure, bei starken Ulzerationen der Mundschleimhaut bis 15 mg eingenommen werden. Nebenwirkungen betreffen hauptsächlich den Gastrointestinaltrakt und das hämatologische System.

Wird mit Methotrexat keine ausreichende Besserung erzielt, kann es mit einem anderen DMARD (primär Leflunomid, Hydrochloroquin, Sulfasalazin) **kombiniert** werden.

GUT ZU WISSEN

Methotrexat und Biologika (➤ 12.5.2) werden aufgrund ihrer immunologischen Aktivität auch zur Behandlung verschiedener onkologischer Erkrankungen (z. B. Karzinome im Kopf-Hals-Bereich, Mammakarzinom) oder Autoimmunerkrankungen (M. Crohn, Psoriasis) eingesetzt: (siehe Tabelle Zytostatika im Anhang).

CAVE

Vorsichtsmaßnahmen bei oraler Therapie von MTX:
- Während der Therapie mit MTX keine gleichzeitige Anwendung von NSAR (Achtung Selbstmedikation).
- Nicht zusammen mit Milchprodukten einnehmen.
- Auf ausreichenden Sonnenschutz achten!
- Sichere Kontrazeption durchführen für Frauen im gebärfähigen Alter bis zu 6 Monate nach MTX-Therapieende.

Leflunomid

Leflunomid wurde speziell für die Rheumatherapie entwickelt. Es hemmt die Lymphozytenproliferation, wirkt immunmodulatorisch/immunsuppressiv und antiphlogistisch. Leflunomid verlangsamt bzw. stoppt die Gelenkzerstörung, seine Wirksamkeit wird im Vergleich zu Methotrexat als gleichwertig eingeschätzt. Gastrointestinale Nebenwirkungen können durch die (abendliche) Einnahme zu den Mahlzeiten reduziert werden.

CAVE

- Leflunomid ist teratogen, eine sichere Verhütung ist bis zu 24 Monate nach der Anwendung sowohl für Männer als auch für Frauen erforderlich.
- Leflunomid und MTX sind leberschädigend, daher sollte während der Therapie möglichst auf Alkohol verzichtet werden!

Sulfasalazin

Sulfasalazin (z. B. Azulfidine®, Pleon® RA, Sulfasalazin-Heyl®) beeinflusst proinflammatorische Leukotriene und Zytokine und wirkt somit **entzündungshemmend** (➤ 6.9). Es wird bei milderen Verlaufsformen, Unverträglichkeit von Methotrexat oder in Kombination zusätzlich zu MTX (bzw. anderen Basistherapeutika) eingesetzt.

TIPP

Bei der Einnahme von Sulfasalazin kann eine Gelbfärbung der Augen und Kontaktlinsen oder eine Gelbfärbung des Urins auftreten.

Hydrochloroquin

Hydrochloroquin ist als Antimalariamittel bekannt. Es hemmt die Freisetzung von Zytokinen (TNF-α, IL-1, IL-6) und senkt die Aktivität der natürlichen Killerzellen. Klinisch bedeutsame Nebenwirkungen betreffen den Gastrointestinaltrakt und v. a. die Augen, daher wird eine halbjährliche Überprüfung der Augen zur Erkennung einer Retinopathie empfohlen.

12.5.2 Biologika und Biosimilars

Unter Biologika (Biologicals) versteht man biotechnisch hergestellte Protein-Arzneimittel. Es sind v. a. rekombinante **Antikörper** mit immunologischer Aktivität, lösliche Rezeptoren, Hormone oder rekombinante Blutgerinnungsfaktoren, die aus gentechnisch veränderten Zellen (z. B. aus Mikroorganismen, tierischen oder pflanzlichen Zellen) gewonnen werden. Spezifische monoklonale Antikörper gehören zu den neuartigsten Arzneistoffen, die v. a. in der Hämatologie und Onkologie sowie zur Behandlung von Autoimmunerkrankungen (Multiple Sklerose, Rheumatoider Arthritis u. a.) in zunehmendem Maß eingesetzt werden. Mit Antikörpern können Abwehrreaktionen des Immunsystems zielgerichtet gesteuert werden. Beispielsweise erkennen Antikörper proinflammatorische Zytokine (Interleukin-1, Il-6, Lymphotoxin-α) oder sie richten sich gegen B-Zell-Oberflächenmarker und greifen spezifisch in entzündlich-immunologische Vorgänge ein.

Man unterscheidet **drei Klassen von Biologika:** Innovator-Produkte, Biosimilars und Bioidenticals.

- **Innovator-Produkt:** das zuerst entwickelte, patentgeschützte und zugelassene Arzneimittel (Referenzarzneimittel).
- **Biosimilar:** strukturell ähnliches Nachahmerprodukt eines in der EU zugelassenen biologischen, d. h. rekombinant hergestellten Originalpräparats (Referenzarzneimittels) bei dem der Patentschutz abgelaufen ist. Aufgrund der sehr komplexen Molekülstruktur der Biologika können Biosimilars – im Gegensatz zu klassischen Generika – keine völlig identische Kopie abbilden. Sie sind lediglich ähnlich und weisen stets Unterschiede zum Original auf. Biosimilars werden in derselben Dosierung bei denselben Erkrankungen eingesetzt, ihre Wirksamkeit und Sicherheit ist ebenso gewährleistet wie beim Original.
- **Bioidenticals:** Nachahmerprodukte aus derselben Produktionslinie eines Herstellers. Hersteller, Herstellungsprozess und somit auch der Wirkstoff sind identisch, nur der pharmazeutische Unternehmer, der das Arzneimittel unter einem anderen Handelsnamen vertreibt, unterscheidet sich. Beispiel: **Infliximab** ist als Remicade® (Innovatorprodukt) und seinem Biosimilar Remsima® im Handel. Remicade® und Remsima® sind zueinander Bioidenticals.

Biologika und ihre Biosimilars **hemmen** als Antikörper **Entzündungsmediatoren** und **Zytokine** wie Tumornekrosefaktoren und

Interleukine. Auf diese Weise unterbinden sie autoaggressive Entzündungsreaktionen und greifen gezielt an den Ursachen der Gelenkerkrankung an.

TNF-α-Inhibitoren

Bei autoimmunen Erkrankungen wie der RA steht der Tumornekrosefaktor-Alpha (TNF-α) durch seine proinflammatorischen Eigenschaften im Zentrum des Krankheitsgeschehens. Die direkte Blockade dieses Zytokins durch **TNF-α-Inhibitoren** kann bereits in einem relativ frühen Stadium des Entzündungsprozesses die weitere Gewebezerstörung aufhalten. Biologika werden als alleinige Therapie oder in Kombination mit MTX bei schweren Verlaufsformen der RA eingesetzt, wenn mit anderen DMARDs kein adäquates Ansprechen zu erzielen ist bzw. diese nicht vertragen werden. Aufgrund ihrer Proteinstruktur ist nur eine **parenterale** Applikation möglich.

Aktuell sind fünf unterschiedliche Antikörper als TNF-α-Hemmer zur Therapie der RA zugelassen:

- Adalimumab
- Etanercept
- Certolizumab Pegol
- Golimumab
- Infliximab

Interleukin-(Il-6)-Hemmstoffe

Interleukin 6 (IL-6) ist ein wichtiger Faktor in der pathologischen **Progression** der RA, u. a. durch Aktivierung von T- und B-Lymphozyten sowie von Osteoklasten. Interleukin-Hemmstoffe wie Anakinra, Tocilizumab und Sarilumab besetzen den IL-6-Rezeptor und verhindern seine entzündungsfördernde Wirkung.

Januskinase-(JAK)-Hemmstoffe

Proinflammatorische Zytokine (IL-2, IL-6 u. a.) vermitteln ihre Entzündungsreaktion durch spezifische Rezeptoren auf unterschiedlichen Immunzellen. Die Rezeptoren sind für die intrazelluläre Signalweiterleitung auf Enzyme angewiesen, die jeweils paarweise an einem Rezeptor fungieren. Diese **Enzyme** werden als **Januskinasen** (JAK) bezeichnet. Januskinase-Hemmstoffe wie Baricitinib und Tofacitinib sind für die Therapie von Patienten mit mittelschwerer oder schwerer rheumatoider Arthritis zugelassen, die nicht auf eine Therapie mit DMARDs ansprechen.

Weitere therapeutische Optionen

Der monoklonale Antikörper Rituximab reduziert die Anzahl an reifen B-Zellen und vermindert die Zahl der zirkulierenden proinflammatorischen Zytokine. Er wird bei schwerer aktiver RA sowie als antineoplastisches Mittel zur Chemotherapie von Lymphomen eingesetzt. Abatacept verhindert als Immunsuppressivum eine vollständige Aktivierung der T-Lymphozyten und wird vorrangig in Kombination mit MTX angewendet.

GUT ZU WISSEN

Entzündungshemmende und immunsuppressive Biologika werden seit Einführung des ersten Vertreters dieser Gruppe Infliximab im Jahr 1998 mit großem Erfolg in der Therapie von Autoimmunerkrankungen eingesetzt. Ihre Einsatzmöglichkeiten reichen von rheumatischen Gelenkerkrankungen (RA, Spondyloarthritis, Psoriasis-Arthritis, Morbus Bechterew), schweren Entzündungen (Uveitis) bis Morbus Crohn oder Colitis ulcerosa. Das Nebenwirkungsprofil ist in der Regel mit Reaktionen an der Injektionsstelle, Kopfschmerzen oder opportunistischen (Atemwegs-) Infektionen vergleichsweise überschaubar. Zu beachten ist jedoch die bei Immunsuppressiva grundsätzlich erhöhte Infektanfälligkeit.

CAVE

Biologika verursachen eine Immunsuppression, wodurch die Anfälligkeit für bakterielle, virale oder invasive Pilzinfektionen zunimmt. Sie kann mit einem erhöhten Risiko für Herpes-zoster oder anderen schweren Infektionen einhergehen und unerkannte latente Erkrankungen wie Tuberkulose oder Hepatitis B können reaktiviert werden.

12.5.3 Übersicht: Basistherapeutika und Biologika bei RA

Zur Therapie der RA werden neben Basistherapeutika zunehmend Biologika eingesetzt (➤ Tab. 12.5).

12.5.4 Nomenklatur gentechnisch hergestellter Arzneimittel/Antikörper

DEFINITION

Monoklonale Antikörper: gentechnisch hergestellte immunologisch aktive Proteine, die von einer Zelllinie, d. h. von einem (mono) Zellklon ausgehen.

In der Entwicklung neuer Arzneistoffe und der Pharmakotherapie umfassender Krankheitsbilder nehmen gentechnisch entwickelte Wirkstoffe wie z. B. monoklonale Antikörper einen zunehmend größeren Raum ein. Therapeutisch werden sie in der Hämatologie und Onkologie, bei Autoimmunerkrankungen wie Multipler Sklerose MS, Rheumatoide Arthritis RA, chronische inflammatorische demyelisierende Polyneuropathie CIDP oder Chronisch-entzündliche Darmerkrankungen CED eingesetzt.

Monoklonale Antikörper sind **immunologisch aktive Proteine,** die von einer Zelllinie/einem Zellklon ausgehen. Die Freihandelsnamen dieser therapeutisch verwendeten Wirkstoffe sind an der Endung -mab (engl. **m**onoclonal **a**nti**b**ody) zu erkennen. Die weitere Differenzierung in der Namensgebung hängt mit der Herkunft der Zelllinie und der Ähnlichkeit zu menschlichen Antikörpern zusammen:

- Murine (Maus)-Antikörper: Endung -momab
- Antikörper vom Primaten: Endung -imab
- Chimäre Antikörper: Endung -ximab; chimär bezeichnet in der Biologie einen Organismus aus genetisch unterschiedlichen

Tab. 12.5 Verschreibungspflichtige Basistherapeutika und Biologika bei rheumatoider Arthritis.

Wirkstoff	Beispiel	Wirkungsweise	Hinweis
Basistherapeutika DMARD			
Methotrexat MTX	Lantarel®, metex®, Methotrexat Mundipharma®, MTX-ratiopharm® u. a.	Folsäure-Antagonist	Oral oder Injektion
Leflunomid	Arava®, Leflon®, Leflunomid AbZ u.a	Immunmodulatorisch, immunsuppressiv	–
Sulfasalazin	Azulfidine®, Pleon® RA, Sulfasalazin-Heyl®	Entzündungshemmend	–
Hydrochloroquin	Quensyl®, Hydroxychloroquin-ratiopharm	Hemmt Freisetzung von Zytokinen	Antimalariamittel
Biologika und Biosimilars			
Adalimumab	• Humira® • Biosimilars: AMGEVITA®, Hulio®, Imraldi	TNF-α-Inhibitoren	Injektionslösung oder Fertigpen
Etanercept	• Enbrel® • Biosimilars: Benepali, Nepexto®		
Certolizumab Pegol	Cimzia®		
Golimumab	Simponi®		
Infliximab	• REMICADE® • Biosimilars: Remsina®, Inflectra™		
Anakinra	Kineret®	Interleukin-Hemmstoffe	
Tocilizumab	RoActemra®		
Sarilumab	Kevzara®		
Baricitinib	Olumiant®	Januskinase-Hemmstoffe	
Tofacitinib	Xeljanz®		
Rituximab	• MabThera® • Biosimilars: Rixathon®, Ruxience®, Truxima®	Antineoplastisches Mittel	
Abatacept	ORENCIA®	Selektives Immunsuppressivum	Infusion, Injektion

Zellen. In diesem Fall besteht nur der variable Teil des Antikörpers aus Mausprotein.

- Humanisierte Antikörper: Endung -zumab (Nur die Antigen-Bindungsstellen sind Mausprotein)
- Vollhumane, rekombinante Antikörper: Endung -umab
- Rezeptor-Konstrukt: -cept
- Rezeptor-Antagonist: -ra

12

KAPITEL

13 Anhang

13.1 Antibiotika-Therapie

DEFINITION

Antibiotika (Singular Antibiotikum): Naturstoffe, die als Stoffwechselprodukte von Pilzen oder Bakterien gebildet werden und bereits in geringer Konzentration andere Mikroorganismen abtöten oder deren Wachstum hemmen. Antibiotika werden nach ihrer Grundstruktur, ihrem Angriffspunkt im Bakterium oder ihrer bakteriostatischen bzw. bakteriziden Wirkung eingeteilt.

KURZ UND KNAPP

- Die **Wirkungsweise** der Antibiotika erfolgt entweder bakteriostatisch (sie hemmen die Keimvermehrung) oder bakterizid (sie töten die Erreger ab). Die bakterizide Wirkung ist konzentrations- oder zeitabhängig.
- Das **Wirkspektrum** beschreibt die Erreger, gegen die das Antibiotikum wirkt. Ein breites Wirkspektrum bedeutet, das Antibiotikum ist gegen eine Vielzahl von Erregern wirksam.
- Die minimale Hemmkonzentration (MHK) bezeichnet die **Wirkstärke** des Antibiotikums. Man versteht darunter die geringste in vitro gemessene Konzentration, die das Keimwachstum hemmt bzw. die Erreger zu 99.9 % abtötet.

13.1.1 Angriffspunkte und Wirkungsweise der Antibiotika

Bakterien besitzen nicht nur andere Ribosomen zur Proteinbiosynthese, sie unterscheiden sich auch in der Art der für die DNA-Replikation erforderlichen Enzyme vom menschlichen Organismus. Zudem können Bakterien Folsäure selbst bilden, im Gegensatz zum Menschen, der Folsäure mit der Nahrung aufnehmen muss. Diese Unterschiede stellen einerseits die Angriffspunkte einer Therapie mit Antibiotika dar, andererseits sind sie der Grund dafür, dass Antibiotika für den Menschen vergleichsweise gut verträglich sind.

Hemmung der Zellwandsynthese

Bakterien sind von einer Zellwand umgeben, die sich bei grampositiven und gramnegativen Bakterien in ihrer Struktur und der Dicke unterscheidet. Die molekulare Zusammensetzung der Zellwand aus Zucker- und Aminosäure-Bausteinen (Peptidoglykane) hingegen ist bei beiden Bakterienarten gleich. Kommt es beim Wandaufbau zu Störungen, verliert die Zellwand ihre Stützfunktion und der osmotische Innendruck lässt die Bakterienzelle platzen. Antibiotika, welche die **Zellwandsynthese hemmen,** wirken daher immer **bakterizid.** Hierzu gehört die große Gruppe der **Betalactam-Antibiotika** sowie **Glykopeptid-Antibiotika.** Betalactam-Antibiotika (z. B. Penicillin, Amoxicillin) hemmen irreversibel die Transpeptidasen, die für die Quervernetzung der Peptidoglykan-Schicht verantwortlich sind. Glykopeptid-Antibiotika stören ebenfalls die Quervernetzung beim Aufbau der Zellwand. Sie bilden sog. Reserve-Antibiotika (z. B. Vancomycin), die nur parenteral bei schweren Infektionen mit grampositiven Bakterien eingesetzt werden.

ÜBER DEN TELLERRAND

Die äußere Peptidoglykan- oder Murein-Hülle (von lat. murus = Mauer) besteht bei gramnegativen Bakterien aus einer Schicht, bei grampositiven aus mehreren Schichten. Zum Aufbau der Schichten sind lineare Kettenmoleküle verzweigt und quervernetzt angeordnet und zur Stabilisierung über Lipoproteine mit der äußeren Zellmembran verbunden.

Störung der Funktionalität der bakteriellen DNA

Die Bakterien-DNA liegt in der Zelle kompakt als sog. superhelikale Struktur vor, in der das ringförmige DNA-Molekül in sich noch einmal durch mehrere Rechtsdrehungen verdrillt ist. Verantwortlich für die Spiralisierung sind bestimmte Enzyme, die Topoisomerasen Typ II oder **Gyrasen.** Antibiotika mit Hemmwirkung auf diese Enzyme, sog. **Gyrase-Hemmer** wirken **bakterizid,** indem sie entweder die Spiralisierung der DNA verhindern oder Doppelstrangbrüche der DNA-Helix fördern. Eine wichtige Gruppe sind die **Fluorchinolone** (z. B. Ciprofloxacin), die bei Atem- und Harnwegsinfektionen eingesetzt werden. **Nitrofurane** (z. B. Nitrofurantoin) induzieren ebenfalls DNA-Strangbrüche, wirken aber nur bakteriostatisch.

Hemmung der bakteriellen Proteinsynthese

Die Proteinsynthese bzw. der Teilprozess der Translation findet an den Bakterien-Ribosomen statt, die aus ribosomaler RNA und Proteinen bestehen. Antibiotika mit Hemmwirkung auf die Proteinsynthese greifen in die **Elongation** (Verlängerung der Polypeptidkette) ein und blockieren die Anlagerung der tRNA (Transfer-RNA) an das Ribosom. Antibiotika dieser Art wirken **bakteriostatisch.** Wichtige Gruppen sind **Tetrazykline** und **Makrolid-Antibiotika** (z. B. Clarithromycin). **Clindamycin,** das bisher einzige Antibiotikum aus der Gruppe der

Lincosamide hemmt die Interaktion zwischen tRNA und einem Enzym zur Peptidkettenverlängerung. Es besitzt eine gute Wirkung gegen anaerobe Bakterien, ist sehr lipophil und kann daher auch bei Osteomyelitis eingesetzt werden. **Aminoglykosid-Antibiotika** führen zu Ablesefehlern während der Translation und zur Bildung fehlerhafter Proteine. Sie werden **lokal** bei Infektionen am Auge und Ohr (z. B. Gentamycin, Kanamycin), als Implantat bei Knochen-Operationen und Frakturen oder im Vernebler bei Mukoviszidose (z. B. Tobramycin) eingesetzt. **Systemisch** wirksame Aminoglykoside werden nur **parenteral** verabreicht.

ÜBER DEN TELLERRAND

Der Prozess der Translation verläuft in drei Schritten und startet mit der **Initiation,** wofür eine spezielle transfer-RNA (tRNA) benötigt wird. Im zweiten Schritt der **Elongation** werden Aminosäureketten verlängert. Die **tRNA** bindet an bestimmte Erkennungs- und Bindungsorte des Ribosoms und überträgt die an sie gekoppelte Aminosäure auf die anwachsende Proteinkette. Das Ende der Translation, die **Termination,** erfolgt durch ein Stopp-Signal auf der mRNA (messenger RNA), für die es keine passende tRNA gibt.

Hemmung der Folsäure-Synthese

Folsäure ist ein essentielles Vitamin, das zum Vitamin-B-Komplex gehört und für die Bildung der DNA von Bedeutung ist. Während der Mensch Folsäure mit der Nahrung aufnimmt, sind Bakterien auf die Neusynthese angewiesen. **Sulfonamide** und **Trimethoprim** greifen an verschiedenen Schritten der bakteriellen Folsäuresynthese an. Sie hemmen das Bakterienwachstum und wirken **bakteriostatisch.** Wegen ihrer geringen Aktivität, der schnellen Resistenzentwicklung und zahlreichen Arzneimittelwechselwirkungen ist die Bedeutung der Sulfonamide zurückgegangen. Um Resistenzen zu vermeiden und gleichzeitig die Effektivität der Therapie zu erhöhen, werden Sulfonamide fast ausschließlich als Wirkstoffkombination **Cotrimoxazol** eingesetzt, die aus **Sulfamethoxazol** (Sulfonamid) und **Trimethoprim** besteht.

13.1.2 Orale Therapie mit Antibiotika

Nach Aussagen des Marktforschungsinstituts IQVIA nimmt die Anzahl verordneter Antibiotika seit zehn Jahren kontinuierlich ab. Als häufigste Gründe für eine Antibiotikaverordnung werden entsprechend ärztlich dokumentierten ICD-10-Kriterien **akute Infekte der oberen Atemwege** (akute Sinusitis, Pharyngitis, Tonsillitis, Laryngitis und Tracheitis), sowie akute obstruktive Laryngitis (Krupp) angegeben. Früher war je nach Antibiotikum eine Behandlungsdauer von 7–10 Tagen angezeigt, heute geht die Tendenz zu einer kürzeren Anwendungsdauer von 3–5 Tagen. Man erhofft sich weniger Nebenwirkungen, v. a. eine geringere Störung der Darmflora und damit eine bessere Adhärenz.

Laut einer Untersuchung des Marktforschungsinstituts IQVIA aus dem Jahr 2018 werden fünf Antibiotika-Wirkstoffe bzw. Wirkstoffkombinationen in mengenmäßig absteigender Reihenfolge eingesetzt:

1. Amoxicillin
2. Cefuroxim
3. Doxycyclin
4. Penicillin
5. Amoxicillin plus Clavulansäure

GUT ZU WISSEN

- Die vom Arzt verordnete Therapie mit Antibiotika darf keinesfalls unterbrochen oder verkürzt werden!
- Zur Aufrechterhaltung eines kontinuierlichen Blutspiegels ist eine regelmäßige Einnahme in gleichmäßigen Abständen zu beachten, je nach Antibiotikum/Verordnung alle 6, 8 oder 12 Stunden.
- Häufigste Nebenwirkung ist eine Beeinträchtigung der Darmflora, die sich mit Durchfällen, Blähungen und weiteren Reizdarmbeschwerden äußert.
- Um Nebenwirkungen im Magen-Darm-Trakt zu reduzieren, ist eine Prophylaxe oder Begleittherapie mit Probiotika empfehlenswert.

ÜBER DEN TELLERRAND

Das Mikrobiom im Darm besteht aus einer Vielzahl von Bakterien (Bifidobacterium-, Bacteroides- und Lactobacillus-Arten, Escherichia u. a.) mit unterschiedlicher Sensitivität gegenüber Antibiotika.

13.1.3 Einteilung der Antibiotika nach ihrer Struktur

β-Lactam-Antibiotika

DEFINITION

β-Lactam-Antibiotika (Betalactam-Antibiotika): große Klasse von Antibiotika mit zahlreichen Untergruppen, für die ein viergliedriger β-Lactam-Ring als antibakteriell aktives Zentrum im Molekül kennzeichnend ist.

Für die **orale** Therapie mit Betalactam-Antibiotika ist die Gruppe der **Penicilline** und **Cephalosporine** von großer Bedeutung. **Carbapeneme** und **Monobactame** hingegen werden aus dem Magen-Darm-Trakt nicht resorbiert und können nur **parenteral** verabreicht werden. Die Wirkung der Betalactam-Antibiotika ist zeitabhängig, d. h. sie sind nur so lange wirksam, wie ihre Plasmaspiegel die minimale Hemmkonzentration MHK übersteigen. Von Vorteil sind eine große therapeutische Breite und gute Verträglichkeit.

Penicilline

DEFINITION

Penicilline: große Wirkstoffgruppe, die sich strukturell und in ihrem Wirkspektrum unterscheidet. Sie wirken bakterizid und sind auch für Kleinkinder und während der Schwangerschaft geeignet.

Aufgrund synergistischer Effekte kann daher je nach Schwere und Art der Infektion eine Kombination unter Umständen sinnvoll sein. Penicilline verteilen sich gut im Gewebe und sind nur schlecht liquorgängig. Wichtigste Gruppen sind **Oral-Penicilline** (Phenoxymethylpenicillin = Penicillin V) und **Amino-Penicilline** (Amoxicillin). Benzylpenicillin (Penicillin G) wird von der Magensäure zerstört und kann nur parenteral angewendet werden. Hauptindikationen für Oral- und Amino-Penicilline sind **Infektionen der oberen Luftwege** (Sinusitis, Otitis media, Bronchitis), Scharlach, Behandlung und Prophylaxe leichter Zahninfektionen, Endokarditisprophylaxe, für Amino-Penicilline zusätzlich unkomplizierte Harnwegsinfektionen. Penicillin V wirkt rasch bakterizid, hat eine große therapeutische Breite und ist auch für Kinder und Schwangere geeignet. Amoxicillin ist Kombinationspartner in der Eradikation von Helicobacter pylori.

CAVE

- Alle Penicilline können allergische Reaktionen (Exanthem bis zum allergischen Schock) auslösen! Reaktionen sind **sofort** bei Therapiebeginn, innerhalb von Tagen oder Wochen **während und nach** der Therapie möglich.
- Bei ersten Anzeichen einer Allergie (Hautrötung, Nesselausschlag, Atemnot) ist der Patient umgehend einem Arzt vorzustellen!

Cephalosporine

DEFINITION

Cephalosporine: Eine große Gruppe von halbsynthetischen Betalactam-Antibiotika zur oralen oder parenteralen Therapie, die häufig bei Atemwegs- und Harnwegsinfektionen eingesetzt werden.

Cephalosporine werden entsprechend ihrem Zulassungsdatum verschiedenen Generationen bzw. Gruppen zugeordnet. Wie Penicilline weisen sie ein unterschiedliches Wirkspektrum auf, haben eine gute Gewebeverteilung und (mit wenigen Ausnahmen) eine schlechte Liquorgängigkeit. Das Cephalosporin der 2. Generation **Cefuroxim** ist weitgehend stabil gegenüber β-Laktamasen. Indikationen für Cefuroxim sind leichte Organinfektionen (z. B. **akute Streptokokken-Tonsillitis, Bronchitis,** Zystitis, Pyelonephritis), unkomplizierte Infektionen der Haut und des Weichteilgewebes, sowie das Frühstadium einer Lyme-Borreliose. Cephalosporine der Gruppen 4 und 5 sind bisher ausschließlich zur parenteralen Therapie zugelassen.

β-Lactamase-Inhibitoren

DEFINITION

β-Lactamase-Inhibitoren (β-Lactamase-Hemmstoffe): Kombinationspartner von Betalaktam-Antibiotika, die über eine Enzymhemmung die Inaktivierung des Antibiotikums verhindern.

Von den bekannten Resistenzmechanismen der Erreger gegenüber Betalactam-Antibiotika hat die Bildung von β-Lactamasen die größte klinische Bedeutung. Um den Wirkverlust auszugleichen wurden Hemmstoffe des Enzyms β-Lactamase entwickelt. β-Lactamase-Inhibitoren haben selbst keine antibiotische Wirkung. Sie binden irreversibel an das Enzym und verhindern auf diese Weise eine Inaktivierung des Betalaktam-Antibiotikums, mit dem sie kombiniert werden. Wichtigste Substanz ist **Clavulansäure,** die in fixer Kombination mit **Amoxicillin** verfügbar ist.

ÜBER DEN TELLERRAND

β-Lactamasen sind von Bakterien gebildete Enzyme, die β-Laktamantibiotika spalten, bevor diese ihren Zielort erreichen und dort wirken können.

Makrolid-Antibiotika

DEFINITION

Makrolid-Antibiotika: aus mehreren Ringgliedern im Molekül aufgebaute (makrozyklische) Verbindungen mit hoher Wirksamkeit gegenüber häufigen Erregern von Atemwegsinfektionen.

Die Makrolide **Azithromycin, Clarithromycin, Erythromycin, Roxithromycin** stören die Elongation während der bakteriellen Proteinsynthese und haben ein breites Wirkspektrum gegenüber gram-positiven und gram-negativen Bakterien sowie anderen Erregern von Atemwegs- und sexuell übertragebaren Infektionen. Die Liste der möglichen **Nebenwirkungen** ist lang, am häufigsten sind gastrointestinale Beschwerden, ein vorübergehender Anstieg der Leberenzyme oder reversible Hörstörungen. Auch eine Photosensibilisierung während der Einnahme wurde beobachtet. Alle Makrolide werden bei oraler Gabe nur unvollständig resorbiert, am schlechtesten der älteste Wirkstoff Erythromycin.

Indikationen für **Azithromycin** und **Clarithromycin** sind Infektionen der oberen und unteren Atemwege einschließlich Bronchitis und Pneumonie, Haut- und Weichteilinfektionen sowie unkomplizierte Genitalinfektionen.

Tetrazykline

DEFINITION

Tetrazykline: Breitbandantibiotika mit bakteriostatischer Wirkung.

Der Name Tetrazykline leitet sich von ihrem gemeinsamen Grundgerüst aus vier (tetra) Kohlenstoffringen ab. Tetrazykline haben ein breites Wirkspektrum und sind gut verträglich. Therapeutische Bedeutung haben v. a. **Doxycyclin** (bei Atemwegsinfektionen, Akne, Rosacea, Borreliose) und **Minocyclin** (bei Akne).

Aufgrund ihrer Eigenschaft, Kalzium zu binden, lagern sich Tetrazykline während der Wachstumsphase in Knochen und Zähne ein und führen zu Zahnverfärbungen, Zahnschmelzschäden und Verzögerung des Knochenwachstums. Daraus folgt ihre **Kontraindikation** während der Schwangerschaft und Stillzeit, sowie bei Kindern unter 8 Jahren.

Fluorchinolone (Gyrasehemmer)

DEFINITION

Fluorchinolone (Gyrasehemmer): bakterizid wirkende Antibiotika mit Hemmwirkung auf Enzyme (Gyrasen), die für die Funktionalität der Bakterien-DNA verantwortlich sind.

Chinolon-Antibiotika leiten sich strukturell von einem stickstoffhaltigen Ringsystem ab. Die ersten Vertreter dieser Wirkstoffgruppe haben aufgrund schlechter Resorption und engem Wirkspektrum kaum mehr eine Bedeutung. Chemische Veränderung (Einführung eines Fluor-Atoms ins Molekül) führt zu den **Fluorchinolonen.**

Fluorchinolone zeichnen sich durch ein wesentlich breiteres Wirkspektrum aus. Zu dieser Gruppe gehören **Ciprofloxacin, Levofloxacin, Moxifloxacin** und **Norfloxacin.** Indikationen sind Atem- und Harnwegsinfektionen, Infektionen im Bereich von Gallenwegen und Darm, Haut- und Weichteilinfektionen.

GUT ZU WISSEN

Für Antibiotika aus der Gruppe der Fluorchinolone wurden in den vergangenen Jahren einige lang anhaltende und teils schwerwiegende Nebenwirkungen berichtet. Diese betreffen hauptsächlich den Bewegungsapparat (Sehnenruptur, Muskelschwäche), das zentrale und periphere Nervensystem (Schlaflosigkeit, Depressionen, Seh-, Hör-, Geruchs- und Geschmacksstörungen, periphere Neuropathie) sowie Aortenaneurysmen und -dissektionen. In die Fachinformationen aller Arzneimittel mit den Wirkstoffen Ciprofloxacin, Levofloxacin, Moxifloxacin, Norfloxacin und Ofloxacin wurden daraufhin entsprechende Informationen sowie Anwendungsbeschränkungen aufgenommen. Fluorchinolone sollen seither bei leichten und selbstlimitierenden Infektionen (akute Bronchitis, rezidivierende Harnwegsinfekte) nicht mehr verordnet werden.

Andere Antibiotika

Das Breitbandantibiotikum **Fosfomycin** wirkt bakterizid, indem es den Aufbau der Peptidoglykanhülle als ersten Schritt der bakteriellen Zellwandsynthese hemmt. Es ist bereits seit den 1960er-Jahren bekannt, wurde aber zwischenzeitlich wegen neuer, besser verträglicher Antibiotika weniger eingesetzt. Allerdings hat sich das Resistenzprofil von Fosfomycin in den letzten Jahrzehnten kaum geändert und der Wirkstoff gewinnt zunehmend wieder an Bedeutung. Hauptindikation ist die Therapie akuter unkomplizierter Harnwegsinfektionen bei Mädchen ab 12 Jahren. Zur Behandlung schwerer Infektionen sollte es nur dann eingesetzt werden, wenn andere Antibiotika nicht geeignet sind.

13.1.4 Antibiotika-Resistenzen

Eine große – und globale – Herausforderung der modernen Medizin ist die zunehmende **Resistenz** der Erreger gegenüber **Antibiotika.** Nach Schätzungen werden ca. 700.000 Todesfälle jährlich als Resultat von Infektionen durch antibiotikaresistente Bakterien angegeben, bis zum Jahr 2050 wird ein Anstieg auf zehn Millionen erwartet. Die Ursache ist multifaktoriell. Bakterien sind Meister der Anpassung, durch Mutationen und hohe Reproduktionsraten können sie im Laufe der Zeit gegen jedes Antibiotikum resistent werden. Resistente Bakterienstämme verursachen eine nachlassende Wirkung des Antibiotikums auf unterschiedliche Weise. Sie können die Aufnahme des Antibiotikums vermindern, seine Ausscheidung beschleunigen, eine Veränderung der Zielstruktur des Antibiotikums herbeiführen und damit seine Affinität zum Wirkort abschwächen oder die Aktivität von Enzymen steigern, die eine Inaktivierung des Antibiotikums auslösen.

Die bedeutendsten Einschränkungen der Therapiemöglichkeiten ergeben sich aus Resistenzen gegenüber **Gyrasehemmern** (z. B. Ciprofloxacin), **Aminoglykosiden** (z. B. Gentamicin in hoher Konzentration) und v. a. **Vancomycin,** dem wichtigsten Reserveantibiotikum für Infektionen mit grampositiven Bakterien. Nach aktuellen Zahlen des Robert Koch-Instituts nehmen Infektionen mit Vancomycin-resistenten Enterokokken beständig zu.

GUT ZU WISSEN

Eine bakterielle Resistenz liegt vor, wenn die minimale Hemmkonzentration MHK des Antibiotikums höher ist als die höchste erreichbare und verträgliche Konzentration im Serum oder Gewebe.

ÜBER DEN TELLERRAND

Ein Grund für die zunehmenden Resistenzen ist der zu häufige und teils unnötige Einsatz von Antibiotika in den letzten Jahrzehnten. Selbst bei milden Erkältungen wurden Antibiotika verschrieben, obwohl sie bei viralen Infekten gar nicht wirken können. Auch eine Unterdosierung bzw. zu kurze Anwendungsdauer fördert Resistenzen. Eine zusätzliche Herausforderung ist der massive Gebrauch von Antibiotika in der Landwirtschaft, der in Deutschland und anderen Ländern mit intensiver Tierhaltung sogar den Einsatz in der Humanmedizin übersteigt. Resistenzentwicklung findet beim Tier ebenso wie beim Menschen statt. Gerade die stetige Antibiotika-Gabe in Massentierhaltungen, bei der nicht immer gewährleistet ist, dass eine ausreichende Dosis im einzelnen Tier ankommt, führt zu einem Selektionsdruck auf die Bakterien, den am Ende nur die resistenten Keime überleben.

13.1.5 Übersicht: orale Antibiotika

In der folgende Übersicht (➤ Tab. 13.1) zu oralen Antibiotika steht an erster Position (wenn noch verfügbar) das Originalpräparat, anschließend das Generika. Vielfach gibt es Tabletten und Trockensaft für Kinder, Saft ist nur dann aufgeführt, wenn keine andere Arzneiform verfügbar ist.

13.2 Zytostatika

Die im Folgenden genannten Zytostatika (➤ Tab. 13.2) werden zur Behandlung von verschiedenen Tumorerkrankungen eingesetzt.

Tab. 13.1 Übersicht über orale Antibiotika.

Wirkstoff/Wirkstoffgruppe	Beispiel	Wirkungsweise/Bemerkungen	Infektionsort
Betalaktam-Antibiotika			
Oral-Penicilline: Phenoxymethylpenicillin = Penicillin V	Arcasin®, InfectoBicillin® Saft, Isocillin® 1,2 Mega, Penicillin V acis® u. a.	• Bakterizid • Mind. ½–1 Std. v. d. E.	Infektionen der Atemwege, HNO-, Zahn-, Mund- und Kieferbereich, Scharlach, Wundrose, Endokarditisprophylaxe bei Eingriffen im Zahn- und Kieferbereich
Aminopenicilline: Amoxicillin	InfectoMox Saft, Amoxi-CT, Amoxicillin-ratiopharm® und viele andere	• Bakterizid • Bei empfindlichem Magen Einnahme z. E. bzw. n. d. E. • Vorübergehende Geschmacksveränderungen möglich	
Amoxicillin + Clavulansäure	Augmentan, Infecto Supramox® Saft, Amoxiclav-CT, Amoxi-saar® plus u. a.	• Bakterizid • Keine Beeinträchtigung durch Nahrung	
Cephalosporine: Gruppe 1			
Cefaclor	Infectocef®, Cefaclor Aristo, Heumann u. a.	• Bakterizid • Nahrung verzögert Resorption	HNO-Bereich, Atemwege, Harn- u. Geschlechtsorgane, Gynäkologie, Haut u. Weichteilgewebe
Cefadroxil	Grüncef®, Cefadroxil 1A u. a.	• Bakterizid • Unabhängig von Mahlzeiten	
Cephalosporine: Gruppe 2			
Cefuroxim	Elobact, Cefuroxim-saar®, Cefuroxim-ratiopharm® u. a.	• Bakterizid • Einnahme z. E. oder n. d. E. verbessert Resorption	Tonsillitis, Pharyngitis, Sinusitis, akute Otitis media, Pneumonie, Bronchopneumonie, akute Exazerbation einer chron. Bronchitis. Unkomplizierte Infekte der Harnwege, der Haut und Weichteile
Cephalosporine: Gruppe 3			
Cefixim	InfectoOpticef Saft, Cefixim Al u. a.	• Bakterizid • Erhöhte β-Laktamase-Stabilität	
Cefpodoxim	Orelox®, Podomexef®, Cefpodoxim-ratiopharm®, -stada		
Fluorchinolone (Gyrase-Hemmer)			
Ciprofloxacin	Ciprobay®, Ciprofloxacin-ratiopharm® Ciprofloxacin Stada u. a.	• Bakterizid • Nüchtern einnehmen, nicht mit Milch und Milchprodukten • Zu kalzium-, magnesium-, aluminiumhaltigen Antazida oder Arzneimitteln und Eisenpräparaten möglichst Mindestabstand von 2–4 Std. • Bei Einmal-Dosierung stets zur gleichen Tageszeit	• Harn- und Gallenwegsinfektionen, Darminfektionen • Cave: schwerwiegende Nebenwirkungen an Sehnen, Muskeln, Gelenken und am Nervensystem möglich
Levofloxacin	Tavanic, Levoflox-CT, Levofloxacin-ratiopharm®		• Bronchitis, Infektionen der Atem- und Harnwege, Hautinfektionen
Moxifloxacin	Avalox®, Moxifloxacin AbZ, Moxifloxacin Heumann u. a.	• Bakterizid • Keine Resorptionsminderung durch Kalzium • Bei Einmal-Dosierung stets zur gleichen Tageszeit	
Makrolide			
Azithromycin	Zithromax®, Azi-TEVA®, Azithromycin HEC	• Bakteriostatisch • Mit reichlich Flüssigkeit einnehmen, am besten v. d. E.	Atemwegsinfektionen, Pneumonie, Keuchhusten, Akute Exazerbation einer chronischen Bronchitis, bakterielle Sinusitis, Pharyngitis, Tonsillitis,
Clarithromycin	Klacid®, Clarithromycin AbZ, Clarithromycin-ratiopharm®		
Erythromycin	Erythrocin®, InfectoMycin®		
Roxithromycin	Rulid, Roxithromycin AbZ, Roxithromycin Heumann		
Lincosamide			
Clindamycin	Sobelin®, Clinda-saar®, Clindasol®	• Bakteriostatisch • In aufrechter Haltung mit reichlich Flüssigkeit unabhängig von Mahlzeiten einnehmen, Entzündungen der Mund- und Speiseröhrenschleimhaut möglich	Infektionen der Knochen und Gelenke (Osteomyelitis), im HNO-, Zahn- und Kieferbereich, der tiefen Atemwege, Scharlach, weibl. Geschlechtsorgane, Haut u. Weichteile

Tab. 13.1 Übersicht über orale Antibiotika. *(Forts.)*

Wirkstoff/Wirkstoffgruppe	Beispiel	Wirkungsweise/Bemerkungen	Infektionsort
Tetrazykline			
Doxycyclin	Doxy-M-ratiopharm®, Doxy-CT, Doxycyclin AbZ u. a.	• Nicht mit Milch und Milchprodukten, nicht mit kalzium-, magnesium-, aluminium-haltigen Antazida oder Arzneimitteln, keine Eisenpräparate • Mindestabstand 2 Std. • Cave: Fotosensibilisierung! Sonnenbestrahlung meiden	Leichte Atemwegsinfektionen Breites Wirkspektrum, auch bei Borreliose, Rosacea, Akne
Sulfonamide			
Sulfamethoxazol + Trimethoprim	Eusaprim®, Cotrim-CT, Cotrim-ratiopharm® Cotrimoxazol Al u. a.	• Geschmacksstörungen möglich • Zur besseren Verträglichkeit n. d. E. • Ausreichende Flüssigkeitszufuhr	Otitis media, akute Exazerbation einer chron. Bronchitis, Pneumonie, akute unkomplizierte Harnwegsinfektionen
Nitrofurane			
Nitrofurantoin	Nifurantin®, Furadantin retard, Nitrofurantoin-ratiopharm®	• Bakteriostatisch • Einnahme mit Nahrung verbessert Verträglichkeit • Alkohol meiden	Unkomplizierte Harnwegsinfektionen
Nitrofural	FURACIN®-SOL Salbe	• Bakteriostatisch • Nur lokal	Infizierte Hauterkrankungen, Wundversorgung
Andere Antibiotika			
Fosfomycin	Monuril®, Fosfuro®, Fosfomycin Eberth	• Bakterizid • Einmalgabe: 1-mal 1 Btl. Granulat auflösen und 2 h vor v./n. d. E.	Bei akuten unkomplizierten Harnwegsinfektionen bei Frauen ab dem 12. Lj.

Tab. 13.2 Zytostatika zur Behandlung häufiger Tumorarten (Infusions-/Injektionslösungen).

Wirkstoffe	Beispiele	Indikation
Alkylanzien		
Treosulfan	Ovastat®	Ovarialkarzinom
Cyclophosphamid (auch Tabletten)	Endoxan®	Mammakarzinom, Ovarialkarzinom
Ifosfamid	Holoxan	Mammakarzinom Zervixkarzinom u. a.
Taxane (Mitose-Hemmstoffe)		
Docetaxel	TAXOTERE®, Ribodocel®,	• Mammakarzinom • Bronchial-, Prostata-, Magenkarzinom
Paclitaxel	Abraxane®, Ribotax®	Mammakarzinom, Ovarialkarzinom Bronchial-, Pankreaskarzinom
Cabazitaxel	JEVTANA®	Prostatakarzinom
Antracycline (Zytotoxische Antibiotika)		
Doxorubicin	Caelyx®, Ribodoxo®	Mammakarzinom, Ovarialkarzinom, progressiv multiples Myelom u. a.
Epirubicin	FARMORUBICIN®, Riboepi®	Mamma-/Ovarialkarzinom. Bronchial-/Magenkarzinom, Weichteilsarkom
Mitoxantron	Novantron®, Onkotrone®	• Mamma-/Prostatakarzinom • Leukämie
Platin-Derivate		
Carboplatin	HAEMATO-carb®, Ribocarbo®	Ovarial-/Zervixkarzinom, Bronchialkarzinom
Cisplatin	Cisplatin-HAEMATO,	Hodentumor, Zervix-/Endometrium-/Ovarialkarzinom, Bronchialkarzinom, Blasenkarzinom, Osteosarkom, Ösophaguskarzinom
Oxaliplatin	ELOXATIN®, Riboxatin®	Kolonkarzinom

13.3 Antimykotika

DEFINITION

Antimykotika: Arzneimittel gegen Pilzinfektionen.

Pilzinfektionen von Haut und (Vaginal-)Schleimhaut sind häufig und werden lokal mit Lösungen, Salben bzw. Vaginaltabletten behandelt. **Lokal** applizierte Wirkstoffe werden nicht resorbiert, Nebenwirkungen sind selten oder äußern sich als leichte, vorübergehende Hautirritationen. **Systemisch** wirksame Antimykotika werden zur Prophylaxe und Therapie von schweren, invasiven Organmykosen und generalisierten Infektionen mit Hefe- oder Schimmelpilzen oder Kryptokokkenmeningitis bei hospitalisierten, immungeschwächten Patienten, nach Organtransplantationen oder bei hämatologisch-onkologischen Erkrankungen oral oder parenteral eingesetzt. Pilze sind hoch entwickelte Zellen und viel schwieriger selektiv anzugreifen als Bakterien. Daher ist das Risiko, dass Antimykotika bei innerlicher Anwendung gleichzeitig menschliche Zellen angreifen und teils schwerwiegende Nebenwirkungen auslösen, höher als bei einer Therapie mit Antibiotika. Allerdings ist die Gefahr einer Resistenzbildung selbst bei längerer Behandlung relativ gering.

Antimykotika zur **oralen oder parenteralen** Anwendung mit systemischer Wirkung sind alle **verschreibungspflichtig.** Wesentliche **Nebenwirkungen** sind akut auftretende allergische Sofortreaktionen mit Kehlkopfödem, Gefäßerweiterung bis zum Schock, Fieber, Schüttelfrost, Thrombophlebitis, Übelkeit, Erbrechen, bei Langzeitanwendung Nierenschädigung und schwere Leberfunktionsstörungen.

13.3.1 Übersicht: Topische Antimykotika

Die im Folgenden genannten Antimykotika werden (➤ Tab. 13.3) äußerlich appliziert und abhängig von der Konzentration und Indikation als Gel oder Creme eingesetzt.

Tab. 13.3 Antimykotika zur äußeren Anwendung.

Wirkstoff	Beispiel	Indikationen	Hinweis	Nebenwirkungen
Bifonazol	Canesten® Extra, Bifon®	• Hautpilz (Dermatophyten, Hefen, Schimmelpilz) • Fußpilz	1-mal tgl. über 2–4 Wochen	Leichte Rötung, Brennen, Reizungen der Haut
Clotrimazol	Canesten®/Canesten® GYN, Canifug®, Fungizid-ratiopharm®, Kade-Fungin® Myko Cordes®, Mykofungin®	Candida-Infektionen von Haut und (Vaginal-) Schleimhaut	Vaginal: rezeptfrei 3-Tage-Therapie **Rp:** 6-Tage-Therapie	Vorübergehend leichte Rötung, Brennen, Reizungen der Haut
Ketoconazol	Nizoral®, Terzolin®	Soor- und Dermatomykosen, Seborrhoische Dermatitis, Pityriasis versicolor	Nur bei Erwachsenen	Häufig: Brennen, Erythem, Pruritus
Miconazol	Daktar®, Infectosoor Mundgel Gel, Micotar®, Mykoderm® Mund-Gel **Rp:** Gyno-Mykotral® Vaginalcreme	Interdigitalmykosen, Mykosen der Haut/Hautfalten, oberflächliche Candidosen Genital-Candidainfektionen	• Haut: 2-mal tgl. • Vaginal: 1-mal tgl.	Selten Hautirritationen (Rötung, Stechen, Brennen)
Fenticonazol	Fenizolan®	Hautpilz durch Dermatophyten, Hefen und sonstige Pilze	Nur vaginal	Vorübergehende leichte Rötung, Brennen, Juckreiz
Econazol	Epi-Pevaryl®	Mykosen der Haut und Hautfalten, Fußpilz, Pilzinfektionen bei Antibiotika- oder Kortisontherapie	Nach Verschwinden der Hautveränderung noch 2 Wochen weiter behandeln	Pruritus, Brennen der Haut und Schleimhaut
	Rp Gyno-pevaryl®	Vaginal	–	
Sertaconazol	Mykosert®, Zalaïn®	Haut- und Fußpilz (durch Dermatophyten), Hefepilze	2-mal tgl. im Abstand v. 12 Std.	Sehr selten Hautreizungen
Terbinafin	Amiada®, Dermatin®, Lamisil®, TerbiGalen®	Pilzinfektionen (Dermatophyten) der Finger- und Zehennägel, Schwere therapieresistente Pilzinfektionen der Füße und des Körpers	Nicht bei Kdr. < 5 J.	Verminderter Appetit, Kopfschmerzen, gastrointestinale Beschwerden, allergische Hautreaktionen, Myalgien, Störung des Sehvermögens, Geschmacksstörungen oder Geschmacksverlust
Ciclopirox	Ciclopirox acis® bei Hautpilzerkrankungen, **Rp:** Batrafen® (Creme, Lösung, Vaginalcreme), Ciclopoli Creme, Lösung	Fuß- und Hautpilz	Batrafen: seborrhoische Dermatitis im Gesicht u. behaarten Kopf bei Männern (längere Anwendung)	Vorübergehend Rötung, Brennen, Juckreiz
	Ciclopoli® gegen Nagelpilz	Nagelpilz	• 1-mal tgl. dünn auftragen • Anwendungsdauer mehrere Monate (bis Nagel vollständig erneuert)	Selten Nagel-Veränderungen/Verfärbungen

13

Tab. 13.3 Antimykotika zur äußeren Anwendung. (*Forts.*)

Wirkstoff	Beispiel	Indikationen	Hinweis	Nebenwirkungen
Amorolfin	Amofin Loceryl®	Hautpilz (Dermatophyten), Nagelpilz	• 1-mal wöchentlich • Anwendungsdauer mehrere Monate (bis Nagel vollständig erneuert)	Selten Nagel-Veränderungen/Verfärbungen
Nystatin	Adiclair®, Biofanal®, Candio-Hermal®, Moronal® MY-KUNDEX®, Nystaderm	Mundsoor, Candida-Infekt. der Haut und (Vaginal-)Schleimhaut	Als Mundgel, Suspension, (Vaginal-)Creme	Selten Dermatitis, Juckreiz, Brennen
Amphotericin B	**Rp:** Ampho-Moronal®	Mundsoor, gastrointestinale Hefepilze	• Anwendung in der Mundhöhle bzw. gastrointestinal • Suspension: Besonders geeignet für Sgl. und KK	Je nach Applikation Ausschlag, Glossitis, gastrointest. Beschwerden wie Übelkeit, Erbrechen od. Diarrhoe.
Tolnaftat	Tinatox®	Hautpilz	–	Gelegentlich leichte Hautreizungen

13.3.2 Übersicht: Systemische Antimykotika

Die im Folgenden genannten Antimykotika werden (➤ Tab. 13.4) äußerlich appliziert und abhängig von der Konzentration und Indikation als Gel oder Cremeeingesetzt.

13.4 Anthelmintika

DEFINITION

Anthelminthika (Wurmmittel): Wirkstoffe gegen parasitäre Würmer bei Menschen, Haus- oder Nutztieren.

Wurminfektionen gehören weltweit zu den häufigsten Infektionskrankheiten und sind v. a. in warmen Klimazonen verbreitet. Die etwa 150 Arten von humanpathogenen werden in Bandwürmer (Zestoden), Saugwürmer (Trematoden) und Fadenwürmer (Nematoden) unterteilt.

Anthelminthika töten Larven und/oder adulte Stadien der Würmer ab. Im Wurmorganismus greifen sie in Zellteilungsprozesse ein, hemmen Stoffwechselenzyme oder blockieren die neuromuskuläre Erregungsübertragung an der Wurmmuskulatur. Die Würmer verlieren ihren Halt an der Darmschleimhaut des Wirts und werden mit dem Stuhl ausgeschieden.

Die kurzzeitige Anwendung wird meist gut vertragen. Nebenwirkungen sind v. a. gastrointestinale Symptome, wie Bauchschmerzen, Übelkeit und Durchfall, die jedoch bereits durch die Infektion selbst ausgelöst werden. Mittel gegen **Madenwürmer** sind **rezeptfrei** zu erhalten, fast alle anderen Anthelminthika sind verschreibungspflichtig.

Tab. 13.4 Antimykotika.

Wirkstoff	Beispiele	Indikationen	Hinweis
Polyen-Antimykotika			
Amphotericin B*	AmBisome®	Systemische oder tiefe Mykosen	• Nur zur Infusion • In Liposomen verkapselt besser verträglich
Triazol-Antimykotika			
Fluconazol	Diflucan®, Flunazul®, Fungata®, Fluconazol AbZ u. a.	Invasive Candida-Infektionen, Schleimhaut-Candidosen, Kryptokokkenmeningitis	Oral und parenteral
Itraconazol	Sempera®, SIROS®, Itraisdin®, Itraconazol-CT u. a.	Dermatomykosen, Pilzinfektionen der Finger- und Zehennägel parenteral: Histoplasmose, Systemmykose, Kryptokokken-Meningitis	
Voriconazol	Vfend®, Voriconazol Heumann u. a.	Invasive Aspergillose, schwere invasive Candida-Infektionen	• Oral und parenteral • Breitspektrum-Antimykotikum bei schweren Systemmykosen auch für Kindern ab zwei Jahren
Posaconazol	Noxafil®	Invasive Aspergillose	Oral und parenteral
Echinocandin-Antimykotika			
Anidulafungin	Ecalta®	Invasive Candidiasis	• Nur Infusion • Auch gegen Biofilm-bildende Candida-Pilze wirksam
Caspofungin	Cancidas®, Caspofungin Inresa	Invasive Infektion mit Candida oder Aspergillus	
Micafungin	Mycamine®	Invasive Candidiasis	

Eine Therapie mit **Anthelminthika** sollte immer von **Hygienemaßnahmen** begleitet werden, um eine fäkal-orale Re- und Neuinfektion zu vermeiden.

- Bettlaken und Unterwäsche täglich zu wechseln, bei mindestens 60 °C waschen.
- Betten und Kleidung nicht ausschütteln (um Wurmeier nicht im Raum zu verteilen).
- Gründliches Händewaschen nach jedem Toilettengang und vor jeder Mahlzeit.
- Fingernägel kurz schneiden, für Kinder nachts Baumwollhandschuhe.
- Spielzeug, Türklinken, Böden und Flächen sauber abzuwischen.
- Teppiche und Polster gründlich abzusaugen.
- Haustiere regelmäßig entwurmen.

13.4.1 Bandwurmmittel

Für den Rinder-, Schweine- oder Fischbandwurm ist der Mensch der Endwirt, d. h. die Würmer leben in seinem Darm. Zu einer Infektion kommt es, wenn ungekochtes Fleisch des jeweiligen Zwischenwirts (Rind, Schwein, Süßwasserfische) verzehrt wird. Komplikationen treten auf, wenn der Mensch Wurmeier aufnimmt und sich im Darm Larven entwickeln, die über den Blutkreislauf in die Organe einwandern, sich dort zu Finnen entwickeln (verkalken) und in dieser Form überdauern. Die Finnen können alle Organe, Muskulatur, Bindegewebe, Augen und Gehirn befallen. Bandwürmer vermehren sich im menschlichen Organismus nicht, sondern wachsen nur. Der Schweregrad der Symptome hängt daher von der Anzahl der Parasiten ab.

Eine Infektion mit dem Fuchsbandwurm (alveoläre Echinokokkose) ist die klinisch bedeutsamste Wurminfektion in Europa. Nach oraler Aufnahme der Eier wachsen die Larven v. a. in der Leber heran. Die gesamte Leber kann tumorartig befallen sein.

13.4.2 Mittel gegen Faden- und Saugwürmer

Fadenwürmer (Nematoden) Saugwürmer (Trematoden) sind weit verbreitet. Sie kommen im Meer, im Süßwasser und in Ökosystemen an Land vor. Zu den Nematoden, die als Parasiten im menschlichen Darm leben, gehören z. B. der Spul- und der Peitschenwurm sowie in unseren Breiten der Madenwurm. Madenwurminfektionen kommen relativ häufig bei Kindern vor. Die Infektion verläuft von Mensch zu Mensch, von Tier zu Mensch oder durch „Kopfdüngung" von Gemüse und Salat. Leitsymptom ist der v. a. nachts auftretende Juckreiz im Analbereich, der entsteht, wenn die weiblichen Madenwürmer ihre Eier um den After herum ablegen. Intensives Kratzen führt zu Hautverletzungen, die sich nachfolgend bakteriell infizieren können.

13.4.3 Übersicht: Anthelminthika

Die im Folgenden genannten Anthelminthika (➤ Tab. 13.5) sind Mittel der Wahl zur Behandlung von Wurmerkrankungen.

Tab. 13.5 Verschreibungs- und nicht verschreibungspflichtige Wurmmittel.

Wirkstoff	Beispiele	Wurmart (in Europa)	Bemerkungen	Nebenwirkungen (außer gastrointestinale Symptome)
Praziquantel (Rp)	Biltricide®, Cysticide®	Bandwurm, Trematoden, Leber- und Lungenegel	Cysticide®: Infektion durch Larven des Schweinebandwurms im ZNS (Neurozystizerkose)	Häufig Kopfschmerzen, Schwindel, Benommenheit, Urtikaria/ Juckreiz
Niclosamid (Ap)	Yomesan® Kautabletten	Bandwurm	• Vermizid (tötet Würmer im Darm) • Kautbl. zu einem feinen Brei zerkauen od. in Wasser zerfallen lassen und n. d. Frühstück einnehmen • Auch für Kinder • KI: im 1. Trim., strenge Indikationsstellung im 2. und 3. Trim.	• Magenschleimhautentzündung möglich • Beeinträchtigung des Reaktionsvermögens • Nicht zusammen mit Alkohol! Verstärkte Resorption von Niclosamid
Mebendazol (Rp) **Albendazol** (Rp)	Vermox®, Vermox® forte Eskazole®	Band-, Haken-, Peitschen-, Spul- und Madenwurm	• Mittel der 1.Wahl bei alveolärer Echinokokkose (Fuchsbandwurm) • Zusammen mit fettreicher Kost (bessere Resorption) • Wirksame Empfängnisverhütung während der Behandlung, auch für Männer	Schwindel, vorrübergehende Erhöhung der Leberenzyme, in hoher Dosierung Haarausfall
Pyrantel (Rp)	Helmex® Suspension, Kautbl.	Maden-, Spul- und Hakenwürmer, Kautbl. zusätzlich Fadenwurm	• Würmer werden gelähmt und lebend ausgeschieden, Einnahme z. oder n. d. Essen • Behandlung nach 2–3 Wochen wiederholen (tötet Eier nicht ab)	• Kopfschmerzen, Schwindel, Darmkrämpfe • Beeinträchtigung des Reaktionsvermögens möglich
Pyrvinium (Ap)	Molevac® Drgs., Suspension	• Madenwürmer • Normalerweise einmalige Behandlung, bei schwerem Befall nach 1 Woche wiederholen	• Bei Kindern ab 1 J. • Stuhl färbt sich hellrot (harmlos) • Vorsicht: Verfärbung nicht auswaschbar	Selten Nebenwirkungen (Wirkstoff wird nicht resorbiert), evtl. Urtikaria/Juckreiz

Register

A
a1-Adrenozeptor-Antagonisten
- benignes Protatasyndrom 10
Abführmittel *siehe* Laxanzien
Absorption *siehe* Resorption
ACE-Hemmer 78, 86
Acetylsalicylsäure (ASS) 154
- KHK 84
- Kinder 45
- Nebenwirkungen 221
- Schmerztherapie 220
- Thrombozytenaggregation, Hemmung 98
- Wechselwirkungen 221
- Wirkungsweise 221
Acetylsalicylsäure
- Kopfschmerzen 226
ADP-Rezeptor-Antagonist 98
Agonist 6
Ajmalin 91
akutes Koronarsyndrom (ACS) 82
Aldosteron-Antagonisten 3, 79
Alginate 134
Almotriptan 226
Alpha2-Adrenozeptor-Agonisten 88
Alpha2-Adrenozeptor-Antagonisten 88
Alpha-Glukosidasehemmer 148
als Nahrungsergänzungsmittel (NEM) 6
Alzheimer-Demenz 202
Amara 115
Amenorrhö 171
Amiodaron 91
Analgetika 58
- antipyretisch-antiphlogistische 219
- Einteilung 219
- Erkältungskrankheit 45
- grippaler Infekt 45
- gynäkologische Erkrankungen 170
- Schmerztherapie 219
Angiotensin-Converting-Enzym-Inhibitoren (ACE-Hemstoffe) 78
Angiotensine 79
Angiotensin-II-Antagonisten 78
Angiotensin-II-Antagonisten *siehe* AT_1-Blocker
Anovulation 171
Antagonist
- funktioneller 6
- kompetitiver 6
- nichtkompetitiver 6
Antazida 133
- Einnahme 134
- Gastritis 132
- Reizdarmsyndrom 116
- säureassoziierte Erkrankungen 134
Anthrachinonglykoside 128
Anthranoiddrogen 128
Antiallergika
- topische 62
Antianginosa 85
Antiasthmatika 65, 67
Antibiotika 58, 233
- Einteilung 234
- orale 236
- Ulkustherapie 135
Antibiotikaresistenzen 236
Anticholinergika 68, 134, 209
Antidementiva 203
Antidepressiva
- analgetische Wirkung 228
- Nebenwirkungen 194
- sedierend 186
- trizyklische 193
- Übersicht 195
Antidiabetika 147
- orale 150
- Übersicht 150
Antidiarrhoika 125
- pflanzliche 123
- Sekretionshemmer 122
Antiemetika 118
Antihormontherapie 182
Antikoagulanzien 91
- direkte orale (DOAK) 95
- Nicht-Vitamin-K-antagonistische orale (NOAK) 96
- Vitamin-K-Antagonisten 95
Antikoagulation 94
- dauerhafte 95
- Heparine 97
Antikonvulsiva
- Epilepsie 209, 211
- klimakterische Beschwerden 174
- Koanalgetika 223, 228
Antikörper
- monoklonale 214, 230
Antikörper, monoklonale
- Asthma bronchiale 68
- Brustkrebs 182
Antimykotika 239
Antiöstrogene 181
Antiphlogistika 219
Antipsychotika 197
- atypische 198
- konventionelle 198
- Nebenwirkungen 199
- neuere 198
- Übersicht 200
Antipyretika 219
Antiseptika 55
Antitussiva 53
- peripher wirksame 55
- zentral wirksame 54
Antivertiginosa 118
Anxiolytika 186
Apixaban 96
Apomorphin 209
Applikation
- Haut 41
- inhalative 69
- orale 36
- parenterale 36
- pulmonale 71
- rektale 41
- topische 41
- vaginale 41
Aquaretika 5
Arachidonsäure-Metabolismus 220
Aripiprazol 198
Aromatasehemmer 181
arterielle Hypertonie 85
arterieller Infarkt 95
Arthritis urica 154
Artischockenblätter 143
Arzneiformen 36
- flüssige 37
- Freisetzung, Einfluss auf 37, 40
- gasförmige 37
- große 13
- halbfeste 38
- kleine 13
Arzneimittel
- Applikation 36
- besondere Therapierichtung 31
- Einnahmezeitpunkt 13
- Formen 37
- freiverkäufliche 33
- Haut 41
- magensaftresistente 13
- Prüfung 28
- rektale Anwendung 41
- traditionelle 32, 33
- vaginale Anwendung 41
- Verkehrsfähigkeit 26
- Wirksamkeit 28
- Zulassung 26
Arzneimittelgesetz (AMG) 26
Arzneimittelkommissionen 29
Arzneimittelsicherheit 28
Arzneimittelzulassung
- Anwendungserfahrung 31
- Arzneimittel besondere Therapierichtung 31
- Fertigarzneimittel 27
- Standardzulassung 27
- Vollantrag 31
Asthma-Devices 69
AT_1-Blocker 78, 86
Atemwegsschleimhaut, Aufbau 44
Ätherisch-Öl-Drogen 115
Atherosklerose 102
atriales natriuretisches Peptid (ANP) 77

B
Baldrianwurze 190
Barbiturate 187
Bärentraubenblätter 6
basal unterstützte orale Therapie (BOT) 152
basische Anionenaustauscher 105
Basistherapeutika 228
benigne Prostatahyperplasie (BPH) 9
benignes Prostatasyndrom (BPS) 9
Benzodiazepine

- Einteilung 187
- Nebenwirkungen 188
- Übersicht 189
Beta-Adrenorezeptor-Antagonisten 79
Betablocker 79, 87
Betalactam-Antibiotika 234
Biguanid 147
Bioidenticals 229
Biologika 228, 229
- chronisch entzündliche Darmerkrankungen 139
Biosimilar 229
Biotransformation 16
- Elimination 17
- Phasen 17
Bioverfügbarkeit 10, 36
Bisacodyl 128
Bittersalz 127
Bitterstoffdrogen 115
Blut-Hirn-Schranke 11, 16
Brausetabletten 39

C
Cannabisblütenextrakt 214
Carboanhydrasehemmer 3
Carrier 5
Catechol-O-Methyltransferase-Hemmer 209
Cayennepfefferfrüchte 228
Celecoxib 222
Cephalosporine 235
Cholagoga 115
Cholesterol-Resorptionshemmer 105
Cholinesterase-Hemmer 203
chronisch-entzündliche Darmerkrankungen (CED) 138
chronisch-venöse Insuffizienz (CVI) 106
Chronopharmakologie 8
Cilostazol 101
Cimicifuga-Extrakte 175
Clomifen 172
Colchicin 154
Colitis ulcerosa 138
Committee on Herbal Medicinal Products (HPMC) 32
COMT-Hemmer 209
Controller 65
COX-1 Hemmer 98
COX-2-Hemmer 222
Cranberryfrüchte 6

D
Dabigatran 96
Darmmikrobiom 116
Darreichungsformen, Arzneimittel 37
DDP-4-Inhibitoren 148
Dekongestiva 45
Demenz
- Alzheimer-Demenz 202
- Phytopharmaka 204
- vaskuläre 203
Depot-Arzneimittel 40
Depression
- Einteilung 192
- Schlafstörungen 193
Diabetes mellitus 146
Diarrhö
- infolge unerwünschter Arzneimittelwirkungen 121
- osmotische 120
- sekretorische 120
- Senioren 138
Diclofenac 221
- Kontrainidkationen 222
- Migräne 226
Dienogest 173
Diffusion, passive 11
Diltiazem 92
Dipeptidyl-Peptidase-4-Inhibitoren 148, 150
Diphenhydramin 190
Dipyridamol 99
direkte orale Antikoagulanzien (DOAK) 95
Disease Modifying Antirheumatic Drugs (DMARD) 228
Distribution 15
- Senioren 21
Diuretika 80, 88
- kaliumsparende 3, 4
- Schleifendiuretika 2
- Thiazide 3
- Wasser- und Elektrolythaushalt 2
D-Mannose 7
DMARD (Disease Modifying Antirheumatic Drugs) 228
DMARD (krankheitsmodifizierende Wirkstoffe) 228
Dopamin-(D2)-Rezeptor-Agonisten 208
Dopamin-Agonisten 207
Dopamin-D2-Agonist 198
Dosieraerosol 69
Dosis-Wirkungs-Beziehung 7
Doxylamin 190
DPP-4-Hemmer 148
DPP-4-Inhibitoren 150
Dranginkontinenz 9, 10
Dronedaron 91
Dysmenorrhö 170

E
EGb 761 205
Elimination 21
- biliäre 18
- renale 17
- Senioren 22
endokrine Therapie 183
Endometriose 172
Endoxaban 96
Entschäumer 114
Ephedrin 45
Erektionsstörungen 12
Ergot-Dopamin-Agonisten 208
Erkältungskrankheiten 44
Erkältungstees 48
Etoricoxib 222
European Scientific Cooperative on Phytotherapy (ESCOP) 32
Expektoranzien 51, 52
extrapyramidal-motorische Störungen (EPS) 199
Ezetimib 105

F
Fastenkuren 154
Fatty-Streaks 102
Fertigarzneimittel 27
Fibrate 105
First-Pass-Effekt 17
Fluorchinolone 236
FODMAP 115
Freiname 27
Freisetzung, Arzneistoff 10
Füll- und Quellmittel 128
funktionelle Magen-Darm-Beschwerden 112

G
GABA-A-Agonisten 187
- Nebenwirkungen 188
GABA-A-Rezeptorkomplex 187
Gallenerkrankungen 140
Gallensteinleiden 140
Gamma-Aminobuttersäure (GABA) 187
Gastritis 129
- akute 132
- Iberogast 116
Generika/Generikum 27
Gerinnungshemmer 94
Gerinnungsstörungen 94
Gesamtkörperwasser 15
Gestagene 170, 173, 174, 178
Gicht 154
Gichtanfall
- akuter 154
Giftung 17
Ginkgoblätterextrakt 101, 204
Glaubersalz 127
Gleitmittel 129
Gliflozine 149
Glinide 148
Glitazone 148
GLP-1-Agonisten 150
Glucagon-like-Peptid-1 [GLP-1]-Agonisten 148
Glukokortikoide
- Asthma bronchiale 67
- chronisch entzündliche Darmerkrankungen 139
- multiple Sklerose 214
Glukose-Elektrolytlösungen 121
Glyceroltrinitrat 83
Glykoprotein GP-IIb-/IIIa-Antagonisten 99
GNR-Analoga 173
Gonadotropine 183
Good Clinical Practice (GCP) 28
Grapefruitsaft 14
grippaler Infekt 44
Gyrasehemmer 236

H
H_1-Antihistaminika 62
- grippaler Infekt 46
- Nebenwirkungen 119
- Schlafstörungen 190
- Übelkeit und Erbrechen 118
H_1-Blocker 62
H_2-Antihistaminika
- säureassoziierte Erkrankungen 133
Halbwertszeit (HWZ) 18
Hangover 188
Harninkontinenz 9

Harnsteine 8
Heparine
- höhermolekulare 97
- niedermolekulare 97
Heparinoide 97
Herzglykoside 81
Herzinsuffizienz
- diastolische 77
- geringgradig eingeschränkte 77
- systolische 77
High-ceiling-Diuretika 2
Hirudin 98
Histamin-H_1-Rezeptoren-Antagonisten *siehe* H_1-Anmtihistaminika
Histamin-H_2-Rezeptor-Antagonisten *siehe* H_2-Antihistaminika
HMG-CoA-Reduktasehemmer 104
Hopfenzapfen 191
Hormontherapie (HRT), klimakterische Beschwerden 174
Humaninsuline 149
- Substitution von Insulin 151
- Typ-1-Diabetes 152
- Typ-2-Diabetes 152
Hyaluronsäure 57
Hydroxyzin 190
Hypercholesterinämie 102
Hyperlipidämie 102
Hyperthyreose 152
Hyperurikämie 154, 155
Hypnotika 186
Hypoglykämie, Insulintherapie 151
Hypoglykämien 149
Hypophysenhinterlappenhormone 183
Hypothalamushormone 183
Hypothyreose 152

I
Iberogast 116
Ibuprofen 221
- Fieber 48
- Kinder 48
- Kontrainidkationen 222
- Kopfschmerzen 226
Immunmodulatoren 214
- Übersicht 215
Immunsuppressiva
- multiple Sklerose 214
- Übersicht 215
infektiöse Gastroenteritis 121
Inhalationsgeräte 69
Inkretin-Mimetika 148
Innovator-Produkt 229
INR (International Normalized Ratio) 96
Insulin
- Monotherapie 147
- Zweifachkombination 147
Insulinanaloga 150, 152
- kurzwirkende 151
- langwirkende 151
Insulinpumpen 151
Insulinresistenz 146
Insulinsentisizer 148
Insulin *siehe* Humaninsuline
Insulintherapie
- basal unterstützte orale Therapie 152
- intensivierte 151
- konventionelle 151
- supplementäre (SIT) 152
- Typ-1-Diabetiker 151
- Typ-2-Diabetiker 151
Interleukin 6 (IL-6) 230
International Normalized Ratio (INR) 96
International Prostate Symptom Score (IPSS) 10
Interstitialwasser 15
Ionenkanäle
- ligandengesteuerte 5
- spannungsgesteuerte 5
Isoflavone, Klimakterium 176
Ivabradin 84

J
Januskinase-(JAK)-Hemmstoffe 230

K
Kaliumkanalblocker 91
Kalziumkanalblocker 87, 90
Kinder, Pharmakokinetik 20
klinische Studien 28
Koanalgetika
- Antidepressiva 228
- Antikonvulsiva 223, 228
kombinierte orale Kontrazeptiva (KOK) 170, 176
- Endometriose 173
Kommission E 32
Kompressionstherapie 108
Kontrazeptiva
- Nebenwirkungen 178
- Notfallkontrazeptiva 178
- orale 176
konventionelle Insulintherapie (CT) 151
Kopfschmerzen 225
koronare Herzkrankheit (KHK) 82
Koronarmittel 85
krankheitsmodifizierende Wirkstoffe (DMARD) 228

L
Lactitol 127
LADME-Modell 10, 18
Laxanzien 124, 126
- antiresoptive 127
- hydragoge 127
- osmotisch wirksame 127
- Übersicht 130
Lebererkrankungen
- infektiös-entzündliche 141
- toxisch-metabolische 142
Leberpassage 17
Leflunomid, rheumatoide Arthritis 229
Letrozol 172
Leukotrien-Rezeptorantagonisten 68
Levodopa 207
Liberation (Freisetzung) 10
- Freisetzungsprofil 11
Light-Produkte 155
Lipidsenker 106
Lithiumsalze 196
Lokalanästhetika 56
- Schmerztherapie 219
Lokalantibiotika 56
Low-ceiling-Diuretika 2
Low-FODMAP-Diät 115
Loxapin 198

M
Magen-Darm-Beschwerden, Senioren 137
Magensäure 132
Magnesiumsulfat 127
Makrolid-Antibiotika 235
Markenname 27
Mastzellstabilisatoren 68
Matrixpflaster 40
medizinische Kohle 122
Medizinprodukte 118
Melatonin 189
Melatonin-Rezeptor-Agonisten 189
Membranpflaster 40
Menstruationsbeschwerden 170
Metabolismus 16, 21
- Senioren 22
Metamizol 222
Metformin 147
- Zyklusstörungen 172
Methotrexat
- rheumatoide Arthritis 228
Migräne 225
Mikrobiom 113
Mineralokortikoid-Rezeptor-Antagonisten (MRA) 79
Mischinsuline 149
Molsidomin 84
Mönchspfefferfrüchte 171, 172
Monoaminooxidase-(MAO)-B-Hemmer 208
Morbus Crohn 138
Motilitätshemmer 122
Mukolytika 51
Multiple Unit Pellet System (MUPS) 40

N
Nahrungsergänzungsmittel (NEM) 33
- Deklaration 34
- Qualitätskategorien 35
- Wirkungsweise 34
Naproxen, Kontrainidkationen 222
Naratriptan 226
Nasenspray/-tropfen 49
- pflegende 50
Natriumkanalblocke 91
Natriumpicosulfat 128
Natriumsulfat 127
natriuretisches Peptid Typ B (BNP) 77
Neuroleptika 197
neuropathische Schmerzen 227
Neuroprotektiva 203
Nicergolin 204
nichtalkoholische Fettlebererkrankung NAFLD 142
Nicht-Ergot-Dopamin-Agonisten 208
nicht-erosive gastroösophageale Refluxkrankheit (NERD) 132
Nicht-Opioid-Analgetika 219, 222
nichtrezeptorvermittelte Wirkung 4
nichtsteroidale Antiphlogistika/Antirheumatika (NSAR)
- Erkältungskrankheit 45
- grippaler Infekt 45

- gynäkologische Erkrankungen 170
- Halsschmerzen 57
- Nebenwirkungen 220
- Wechselwirkungen 220
Nicht-ST-Hebungs-Infarkt (NSTEMI) 82
Nicht-Vitamin-K-antagonistische orale Antikoagulanzien (NOAK) 96
Nimodipin 204
Nitrate
- langwirksame 84
- Nebenwirkungen 84
- schnell wirkende 83
N-Methyl-D-Aspartat-(NMDA)-Rezeptor-Antagonisten 204, 208
NO-Donoren 84
non-steroidale antiinflammatory drugs (NSAID) 219
Nootropika 203
Noradrenalin-Serotonin-Wiederaufnahmehemmer
- Harninkontinenz 9
noradrenerge und spezifisch serotonerge Antidepressiva 195
Norephedrin 45
Normalinsuline 149
Notfallkontrazeptiva 178
Nozizeptoren 218
NSAID (non-steroidale antiinflammatory drugs) 219
Nukleosidanaloga 142
Nukleotidanaloga 142
Nulldiäten 154
Nutzen-Risiko-Abwägung 29

O

Obstipation
- akute 124
- chronische 124
- infolge Arzneimittel 126
- opioidinduzierte 225
- Senioren 138
Ödemprotektiva 108, 109
Ohrentropfen 60
Okklusion 100
Oligovulation 171
Onkogene 181
Opioid-Analgetika 219, 224
- Obstipation 129
- schwach wirksame 225
- stark wirksamewirksame 225
Opioide *siehe* Opioid-Analgetika
opioidinduzierte Obstipation 225
orale Kontrazeptiva
- Zusammensetzung 176
orale Rehydratationslösungen (ORL) 120, 121
Osmolalität 121
Östradiol 174
Östrogene 174, 178
Östrogentherapie 174
Otitis externa 59
Otitis media 58
Otologika 58, 59
Oxerutin 108

P

Paracetamol
- Fieber 48
- Kinder 48
- Migräne 226
- Schmerztherapie 222
Parecoxib 222
Parkinson-Arzneimittel, Übersicht 210
Parkinsonismus 199
Parkinson-Syndrom 205
PCSK9-Inhibitoren 105
PDE-5-Hemmer 11, 99
Pegylierung 142
Pektine 123
Penicilline 234
periphere arterielle Verschlusskrankheit (pAVK) 99
Pfefferminzöl 116
Pharmaka 2
Pharmakodynamik 3, 4
- Schwangerschaft 19
- Senioren 22
Pharmakogenetik 2, 3
Pharmakogenomik 3
Pharmakokinetik 3, 8
- LADME-Modell 10
- Schwangerschaft 19
- Senioren 21
Pharmakologie 2
Pharmakotherapie
- Kinder 20
- Schwangerschaft 19
- Senioren 20
Pharmakovigilanz 28
Pharmazie 4
Phasenprophylaktika 196
Phenylephrin 46
Phenylpropanolamin 45
Phosphodiesterase-4-Hemmer 68
Phosphodiesterase-5-Hemmer
- benignes Prostatasyndrom 11
Phosphodiesterase-Hemmer 99
Phytoöstrogene 176
Phytopharmaka
- Arzneimittel 32
- benignes Prostatasyndrom 11
- Demenz 204
- Depression 194
- Diarrhö 123
- gallenwirksame 141
- Kinderwunsch, unerfüllter 172
- klimakterisch Beschwerden 175
- Lebererkrankungen 143
- Menstruationsbeschwerden 170
- Obstipation 128
- pAVK 101
- säureassoziierte Erkrankungen 135
- Schlafstörungen 190
- Übelkeit und Erbrechen 119
- Venenerkrankungen 108
- Zyklusstörungen 172
Phytotherapie 31
Piracetam 204
placebokontrollierte Studie 28
PMS-Beschwerden 171
Polyethylenglycol (PEG) 142
Polymedikation 20
Probiotika 117, 124
Prodrugs 83
Propanolol 91
Proteinbindung 15
Protonenpumpenhemmer (PPI) 132
Pseudoephedrin 45, 46
Psychose 197
Pulverinhalator 69

Q

Quellmittel 128
Quercetin 108

R

RAAS-Aktivierung 76
Rachentherapeutika 57
Reboundeffekt 88
Reizdarmsyndrom (RDS) 113
- diarrhödominantes 114
- obstipationdominantes 114
Reliever 65
Remodeling 76
- kardiales 77
Renin-Angiotensin-Aldosteron-System (RAAS) 76, 86
Renin-Antagonisten 88
Resorption
- beeinflussende Faktoren 12
- Dickdarm 12
- Dünndarm 12
- Haut 15
- Lunge 14
- Magen 12
- Nahrungsbestandteile 14
- Schleimhaut 14
- Senioren 21
- Verdauungstrakt 11
Restless Legs Syndrom 208
Retard-Arzneiformen 39
Reye-Syndrom 221
Rezeptoren
- G-Protein-gekoppelte 5
- heptahelikale 5
- membranständige 5
rezeptorvermittelte Wirkung 4
Rhabdomyolyse 104
Rhapontikrhabarberwurzel 175
rheumatoide Arthritis (RA) 228
Rhinosinusitis 49
Rivaroxaban 96
Rosskastaniensamenextrakt 108
Rote Weinlaubblätter, Extrakt 108

S

salzhaltige Pastillen 57
Sartane 78
Schaumzellen 102
Schichtgitter-Antazida 134
Schilddrüsenerkrankungen 152
Schilddrüsentherapeutika 153
Schizophrenie 197
Schlafhygiene 186
Schlafstörungen 186
- Depression 193
Schleifendiuretika 2
Schmelztabletten 39
Schmerzen

- neuropathische 218, 227
- noziplastische 218
- nozozeptive 218
Schmerzpflaster 137
Schmerztherapie
- Analgetika 219
- Grundzüge 218
- WHO-Stufenschema 219
Schutzfilmbildner 134
Schwangerschaft
- Pharmakotherapie 19
- Sodbrennen 135
Schwarztee 14
Sekretionshemmer, Diarrhö 122
Sekretolytika 51, 58
Sekretomotorika 51
selektive Estrogenrezeptor-Modulatoren (SERM), Brustkrebs 181
selektive Serotonin 5-HT1-Agonisten
- Migräne 226
selektive Serotonin- und Noradrenalin-Wiederaufnahme-Hemmer
- Koanalgetika 228
selektive Serotonin-Wiederaufnahmehemmer (SSRI) 195
Senioren
- Diarrhö 138
- Magen-Darm-Beschwerden 137
- Obstipation 138
- Pharmakokinetik 21
- Pharmakotherapie 20
- Sodbrennen 137
- unerwünschte Arzneimittelwirkungen (UAW) 30
SGLT-2-Hemmer 149, 150
SGLT-2-Inhibitoren 149
Sodbrennen 129
- Schwangere 135
- Senioren 137
Sojaphospholipide 143
Sotalol 91
Spacer 69
Spasmolytika
- gynäkologische Erkrankungen 170
- neurotrope 9
- urologische 9
ß-Lactam-Antibiotika 234
Statine 107
- Nebenwirkungen 104
- Wechselwirkungen 104
ST-Hebungs-Infarkt 82
Sublingualtabletten 39
Sulfasalazin
- theumatoide Arthritis 229
Sulfonylharnstoffe 147
Sumatriptan 226
Suppressorgene 181
- benignes Prostatasyndom 11
- Reduktase-Hemmer
supplementäre Insulintherapie (SIT) 152
Surfactant 44
Süßholzwurzel 135
Sympathomimetika
- Erkältungsinfekt 45
- grippaler Infekt 45
- indirekte 45
systemische Applikation 36

T
Tadalafil 11
Tamoxifen 181
Tebonin 205
Tetrazykline 235
tetrazyklische Antidepressiva 195
Theophyllin 68
therapeutische Breite 7
therapeutischer Index 8
Thiazid-Analoga 3, 4
Thiazide 3
Thromben 95
Thromboembolien 95
Thrombozytenaggregationshemmer 84, 94, 98
Thrombozytenfunktionshemmer *siehe* Throbozytenaggregationshemmer
TNF-a-Hemmer 230
TNF-a-Inhibitoren 230
topische Applikation 36
Toxizität 7
traditional use 33
Tranquilizer 186
Transdermale Therapeutische Systeme (TTS)
- Matrixpflaster 40
- Membranpflaster 40
Transport, aktiver 11
Transportmoleküle 5
Trastuzumab 182
Triptane
- Migräne 226
trizyklische Antidepressiva 195
Troxerutin 108
Tryptophan 190
Typ-1-Diabetes 146, 151
Typ-2-Diabetes 146

U
Übelkeit und Erbrechen 118
Überlaufinkontinenz 9
unerwünschte Arzneimittelwirkungen (UAW)
- Kategorien 29
- Senioren 30
Urikostatika 155
Urikosurika 155
Urolithiasis 8
Urolytika 155
Uzarawurzel 123

V
Varikosis 106
Vasopressin-Antagonisten 4
Venenerkrankungen 106
Ventherapeutika 108, 109
Verapamil 92
Verkehrsfähigkeit, Arzneimittel 26
Verstoffwechslung 16
Verteilungsvolumen 16
Verzögerungsinsuline 149
Vitamin-D3-Supplemtierung 140
Vitamin-K-Antagonisten (VAK) 95

W
Wadenwickel 48
Wasser- und Elektrolythaushalt 2
Watchful Waiting 10
Weißdornblätter 81
well-established use 33
Wirkstoff-Freisetzung
- beschleunigte 37
- verlängerte 39
- verzögerte 39

X
Xyloglucan-Gelatine 7

Z
Z-Substanzen 188
- Übersicht 189
Zubereitungen
- Arzneimittel 37
Zystitis 5